PUBLICATIONS DU *PROGRÈS MÉDICAL*

TRAITÉ PRATIQUE

ET THÉORIQUE

DE LA LÈPRE

Par Henri LELOIR

PROFESSEUR DE CLINIQUE DES MALADIES CUTANÉES ET SYPHILITIQUES
A LA FACULTÉ DE MÉDECINE DE LILLE

MÉDECIN DE L'HOPITAL SAINT-SAUVEUR
LAURÉAT DE L'INSTITUT (PRIX DE MÉDECINE ET CHIRURGIE — PRIX MONTYON, 1884)
LAURÉAT*bis* DE L'ACADÉMIE DE MÉDECINE (PRIX GODARD, 1882 — PRIX BARBIER, 1885)
MEMBRE HONORAIRE DE LA SOCIÉTÉ ANATOMIQUE
MEMBRE CORRESPONDANT ET LAURÉAT DE LA SOCIÉTÉ DE BIOLOGIE, ETC., ETC.

ACCOMPAGNÉ D'UN **Atlas de XXII planches originales**
en chromolithographie et en héliogravure

RENFERMANT EN OUTRE **43 Figures** ORIGINALES INTERCALÉES DANS LE TEXTE
ET **7 Tableaux** STATISTIQUES, ETC., ETC.

PARIS

AUX BUREAUX DU *PROGRÈS MÉDICAL* | A. DELAHAYE ET LECROSNIER
14, rue des Carmes, 14. | ÉDITEURS
Place de l'École-de-Médecine.

1886

PUBLICATIONS SCIENTIFIQUES PRINCIPALES

Du Professeur Henri LELOIR

Contribution à l'é.   umatisme blennorrhagique. — Brochure. (Extrait du *journal des connaissances médic.   :s, 1878.)*

Altération spéciale des c   .es épithéliales. — *Archives de physiologie,* 1878 (avec une planche lithographique).

Heureux effets de la faradisation localisée dans deux cas d'hémianesthésie et des courants continus dans un cas de contracture hystérique. — *Mémoires de la Société de biologie,* 1879.

Recherches expérimentales et cliniques sur l'empoisonnement par l'Aniline. — *Mémoires de la Société de biologie,* 1879.

Contribution à l'étude de la formation des vésicules et des pustules sur la peau et les muqueuses. — *Archives de physiologie.* (Travail couronné par la *Société de Biologie,* 1882, avec 2 planches lithographiques).

Contribution à l'étude de la structure et du développement des productions pseudo-membraneuses sur les muqueuses et sur la peau. — *Archives de physiologie,* 188) (travail *récompensé par l'Académie de médecine. Mention au prix Saint-Paul,* 1882. Avec une planche lithographique).

Contribution à l'étude des affections cutanées d'origine trophique. — *Archives de physiologie,* 1881 (avec une planche chromo-lithographique).

Recherches cliniques et anatomo-pathologiques sur les affections cutanées d'origine nerveuse. — Paris, 1881. (Travail *couronné par l'Académie de médecine. Prix Godard,* 1882, *par la Faculté de médecine de Paris. Médaille d'argent,* 1882. (Volume in-8°, avec 4 planches en chromo-lithographie, et plusieurs figures intercalées dans le texte).

Contribution à l'étude des amyotrophies d'origine spinale secondaires à des lésions nerveuses périphériques. — *Progrès médical,* 1881.

Des affections de la peau d'origine nerveuse. — *Revue des Sciences Médicales,* 1882.

Article: Tro   .o. *vrose,* du Dictionnaire de médecine et de chirurgie pratiques. 1883. (Ce travail c   .t .e le complément d'une série de travaux sur les maladie de la peau d'origine nerveuse, l   .ls ont été *couronnés* par *l'Institut. — Prix de médecine et de chirurgie. — Prix Montyon*

Des bains (.is et de leur emploi en thérapeutique cutanée. — *Journal de thérapeutique,* — 1882.

Recherch   omiques sur le Lupus. (En collaboration avec le Dr Vidal. — *Société de biologie,* 1882.

Recherch   r l'inoculation du Lupus. — *Société de biologie,* 1882.

Recherch   périmentales et histologiques sur la nature du Lupus. (En collaboration avec le prop h   .ornil.) — *Archives de physiologie,* Mars, 1884 (avec une planche en chromo-lithogra-

TRAITÉ PRATIQUE

ET THÉORIQUE

DE LA LÈPRE

PUBLICATIONS DU *PROGRES MEDICAL*

TRAITÉ PRATIQUE

ET THÉORIQUE

DE LA LÈPRE

Par Henri LELOIR

PROFESSEUR DE CLINIQUE DES MALADIES CUTANÉES ET SYPHILITIQUES
A LA FACULTÉ DE MÉDECINE DE LILLE

MÉDECIN DE L'HOPITAL SAINT-SAUVEUR
LAURÉAT DE L'INSTITUT (PRIX DE MÉDECINE ET CHIRURGIE — PRIX MONTYON, 1884)
LAURÉAT bis DE L'ACADÉMIE DE MÉDECINE (PRIX GODARD. 1882 — PRIX BARBIER, 1885)
MEMBRE HONORAIRE DE LA SOCIÉTÉ ANATOMIQUE
MEMBRE CORRESPONDANT ET LAURÉAT DE LA SOCIÉTÉ DE BIOLOGIE, ETC., ETC.

ACCOMPAGNÉ D'UN Atlas de XXII planches originales
en chromolithographie et en héliogravure

RENFERMANT EN OUTRE **43 Figures** ORIGINALES INTERCALÉES DANS LE TEXTE
ET **7 Tableaux** STATISTIQUES, ETC., ETC.

PARIS

AUX BUREAUX DU *PROGRÈS MÉDICAL*   A. DELAHAYE ET LECROSNIER
14, rue des Carmes, 14.   ÉDITEURS
                                        Place de l'École-de-Médecine.

1886

PRÉFACE

Ce livre est le fruit d'études cliniques et anatomo-pathologiques poursuivies depuis 1878 sur la *lèpre*.

Commencées d'abord en France, à l'hôpital Saint-Louis en particulier, mes études avaient porté sur un certain nombre de lépreux venus de différents pays pour se faire soigner dans les services spéciaux de cet hôpital. J'avais en outre été une première fois, en 1878, étudier la lèpre dans la haute Italie. Je fus ainsi amené à publier le résultat de mes observations sur quelques points nouveaux de cette maladie, et en particulier sur son anatomie pathologique. « Lésions nerveuses dans la lèpre. (*Archives de physiologie*, 1881), en collaboration avec le Dr Déjerine. — Chapitre Lèpre, de mon *Mémoire sur les affections cutanées d'origine nerveuse*, Paris, 1881, etc. — Article TROPHO-NÉVROSES du *Dictionnaire de Jaccoud*, 1883. » Des recherches bibliographiques nombreuses entreprises depuis 1878 m'avaient montré de plus, que, malgré les considérables travaux de mes prédécesseurs, il y avait encore, pour un dermatologiste et un anatomo-pathologiste, des faits ou particularités à étudier, des descriptions plus complètes ou plus précises à faire, des analogies à établir, des lois d'évolution à chercher en se plaçant au point de vue de la pathologie générale.

Sur la demande de M. Gavarret (qu'il reçoive ici l'expression de ma reconnaissance), je fus chargé en 1884 par le ministre de l'Instruction publique d'une mission officielle pour étudier la lèpre en Norvège (1).

Je pus ainsi observer dans ce pays environ 800 lépreux. Grâce à l'obligeance des médecins norvégiens (2); grâce au concours dévoué de mes amis les docteurs Leroy (agrégé à la Faculté de médecine de Lille) et Georges Dubar (préparateur du laboratoire de la Charité à Paris), je pus en un espace de temps relativement court mettre à profit les matériaux considérables que j'avais sous les yeux et rapporter de ce voyage 130 observations détaillées et choisies parmi les 800 cas observés, des notes nombreuses, une centaine de dessins, aquarelles, photographies, etc., et enfin une belle collection de pièces anatomiques, collection encore enrichie ultérieurement par les envois que m'a faits mon ami le Dr Kaurin de Molde. C'est un devoir et un plaisir pour moi de remercier ici MM. Georges Dubar et Leroy du zèle qu'ils ont mis : l'un à me faire des dessins et aquarelles, l'autre à m'aider dans le recueil des observations. Il était certes dur de passer pendant deux mois plus de 10 heures par jour dans les léproseries ou dans les habitations des lépreux, de se trouver en contact continuel avec ces horribles affections, au lieu de courir librement dans les montagnes ou de naviguer dans les fyords de la belle Norvège. Mais nous

1.   MINISTÈRE
DE L'INSTRUCTION PUBLIQUE
     ET DES BEAUX-ARTS

                        RÉPUBLIQUE FRANÇAISE

OBJET :
Avis de mission.
Envoi d'une ampliation.

Paris, le 29 juillet 1884.

MONSIEUR,

J'ai l'honneur de vous annoncer que, par un arrêté dont vous trouverez ci-joint ampliation, je vous ai chargé d'une mission en Norvège et spécialement aux environs de Bergen à l'effet d'y étudier la lèpre.

A l'issue de votre mission, vous voudrez bien rédiger un rapport qui sera, suivant l'usage, présenté à l'examen de la Commission des Voyages et Missions.

Je viens de prier Monsieur le Président du Conseil, ministre des Affaires étrangères, de vous accorder un passeport et des lettres de recommandation auprès de nos agents diplomatiques ; aussitôt que mon collègue m'aura fait parvenir ces pièces, je m'empresserai de vous les remettre.

Recevez, etc.

Le ministre de l'Instruction publique et des Beaux-Arts,
Signé : FALLIÈRES.

A monsieur LELOIR, professeur à la Faculté de médecine de Lille.

2. Je remercie de leur grande obligeance et de leur accueil si sympathique mes confrères norvégiens : MM. les docteurs Danielssen, Kaurin, Boeck, Rogge, A. Hansen, Sand, ainsi que M. le docteur Dahl, directeur du service de santé en Norwège, et M. Broch (ex-ministre norvégien, correspondant de l'Institut).

avions à cœur de remplir complètement notre mission. Je voulais rapporter des faits et non des paroles creuses au pays qui m'avait honoré de cette tâche importante. Les matériaux que j'ai déposés en octobre 1884 au ministère de l'Instruction publique; ceux que j'ai présentés en juin 1885 à la *Société de biologie;* ceux que M. Paul Bert a bien voulu présenter en mon nom à l'*Institut* (juillet 1885), ont prouvé que la mission française de 1884 avait bien employé son temps. Si j'ai un regret à exprimer ici, c'est que les matériaux déposés en octobre 1884 au ministère de l'Instruction publique n'aient pas été publiés plus tôt.

En septembre et octobre 1885, je fis un nouveau voyage pour aller étudier la lèpre dans quelques-uns de ses foyers. Je me rendis cette fois encore en Italie et dans le midi de la France. Je rapportais de ce voyage une dizaine d'observations détaillées de lèpre, des notes, des dessins et photographies, des pièces anatomiques. J'acquis la conviction que la lèpre était loin d'avoir quitté l'Italie septentrionale, mais qu'il fallait la chercher, la poursuivre jusque dans ses repaires. Je pus faire ainsi quelques études comparatives sur la lèpre en Italie, lesquelles furent publiées en 1885 dans les *Annales de dermatologie.* Je tiens à remercier ici le Dr Onetti de l'assistance gracieuse qu'il m'a prêtée dans mes recherches sur la lèpre aux environs de San-Remo.

J'avais pu constater, en étudiant depuis 1878 les lépreux qui se firent soigner à l'hôpital Saint-Louis, qu'il n'y avait pas ou guère de différence entre la lèpre des pays chauds, des colonies et celle de Norvège et d'Italie. Grâce à l'obligeance de MM. Besnier, Fournier, Lailler, Vidal, Quinquaud, j'ai pu (en l'espace de huit années) étudier à l'hôpital Saint-Louis une quinzaine de lépreux venus de l'Amérique du Sud, de l'île Bourbon, de Chine, etc. MM. Vidal, Besnier, Lailler, ont bien voulu me confier les observations inédites de ces malades; j'ai pu faire sur quelques-uns d'entre eux des recherches anatomo-pathologiques et expérimentales. Que ces dermatologistes éminents reçoivent ici l'expression de ma reconnaissance.

Mon ami le Dr Poncet (de Cluny), auteur d'un travail important sur la lèpre anesthésique au Mexique (travail trop peu connu à l'étranger), a bien voulu me confier vingt observations inédites de lèpre mexicaine (formes tuberculeuses et anesthésiques). Cet appoint m'a été très utile et m'a montré qu'il n'y avait pas non plus de différences bien considérables entre les lépreux mexicains et les lépreux que j'ai observés. Je n'ai éprouvé qu'un regret, c'est que

M. Poncet n'ait pas fait pour la lèpre en général, observée au Mexique, un travail analogue à celui qu'il nous a donné sur la lèpre anesthésique (antonine) de ce pays.

Voulant recueillir le plus de renseignements possible, j'ai interrogé tous les médecins que je connaissais et qui avaient voyagé dans les pays lépreux. MM. les docteurs Brown-Séquard, Harmand (ex-commissaire civil au Tonkin), Dupuy, Neïs, Thaon, M. Marsh, m'ont donné un certain nombre de renseignements utiles sur la lèpre à l'île Maurice, au Tonkin et Annam, dans le Laos, les Philippines, à Nice. Mes maîtres, MM. Vulpian, Cornil et Hardy, m'ont également donné des renseignements précieux. Je tiens à les remercier ici de la sympathie qu'ils m'ont toujours témoignée. Enfin, j'ai en juillet 1885 envoyé un questionnaire à un certain nombre de médecins établis dans les pays où la lèpre règne d'une façon endémique (3).

1.	Monsieur et très honoré Confrère,

Je suis en train de terminer un travail d'ensemble sur la lèpre, m'appuyant surtout sur l'étude de la lèpre que j'ai faite en Norwège (Mission scientifique du Gouvernement français, 1884), en Italie, à Nice, et enfin à Paris sur des lépreux des colonies.

Je me permets d'avoir recours à votre obligeance et à votre haute expérience pour vous demander de bien vouloir m'envoyer votre opinion et si possible des faits observés par vous, relativement à cette maladie. J'attache la plus grande importance aux renseignements que vous voudrez bien me donner, et qui naturellement seront publiés sous votre nom.

Voici les principales questions au sujet desquelles je vous serai bien reconnaissant de me donner votre avis :

1° Où siège surtout la lèpre dans le pays que vous habitez ?

2° Existe-t-elle dans les villes et dans les campagnes, ou seulement dans la campagne ?

3° Quels sont les caractères climatériques et géologiques des districts où elle existe le plus ? (Côte ou intérieur de terre, régions basses, marécageuses, ou élevées, sèches. Rapports avec les cours d'eau, les étangs, les lacs.)

4° Quelles sont les conditions hygiéniques des habitants dans les districts lépreux ? (Nourriture, habitation, propreté, genre de travail, etc.)

5° Rapports avec l'impaludisme, la syphilis, la scrofulo-tuberculose.

6° Influence des conditions sociales ?

7° Influence de l'âge, du sexe ?

8° La lèpre vous paraît-elle contagieuse d'individu à individu, ou non ? (Avez-vous des exemples probants de contagion ou de non contagion ?)

9 La lèpre augmente-t-elle ou diminue-t-elle dans les pays que vous habitez ? Quelles vous paraissent être les causes de cette diminution ou de cette augmentation ?

10° L'isolement vous paraît-il arrêter la marche envahissante du mal ? Le croyez-vous utile ?

11° La lèpre vous semble-t-elle héréditaire ?

12° Combien de variétés de lèpre distinguez-vous dans vos régions : tuberculeuse, anesthésique, etc.? La lèpre vous paraît-elle être une, ses variétés ne constituant que des formes diverses d'une même maladie ?

13° Quelle est la variété la plus fréquente : la tuberculeuse ou l'anesthésique (maculeuse, atrophique, mutilante, etc.)?

14° Veuillez me donner une description rapide des formes et variétés de lèpre de votre pays, ainsi que de leur évolution générale.

15° Croyez-vous à la guérison de la lèpre ? A la guérison absolue, bien entendu ?

16° Quel vous paraît être le meilleur traitement, s'il y en a un ?

17° Quel est le rapport du nombre des lépreux sur le nombre des habitants dans votre pays ?

18° Quelles sont les données que vous possédez sur l'histoire de l'invasion de la lèpre dans le pays que vous habitez?

Recevez, etc.

Signé : LELOIR.

Plusieurs d'entre eux m'ont fourni avec une grande obligeance des renseignements précieux et détaillés dont je ne saurais trop les remercier. Le docteur A. de Verteuil, membre du conseil à la Trinidad (Antilles anglaises), m'a envoyé un rapport inédit très important et très savant sur la lèpre dans les Antilles. Mon ami le docteur Mayrinck (de Rio de Janeiro), et le docteur J. Laurenço Magalhaes (de Rio), m'ont envoyé un rapport du plus haut intérêt sur la lèpre au Brésil. Le docteur Goldschmidt m'a fourni de précieux renseignements sur la lèpre à Madère. — Enfin, tout récemment, j'ai été consulté par deux voyageurs ayant contracté la lèpre dans l'Amérique du Sud ou aux Indes anglaises. Ces deux derniers cas étaient des plus intéressants.

Cette monographie a donc pour base : l'étude que j'ai faite de plus de 900 lépreux des pays les plus différents, 150 observations inédites des variétés les plus diverses de la lèpre ; l'examen d'une grande quantité de pièces anatomo-pathologiques provenant de lépreux ayant contracté leur maladie dans les différents foyers lépreux du globe (la relation de ces faits anatomo-pathologiques a été publiée le 13 juin 1885 à la Société Biologique et le 6 août à l'Institut, avec présentation de pièces à l'appui) ; des notes et renseignements nombreux ; des recherches bibliographiques étendues.

Un atlas de VINGT-DEUX PLANCHES chromo-lithographiques et photographiques, une *soixantaine de Figures* intercalées dans le texte viennent compléter ces descriptions. Toutes ces figures et planches sont inédites. Elles ont été prises sur nature, soit par moi, soit par MM. G. Dubar et Karmanski, soit par les photographes des pays lépreux où j'ai voyagé. Elles ont été reproduites grâce au crayon habile de mon ami M. Pluchart et de M. Karmanski. Les planches photographiques ont été reproduites au moyen de l'héliogravure. J'ai dit au début quelles considérations m'avaient poussé à publier ce livre ; je n'y reviens pas. Et d'ailleurs j'aurais pour raison suffisante l'approbation d'hommes comme Vulpian, Charcot, Cornil, Hardy, Besnier, Verneuil, Lailler, Vidal, — j'en passe et des meilleurs, — lesquels tous m'ont encouragé dans la publication de cet ouvrage en me disant qu'avec les progrès considérables faits par les sciences médicales dans ces dernières années, une monographie de la lèpre, appuyée sur les recherches anatomiques, dermatologiques, mycologiques nouvelles et sur la pathologie comparée, serait de la plus grande utilité.

Si les matériaux, bien que considérables que j'ai accumulés depuis 8 ans, ne paraissent pas encore en rapport avec l'importance d'un pareil sujet, je me

permettrai de rappeler que tous les faits décrits ont été longuement, minutieusement observés et contrôlés par moi, que tous ont été passés au crible de
l'investigation scientifique.

J'ai dans ce travail (tout en me plaçant au point de vue de la pathologie
comparée) évité les hypothèses vaines, les théories creuses. Je me suis attaché
à ne décrire que ce que j'ai vu. Toutes mes descriptions et figures sont la
reproduction exacte de la vérité et, si le style laisse parfois à désirer, c'est que
j'ai préféré sacrifier la forme au fond.

Puisse ce livre qui m'a coûté tant de recherches, de travail, de peines, et
pour la composition duquel j'ai rencontré tant de difficultés, puisse-t-il servir
à faire connaître davantage une maladie trop négligée actuellement! Puisse-t-il
montrer à certains médecins et à certains gouvernements que la lèpre n'est pas
une quantité négligeable, une maladie en quelque sorte préhistorique et sur le
point de disparaître, mais bien un affreux fléau sans cesse menaçant et lentement envahissant. Ce n'est pas au moment où nous voulons étendre nos possessions coloniales qu'il faut oublier un pareil ennemi.

Loin d'avoir disparu de toute la surface du globe, comme le pense le vulgaire, cette affection couvre encore des régions considérables ainsi que le
montre la carte jointe à ce livre. Elle atteint des milliers, que dis-je? des centaines de mille malheureux, comme le crient à eux seuls les 100.000 lépreux
des Indes anglaises, les 1500 lépreux de la Norvège, les 4.000 lépreux des îles
Sandwich.

Loin de diminuer, cette affreuse maladie subit en ce moment une nouvelle
recrudescence, comme en témoignent l'envahissement des États-Unis et du
Canada par le fléau, et surtout sa terrible et récente multiplication dans les îles
Sandwich. Aussi, en ce moment, la plupart des pays suivent-ils avec anxiété
la marche du fléau. L'isolement absolu des lépreux (comme au moyen âge)
vient d'être décrété en Norvège (juillet 1885). Il en est de même aux Sandwich,
dans la Guyane hollandaise, etc.

La France ne doit pas se désintéresser d'une question si importante. Il
existe en France des foyers lépreux (Delta du Rhône), côtes de la Méditerranée
entre Vintimille et Marseille, en particulier à Nice). La lèpre touche à nos fron-
tières du Sud, car elle est loin d'avoir disparu du Nord de l'Italie, de l'Espagne
et du Portugal. Tous les ans nos colonies nous envoient en France une certaine
quantité de lépreux. Il en existe en ce moment environ 60 à Paris.

Enfin, c'est surtout à cause de nos possessions coloniales que la lèpre nous intéresse au plus haut chef. Elle abonde dans nos anciennes colonies (Guyane, Martinique, Guadeloupe, île de la Réunion, Cochinchine). Elle est fréquente à Madagascar et au Sénégal. Enfin les lépreux fourmillent en Indo-Chine, et en particulier en Annam et au Tonkin.

Les considérations précédentes que l'on trouvera développées dans le courant de ce livre montreront, je pense, que l'étude de la lèpre n'offre pas un intérêt purement scientifique, mais que son étude intéresse au plus haut degré notre cher pays.

Et, si l'on n'a pas encore trouvé le moyen de guérir sûrement la lèpre, tout au moins existe-t-il des mesures prophylactiques à prendre contre ce mal terrible ; tout au moins peut-on dans certains cas atténuer la marche du mal. D'ailleurs la description exacte de faits vrais sera toujours une chose utile, sinon immédiatement, du moins dans l'avenir. Quoi qu'en disent les empiriques et les utilitaires immédiats, la parole du sage sera éternellement exacte au point de vue de la marche en avant de la science :

« Tout ce qui est vrai est ou sera utile. »

Le manuscrit de ce livre, l'atlas et les planches qui l'accompagnent ont été déposés en mon nom le 2 février 1886, à l'Académie de Médecine, par M. Vulpian.

Dans une PREMIÈRE PARTIE j'étudie la *symptomatologie de la lèpre*, son *évolution*, ses *complications*, son *pronostic*.

Dans une DEUXIÈME PARTIE, j'étudie son *anatomie pathologique*, son *diagnostic*, sa *distribution géographique* et son *histoire*, son *étiologie*, son *traitement prophylactique* et *curatif*.

Lille, Décembre 1885.   *Professeur :* H. LELOIR.

PREMIÈRE PARTIE.

DÉFINITION.

La *lèpre* (1) est une maladie parasitaire chronique. Elle est caractérisée par la production de néoplasies renfermant des bacilles, lesquelles se développent surtout au niveau du tégument (cutané et muqueux), au niveau des nerfs, dans les ganglions lymphatiques et dans certains viscères. Elle amène presque toujours la mort.

Lorsque ces néoplasies spécifiques (auxquels je donne pour plus de facilité le nom de *léprômes*) se systématisent, on a des formes de lèpre auxquelles je propose de donner le nom de *lèpres systématisées.*

Ainsi, lorsque les léprômes se localisent surtout dans le tégument (cutané et muqueux), les vaisseaux et ganglions lymphatiques correspondants, etc., on a la *forme tuberculeuse* ou *noueuse,* que l'on pourrait appeler *lèpre systématisée tégumentaire.*

Lorsque les léprômes se localisent surtout dans les nerfs, on a la *forme anesthésique* ou *trophoneurotique,* que l'on pourrait appeler *lèpre systématisée nerveuse.* (H. Leloir.)

La systématisation étant rarement absolue, complète, il en résulte que les formes précédentes existent rarement à l'état pur, pendant toute la durée de leur évolution tout au moins. Leurs localisations, leurs lésions, et partant leurs symptômes se combinent le plus souvent au bout d'un temps plus ou moins long. C'est ce qui constitue la *forme dite Mixte,* dont l'existence suffit à elle seule pour montrer l'unité de la lèpre. Ces formes mixtes représentent le type complet de la lèpre.

---

1. Comme l'ont avec grande raison fait observer MM. Besnier et Doyon, il est inadmissible que l'on propose encore pour désigner la lèpre des dénominations multiples. Les termes : elephantiasis des Grecs, spedalskhed (Norvège), leontiasis, morphea, satyriasis, aussatz (Allemagne), melaatschheid (Hollande), mal rouge de Cayenne, lèpre des Arabes, malum mortuum, zaraath (ancien Testament), mal de Saint-Lazare (Espagne, Mexique), fa-fung (Chine), etc., etc., doivent être de nos jours rejetés pour éviter des confusions inévitables. Les seules dénominations, à mon avis, que peuvent se permettre les auteurs qui parlent de la lèpre doivent dériver du mot latin *lepra : lèpre, lepra, leprosy.*

L'apparition des lésions tégumentaires et nerveuses est en général précédée d'une série de phénomènes indiquant l'infection de l'économie. C'est la *période pro-dromique*. Je l'étudierai d'une façon générale, car il est impossible à ce moment de dire si la lèpre sera systématisée, et quelle sera cette systématisation, ou si elle sera mixte.

Puis j'étudierai les *lèpres systématisées :* la *lèpre systématisée tégumentaire* ou *forme tuberculeuse.*

La *lèpre systématisée nerveuse* ou *forme anesthésique (trophoneurotique).*

L'*étude des lèpres mixtes*, que l'on pourrait aussi appeler : *lèpres complètes*, termine cette description.

On voit qu'avec Robinson, Danielssen et Boeck, Hardy, Hillis, Neisser, etc., je rejette complètement la *forme maculeuse* de quelques auteurs. Je montrerai en effet dans le courant de ce livre que les formes maculeuses, bulleuses, lazarines, ulcé-reuses, psoriasiques, atrophiques, mutilantes, etc., etc., décrites par certains médecins n'existent pas en tant que formes. Ce ne sont que des *variétés éruptives*, ou des *phases* dans l'*évolution* des trois formes précédentes. J'insiste et insisterai encore sur la différence qu'il y a entre *forme* et *variété*, entre *forme* et *phase ;* car c'est pour n'avoir pas suffisamment tenu compte de cette différence que tant d'auteurs nous ont donné de la lèpre des descriptions si confuses et si inexactes (1).

---

1. J'ai vu avec plaisir le docteur de Verteuil (dans le rapport inédit qu'il m'a envoyé sur la lèpre aux Antilles) n'admettre, comme moi, que deux formes : la tuberculeuse, l'anesthésique (*avec ses variétés :* atrophique, mutilante, etc.), et rejeter la lèpre maculeuse en se refusant avec raison d'en faire une forme à part.

CHAPITRE I.

Prodromes ou mieux période d'invasion.

Chez presque tous les malades atteints de lèpre il existe avant l'apparition de l'éruption tégumentaire ou des phénomènes de *lepra nervorum* une période plus ou moins longue, prémonitoire, prodromique, que l'on ferait mieux d'appeler *période d'invasion*. Cette période prodromique déjà signalée par Arétée, Guy de Chauliac, etc., est admise par la plupart des auteurs, bien que niée par Schilling, Cazenave.

Les prodromes, je le répète, font rarement défaut. Je les trouve signalés dans la plupart de mes observations de lèpre. Quand ils n'y sont pas notés, cela indique seulement que le malade n'a pu donner de renseignements suffisants, soit par manque de souvenir, soit pour une autre raison. En effet, quand le malade n'accuse pas ces prodromes, cela tient souvent à ce qu'ils sont passés inaperçus à cause de leur peu d'intensité, de leur brièveté. Fréquemment j'ai retrouvé (surtout chez les malades intelligents) à un deuxième interrogatoire des prodromes niés ou oubliés à un premier interrogatoire.

Dans des cas exceptionnels les prodromes peuvent manquer (comme l'avaient remarqué Schilling, Biett, Cazenave, Gibert, Bajon et les médecins anglais des Indes) et ne pas être retrouvés même chez des malades intelligents, observateurs, et atteints depuis peu de temps. Le fait est très rare. Cependant j'en ai vu quelques exemples. Ainsi la lèpre tuberculeuse du malade P... Gaston a débuté sans phénomènes prodromiques appréciables (OBSERVATION V) ; il en est de même de la lèpre anesthésique de Andreas Kristensen dont le premier symptôme fut un mal perforant plantaire.

A mon dernier voyage en Italie j'ai pu en étudier également un exemple bien net (Voir l'OBSERVATION de Giuseppe Ranzo Merlo). Chez ce malade, comme on le verra dans l'Observation, la lèpre tuberculeuse toute récente (quelques semaines) et caractérisée uniquement par des tubercules (que j'ai excisés et qui contenaient une grande quantité de bacilles) avait débuté sans prodrome aucun. L'enfant et son entourage étaient bien affirmatifs sur ce point. Dans des cas pareils on songe involontairement à une lèpre locale analogue aux tuberculoses localisées par exemple. J'aurai à revenir sur cette question à propos du traitement de la lèpre.

Mais bien plus souvent il y a des prodromes, lesquels d'ailleurs peuvent être plus ou moins accentués et évoluer plus ou moins rapidement. Il est très rare que ces prodromes évoluent en quelques jours pour être suivis presque aussitôt d'éruptions intenses à évolution suraiguë comme dans les formes de la lèpre que l'on pourrait qualifier de galopantes.

Les phénomènes prodromiques n'ont en eux-mêmes rien de bien caractéristique. Ce sont des phénomènes prodromiques analogues à ceux que l'on rencontre au début de bien des maladies infectieuses. Comme l'a justement remarqué E. Vidal. ils rappellent ceux que l'on observe au début de la syphilis secondaire. En effet cette période d'invasion de la lèpre présente une certaine analogie avec la période de deuxième incubation de la syphilis, ou encore avec la période prodromique de certaines tuberculoses.

J'ai dit que ces phénomènes prodromiques n'ont rien de bien caractéristique. Aussi passent-ils souvent inaperçus ou sont-ils attribués à toute autre cause (fièvre intermittente, refroidissement, rhumatisme, etc., etc.), et méconnus.

Ces phénomènes prodromiques peuvent apparaître simultanément ou isolément et d'une façon plus ou moins successive. Ils peuvent se rencontrer tous chez le même malade, ce qui est rare ; l'on peut aussi n'en observer qu'un seul ou quelques-uns seulement, à l'exclusion de tous les autres.

Les phénomènes prodromiques sont les suivants ;

a. — *Fièvre*.— Presque toujours les lépreux ont éprouvé pendant la période d'invasion des accès fébriles plus ou moins nombreux, de plus ou moins longue durée et plus ou moins intenses. Ces accès sont déjà signalés par les médecins du moyen âge : Theodoric, Gilbert, etc., qui mettaient la fièvre en liaison avec leur opinion sur la propagation de la lèpre par la contagion après laquelle surviendrait la fièvre.

Très souvent la fièvre est tellement légère que le malade n'y prête pas ou guère attention. Ce sont de petits accès de fièvre passagers, fugitifs, intermittents. Les accès de fièvre sont parfois pris par les malades pour des accès de fièvre paludéenne et cela d'autant plus que la lèpre siège fréquemment dans des pays où règne également l'impaludisme. Souvent aussi les malades attribuent leur fièvre à un refroidissement. On trouvera cette opinion émise par les malades dans beaucoup de mes Observations de lèpre norvégienne et de lèpre mexicaine.

Mes lépreux italiens de la riviera di Ponente au contraire, qui ne sont guère exposés aux refroidissements, attribuaient leurs accès fébriles à une indisposition passagère, à une mauvaise fièvre, à la malaria. Les accès de fièvre apparaissent souvent le soir ou dans l'après-midi. Le fait a d'ailleurs été constaté d'une façon précise par les recherches thermométriques de Danielssen et Boeck, de Danielssen, de Hansen, etc.

Dans d'autres cas l'on voit survenir de gros frissons, avec forte élévation de la température. Ces frissons, cette fièvre sont parfois tellement intenses qu'ils rappellent le frisson de la pneumonie aiguë, la fièvre de la variole, et que le sujet se croit atteint de fluxion de poitrine due à un refroidissement ou d'une affection quelconque à début fébrile intense. Tel est le cas de la nommée Borgogne Giovanna dont j'ai recueilli l'Observation en octobre 1885 à l'hôpital de San-Remo. (Riviera di Ponente. — Italie.)

OBSERVATION I.

Lèpre tuberculeuse italienne.

Début par un frisson intense avec douleurs lombo-thoraciques et rachialgie, attribués par la malade à un refroidissement ayant occasionné une « fluxion de poitrine » ou à la « petite vérole ». Cette femme, lépreuse depuis plus de 8 ans, a constamment habité avec son mari ; elle a mis au monde 2 filles ; l'une quelques mois avant le début de sa lèpre, l'autre trois ans après. Mari et enfants (l'un de 9, l'autre de 6 ans) sont sains malgré une cohabitation prolongée (8 ans) depuis le début de la lèpre de la mère. — Tubercules de la face, des membres, de la voûte palatine, des yeux, etc. Aspect spécial de la peau des mains (face dorsale). Conservation de la sensibilité au niveau d'un grand nombre de ces tubercules. Cette lèpre tuberculeuse semble avoir été prise au début pour une syphilide. Cicatrisation des ulcères lépreux par les pansements à l'huile de foie de morue. — Biopsie.—Examen histologique. — Bacilles.

Borgogne Giovanna, — 33 ans, paysanne, est entrée le 11 mars 1885 à l'hôpital San Mauricio et Lazzaro. Elle est née à Perinaldo, près de Dolce Acqua, à 4 heures environ de San Remo. Avant sa maladie elle a toujours été bien portante. Elle n'a jamais quitté la riviera di Ponente, sauf il y a 12 ans pour aller à Marseille, où elle est restée 6 ans. Il n'existe aucun lépreux dans toute sa famille. Cette malade est mariée depuis l'âge de 22 ans. Son mari avec lequel elle a toujours habité jusqu'à son entrée à l'hôpital, vit encore et est bien portant. — Fait majeur : elle a eu de cet homme 2 filles : l'une actuellement âgée de 9 ans est venue au monde presque au début de sa lèpre. L'autre fille, âgée actuellement de 6 ans, est venue au monde trois ans après le début de sa lèpre. Cette femme a constamment habité avec ses enfants jusqu'à son entrée à l'hôpital ; elle les a nourries ; ses 2 filles sont actuellement absolument saines comme leur père.

Sa maladie a débuté à l'âge de 24 ans, par conséquent à Marseille où elle se trouvait depuis 3 ans. Elle prétend que venant d'accoucher de sa première fille elle eut excessivement froid parce qu'une femme, malgré ses réclamations, ouvrit pendant plusieurs heures les fenêtres de sa chambre et se livra à un lavage effréné de cette salle. Le soir même elle eut un frisson violent et prolongé avec de violentes douleurs dans les régions lombaires (rachialgie intense) et le thorax surtout à gauche. Elle crut qu'elle était atteinte de fluxion de poitrine ou allait avoir une mauvaise maladie, la petite vérole. Plusieurs mois après ce refroidissement auquel elle attribue son mal (comme beaucoup de lépreux norvégiens), ses sourcils se mirent à tomber, son nez devint sec, se boucha, elle eut quelques épistaxis, puis du jetage nasal, et enfin elle vit apparaître des tubercules sur sa face et ses membres. Elle entra quelque temps à l'hôpital de Marseille, où on la crut sans doute atteinte de syphilis ; car on lui donna de l'iodure de potassium et des pilules.

Actuellement cette femme, grande, encore vigoureuse et très gaie, présente sur la face une grande quantité de tubercules lépreux lenticulaires ou gros comme des petites noisettes.

Quelques-uns de ces tubercules sont légèrement exulcérés, surtout un gros tubercule saillant du volume d'une demi-noix qui siège à la partie médiane du menton. Le docteur Onetti a bien voulu exciser ce tubercule. L'excision a été à peine douloureuse. J'ai fait à mon retour en France l'examen histologique de ce tubercule plongé immédiatement dans l'alcool absolu. Il contenait une grande quantité de bacilles. (Voir le chapitre : *Anatomie pathologique*.)

Jetage, un peu d'ozène, nez écrasé, aplati, perforation de la cloison. Leucôme cornéen surtout accentué à droite où il existe en outre de l'iritis lépreuse. L'œil gauche presque intact voit encore très bien. — Sourcils tombés. — Tubercules cicatrisés des oreilles.

Un peu d'alopécie avec séborrhée sèche du sommet de la tête qui, d'après le dire de la malade, aurait débuté avec le commencement de son mal.

Nombreux tubercules blafards non ulcérés, et rappelant les tubercules du lupus ou des papules syphilitiques opalines, sur la voûte palatine et le voile du palais. Le reste de la bouche et la langue sont sains.

Laryngite lépreuse légère datant de 2 ans. — Rien au poumon.

Mains gonflées, d'un brun violacé à leur face dorsale et aux poignets. Leur derme et leur hypoderme sont infiltrés par une grande quantité de tubercules aplatis (infiltration en nappe), très durs, comme fibreux. Desquamation pityriasique et même à lamelles plus grandes (psoriasiforme) à la surface des mains. Quelques tubercules lenticulaires sur les avant-bras et bras du côté de l'extension.

Quelques rares tubercules sur le tronc. — Mamelles saines mais très peu développées.

Tubercules sur les cuisses. A la face antérieure des jambes, nombreuses cicatrices et ulcérations caractéristiques de tubercules lépreux. Les ulcérations des jambes ont été profondes et étendues, comme l'indiquent les cicatrices obtenues au moyen de pansements avec l'huile de foie de morue. Toute la peau des membres supérieurs et inférieurs, en particulier la peau des jambes, présente une teinte bronzée avec saillie des glandes (sorte de chair de poule permanente). Les cicatrices, d'un gris brunâtre, tranchent par leur pâleur sur cette teinte bronzée des membres rappelant la teinte de la peau du mulâtre. Adénopathies cervicales et inguinales de volume moyen.

Il est à noter que chez cette malade la plupart des tubercules de la face et des membres supérieurs sont à peine anesthésiques. Beaucoup d'entre eux (même des tubercules gros comme de petites noisettes) ont conservé une sensibilité absolument intacte dans tous ses modes. Ce n'est pas la première fois que je constate cette persistance de la sensibilité au niveau des tubercules (Voir plusieurs des Observations ci-insérées) et cette malade me prouve une fois de plus que Hansen a été un peu trop affirmatif en disant que toujours les tubercules lépreux étaient insensibles.

Santé générale bonne en apparence. Sommeil, appétit, gaieté conservés. — Viscères paraissent sains.

En résumé, presque toujours avant l'apparition de l'éruption on a pu constater la fièvre chez les malades. Cette fièvre peut être plus ou moins forte; souvent elle est tellement légère qu'elle passe inaperçue.

b. — *Faiblesse.* — *Abattement.* — Comme l'ont signalé, il y a longtemps déjà, James Robinson, Rayer, Biett, Gibert, les malades éprouvent souvent pendant cette période prodromique une faiblesse générale plus ou moins accentuée, un état de langueur et d'abattement physique et moral plus ou moins prononcé. Cet état de faiblesse et de malaise peut être tellement léger que les malades ne s'en aperçoivent pour ainsi dire pas; mais presque toujours en les interrogeant avec soin on retrouve ce phénomène. La faiblesse générale peut être tellement grande que tout mouvement est pour le malade un travail, son corps lui devient un fardeau (Danielssen et Boeck, Hardy).

Dans ces cas accentués, les membres, surtout les membres inférieurs, sont lourds et pesants comme du plomb.

c. — Tendance au sommeil. — La tendance au sommeil est une conséquence fréquente de cette faiblesse générale. J'ai le plus souvent retrouvé chez mes malades cette tendance au sommeil dont parlaient déjà Archigenes, Arétée. Tantôt la tendance au sommeil est légère, c'est une simple sensation de pesanteur, d'abattement (Biett, Gibert). Tantôt au contraire c'est un penchant tellement irrésistible au sommeil que le malade s'endort en société, en mangeant, en travaillant. D'après Gibert, cet abattement pourrait aller jusqu'à l'idiotisme. J'ai vu un cordonnier qui s'endormait en frappant les clous de ses souliers ; un paysan qui s'endormait en taillant les vignes.

d. — Troubles digestifs. — Les malades se plaignent parfois d'inappétence, d'embarras gastrique, de phénomènes dyspeptiques, de maux d'estomac, parfois de nausées, d'éructations, de vomissements. La diarrhée est très rare. Les anciens auteurs et surtout ceux du moyen âge attachaient de l'importance à la constipation. Elle ne paraît pas être plus commune que la diarrhée.

e. — Oppression. — Danielssen et Boeck rangent parmi les phénomènes prodromiques « l'oppression au cardia ». J'ai quelquefois observé chez les malades un peu de gêne respiratoire provenant des douleurs lombo-thoraciques qu'éprouvent parfois les lépreux. Mais il ne s'agit pas ici d'une oppression véritable. En tous cas l'oppression semble être un phénomène très rare.

f. — Sécheresse du nez. Epistaxis. — Je n'ai pas trouvé signalées dans les auteurs comme appartenant à la période prodromique ou d'invasion la sécheresse du nez et les épistaxis. Cela tient probablement à ce que l'on considère ces phénomènes comme appartenant à la période d'état, à la rhinite lépreuse. Je pense que ces signes présentent une certaine importance diagnostique et doivent être notés comme pouvant appartenir à la période prodromique de l'éruption cutanée ou muqueuse. En tous cas, ces phénomènes, qu'on les considère comme le début de la rhinite lépreuse (ce qui me paraît probable) ou comme des signes de congestion de la muqueuse nasale analogues à ceux que l'on observe pendant la période d'invasion de certaines maladies infectieuses (de la fièvre typhoïde, de la tuberculose par exemple, et quelquefois de la syphilis) méritent d'être signalés parmi les symptômes de la période prodromique.

On les trouvera notés d'une façon précise dans les observations de Michel Puppo, Angela Ranzo Merlo, Rossi Antonio, Philippa, Guadalupe Lopez. (Les épistaxis étaient très accentuées dans les observations II et III.)

Dans cette Observation de lèpre tuberculeuse italienne que j'ai recueillie en octobre 1885 à l'hôpital de San Remo, les épistaxis ont été très abondantes pendant la période prodromique. Elles ont été en outre accompagnées de vertiges violents.

OBSERVATION II.

Lèpre tuberculeuse italienne.

(RIVIERA DI PONENTE)

Début par des accès de fièvre intenses surtout vespéraux (le malade croyait avoir la malaria), de la courbature, des maux de tête et des vertiges intenses, de la sécheresse du nez et des épistaxis violentes. Lèpre tuberculeuse avancée, à la période cachectique. Rhinite, laryngite lépreuses. Perte de la vue. — Tuberculose pulmonaire. — Les mains présentent l'aspect décrit par les anciens auteurs sous le nom de lèpre momifiante. Il est à noter que la cachexie, la phtisie pulmonaire, la perte de la vue ont débuté avec la cicatrisation rapide de vastes tubercules ulcérés. — Mère, père morts de la lèpre tuberculeuse. — Célibataire.

Rossi Antonio, jardinier, 35 ans, né à Montalto, village situé près de San Remo, dans la vallée du torrent Argentina, est entré à l'hôpital San Mauricio et Lazzaro le 7 décembre 1884. — N'a jamais quitté la région de la riviera di Ponente. Son père et sa mère étaient lépreux. Sa mère fut atteinte la première, *ce fut ensuite le tour de son père, puis le sien.*

Il a commencé à être malade à l'âge de 24 ans. Plusieurs mois avant le début de son éruption il fut pris de fièvre intense revenant presque tous les soirs. Il se croyait atteint de « mauvaise fièvre » ; il se demandait s'il n'avait pas la malaria. — Courbature. En même temps il avait des maux de tête très violents qui le prenaient presque tous les jours, surtout le soir. Les maux de tête furent accompagnés de vertiges quelquefois assez prononcés pour le faire presque tomber.

A la même époque et dès le début son nez devint sec, comme bouché ; il ne se mouchait plus. Presque en même temps il eut à plusieurs reprises de violents saignements de nez. Quelques mois après survinrent des boutons sur la face et les membres.

Actuellement je me trouve en présence d'un homme atteint de lèpre tuberculeuse à la période cachectique. Il est profondément émacié et lorsqu'il quitte son lit il est tellement faible qu'il doit être soutenu par deux hommes.

La face présente une grande quantité de tubercules lenticulaires non ulcérés, non saillants et de teinte blafarde. — Nez écrasé avec saillie du lobule (nez en partie en lorgnette de théâtre). Perforation de la cloison. La bouche paraît saine. Perte complète de la vue par iritis lépreuse et leucòmes cornéens doubles. Voix rauque. Aphonie presque complète (laryngite lépreuse). Depuis un mois toux continue, hémoptysies ; à l'auscultation je trouve au sommet des deux poumons des signes de tuberculose pulmonaire à la troisième période.

Nombreux tubercules et vastes cicatrices de tubercules ulcérés sur les bras et surtout sur les jambes. La peau des mains est très brune, couverte de grandes écailles serpentines, comme adhérentes aux os et aux tissus sous-jacents, ratatinée, sèche; on dirait des mains de momies égyptiennes (lèpre momifiante des anciens). Cet homme n'est pas pellagreux.

Il est intéressant de faire observer que chez ce malade l'état de cachexie profonde, l'amaigrissement, les signes de phtisie pulmonaire et la perte de la vue datent de la cicatrisation obtenue il y a un mois (commencement de septembre) des vastes ulcérations de lèpre tuberculeuse qu'il portait aux jambes. Ces ulcères, comme me le dit le docteur Onetti, étaient très étendus ainsi qu'en témoignent d'ailleurs les cicatrices. Au moyen de pansements phéniqués et de cautérisations au nitrate d'argent le docteur Onetti parvint à faire cicatriser très rapidement (en un mois) ces vastes ulcères lépreux. L'apparition de la cachexie, de la phtisie pulmonaire, la perte de la vue ont coïncidé avec cette cicatrisation. Y a-t-il là, comme le pense le malade, à tort selon moi, relation de cause à effet ?

Je ne puis m'empêcher à ce propos de me rappeler l'opinion de Danielssen et Boeck qui considèrent comme très dangereuse la cicatrisation hâtive des ulcères lépreux.

g.— Maux de tête. — Vertiges. — Je trouve à peine notés les maux de tête et les vertiges comme phénomènes prodromiques de la lèpre tuberculeuse. Ils existent cependant dans certains cas, mais paraissent plus fréquents dans les prodromes de la lèpre anesthésique maculeuse. Cependant, ainsi qu'on vient de le voir dans l'Observationp récédente de Rossi Antonio et ainsi qu'on peut le voir dans les Observations de l'Italien Pablo Ram..., de Michel Puppo, de Philippa, etc., etc., et dans l'Observation suivante de Antonio Cervantès, ils constituent parfois un phénomène prodromique important et même un phénomène majeur de la lèpre. Ils rappellent involontairement la céphalée syphilitique secondaire et les vertiges signalés par Fournier chez certains malades, au début de la période secondaire de la vérole.

Mais dans la lèpre, maux de tête et vertiges précèdent l'éruption, parfois pendant un temps assez long.

La céphalée est très variable comme intensité et comme durée. Elle manque souvent, ou bien elle est tellement légère et passagère qu'elle passe presque inaperçue. Plus rarement au contraire, elle est très violente, continue, paroxystique ; elle paraît parfois surtout accentuée le soir.

Les vertiges sont également variables comme intensité et comme durée. Nous venons de voir dans l'Observation précédente qu'ils étaient parfois assez intenses pour amener presque la chute du malade.

h. — Troubles de la sudation. — Les troubles du côté de la sudation, bien que n'étant pas signalés par les auteurs modernes parmi les phénomènes de la période d'invasion, méritent cependant une mention spéciale. Je les trouve notés dans plusieurs de mes Observations, et je suis persuadé (pour l'avoir constaté assez souvent depuis que j'ai porté mon attention sur ce point) qu'on les trouverait assez fréquemment pendant la période prodromique si l'on interrogeait les malades dans ce sens. Comme les maux de tête, les vertiges et autres phénomènes nerveux ils paraissent être plus fréquents au début de la lèpre maculeuse anesthésique que de la lèpre tuberculeuse, mais ils sont loin d'être rares pendant la période prodromique de la lèpre tuberculeuse, et précèdent parfois d'assez longtemps, de plusieurs mois et même de plus d'un an l'éruption tégumentaire.

Ces troubles sudoraux consistent tantôt dans l'exagération générale de la sueur, dans l'apparition de sueurs profuses survenant soit pendant le travail, soit pendant le sommeil, soit spontanément. Dans ce cas ils sont en rapport sans doute avec la faiblesse générale du sujet et assez comparables alors aux sueurs des tuberculeux au début. On trouvera ce phénomène signalé dans les Observations de Michel Puppo, Maria et Giovanni Ranzo Merlo, Joachim Medina, etc. Parfois au contraire il y a disparition de la sueur, soit d'une façon générale, ce qui est très rare ; soit d'une façon locale, c'est là le cas le plus fréquent.

Dans un certain nombre de mes Observations je trouve signalée la disparition complète de la sueur au niveau des membres et son exagération au niveau du tronc. Ces troubles bizarres de la sudation sónt certainement en relation avec des altérations du système nerveux périphérique et peut-être du système nerveux central. Ce qui vient encore corroborer cette opinion c'est que l'on voit assez fréquemment l'anesthésie se montrer d'abord et uniquement (pendant un certain temps) au niveau des territoires cutanés qui primitivement avaient été privés de sueur. Exemple l'Observation suivante.

OBSERVATION III.

Lèpre tuberculeuse mexicaine·

Lèpre tuberculeuse datant de huit ans, ayant débuté par des céphalalgies continuelles, un peu de fièvre et bientôt après par la disparition de la sueur au niveau des membres et son exagération notable sur les autres parties du corps. Anesthésie des régions où la sudation a disparu (anesthésie cutanée superficielle, s'arrêtant aux aponévroses). En même temps rhinite lépreuse accompagnée de tumeur lacrymale; épistaxis alarmantes. Conservation des cils. — État sec et rugueux des membres du côté externe. — Tubercules de la face et des membres de différents aspects (ces tubercules seraient survenus sans fièvre). — Glossite lépreuse (état granuleux de l'arrière-gorge). — Tubercules du gland. — Satyriasis. — Le grand-père, le père et un cousin germain du malade étaient lépreux. — Sa femme était parente d'une famille lépreuse. Il en a eu cinq enfants, dont l'un, âgé de 26 ans, est certainement sain. — Refroidissements fréquents. Cette Observation inédite m'a été communiquée par M. Poncet (de Cluny) qui l'a recueillie en 1863 pendant son séjour au Mexique.

Antonio Cervantès, cultivateur près de Salamanca, âgé de 53 ans, est malade depuis 8 ans. Cet homme est marié depuis 27 ans et a 5 enfants ; l'un d'eux âgé de 26 ans que je pus voir est parfaitement sain. Si nous remontons aux antécédents nous trouvons que le grand-père, le père et un cousin germain du malade étaient lépreux. Sa femme était parente d'une famille de lépreux.

Après ces renseignements il est inutile de chercher d'autres causes de la maladie ; mais, suivant cet homme, les refroidissements fréquents, les passages subits du froid au chaud en auraient déterminé l'apparition.

Des céphalalgies continuelles et quelques jours de fièvre et de courbature pendant lesquels toutefois le séjour au lit ne fut point nécessaire, tels sont les premiers symptômes dont peut se souvenir le malade. Peu de temps après, les mains et les pieds, les avant-bras, les jambes au côté externe, le tiers inférieur des cuisses devenaient secs, rugueux. La sueur disparaissait des membres tandis qu'elle augmentait sur les autres parties du corps au point de troubler le sommeil. — Tout ce qui était privé de sueur ne tarda pas à s'endormir, mais l'anesthésie fut toujours superficielle. — Aujourd'hui elle s'arrête aux aponévroses sous-jacentes, comprenant rarement les muscles. Il faut noter que la sueur du corps (tronc) s'est suprimée et celle des membres exagérée avant l'apparition de l'anesthésie.

A la même époque les narines s'obstruaient, devenaient le siège de vives démangeaisons et une petite tumeur se formait dans l'angle de l'œil. Nous reconnaissons une tumeur lacrymale. Des épistaxis alarmantes durent être arrêtées par les soins d'un médecin ; le nez ne perdit point cependant sa forme normale. — Les tubercules se montrèrent il y a 2 ans seulement.

État actuel. — Les cheveux et les cils sont intacts, mais les sourcils disparaissent en dehors, où l'on trouve quelques tubercules sourciliers parfaitement distincts. Les oreilles sont aussi déformées par l'éruption tuberculeuse. Sur les bras, où la peau est considérablement épaissie, couleur café, les tubercules existent en grande quantité vers l'olécrâne, pour ne reparaître qu'à la main, sur le dos des métacarpiens et des phalanges.

La rotule et la partie externe de la jambe portent quelques plaques tuberculeuses recouvertes de croûtes verdâtres mélangées de sang. Les pieds, dont l'épiderme est sec et squameux, sont anesthésiés et ne sentent point les graviers situés entre les sandales et la face plantaire. L'apparition de toutes ces masses tuberculeuses n'a été accompagnée d'aucun accès de fièvre.

Les lésions les plus importantes sont celles des premières voies respiratoires. Le nez, qui est depuis longtemps le siège d'un travail ulcératif démontré par des épistaxis fréquentes, suppure encore aujourd'hui et la matière qui s'en écoule exhale une odeur repoussante. Les ulcérations sont situées trop haut pour qu'on puisse les apercevoir.

La langue dans la région des papilles est couverte de petits tubercules isolés qui paraissent traverser assez rapidement leur période d'évolution. Le voile du palais, les piliers antérieurs et postérieurs, les amygdales, l'arrière-gorge sont criblés de ces mêmes tubercules à différents états : les uns sont ulcérés et creusent alors de petites dépressions ; les autres, au contraire, encore dans leur période de croissance ou d'état, sont acuminés, luisants, formant des points en saillie. Le doigt porté sur ces parties a la sensation d'un tissu induré et inégal.

De toutes ces conditions : hypertrophie de la muqueuse, ulcères et tubercules, il résulte un aspect granuleux de toute l'arrière-gorge.

Chose remarquable, la teinte des ulcérations n'est pas cuivrée, ni rouge inflammatoire ; elle est au contraire blafarde, paraissant plus pâle sous la couche épaisse du mucus purulent qui la recouvre toujours. — Le larynx est indolore au toucher extérieur ; la voix est normale.

Le gland est garni de tubercules à toutes les périodes développés dans l'épaisseur du derme ; un seul s'est ulcéré et s'est couvert d'une croûte épaisse et verdâtre. Cet homme nous avoue qu'au moment de l'apparition des plaques tuberculeuses sur les organes génitaux il était tourmenté par des désirs sexuels beaucoup plus impérieux qu'à l'ordinaire. Cette observation de satyriasis lépreux faite par quelques auteurs nousparaît devoir se rapporter seulement à la présence de tubercules sur les organes de la génération.

Notons enfin pour différencier les ulcérations tuberculeuses de la bouche d'ulcérations syphilitiques que jamais notre malade n'a eu d'accidents vénériens, blennorrhagie ou chancres. — Toutes les autres fonctions sont intactes.

On voit parfois cette disparition de la sueur se limiter à des régions beaucoup plus restreintes alors qu'elle persiste encore normale ou exagérée sur le reste de la peau. Elle peut ne manquer qu'au niveau de zones cutanées très limitées. Chez Joachim Medina, par exemple, la sueur était supprimée aux jambes alors que le reste du corps suait notablement. Cette suppression de la sueur peut encore être plus localisée. Presque toujours la disparition de la sueur est suivie d'anesthésie cutanée se montrant d'abord au niveau des points où la sueur a disparu.

i. — *Anomalies de sécrétion des glandes pilo-sébacées.* — La chute des poils, l'augmentation de sécrétion des glandes sébacées ne sont pas signalées pendant la période d'invasion, et ces phénomènes ne sont en général observés que lorsque la lèpre tuberculeuse est confirmée, que l'éruption est apparue. Cependant dans un cas (Observation de Giuppe Ranzo Merlo) il semblerait que le seul phénomène prodromique constaté ait été la chute des sourcils.

j. — *Prurit. Hyperesthésie cutanée.* — On peut observer, surtout aux membres et en particulier aux membres inférieurs, des phénomènes de prurit ou d'hyperesthésie cutanée précédant pendant un certain temps l'éruption. Ces phénomènes sont d'ailleurs très rares, et souvent ce prurit provient non pas de la lèpre, mais de l'existence d'une éruption cutanée bien antérieure (gale, prurigo de Hebra, etc.), comme je l'ai observé chez quelques-uns de mes lépreux d'Italie, où ces éruptions avaient précédé la lèpre de plusieurs années.

Toutefois il est certain que, indépendamment de toute éruption, on voit parfois les malades se plaindre, plus ou moins longtemps avant l'apparition de l'exanthème lépreux, de fourmillements, de démangeaisons, de picotements au niveau de la peau. Ces phénomènes sont plus ou moins intenses d'ailleurs et plus ou moins continus. (Observations de Camillo Garcio, Rogne Saldivar.) Chez le lépreux anesthésique Jean Fœgeli il y avait fourmillements plantaires avec sensation de talon mort. Dans d'autres cas c'est une hyperesthésie cutanée, parfois très accentuée et accompagnant la fièvre du début, que l'on observe chez les malades. (Observation de Guadalupe Lopez.)

L'anesthésie n'appartient pas à proprement parler à cette période. On trouvera cependant signalée dans quelques-unes de ces observations, avant la période d'éruption, une sensation d'engourdissement au niveau des membres inférieurs, de « pied mort », etc.

k.—Douleurs névralgiques.—Ces différents phénomènes, de même que les douleurs névralgiques plus ou moins intermittentes et parfois très violentes survenant au niveau des membres, et quelquefois à la face, indiquent que parfois, dès le début, le système nerveux est atteint d'une façon évidente. Ces douleurs névralgiques siègent de préférence dans les membres inférieurs. Elles sont d'ailleurs plus fréquentes dans la forme mixte et dans la forme maculeuse anesthésique ; il en est de même de l'hyperesthésie cutanée.

Dans plusieurs de mes observations de lèpre anesthésique on trouvera signalées, pendant la période d'invasion, de vives douleurs dans les orteils et en particulier dans le gros orteil. Ces douleurs ont été prises parfois par les malades pour des accès de goutte. (Voir Observations de lépreux anesthésiques : Ole Domesteen, Jacob Friborg.)

l. — Pemphigus. — Le pemphigus lépreux ne me semble pas pouvoir être rangé parmi les phénomènes prodromiques de la lèpre, pas plus que les macules, taches, etc., etc. Ces exanthèmes n'appartiennent pas à la période d'invasion mais bien à la période d'éruption (début de la période d'état). Nous verrons que le pemphigus peut être dans quelques cas un des premiers phénomènes observés, ce qui explique pourquoi certains auteurs en ont fait un phénomène prodromique. (Voir Observation XLIV.) Nous verrons également que le pemphigus appartient presque uniquement aux formes anesthésiques et mixtes.

*m. — Courbatures. Douleurs rhumatismales. Rachialgie. —*Chez presque tous les lépreux on pourra retrouver pendant cette période prodromique des douleurs dans les membres, une courbature, plus ou moins prononcées. Il est réellement étonnant que Hebra ait omis de signaler ces prodromes si fréquents.

Les douleurs rhumatoïdes siègent surtout dans les membres inférieurs. Elles sont très fréquemment prises par les malades et même par les médecins pour des douleurs rhumatismales. Elles sont plus ou moins intenses, parfois des plus légères ; elles peuvent dans d'autres cas gêner beaucoup les mouvements. Elles s'accompagnent d'une grande sensation de pesanteur au niveau des membres inférieurs.

De même que la courbature plus ou moins généralisée et plus ou moins accentuée qui les accompagne fréquemment, elles peuvent être très passagères, permanentes ou intermittentes. Elle coincident souvent avec les accès fébriles. On les retrouvera indiquées dans la plupart des observations de cette monographie.

Les malades se plaignent quelquefois de lumbago. Dans un cas (Voir l'Observation précédente de Borgogne Giovanna) ce lumbago était tellement intense qu'il constituait une véritable rachialgie rappelant la rachialgie de la variole. Je n'ai pas trouvé ce phénomène signalé par les auteurs et n'en ai d'ailleurs observé que ce seul exemple. Dans ce cas cette rachialgie très violente et accompagnée d'un appareil fébrile intense a été de courte durée et fut suivie, quelques semaines après, de l'apparition de l'éruption cutanée.

n. — Anémie. — Les malades présentent quelquefois des phénomènes anémiques plus ou moins accentués rappelant l'anémie du début de la tuberculose, par exemple.. Mais ce sont des phénomènes prodromiques rares ; et il est d'ailleurs souvent difficile de dire si cette anémie est en relation directe avec l'invasion de la maladie ou si elle ne dépend pas des mauvaises conditions hygiéniques que l'on retrouve chez beaucoup de lépreux. L'anémie paraît plus fréquente pendant la période d'invasion de la lèpre anesthésique que pendant celle de la lèpre tuberculeuse.

o. — Troubles de la menstruation. — Il est bien rare que l'on puisse étudier les troubles de la menstruation pendant la période d'invasion. Nous en parlerons d'une façon plus détaillée à la période d'état. Ils sont cependant notés dans quelques-unes de mes Observations et en particulier dans celle d'Angela Ranzo Merlo. Cauzier et Buchner, cités par Hansler, ont admis que les règles cessent avec le début du mal. Adams sur 10 lépreuses n'en a trouvé que 3 qui fussent réglées.

Hernando y Espinosa parle également des troubles de la menstruation à cette époque : « Cuando lo enfermedad empieza en la mujer antes de la epoca en que aparecen las reglas, no se presentan estas ô se retarda su primera aparicion : en uno y otro caso sufren las enfermas los trastornos propios del estado clorotico ».

p. — Satyriasis. — Quant au satyriasis ou « libido inexplebilis », auquel les auteurs anciens semblaient attacher une si grande importance, on ne l'observe pas pendant la période prodromique. Il est d'ailleurs des plus rares, si même il existe véritablement, pendant la période d'état, etc.

Tels sont les phénomènes que l'on peut observer pendant la période prodromique on mieux période d'invasion de la lèpre.

L'on voit qu'en eux-mêmes et pris isolément ils n'ont rien de bien caractéristique. Ce sont des prodromes assez analogues à ceux que l'on observe dans les maladies infectieuses à incubation plus ou moins longue. Cependant lorsqu'ils se trouvent pour la plupart réunis chez le même malade et surtout lorsqu'on peut observer les phénomènes prodromiques suivants auxquels j'attache une certaine importance: troubles de la sudation, sécheresse du nez, épistaxis, douleurs névralgiques, hyperesthésie cutanée, on devra songer à la possibilité de la lèpre surtout si l'on se trouve en pays lépreux ou si l'on a affaire à un malade venant d'un pays où la lèpre est endémique. Il est exceptionnel de trouver réunis chez le même malade tous les prodromes que nous avons étudiés. Ces accidents durent ainsi avec une plus ou moins grande intensité, pendant un temps plus ou moins long (quelques semaines, quelques mois et même des années). Ils présentent souvent des périodes de rémission plus ou moins longues suivies d'exacerbations également fort irrégulières (1).

Dans d'autres cas ils sont de très courte durée, ou ont été tellement légers au début que le malade ne s'en est pas aperçu et qu'il attribue, comme je l'ai constaté fréquemment, le début de sa lèpre et parfois les prodromes qui la précédent immédiatement, soit à un refroidissement (Voir mes OBSERVATIONS des lépreux norvégiens et mexicains), soit à une peur (Voir mes OBSERVATIONS des lépreux italiens, etc.). Nous avons vu que dans certains cas exceptionnels ils peuvent manquer. Vers la fin, on voit parfois ces phénomènes s'exaspérer. Enfin apparaît l'éruption, et avec son apparition on constate très souvent une amélioration considérable des phénomènes dont se plaignaient les malades, leur disparition même, la chute de la fièvre (Danielssen, Hansen, Kaurin) ; en un mot une euphorie souvent très remarquable, comme si le virus lépreux tendait à se faire jour vers l'extérieur, à s'éliminer par le tégument. Il est évident que cette euphorie sera d'autant plus prononcée que les phénomènes de la période prodromique auront été plus accentués.

1. Il serait fort important de savoir si pendant la période d'invasion le sang du malade contient des bacilles lépreux. Malheureusement cette recherche n'a pas été faite. Et d'ailleurs d'après certains auteurs (Hansen, Communication orale, 1884), il n'y aurait pas de bacilles lépreux dans la circulation générale des sujets lépreux tuberculeux, même à la période d'état. Nous aurons à discuter, au chapitre *Anatomie pathologique*, cette opinion de Hansen que nous avons pu contrôler par l'examen du sang d'un certain nombre de lépreux, recueilli en dehors des tubercules.

CHAPITRE II.

Lèpre systématisée tégumentaire. — Lèpre tuberculeuse ou noueuse.

PÉRIODE D'ÉRUPTION.

L'éruption peut être d'emblée néoplasique, et caractérisée par une poussée de léprômes dermiques ou hypodermiques, en un mot elle peut être d'emblée tuberculeuse. Ce mode de début, bien que rare, et nié ou passé sous silence par nombre d'auteurs, Schilling entre autres, n'en existe pas moins. Il a été bien indiqué par Lucio et Alvarado (page 13) lorsqu'ils disent: « En alyanos enfermos est in precedidos de manchas de color rojizo algo afranzado, poco e menos grandes que un real, circulares o casi circulares, indolentes, y aporiciendo por lo comme en los miembros. En atros lo tuberculo aporecen sin ser precedidos por essas manchas. »

Taches. — Ce début par une éruption tuberculeuse d'emblée est rare. Le plus souvent une poussée de taches érythémateuses ou pigmentaires précède l'éruption tuberculeuse.

Les premiers exanthèmes de la lèpre tuberculeuse sont en général maculeux Il faut noter cependant que l'éruption néoplasique d'emblée n'est peut-être pas aussi rare que le disent les auteurs, car les taches brunes ou noires auxquelles les anciens donnaient le nom de morphea nigra ne sont autre chose dans certains cas qu'une plaque de léprôme étalé en nappe, avec pigmentation cutanée superficielle, et non pas une simple macule pigmentaire sans néoplasme. De même dans certaines variétés de macules rouges, congestives, saillantes ; la palpation et mieux encore la biopsie montreront parfois que l'on a affaire non à une variété d'érythème papuleux, mais bien à un tubercule congestif, comme par exemple dans le cas de Giuseppe Ranzo Merlo. Nous devons donc étudier ces deux variétés précédentes non pas avec les macules, mais avec les tubercules.

Mais plus souvent les tubercules lépreux sont précédés par une éruption de macules d'aspects divers, de taches d'apparence variable. Cette éruption de taches a été rangée à tort par Danielssen et Boeck et d'autres auteurs parmi les prodromes de la lèpre tuberculeuse. Ce n'est cependant pas là un phénomène prodromique mais bien un phénomène de début du mal. L'apparition de ces macules peut parfois mais très rarement coïncider avec l'apparition des tubercules dermiques ou hypodermiques, et constituer une sorte d'éruption mixte.

Mais bien plus souvent les macules précèdent pendant un temps plus ou moins long l'éruption tuberculeuse (1). L'éruption des macules peut se faire parfois d'une façon absolument latente et les taches passer complètement inaperçues aux malades, surtout lorsqu'elles débutent au niveau des parties couvertes par les vêtements comme l'avait remarqué Schilling.

Parfois l'attention du malade est attirée par l'exagération des phénomènes prodromiques survenant immédiatement avant l'éruption, ou par ce fait qu'un refroidissement arrivant comme cause occasionnelle et hâtant peut-être l'apparition de l'éruption se trouve suivi de phénomènes fébriles, de soif, de courbature, etc., assez intenses pour attirer l'attention du malade.

Parfois (mais rarement) l'attention du malade est éveillée par des phénomènes subjectifs cutanés (picotements, hyperesthésie, prurit, etc.). Mais d'une façon générale le début de l'éruption est souvent très insidieux. Quoi qu'il en soit, avec l'apparition des taches, les phénomènes généraux s'amendent, la fièvre tombe, et le malade éprouve un bien-être relatif. Les taches ou macules du début de la période d'éruption présentent un aspect très variable. Ces taches sont loin de présenter toujours un caractère suffisamment précis objectivement, pour que l'on puisse de suite en déterminer la nature précise. Aussi sont-elles souvent confondues avec d'autres éruptions : des érythèmes, l'érythème solaire, des pigmentations solaires, des taches

---

1. L'éruption des macules pourrait peut-être (par analogie) être considérée comme une sorte d'érythème analogue à celui que l'on observe au début de certaines maladies infectieuses. On pourrait lui donner le nom de : roséole lépreuse, par comparaison avec la roséole syphilitique, et ses variétés pigmentaires seraient l'analogue de la syphilide pigmentaire. Dans les cas rares où l'éruption tuberculeuse se fait d'emblée, cette éruption pourrait être comparée aux syphilides papulo-tuberculeuses qui, dans des cas exceptionnels, constituent la première poussée de syphilides. Cette éruption de taches annonce donc la lèpre ; elle en est la première manifestation tégumentaire, mais elle ne permet pas de préjuger d'une façon absolue (malgré certaines probabilités tirées des prodromes, de l'aspect et de l'évolution des taches) à quelle lèpre on aura affaire.

Si l'on voulait me permettre une hypothèse, je dirais que le poison lépreux tendant à s'éliminer par le tégument s'y manifeste sous forme de taches. Dans un premier cas il a plutôt de la tendance à se localiser, à pulluler dans le tégument ; on aura au bout d'un certain temps la lèpre tuberculeuse analogue à certaines syphilis à localisations presque uniquement tégumentaires pendant toute la durée de leur évolution. Dans un deuxième cas, si le virus, tout en produisant du côté des téguments des modifications appréciables, souvent très durables (et s'accompagnant parfois même d'un léger infiltrat cutané), tend à filer vers les nerfs périphériques, on aura la variété de lèpre à laquelle on donne le nom de lèpre maculeuse, laquelle d'ailleurs, ainsi que nous le verrons, ne pourra jamais exister comme type pur pendant toute la durée de son existence, mais se transformera le plus souvent en lèpre systématisée nerveuse (trophoneurotique), plus rarement en lèpre tuberculeuse.

Enfin si le virus tend surtout à se localiser dans les nerfs après une poussée exanthématique souvent très éphémère et parfois même à peine accentuée, on aura la lèpre systématisée nerveuse ou lèpre trophoneurotique analogue à certaines syphilis à manifestations surtout nerveuses. Le mélange de ces variétés, mélange qui se rencontre d'ailleurs fréquemment, constitue les variétés mixtes ou complètes.

Je suis heureux de voir que, dans le rapport inédit que le docteur de Verteuil m'a envoyé comme réponse à mon questionnaire sur la lèpre aux Antilles, ce médecin instruit paraît être de mon avis : « Je me contenterai de faire remarquer, dit-il, que certains caractères sont communs aux deux variétés (tuberculeuse, anesthésique) et d'autres plus particuliers à chacune d'elles. Dans les deux cas les taches ou macules marquent le début de la maladie. »

de rousseur, des pigmentations achromiques ou hyperchromiques de la peau, le vitiligo en particulier, etc. Nous y reviendrons d'ailleurs au diagnostic. Cependant un signe majeur dont nous aurons à parler vient souvent dès le début les différencier de toutes les autres taches : c'est l'altération de la sensibilité cutanée.

Toutefois, l'aspect de ces taches, leur évolution, les circonstances dans lesquelles elles surviennent peuvent souvent permettre d'en diagnostiquer la nature dès le début même en l'absence de ce phénomène si important : l'anesthésie (nous verrons en effet que l'anesthésie n'est pas constante à leur niveau, surtout au début).

D'une façon générale, ainsi que je l'ai déjà dit dans mon rapport sur la lèpre en Norvège (Voir *Comptes rendus de l'Institut* — juin, juillet 1885; *Société de biologie* — juin 1885 ; *Semaine médicale* — juin 1885), on peut diviser ces taches en deux grands groupes principaux, et cette division est applicable également à la lèpre maculeuse anesthésique. Ou bien ce sont des taches hyperémiques dès le début, et si plus tard elles se pigmentent cette pigmentation est secondaire surtout à l'hyperémie. Cette première variété est de beaucoup la plus fréquente dans la lèpre tuberculeuse. Ou bien ce sont des taches pigmentaires ou apigmentaires, achromiques et hyperchromiques d'emblée. Cette deuxième variété est beaucoup plus fréquente chez les lépreux des pays chauds que chez les lépreux norvégiens, et d'ailleurs elle appartient surtout à la forme anesthésique maculeuse.

Taches hyperémiques. — C'est la variété de beaucoup la plus fréquente dans la lèpre tuberculeuse. D'une façon générale on ne peut mieux définir ces taches qu'en leur donnant le nom d'érythème lépreux. Comme l'érythème polymorphe, elles présentent une grande variété d'aspects. (Cet érythème lépreux ne s'accompagne jamais ou du moins pour ainsi dire jamais de bulles. Le pemphigus lépreux appartient presque uniquement à la forme anesthésique et à la forme mixte.)

La couleur de ces taches est très variable, suivant leur âge, leur étendue, suivant la coloration de la peau des malades chez lesquels elles se montrent (elles sont naturellement plus foncées chez les sujets à peau brune, les mulâtres, etc.; plus rouges chez les blancs). D'ailleurs les taches présentent une variété infinie d'aspect et d'étendue. (Elles correspondent au lentigo d'Avicenne, aux macules rousses de Martius et Schilling.)

Ce sont, au début surtout, des taches rouge pâle, rouge sale ou d'un rouge vineux (mal rouge de Cayenne de Delaborde, Campet, Bajon). Parfois elles présentent une teinte violacée, livide ; cela s'observe surtout au niveau des membres inférieurs et des fesses. D'autres fois leur teinte est plus brune, plus fauve et même un peu cuivrée. En Norvège, il semblerait, d'après Danielssen et Boeck, que les taches du début les plus fréquentes soient les petites taches lenticulaires cramoisies. Les larges taches sombres seraient plus rares et surviendraient plus tardivement. Il est certain que, au début et dans tous les pays, ce sont les taches rouges hyperémiques, rappelant l'érythème maculo-papuleux, qui sont les plus fréquentes, mais elles sont loin d'atteindre toujours le volume d'une lentille et sont souvent plus étendues; elles présentent même parfois une étendue considérable et l'aspect d'une rougeur diffuse,

4

érysipélateuse ou d'une brûlure, et parfois (surtout à la face) de l'érythème solaire, ce qui peut entraîner des erreurs de diagnostic, comme je l'ai parfois constaté. Ces taches sont d'ordinaire plus foncées au centre qu'à la périphérie. Au centre elles présentent une teinte plus rouge foncé, ou plus fauve, ou plus brune ; ou parfois, comme l'a justement fait observer Bazin, couleur gris cendré ou mieux ardoisée, ainsi que je l'ai observé souvent. Ces taches au début disparaissent totalement par la pression du doigt, mais leur teinte rouge ou brune disparaît en dernier lieu au centre.

La surface de ces taches est lisse, unie, brillante, comme huilée (Adams), ou couverte d'un vernis (Rayer). Contrairement aux éruptions ultérieures qui peuvent être desquamantes, ces taches sont toujours lisses et jamais on ne rencontre de desquamation à leur surface. Exceptionnellement elles présentent l'aspect grenu, chair de poule dont nous parlerons à propos des léprômes en nappe. Il m'est arrivé dans un seul cas d'y constater une légère desquamation en frottant leur surface au moyen d'un drap noir.

Ces taches peuvent être absolument planes. Parfois elles font une légère saillie au-dessus de la peau. Le plus souvent, même quand elles semblent planes, on voit à leur niveau un léger relief, et en pinçant la peau on constate un épaississement plus ou moins accentué du derme et de l'hypoderme, surtout au niveau de leur centre bombé. Il y a là une véritable tuméfaction de la peau, parfois douloureuse à la pression.

Mais ce qui montre qu'au début tout au moins il n'y a pas encore de néoplasme de léprôme proprement dit, c'est que, si l'on presse, si l'on malaxe ces taches, on fait disparaître en entier la rougeur, la tuméfaction (comme Besnier l'a montré pour l'érythème papuleux simple), et d'autre part ces taches sont souvent très éphémères. On peut donc dès le début distinguer ces taches érythémateuses des taches néoplasiques qui surviennent plus tard et se présentent alors sous l'aspect de grandes taches irrégulières brunes ou noires.

L'étendue des taches varie depuis celle d'une lentille jusqu'à celle de la main et même plus. Je les ai vues envahir sous forme de rougeur diffuse presque tout le masque facial et toute la région dorso-lombaire, etc.

Les contours de ces taches sont assez nets, surtout pour les petites taches ; mais nous avons vu que leur coloration s'efface sur leurs bords. Cette première variété de taches est en général de forme ronde ou ovalaire, mais parfois cependant irrégulière comme les taches de roséole. Les grandes taches érythémateuses présentent des contours plus irréguliers, plus diffus, surtout au début et à la fin. D'ailleurs ces grandes taches proviennent parfois de la confluence de taches plus petites.

Dans des cas rares, ces taches sont disposées sous forme de bandes, de cercles ou demi-cercles plus ou moins grands et rappelant l'érythème marginé (*lepra gyrata* des anciens). Je n'ai jamais observé de *lepra gyrata* à la face. Elle est au contraire fréquente aux fesses, au tronc, aux membres.

Les macules s'agrandissent souvent en faisant en quelque sorte tache d'huile, le centre demeurant plus sombre et parfois bombé ; dans d'autres cas il se déprime un peu et conserve une couleur jaunâtre ou cendrée, ou normale même, tranchant sur la partie périphérique plus récente et plus rouge ; ainsi se produisent les taches en anneaux, cercles, demi-cercles, etc.

Plus rarement le centre pâlit, s'affaisse pour former une tache centrale plus pâle et même parfois très blanche (achromique) entourée par un anneau hyperémique ou pigmentaire, gris brun, fauve, etc., ou parfois de couleur ardoisée. L'on observe parfois au centre de la tache blanche quelques macules gris brunâtre ou ardoisées. Cette dépression centrale de la tache est très rare dans la lèpre tuberculeuse ; très rarement ces taches de la lèpre tuberculeuse s'accompagnent d'achromie ou d'atrophie de la peau. Ces phénomènes appartiennent surtout à la lèpre anesthésique.

Les taches peuvent disparaître complètement et parfois même très rapidement sans laisser à leur suite aucune trace. D'autres fois il persiste à leur niveau une légère pigmentation, une teinte brunâtre ou grisâtre, ou fumée, ou mieux selon moi ardoisée, de la peau dont la planche IX de l'atlas Danielssen et Boeck donnera une bonne idée.

J'ai observé parfois à la suite de la disparition des taches une teinte ecchymotique analogue à celle que l'on observe à la suite de la disparition de certains érythèmes papuleux, véritable dermatitis contusiformis due évidemment à l'extravasation d'une partie de la matière colorante du sang. En voici un bel exemple survenu chez un jeune lépreux âgé de douze ans, que j'ai vu en 1881 à l'hôpital Saint-Louis dans le service du docteur Vidal. J'y relève en outre les particularités suivantes.

OBSERVATION IV.

Lèpre tuberculeuse de la Guyane.

(Voir PLANCHE I, *figure 4*)

Lèpre tuberculeuse de la Guyane datant de six ans, développée chez un Français dont le père était créole. — Tubercules blanchâtres de la face rappelant certains miliums. Sur les mains, lésions épidermiques à la surface des tubercules rappelant l'eczéma lichénoïde. Aspect ichthyosique et brunâtre de la peau des membres supérieurs et inférieurs. — Tubercules blanchâtres, nacrés de la bouche et de la gorge dont quelques-uns sont un peu variqueux et d'autres ulcérés. — Très légère altération de la sensibilité au niveau des tubercules. La sensibilité est intacte partout ailleurs. Début de la maladie par des taches érythémateuses prenant ensuite un aspect ecchymotique. — (Communiquée par M. le docteur Vidal.)

Henri Ric..., douze ans. Pas d'antécédents héréditaires connus. L'enfant est né à la Guyane. Sa mère est du centre de la France. Son père est un créole, fils d'un Européen et d'une créole qui elle-même était fille d'Européens. Il n'y a donc eu aucun mélange de races dans la famille.

L'enfant à deux ans et demi accompagna ses parents en *Océanie* où ils restèrent environ quatre ans. C'est au retour de ce voyage que les premiers symptômes de la maladie furent remarqués. Ils débutèrent par une coloration très accentuée de la joue. Peu à peu cette coloration laissa place à une tache bleuâtre ressemblant à des taches de meurtrissures ou de contusion. (Le malade m'a même dit qu'il croyait souvent s'être cogné. — Henri Leloir.)

Quelques taches apparurent aussi sur les jambes. On l'envoya alors à la campagne à peu de distance de la mer. Il resta là environ un an et demi, suivant un certain régime qui lui fit plus de mal que de bien. On croyait bien faire en lui donnant souvent à manger du poisson rôti. Son état ayant empiré, il vint en 1878 en France avec son père. A cette époque il était loin d'être aussi malade que maintenant. Il n'avait pas eu de plaies sur la figure, et c'est tout récemment que sont apparues les ulcérations qui se voient sur les lèvres. L'augmentation de la maladie a nécessité alors son admission à Saint-Louis.

Ne sait s'il a eu de la gourme. — Avait de l'humeur dans les yeux, dit-il (conjonctivite). — Pas de maux d'oreilles. — Pas de coryza chronique. — Pas de maux de gorge. — Pas de rhumatismes. — Est depuis trois ans en France. — La maladie a débuté il y a six ans. — Ne sait pas où. — Bon appétit. — Ne se sent pas malade. — Cependant a la peau très chaude en ce moment. — Langue bonne. — Fonctions régulières. — Ne tousse pas.

La peau du front est brune présentant par places des sortes de tubercules un peu blanchâtres, un épaississement de la peau. Ces sortes de tubercules se prononcent de plus en plus à mesure que l'on descend vers les sourcils ; ils arrivent à former par leur confluence une sorte de bourrelet avec induration assez profonde sur laquelle on voit des veinosités et çà et là des points un peu plus blanchâtres et jaunâtres correspondant au sommet des tubercules. Le nez est pris dans sa totalité. Il est un peu aplati, rouge. Les veinosités y sont très développées. L'induration de la peau s'est formée par des tubercules confluents à sommet un peu blanchâtre et qui de loin donnent un aspect assez semblable à celui de la variole. Les veinosités sont très développées sur les deux joues où se trouvent également des tubercules un peu blanchâtres semblables à ceux décrits précédemment. Sur la partie antérieure de la joue droite, au niveau de la lèvre supérieure se trouve un gros tubercule rouge, à sommet suppuré. Il repose sur une large base indurée. Sur la lèvre supérieure, qui est d'ailleurs dans sa totalité criblée de tubercules, se trouve à droite un tubercule également suppuré à base très rouge et dont le sommet est recouvert d'une croûte jaune verdâtre. La commissure latérale droite est très infiltrée, épaissie, indurée et présente une excoriation assez superficielle à la base d'un gros tubercule formé de la réunion de plusieurs petits qui proéminent à la commissure gauche. La lèvre inférieure et le menton sont remarquables par l'infiltration tuberculeuse qui est ici très accentuée. Les tubercules du menton sont assez volumineux, bien nettement isolés par leurs sommets dont quelques-uns sont excoriés. A gauche les tubercules sont enflammés. Aussi cette partie est-elle rouge, beaucoup plus gonflée que la droite ; cependant elle n'est pas douloureuse.

L'infiltration tuberculeuse se propage sur toute l'étendue des deux joues et le menton. L'oreille gauche porte quelques tubercules à la partie antérieure de l'hélix et du lobule. Il y a ici comme ailleurs gonflement, épaississement, rougeur et varicosités ; de plus, tubercules blanchâtres sillonnés par quelques veinosités.

Lésions symétriques de l'oreille droite. Tous les ganglions correspondants sont engorgés et pas douloureux. Les ganglions anté-auriculaires, post-auriculaires, parotidiens, sous-maxillaires et cervicaux sont volumineux et douloureux. Cicatrices nombreuses sur les fesses et la partie supérieure des cuisses en arrière.

Sur les deux membres supérieurs, coloration brune de la peau assez foncée, s'arrêtant un peu au-dessus de l'articulation scapulo-humérale et symétriquement des deux côtés. En ces points la peau a un aspect rappelant un peu celui de l'ichthyose. — Elle est froncée avec une multitude de petits plis et de petites écailles épidermiques.

Main gauche. Au poignet, vers la face interne partie antérieure, se trouvent des sortes de papules reposant sur une base rouge et douloureuse avec infiltration assez profonde ; sur cette infiltration, lésions épidermiques rappelant l'eczéma lichénoïde. Quelques autres papules disséminées à la partie inférieure de l'avant-bras, aplaties. Sommet brillant et recouvert de squames épidermiques. La même lésion se retrouve mais à un degré plus avancé à droite. Ici on observe de véritables tubercules reposant sur une induration de la peau surtout marquée à la partie inférieure de l'avant-bras. Quelques-uns sont excoriés et recouverts de fines lamelles épidermiques qui paraissent agglutinées par une sorte de sérosité citrine. Aux membres inférieurs, quelques tubercules violacés disséminés à la partie antérieure des cuisses ; sur les jambes, peau ichthyosique surtout marquée à la partie antérieure externe.

Bouche. — La face interne des lèvres est comme leur face extérieure gonflée et recouverte de tubercules peut-être encore plus marqués et plus blanchâtres (presque nacrés) toujours avec des varicosités. Quelques petits tubercules seulement vers la commissure gauche, mais la commissure droite est très prise ainsi que la partie voisine de la joue correspondante. Les gencives, face extérieure et face postérieure, sont prises (rougeur et tubercules). Quelques points blanchâtres sur la pointe de la langue ; sur la voûte palatine en avant, vers les gencives, plusieurs tubercules et rougeur très marquée.

Quelques tubercules isolés çà et là sur la région palatine médiane. A la partie postérieure et médiane vers le voile du palais, il y a un groupe de tubercules assez volumineux; les tubercules y sont confluents, nacrés vers le bord, mais au milieu on dirait qu'ils sont ulcérés. — En arrière de cette plaque (pièce de cinquante centimes) se trouvent plusieurs tubercules qui infiltrent le voile du palais et la luette.

La sensibilité à la piqûre existe partout. Elle a l'air un peu moins marqué sur les tubercules.

Onction avec baume de gurgum.

Gomme . . . .)
Pot au baume de gurgum. . . } à 4 gr.
Sirop de cachou. . . . . .)
Infusion de badiane. . . . . 60 gr.

Moitié avant le déjeuner et moitié avant le dîner en une cuillerée de bagnols.

Pendant mon absence il a eu un érysipèle qui n'a pas aggravé l'affection.

Plus tard d'autres régions de la peau sont envahies; il survient de nouvelles taches à côté des anciennes ou même à leur niveau. Les nouvelles taches sont en général plus étendues et plus durables que celles des premières éruptions, car c'est surtout au début que les taches sont éphémères. Les taches persistent, s'étendent même souvent d'une façon considérable ; leur centre devient de plus en plus foncé; elles deviennent rouge brun, brunes, fauves, bronzées, ardoisées et presque noires; c'est là une des variétés de ce que les anciens appelaient la morphée noire. Ces taches finissent par devenir permanentes, et alors en même temps qu'elles deviennent plus sensibles spontanément et à la pression, parfois prurigineuses, desquamantes; on constate en même temps que leur teinte brunâtre ou bleuâtre, rappelant parfois l'aspect de la peau badigeonnée à la teinture d'iode, ne disparaît plus entièrement à la pression; l'infiltration du léprôme est en train de se faire en nappe. C'est la tache noire avec infiltrat lépreux, une des variétés de la morphée noire. Son étude appartient à la période néoplasique.

L'Observation suivante constitue un assez bel exemple d'évolution rapide des taches simplement érythémateuses au début, aboutissant en quelques mois à la lèpre tuberculeuse accentuée.

Il s'agit ici d'un cas de lèpre tuberculeuse léonine chez un enfant de treize ans né à La Guadeloupe, mais ayant quitté La Guadeloupe depuis l'âge de neuf ans pour venir habiter la France. J'ai pu suivre et étudier cet enfant pendant deux ans à Saint-Louis dans le service de mon cher maître M. le Dr Lailler, à la grande obligeance duquel je dois l'Observation suivante; Observation à laquelle j'ai ajouté quelques réflexions qui m'ont été suggérées par l'examen prolongé que j'ai pu faire de ce malade, alors que j'étais chef de clinique à l'hôpital Saint-Louis. J'ai pu aussi pratiquer chez cet enfant deux fois l'examen histologique du sang recueilli au niveau des tubercules cutanés (par piqûre) et j'y ai constaté la présence de nombreux bacilles, dont quelques-uns avaient des mouvements propres. (J'y reviendrai à propos de l'anatomie pathologique de la lèpre.) En quelques mois la figure du malade a présenté un aspect léonin des plus accentués, ainsi qu'on peut le voir dans les figures 3 et 4, page 67, mais même à l'époque où la face a été moulée telle qu'elle a été représentée dans les figures précitées il existait encore au niveau des membres des macules érythémateuses en train de devenir fixes, de se bronzer, de se pigmenter, et en outre de s'infiltrer de léprômes pour devenir les taches noires constituant la variété de morphée noire que nous étudierons à la période néoplasique.

OBSERVATION V.

Lèpre tuberculeuse (colonies françaises, Guadeloupe).

(Voir *figures* 1, 3 et 4, pages 49 et 67)

Lèpre tuberculeuse léonine datant de 9 mois et ayant débuté sans prodromes, plus de 3 ans après le retour du malade en France. — Aspect léonin des plus accentués ; teinte bronzée de l'infiltrat lépreux. Tubercules des membres, etc. — (Infiltration diffuse : (morphée noire); tubercules de la luette. — Tubercules des conjonctives. — Augmentation des lésions malgré divers traitements. — Parents sains. — Une sœur bien portante. — (Pièces n°s 1000 et C du Musée de l'hôpital Saint-Louis et n°s 75 et 150 du Musée de la clinique des maladies cutanées et syphilitiques de Lille.) (Observation communiquée par M. le Dr Lailler.)

Porn... Gaston, 13 ans, sans profession, né à La Guadeloupe, demeurant à Blois, entré le 22 septembre 1883 à l'hôpital Saint-Louis dans le service du Dr Lailler. — Père mort en 1882 d'une insolation en Chine, ayant eu des coliques sèches à la Guadeloupe, ayant souffert de douleurs aux jambes, surtout à la fin de la journée. Mère morte il y a 7 ans d'hémorrhagie cérébrale, jamais malade. Une sœur bien portante.

Le malade a habité La Guadeloupe jusqu'à l'âge de 9 ans. La maladie a débuté il y a 9 mois sans phénomènes généraux prodromiques appréciables pour le malade ; l'éruption s'est montrée au dos, autour du coude gauche, par des taches rouges, sans démangeaison aucune. Ces taches ont bientôt fait saillie au-dessus de la peau. Bientôt après des taches de dimension différente se montrèrent au coude droit, pour de là s'étendre à l'avant-bras et au bras du même côté, en même temps que de nouvelles taches apparaissaient sur toute l'étendue du bras gauche. Trois mois après le début de la maladie, des taches rouges se montraient au front, sur les joues; un mois après ces taches s'étendaient à toute la face et commençaient à faire une saillie notable au-dessus de la surface cutanée ; il en était de même aux deux bras. Vers cette même époque les taches perdaient leur coloration rouge pour devenir d'un rouge brun fauve.

Peu de temps après, apparition de plaques d'une teinte jaunâtre aux deux jambes et de quelques taches sur la poitrine et de chaque côté du dos au niveau des épaules et des reins. Jamais d'hyperesthésie, de fourmillements. Le malade a toujours eu un peu d'appétit, pas de troubles gastro-intestinaux d'ailleurs. Il y a 8 jours, épistaxis assez rebelles qui ont duré quatre jours environ.

État actuel. — La peau de la face est couverte de tubercules confluents qui lui donnent un aspect léontiasique, tubercules qui s'arrêtent en haut à la limite supérieure du front, de chaque côté à la région parotidienne auriculaire. Les oreilles sont intactes, quelques tubercules descendent sur la région sous-mentonnière, les paupières sont tuméfiées sans présenter toutefois de tubercules, les conjonctives sont injectées, les yeux larmoyants. Une ulcération grande comme une lentille sous l'aile du nez à gauche; au-dessus de l'entrée de la narine gauche une croûte de même grandeur que l'ulcération. Cheveux crépus et conservés. Grandes taches d'un brun foncé sur le cou, une tache au-dessus de chaque mamelon, une autre au niveau de l'hypochondre gauche. Taches disséminées et plaques sur les jambes, quelques-unes à rebord saillant. Aux bras, tubercules très saillants et plaques à rebord saillant surtout aux coudes et à la face postérieure des avant-bras. Rien aux mains, si ce n'est une coloration brunâtre. Rien dans la bouche ni dans le pharynx, excepté sur la luette qui est déviée, recourbée, où il semble y avoir un tubercule. Les lèvres sont hypertrophiées, surtout l'inférieure. L'anesthésie existe par places, à la face, aux bras, peu aux jambes; aux bras surtout elle est marquée sur les tubercules et les plaques, tandis que la peau saine du voisinage est sensible. A la face il y a diminution notable de la sensibilité. Le malade dit avoir pris de l'arsenic à l'intérieur et avoir usé de bains et de pommades variés.

Sur la face externe du genou droit ulcération de la grandeur d'une pièce de 1 franc survenue spontanément.

20 novembre. Application d'acide pyroligneux sur le front.

8 janvier. Prend X gouttes de teinture d'iode, malaise, toux.

21 janvier. On commence le traitement par le chaulmoogras VI gouttes.

31 janvier. Est arrivé à prendre XXIV gouttes de chaulmoogras par jour dans un lait de poule.

7 mars. On reprend le chaulmoogras qu'on avait cessé il y a une quinzaine de jours à cause de troubles digestifs.

17 mai. Supporte bien le chaulmoogras. État stationnaire en apparence; cependant à un examen on constate que les plaques s'étendent au cou et au front, que les tubercules sont un peu plus saillants, les plaques plus épaisses, et qu'au cou, par exemple, de simples macules commencent à s'indurer et à dégénérer en plaques.

22 mai. Le malade prend depuis 4 à 5 jours deux capsules de térébenthine, puis quatre capsules. On trouve immédiatement en dehors de la cornée et dans la conjonctive à gauche une infiltration qui n'existe pas du côté opposé.

21 novembre. État général est bon. L'anesthésie semble avoir diminué.

31 décembre. Pendant 4 mois environ (à partir du 1ᵉʳ juillet 1884) l'état est resté stationnaire; mais, depuis deux mois, il semble que les lésions ont subi une augmentation notable et rapide. A la face les tubercules sont incontestablement devenus beaucoup plus considérables et presque partout la peau est mamelonnée de tubercules séparés par des scissures profondes; au front sur la ligne médiane et à gauche de la ligne médiane, peu de chose à droite, à peu près rien aux fosses temporales. De chaque côté un noyau symétrique allongé au-dessous de la partie située entre les deux sourcils formant une deuxième paupière se repliant sur la paupière normale. Les bords libres des paupières supérieures, à droite surtout, présentent plusieurs noyaux, mais les lésions sont surtout accentuées à la partie antérieure des joues, aux lèvres, au menton, à la région sus-hyoïdienne.

La face conserve cependant à ce niveau dans les saillies et les scissures une symétrie assez remarquable. Ectropion de la lèvre inférieure dont la face cutanée est saine sur la ligne médiane.

Tous ces tubercules de la face sont durs, d'une coloration violacée et brunâtre, un peu bronzée. C'est un faciès léonin des plus accentués.

Sur les parties tuberculeuses et dans une certaine zone autour des tubercules la sensibilité est abolie. L'aspect est assez différent au niveau des membres supérieurs ; là les saillies sont fort peu considérables ; il existe cependant une quantité notable de tubercules mous ; on voit que dans la majeure partie de l'étendue du membre il y a des taches irrégulières, de coloration bronzée, limitées par un bord diffus, au niveau desquelles la peau est sèche, ridée, ayant perdu de la souplesse, se laissant mal plisser. Sur ces points non saillants la sensibilité est conservée, tandis qu'elle est abolie sur tous les points tuberculeux.

Les lésions sont analogues, mais non moins prononcées aux membres inférieurs. Il y a des macules violacées, indurées, légèrement saillantes aux fesses. Il y a une plaque tuberculeuse et violacée au-devant de la rotule droite et de plus on voit une quantité notable de taches brunes qui, au tronc, constituent le fond de la lésion.

Là, en regardant le malade en avant et d'un peu loin, on voit que la peau présente presque partout des marbrures brunâtres, un peu cuivrées, à contour diffus, nullement saillantes, à sensibilité normale, souples, mais se laissant plisser peut-être un peu moins bien que les parties restées blanches. Même état dans le dos.

Sur la conjonctive, des deux côtés en dehors de la cornée la muqueuse est vascularisée, un peu saillante, formant juste contre le limbe une saillie jaunâtre qu'on voit se prolonger sur la partie voisine de la cornée. La luette est un peu grosse et épaissie.

J'ai encore revu en 1885 ce jeune malade. — Le faciès léonin est des plus accentués et la coloration bronzée du léontiasis lépreux des plus remarquables.

Je remarquerai en terminant que cet enfant, très intelligent d'ailleurs et espiègle, n'a jamais été isolé pas plus que les autres lépreux séjournant à l'hôpital Saint-Louis (l'un d'eux même, atteint de lèpre tuberculeuse, a été gardien du musée, et il m'est arrivé bien des fois en 1883 de lui faire recopier des Observations, etc.). — Pour en revenir à ce petit malade que j'ai observé longtemps pendant que j'étais chef de clinique à Saint-Louis en 1883, il jouait sans cesse avec les autres enfants qui prenaient plaisir à le harceler continuellement, amusés qu'ils étaient par son faciès bizarre de léonin qui lui donnait l'aspect d'un nain avec une tête énorme et difforme. J'ai même pris les noms des petits teigneux qui luttaient et se frottaient continuellement contre ce petit léonin, pour savoir si quelques-uns d'entre eux ne deviendraient pas lépreux plus tard.

J'ajouterai enfin que chez cet enfant la période d'incubation semble avoir été très longue puisque la lèpre est apparue chez lui alors qu'il habitait la France (Blois) depuis plus de 3 ans ; que le traitement médical ne semble en aucune façon avoir modifié l'évolution du mal, — (chaulmoogras compris) — pendant les deux ans que j'ai eu l'occasion de le suivre ; que les ganglions inguinaux étaient notablement engorgés, et que j'ai pu trouver de nombreux bacilles dans le sang obtenu en piquant avec une aiguille ses tubercules lépreux. Cette observation ne diffère en rien de la lèpre tuberculeuse léonine de Norvège, si ce n'est par la teinte un peu plus bronzée des infiltrats lépreux. L'aspect du visage de cet enfant rappelle actuellement celui de Ranzo Merlo. J'ai revu cet enfant en 1886, son état local et général s'est notablement amélioré sous la seule influence du changement de climat et d'un traitement hygiénique bien dirigé.

Comme ces taches sont d'autant plus rouges en général qu'elles sont plus jeunes, d'autant plus foncées (brun rouge, bronzées, sépia, gris noir, etc.) qu'elles sont plus anciennes ; comme au milieu d'elles il y a des parties de peau normale et même parfois achromique, le malade présente parfois un aspect tatoué, selon la remarque de Hebra.

Taches ou macules pigmentaires. — Les macules peuvent être pigmentaires d'emblée. Cette deuxième variété de taches est de beaucoup la plus rare. Je ne l'ai pas observée en Norwège. Je ne l'ai observée que chez quelques lépreux des pays chauds et dans ces cas mêmes elles n'étaient pas les seules macules, mais il y avait aussi des taches érythémateuses. (Observation de Ranzo Merlo.)

Les taches pigmentaires d'emblée me paraissent surtout appartenir à la variété maculeuse qui deviendra ensuite anesthésique. Ces macules sont ou bien des taches hyperchromiques prises parfois pour des taches de rousseur, des taches hépatiques (Voir l'Observation de Ranzo Merlo et l'observation VII de la thèse de Lamblin).

Ces taches hyperchromiques, assez souvent petites comme des taches de rousseur, peuvent être beaucoup plus grandes. Dans certains cas même, cette teinte hyperchromique peut s'étendre à une grande partie de la surface cutanée. Comme le disait Rayer : « Le développement des tubercules est quelquefois précédé d'un changement de couleur des téguments qui, chez les blancs, deviennent ternes, bronzés ou acquièrent une teinte comparable à celle de la peau des mulâtres. » On en trouvera un bel exemple dans l'Observation d'un lépreux : Piniard Nicolas, que j'ai observé en 1879 chez le Dr Vidal, à Saint-Louis, et qui avait contracté sa lèpre en Cochinchine. La couleur de ces taches est très variable. Elles sont brunes, café au lait, comme chez le lépreux Ditte Marc, que j'ai observé en 1882 à Saint-Louis dans le service du Dr Vidal. Chez ce malade, les taches café au lait, nullement saillantes, variant du diamètre d'une pièce d'un franc à celui de la paume de la main, perdaient graduellement leur coloration sur les bords, et présentaient des contours géographiques. Les taches chez ce lépreux siégeaient au dos, sur le thorax, l'abdomen et les cuisses.

Ces macules peuvent être fauves, bronzées, d'un brun noirâtre et même d'un jaune vert foncé comme dans l'Observation VIII de la thèse de Lamblin. Quand elles sont fortement foncées elles constituent également une des variétés de la morphée noire des anciens et il faut savoir les distinguer de cette autre variété de morphée noire constituée par une infiltration en nappe du léprôme.

Les taches ne font guère saillie ou même en général pas saillie au-dessus de la peau, mais parfois leur centre pâlit, devient blanc même, et alors il se déprime. Ces macules achromiques entourées d'un cercle hyperchromique rappellent les taches de vitiligo. Elles ont été décrites sous le nom de morphea alba, de vitiligo gravior. Moïse avait déjà reconnu l'importance diagnostique de ces taches blanches étudiées ensuite par Avicenne sous le nom de guada. Les taches peuvent être absolument achromateuses sans aucune hyperchromie; c'est la lèpre blanche des anciens, les leuces, comparées par Bazin à la pelade achromateuse, et surtout nettes chez les nègres.

D'ailleurs, ces taches achromiques et hyperchromiques se rencontrent surtout dans la lèpre systématisée nerveuse. Peut-être cela tient-il à ce que dans la lèpre tuberculeuse, surtout au début, les nerfs cutanés et périphériques sont beaucoup moins altérés (quand ils le sont) que dans la forme anesthésique maculeuse ?

Or comme les taches pigmentaires de la lèpre maculeuse sont secondaires évidemment à des lésions des nerfs périphériques, de même que certains vitiligo (ainsi que je l'ai montré), cette plus grande rareté des taches pigmentaires d'emblée dans la lèpre tuberculeuse s'expliquerait par la moins grande constance de l'envahissement des nerfs périphériques à cette période, dans cette variété de lèpre. Ce qui viendrait encore corroborer cette opinion, c'est que l'anesthésie est bien moins constante dans les macules de la lèpre tuberculeuse (macules de début) que dans celles de la lèpre systématisée nerveuse.

Je suis heureux de voir que les idées de mon savant confrère le docteur de Verteuil qui depuis longtemps étudie la lèpre dans les Antilles anglaises semblent d'accord avec cette opinion, ainsi que l'on peut en juger par l'extrait suivant du rapport inédit qu'il a bien voulu m'envoyer, comme réponse au questionnaire sur la lèpre des Antilles, que je lui ai expédié le 7 août 1885 à la Trinidad. Voici comment il s'exprime : « Dans les deux cas (lèpre tuberculeuse, lèpre anesthésique) les taches ou macules marquent le début de la maladie. Les plaques sont ou rosées et luisantes, plus claires ou plus foncées que le reste du tégument, tantôt de niveau avec la peau, tantôt plus ou moins proéminentes.

« Il me semble que dès l'apparition des macules on pourrait annoncer la variété de la maladie. Elles sont au début plus marquées, plus généralisées, plutôt proéminentes dans la tuberculeuse; la teinte rosée lui appartient. La teinte jaunâtre et blanche serait plus particulière à l'anesthésique ; mais ce qui distingue encore surtout les taches de celles-ci, c'est l'anesthésie partout où se trouve une tache... »

Troubles de la sensibilité. — L'anesthésie, quand elle existe au niveau des plaques, constitue un phénomène d'une valeur diagnostique majeure. Il y a longtemps que son importance a été signalée par les auteurs. Arétée, puis les médecins arabes, entre autres Abdul-Casem, en parlent. Mais ce sont surtout les médecins du moyen âge (Theodoric, Lafrancq, Gilbert) qui en ont indiqué l'importance diagnostique. Au moyen âge on piquait à leur insu les malades suspectés d'être lépreux, que l'on voulait isoler. C'était l'épreuve de l'insensibilité. Schilling, Robinson, Rayer, allèrent même plus tard jusqu'à dire que la lèpre au début est caractérisée : 1° par la tache, 2° et surtout par l'anesthésie au niveau des taches.

Cependant, ainsi que je l'ai dit dans mes mémoires précités sur la lèpre, l'anesthésie n'est pas un phénomène constant, nécessaire. On a certainement trop exagéré cette constance de l'anesthésie, et cette exagération doit être combattue ; car elle peut être cause de nombreuses erreurs.

La sensibilité peut parfois être absolument conservée dans ses différents modes au niveau des taches. Cela s'observe surtout dans les taches érythémateuses, particulièrement au début.

Dans d'autres cas, ce n'est pas de l'anesthésie que l'on observe, mais bien de l'hyperesthésie au début. La moindre pression est douloureuse, les malades éprouvent des ardeurs, des picotements au niveau des plaques, où même à côté de celles-ci. Mais cette hyperesthésie signalée par Rayer, fréquente surtout dans la lèpre maculeuse anesthésique, et rare dans la tuberculeuse, est en général de courte durée, et au bout de quelque temps, à la suite d'une série de transitions, elle est remplacée par l'anesthésie.

On voit même parfois coïncider, et cela en des endroits très rapprochés, l'hyperesthésie et l'anesthésie. Enfin, il faut noter que parfois, mais moins souvent que ne l'a dit Bazin, il n'existe aucune corrélation entre les taches et l'anesthésie : « En effet, dit Bazin, on observe souvent l'anesthésie seule et sans autre altération de la peau, ou bien, si elle coïncide dans un même lieu avec des macules, elle est le plus souvent sans proportion avec elles, très prononcée alors que celles-ci le sont à peine, ou faisant presque défaut sur des taches d'une coloration intense. » Malgré ce que cette phrase a d'exagéré elle correspond absolument à l'opinion que j'ai émise, c'est-à-dire l'inconstance des lésions nerveuses périphériques et partant de l'anesthésie pendant la période maculeuse de la lèpre tuberculeuse. Nous verrons que dans la lèpre systématisée nerveuse, ces lésions et partant cette anesthésie, bien que plus fréquentes, sont cependant irrégulières, peut-être à cause de l'irrégularité du processus de dégénérescence de nerfs périphériques.

Quoi qu'il en soit et contrairement à l'opinion de Danielssen et Boeck qui ont écrit que « l'insensibilité appartient seulement à la forme anesthésique (page 57) », il ne faut pas exagérer notre opinion. L'anesthésie est très fréquente au début de la lèpre tuberculeuse. Quand elle existe, ce qui est (je le répète pour qu'on ne se méprenne pas sur mon opinion) le cas le plus fréquent, elle est variable d'intensité.

Les différents modes de la sensibilité cutanée peuvent être atteints d'une façon dissociée. J'ai vu la sensibilité tactile disparue, alors que la sensibilité à la douleur et à la température était conservée. J'ai vu au contraire, mais rarement, la sensibilité à la douleur disparue et la sensibilité tactile conservée avec ou sans conservation de la sensibilité thermique.

Enfin souvent l'anesthésie est absolue. On peut piçoter ces taches avec une aiguille et même parfois embrocher la peau de part en part sans que le malade en perçoive aucune douleur. On voit parfois l'anesthésie disparaître totalement avec ou même sans disparition de la tache. (Y aurait-il dans ce cas simplement compression des nerfs périphériques et non destruction ?)

En général cette insensibilité est d'autant plus accentuée que les taches sont plus anciennes. Lorsque l'on pique ainsi les taches on est parfois étonné de voir sourdre à peine une goutte de sang ou de sérosité rougeâtre, même à la pression. Mais ce phénomène est loin d'être constant.

Notons encore parmi les troubles de la sensibilité les sensations d'ardeur, de picotements, de démangeaisons, survenant parfois au niveau des taches et indiquées par Gilbert. Ces sensations qui d'ailleurs sont assez rares s'observent surtout au début, parfois même avant l'apparition des taches. Elles semblent appartenir surtout aux premières éruptions erythémateuses et en particulier aux macules petites et cramoisies, aux macules rouges ou roses diffuses simulant l'érythème solaire.

Je dois ici signaler la sensation générale de froid surtout localisée aux extrémités, dont se plaignent certains lépreux. En général c'est surtout au niveau des mains et des pieds qu'existe cette sensation de froid que j'ai observée chez quelques sujets atteints de ce que j'appelle la *cyanose lépreuse des extrémités* et dont je parlerai plus loin.

Troubles sécrétoires glandulaires.-- Dès cette époque on constate des altérations plus ou moins accentuées dans l'état et la crue des poils, dont l'importance diagnostique est connue même du vulgaire depuis les temps les plus anciens dans les pays lépreux.

Lorsque la lèpre survient chez un sujet adulte, la barbe, les sourcils et les poils du corps tombent plus ou moins. Comme l'a remarqué justement Adams il y a longtemps déjà, il est tout à fait exceptionnel de voir les sourcils et la barbe demeurer normaux. Ou bien la barbe, les sourcils et parfois les poils du corps (aisselles, pubis) tombent plus ou moins et finalement disparaissent pour ne plus revenir sans qu'il y ait eu d'altérations bien nettes des poils. — L'alopécie commence surtout par les sourcils, c'est là un signe diagnostic d'une grande importance, connu depuis les temps les plus anciens, et presque constant au bout d'un temps plus ou moins long. C'est surtout et peut-être uniquement là où sont survenues des macules, et plus tard les tubercules, que l'on voit tomber les poils. Il y a incontestablement corrélation bien nette entre le développement des taches et des tubercules et la chute des poils. Adams avait très justement remarqué que les sourcils peuvent disparaître entièrement ou partiellement, mais que dans ce dernier cas ils existent seulement dans l'intervalle des macules et des tubercules. Il semblerait, d'après Danielssen et Boeck tout au moins, que la chute des poils au début de la lèpre appartienne surtout à la forme tuberculeuse. Jamais pour ainsi dire on ne voit tomber les cheveux, contrairement à ce qu'a écrit Bazin à la page 275 de ses leçons sur les affections cutanées artificielles, sur la lèpre, etc. Ce fait tient sans doute à ce qu'il ne survient jamais de taches ni de tubercules au niveau du cuir chevelu. Dans deux cas j'ai observé un peu d'alopécie au niveau du cuir chevelu. Mais je ne me crois pas en droit de dire que dans ces cas cette alopécie localisée fût en rapport avec la lèpre. La règle générale est l'intégrité du cuir chevelu même dans les périodes les plus avancées de la lèpre la plus intense comme on pourra le voir dans toutes mes observations. L'on voit donc qu'il existe une corrélation bien nette entre le développement des taches et l'alopécie.

Cette corrélation est-elle absolue? Et les poils, les sourcils en particulier ne peuvent-ils tomber sans qu'il y ait eu des taches antérieures, comme dans la syphilis par exemple, à laquelle l'alopécie sourcilière, etc. fait involontairement songer? Il est très difficile de le dire, car les taches de la lèpre sont souvent bien éphémères. On a vu parfois les poils repousser après la disparition de la tache.

Si le sujet atteint de lèpre est encore jeune, en général il n'aura pas plus tard de barbe, de poils du pubis et des aisselles ; et comme ses sourcils tomberont, il pourra être glabre sur toute la surface du corps sauf au niveau du cuir chevelu. C'est là un des phénomènes de l'arrêt de développement que l'on constate souvent chez les lépreux dont l'affection a débuté dans l'enfance et qui présente une certaine analogie avec ce que l'on observe dans la syphilis héréditaire ou contractée dans l'enfance, comme nous le verrons.

Dans d'autres cas la chute plus ou moins rapide des poils peut être précédée de modifications de l'aspect de ceux-ci chez l'adulte. Avant d'être anéantie leur pousse peut être plus ou moins arrêtée. Les poils deviennent secs, rugueux, plus maigres, cassants, et sous cet aspect ont été comparés par les anciens aux poils du cochon. Plus rarement ils présentent un aspect moniliforme rappelant celui de la trichorrexis nodosa. Quelques-uns peuvent être bifides à leur extrémité comme dans certaines pelades. Très rarement les poils et les cheveux blanchissent en masse ; et certes Moïse, malgré sa grande perspicacité, se trompait quand il considérait la canitie comme un signe certain de lèpre. Presque toujours, comme on peut le voir dans les observations et les planches de cette monographie, les lépreux même avancés, ont conservé une très belle chevelure sans aucune altération de couleur. Ce n'est que dans quelques cas exceptionnels (Observation VI, Pl. VIII) que l'on voit survenir un grisonnement prématuré des cheveux. Et encore peut-on se demander si ce grisonnement ne provient pas du chagrin ou de toute autre cause indépendante de la lèpre.

Dans des cas rares on peut observer soit à côté, soit au niveau des taches un état séborrhéïque de la peau (seborrhea oleaginosa) qui donne à celle-ci un aspect luisant, glissant, comme si on l'avait frottée avec de la graisse ou de l'huile. Ce phénomène, qui était considéré au moyen âge comme un signe certain de lèpre, s'observe surtout au début de l'éruption tuberculeuse, et n'est d'ailleurs pas constant. Il m'a paru beaucoup plus rare dans la forme maculeuse anesthésique. J'ai observé chez quelques lépreux un degré plus ou moins prononcé de séborrhée sèche du cuir chevelu. Je ne sais si cette séborrhée doit être considérée comme dépendante de la lèpre.

J'ai signalé parmi les phénomènes prodromiques les troubles sudoraux ; ceux-ci peuvent encore persister à cette époque. Mais je n'ai pas à y revenir ici, n'ayant pu examiner d'une façon précise les troubles de la sudation au niveau des taches d'après le procédé d'Aubert de Lyon, ainsi que je me l'étais proposé.

Siège des taches. — Dès le début, des taches peuvent se montrer sur plusieurs points du corps à la fois ou sur un seul point. Cela dépend de leur nombre. « L'éruption, disent Danielssen et Boeck, se montre tantôt au visage, tantôt aux extrémités, tantôt sur tout le corps. » Cependant les taches affectent des sièges de prédilection : le masque facial, et dans celui-ci le front, les régions sourcilières surtout, le nez, les joues, les oreilles (ce qui les a fait confondre parfois avec le pellagre et l'érythème solaire). Ce sont les membres supérieurs et inférieurs, surtout du côté de l'extension, la face dorsale des mains. On les trouve aussi dans le dos, très souvent et en grande quantité aux fesses. Les auteurs modernes ont trop passé sous silence ce foyer fessier qui est très fréquent et accentué, comme l'avaient remarqué Schilling, puis Gilbert, il y a longtemps déjà.

Par contre, quelques-uns d'entre eux, Lamblin, puis Zambaco, ont dit que les taches et tubercules débutent au niveau des parties découvertes. Cette opinion est trop absolue. Si les taches débutent souvent par la face, les extrémités des membres (face d'extension), il n'en est pas moins vrai qu'elles débutent aussi souvent par la racine des membres, les fesses surtout, le dos et même le ventre (Observation de Ditte Marc), et que ces régions, bien que couvertes chez la plupart des peuples, doivent être considérées aussi comme des foyers de prédilection.

Le docteur de Verteuil, dans le rapport inédit qu'il a bien voulu m'envoyer sur la lèpre aux Antilles, s'exprime ainsi : « Elles (les taches) se montrent sur les fesses, les aines, à la partie postérieure des cuisses, aux parties externes du bras. »

On voit donc que comme moi cet observateur les a vu débuter ailleurs qu'à la face et au niveau des régions découvertes. Schilling avait parfaitement remarqué le fait, mais il avait été trop loin en les faisant toujours débuter par les parties couvertes.

Je suis très étonné de voir signalées par Hébra, comme assez fréquentes, les taches des régions palmaires et plantaires. En effet, ces taches des régions palmaires et plantaires sont très rares et les cas où on les observe à cette période peuvent se compter. J'en ai cependant observé quelques exemples. On en trouvera un cas dans l'Observation de Bertel ou dans l'Observation de Ditte Marc, etc. Hernando, Campana, Kaposi ont aussi dans quelques cas observé des taches palmaires et plantaires; mais, je le répète, ces taches palmaires et plantaires sont très rares. Les taches sont assez souvent disposées d'une façon symétrique, et cela non seulement au niveau des membres et de la face, mais au niveau des fesses, du dos, du tronc, etc.

Je n'ai jamais observé de taches des muqueuses à cette période. Celles-ci sont également passées sous silence par la plupart des auteurs. Seul Hernando (pages 52 et 54) a parlé de taches des muqueuses. Il en signale même jusque dans la trachée et les bronches !! Mais outre que l'on peut se demander comment il a pu voir ces dernières, même au moyen du laryngoscope, et déterminer leur nature, il semblerait que Hernando ait en vue, en parlant de ces dernières taches, des taches coïncidant avec l'éruption tuberculeuse, ou mieux des léprômes en nappe. L'opinion de Hernando est donc insuffisante pour nous faire admettre les taches des muqueuses à cette période. Et cependant il me paraît probable qu'il existe parfois à ce moment des changements de coloration au niveau de certaines muqueuses, de la muqueuse pituitaire tout au moins ; puisque l'on peut observer même dès la période d'invasion ou prodromique, des symptômes indiquant un trouble plus ou moins accentué survenu au niveau de cette région : sécheresse du nez, épistaxis et enfin parfois coryza.

Les lésions des ongles à cette période sont très rares. Elles sont d'ailleurs moins fréquentes dans la lèpre tuberculeuse, même avancée, qu'on ne pourrait le croire et qu'on ne l'a écrit. Cependant, dans des cas exceptionnels, on pourra observer à ce moment un épaississement ou un amincissement de l'ongle, des rugosités, des ponctuations, la perte de transparence, et enfin leur soulèvement et leur chute. (Voir Observ. VII.)

Je ne parle pas ici des désordres survenant au niveau des organes génitaux chez l'adulte et chez l'enfant, etc. J'y reviendrai en parlant dans un chapitre spécial des troubles généraux, des lésions de certains systèmes et appareils.

Quant aux autres lésions de la peau que l'on peut observer chez les malades à cette époque : eczéma, prurigo, ecthyma, gale, etc., elles n'appartiennent pas à la lèpre mais sont surajoutées et souvent de beaucoup antérieures. Il n'y a pas à cette époque de lèpre squameuse. Il n'y a pas plus d'eczéma lépreux qu'il n'y a de lèpre acarienne (1).

Pendant la période d'éruption tuberculeuse nous verrons se produire parfois, soit au niveau, soit à côté des infiltrats lépreux une desquamation pityriasiforme et même psoriasiforme de la peau. Nous en parlerons sans toutefois y attacher une importance exagérée comme l'ont fait quelques auteurs (peu familiarisés sans doute avec la dermatologie actuelle) en en faisant des formes spéciales!! Le nombre des taches est très variable. Il peut n'y en avoir que quelques-unes où l'éruption peut être généralisée.

Évolution des taches. — Les taches (j'ai en vue surtout les taches érythémateuses), avons-nous dit, sont d'abord fréquemment éphémères. Elles peuvent alors se dissiper au bout de quelques jours (Danielssen et Boeck), de quelques semaines, de quelques mois, sans laisser de traces et réapparaître ainsi à des intervalles déterminés avec une intensité plus grande en général que la première fois.

Lorsque ces taches sont en voie de disparition, ou même presque totalement disparues, on verra souvent que le froid les fait réapparaître en bleu où en violet; la grande chaleur en rouge ou rose. J'ai également constaté souvent qu'à ce moment on pouvait les faire renaître en frictionnant rapidement la peau avec la paume de la main, comme cela s'observe également dans la roséole syphilitique en voie de disparition. D'ailleurs, l'élément macule lui-même présente souvent des alternatives d'augment, de diminution, en rapport ou non avec la chaleur, le froid, les digestions, le sommeil, etc. J'ai vu des taches sous forme de rougeur diffuse siégeant aux sourcils, au front, au nez, aux joues, et rappelant l'érythème solaire; présenter une couleur variant tous les jours, et même augmentant ou diminuant d'intensité plusieurs fois dans la journée. Ces taches sont accompagnées au moment de leur augment, d'une sensation de chaleur surtout marquée la nuit, comme si le malade avait eu un coup de soleil (d'où une cause d'erreur possible dans les pays chauds).

Les taches peuvent être tellement éphémères qu'elles passent presque entièrement inaperçues. Dans certains cas elles laissent pour vestige la chute des sourcils ou d'autres poils, et alors on pourra parfois en interrogeant le malade apprendre qu'il a eu auparavant des taches au front, aux sourcils, siège de début fréquent des taches.

Les nouvelles poussées de taches peuvent s'accompagner d'un appareil fébrile plus ou moins prononcé (c'est le développement par fluxion de Th. Heberden); mais le plus souvent ces taches évoluent lentement, insidieusement, progressivement, et les nouvelles taches se montrent indépendantes de tout appareil fébrile. C'est ce que Th. Heberden appelait le développement par congestion. Plus tard les taches deviennent plus fixes. Elles deviennent ensuite beaucoup plus stationnaires, et alors plus foncées, plus grisâtres, plus bleuâtres et enfin totalement perma-

---

1. Quant au pemphigus lépreux on ne l'observe pour ainsi dire jamais au début de la lèpre tuberculeuse pure. Son étude appartient à la lèpre anesthésique et aux variétés dites mixtes.

nentes, ne disparaissent plus ni spontanément ni à la pression. Pour Hardy même elles finiraient par se fixer définitivement en leur premier lieu d'apparition.

Pendant longtemps ces taches peuvent constituer le seul symptôme observé. « Pendant les éruptions tardives, disent Danielssen et Boeck (pages 195 et 196), les taches rondes lenticulaires et cramoisies contractent une couleur plus prononcée. Quant aux grandes taches irrégulières elles acquièrent une couleur brune, noirâtre même. Lorsque l'éruption s'est présentée ainsi et s'est dissipée à plusieurs reprises pendant des mois et même des années, même jusqu'à une période quinquennale, laissant un intervalle même d'une demi-année entre chaque éruption, elle devient enfin stationnaire et les taches sont alors d'une couleur plus bleuâtre, faiblement brunâtre qui ne disparaît plus du tout où disparaît insensiblement sous la pression du doigt. Les symptômes généraux ont cessé et le malade se croit rétabli. » C'est fréquemment au front, aux sourcils, aux dos des mains (où d'ailleurs elles débutent le plus souvent comme nous l'avons vu) que ces taches deviennent permanentes (1).

La maladie peut ainsi demeurer stationnaire pendant plusieurs mois, plusieurs années même pendant lesquelles elle se manifeste seulement par l'apparition, la disparition des taches et les phénomènes précités.

Enfin au bout d'un temps plus ou moins long (des mois, des années même, comme dans l'Observation de Andrea Tordo) on voit apparaître soit au niveau des taches devenues fixes, soit à côté, l'infiltrat néoplasique, le léprôme.

La lèpre tuberculeuse est constituée. Mais encore alors, on observe parfois des macules semblables aux prédécrites, même sur des malades dont la lèpre tuberculeuse date de 5, 6 ans et même de 10 et 15 ans (dans ces cas la lèpre tuberculeuse est devenue trophoneurotique). Aussi la lèpre tuberculeuse, surtout au début, est-elle parfois assez polymorphe au point de vue des lésions élémentaires, et l'on peut ainsi observer dans certains cas tous les intermédiaires entre la macule érythémateuse plane, la maculo-papule en train de s'infiltrer de néoplasme lépreux et le tubercule lépreux purement néoplasique. On trouve dans la syphilis cutanée secondaire précoce des séries analogues : roséole pure, roséole papuleuse, plaque cutanée de Besnier, papule syphilitique néoplasique pure, etc. (2).

---

1. Avant qu'elles ne deviennent stationnaires aux mains et aux pieds on constate parfois une tendance à l'hyperémie passive des extrémités, en particulier aux mains et aux pieds, avec ou sans œdème comme cela s'observe chez les scrofuleux. Ces lésions d'hyperémie passive ne s'accompagnent pas encore de tubercules appréciables à la palpation. Les mains, surtout à leur face dorsale, et aussi les pieds présentent l'aspect suivant : Ils sont d'un rouge vineux, violacé même ; la teinte bleue augmente avec le froid, mais elle est permanente même pendant les grandes chaleurs comme je l'ai vu chez des lépreux d'Italie. Puis à la longue cette hyperémie passive devient œdémateuse. D'abord c'est un œdème mou. — Plus tard, même en l'absence de tout infiltrat néoplasique, on voit parfois ces phénomènes s'accentuer encore. L'œdème devient dur. L'extrémité prend un aspect pseudo-éléphantiasique plus ou moins accentué, et cela en l'absence de tout tubercule. J'ai même constaté l'absence de bacilles à ce niveau (cas de Ranzo Merlo). — On voit aussi se succéder chez les malades la série suivante de phénomènes passés sous silence par la plupart des médecins. Hyperémie passive, œdème mou, œdème dur. Plus tard le tubercule pourra se développer à ce niveau, et sous forme en général d'infiltrat diffus. J'y reviendrai. — Cet aspect cyanotique et œdémateux des extrémités appartient surtout à la forme tuberculeuse. On est loin de trouver toujours à ce moment au niveau des extrémités l'anesthésie si fréquente à cette époque dans la lèpre systématisée nerveuse.

Il s'agit ici de troubles vaso-moteurs... Comme ces lésions sont absolument symétriques on songe involontairement à une névrose vaso-motrice d'origine centrale.

2. On observe parfois, au début de la lèpre tuberculeuse, des nodosités ou plaques sous-cutanées,

PÉRIODE NÉOPLASIQUE. — ÉRUPTION TUBERCULEUSE

DÉBUT, AUGMENT, ÉTAT

Donc les tubercules se sont développés, et cela en général lentement, sourdement, d'une façon latente. Dans certaines circonstances plus rares, l'apparition des tubercules peut être accompagnée de la réapparition des phénomènes de la période prodromique, surtout de la fièvre. Alors la poussée tuberculeuse qui est souvent plus abondante et se fait beaucoup plus rapidement, est parfois précédée de poussées érysipélatoïdes survenant au niveau des territoires cutanés où doit apparaître le tubercule lépreux. Nous aurons à revenir plus tard sur ces poussées un peu aiguës de tubercules.

Quoi qu'il en soit les tubercules se sont en général développés au niveau des points où les taches sont devenues stationnaires, c'est-à-dire surtout à la face et aux membres du côté de l'extension. Nous avons vu dans ce cas la peau s'épaissir progressivement au niveau de la tache, ou bien, après la disparition de la tache érythémateuse (saillante ou non), se produire une tache pigmentaire sur laquelle apparaîtra un petit tubercule. Il se forme ainsi des indurations plates plus ou moins étendues, parfois bosselées, douloureuses à la pression (car c'est surtout à son début que le tubercule est douloureux, lorsqu'il l'est). Ces tumeurs s'accroissent, deviennent plus ou moins saillantes et en même temps elles finissent par se multiplier.

Dans d'autres cas, c'est à côté des taches que se développent les tubercules soit sous forme de plaques indurées plus ou moins profondes, soit sous forme de nodosités plus ou moins grandes et plus ou moins prononcées. Enfin nous avons vu que, plus rarement d'ailleurs, le léprôme peut se développer sans avoir été précédé d'aucune tache.

Quoi qu'il en soit, nous en sommes arrivés à la période néoplasique. Comme le léprôme débute toujours par la peau (ou du moins se voit en premier surtout du

réductibles à la pression. — Comme ces nodosités sont parfois éphémères, je me demande, à titre de simple hypothèse d'ailleurs, si toutes les nodosités observées dans le derme ou l'hypoderme chez les lépreux au début doivent toujours être considérées comme des léprômes, — ou au contraire si dans la lèpre comme dans la syphilis il ne peut exister des nodosités sous-cutanées plus ou moins éphémères, analogues aux nodosités rhumatismales, et ne pouvant pas plus être considérées comme des lépromes, que dans la syphilis des nodosités analogues peuvent être considérées comme des syphilômes.

Il ne pourrait donc que, de même que pour les macules ou taches dans la lèpre tuberculeuse on doit distinguer les taches des anciens en taches érythémateuses ou congestives et en taches néoplasiques (variétés de morphée noire, etc.); de même il faudrait distinguer au début les nodosités ou plaques hypodermiques en congestives et en néoplasiques.

Certes dans ces cas il y a infiltration des tissus, mais je repousse absolument ce mot employé par quelques auteurs allemands, car il ne signifie rien, surtout dans le sens allemand. L'infiltrat en effet peut être un simple infiltrat de leucocytes et de liquides (hyperémie exsudative, etc.); mais il peut aussi être un infiltrat néoplasique, lépromateux.

On observerait donc parfois dans l'hypoderme quelque chose d'analogue à ce qui peut se passer aussi au niveau des extrémités chez les lépreux : hyperémie exsudative, œdème, œdème dur ou inflammatoire, puis léprome. — Ce qui viendrait encore à l'appui de cette opinion, c'est que l'on ne trouverait pas, d'après ce que m'a dit Danielssen, de bacilles dans la variété de nodule lépreux qui simule l'érythème noueux.

6

côté du tégument externe), nous commencerons par l'étude du léprôme cutané et ne parlerons qu'après des éruptions des muqueuses, des lésions viscérales, des phénomènes généraux, etc.

Mais comme l'éruption du léprôme cutané s'accompagne souvent de lésions diverses de la peau, lesquelles, bien que ne pouvant être considérées comme purement néoplasiques, n'en donnent pas moins aux régions tégumentaires atteintes des apparences diverses, nous étudierons également dans ce chapitre ces lésions ou complications qui impriment souvent un caractère spécial à l'aspect et à l'évolution du léprôme. Ces lésions peuvent en somme se diviser en deux groupes principaux. Dans le premier cas il s'agit de complications de surface lesquelles sont surtout des altération épidermiques ; dans le deuxième cas. ce sont en quelque sorte des complications de voisinage : hyperémie (active ou souvent passive), œdèmes mous ou durs, œdèmes lymphangitiques, lymphangites, etc. Plus rarement ce sont des atrophies cutanées.

Enfin l'évolution générale du léprôme n'est pas sans altérer souvent d'une façon profonde les annexes de la peau au niveau ou à côté desquelles il se développe (glandes, ongles), etc ; nous en parlerons aussi dans ce chapitre.

Le léprôme, de même que les syphilômes ou les tuberculômes, peut être dermique ou hypodermique. Rayer et Bazin avaient bien entrevu cette distintion en divisant les tubercules en tubercules dermoïdes et en tubercules sous-cutanés. — Que le léprôme soit dermique ou hypodermique, il pourra se présenter soit sous forme de tumeurs plus ou moins rondes, de nodules, soit au contraire sous forme d'infiltrations en nappe analogues par exemple aux gommes syphilitiques en nappe.

Et dans ces différents cas le léprôme offrira une variété d'aspects considérable tant au point de vue de la forme, de la couleur, du volume, de la consistance, que du développement et de l'évolution ; variété d'aspects dépendant aussi bien du siège du léprôme, de son âge, du sujet sur lequel il se développe, etc, que des complications de voisinage (hyperémie, œdèmes, lymphangites), et de surface (lésions épidermiques).

Aussi la description des tubercules lépreux est-elle très difficile, et faite d'une façon plus ou moins incomplète par la plupart des auteurs, soit que ceux-ci n'aient pu étudier le tubercule lépreux que sous quelques-uns de ses aspects, soit qu'ils n'aient pas suivi dans sa description la méthode dermatologique. C'est ainsi que l'on voit dans nombre d'auteurs, décrits comme des formes spéciales de lèpre, des aspects plus ou moins particuliers du léprôme dépendant soit de son siège ou de sa disposition, etc, soit de ses complications de surface ou de voisinage. C'est ainsi que l'on trouvera signalées comme formes spéciales de lèpre : la morphée noire (qui dans une de ses variétés n'est autre chose qu'un léprôme en nappe) ; la forme télangiectasique, kéloïdienne, etc., et les formes psoriasiques, pityriasiques, croûteuses, etc., qui ne sont en somme que des léprômes présentant à leur surface des lésion épidermiques diverses et variables à l'infini, de même par exemple que les papules et les tubercules de la vérole. Pour être clair et précis, il faut donc dans cette étude procéder comme dans la description des syphilides et ne pas oublier que ce qui prime c'est le léprôme, foyer néoplasique infectieux, parasitaire, et que les lésions de surface et de voisinage sont secondaires.

Dans l'étude du léprôme on doit distinguer les deux types suivants:

1º Le *léprôme hypodermique*, variété rare à l'état pur et qui peut être représenté soit: A, — *par le léprôme isolé en noyaux, ou léprôme nodulaire* ; B, — soit par le *léprôme infiltré en plaques, ou léprôme en nappe, ou diffus.*

2º Le *léprôme* ou *tubercule dermique pur ou envahissant* (ce qui est le cas ordinaire) une partie plus ou moins considérable de l'hypoderme sous-jacent. Ce léprôme dermique peut également se montrer: A, —sous forme de *léprôme nodulaire* ; B,— sous forme de *léprôme infiltré en nappe ou diffus.*

1º Léprome hypodermique. — Cette première variété est plus rare que la seconde. Cela tient peut-être à ce que ce léprôme, par suite de son siège, passe beaucoup plus facilement inaperçu. C'est de ce léprôme en effet que l'on peut surtout dire qu'on le sent plus qu'on ne le voit.

Il arrive parfois, au début de la lèpre tuberculeuse, que l'on ne peut constater à la vue aucune modification de la surface cutanée. Mais si l'on passe la main sur la peau de la face, des oreilles, des fesses, des membres, etc., on pourra sentir des inégalités plus ou moins accentuées comme si des corps étrangers se trouvaient enchâssés dans l'hypoderme.

La forme et le volume de ces tumeurs sont variables.

A. Le plus souvent ce sont des nodosités rondes ou ovalaires. Au niveau des oreilles on dirait de petits grains de plomb roulant sous la peau. Hardy attache à leur présence à ce niveau une grande valeur diagnostique. Souvent ces nodosités sont plus grosses, elle peuvent atteindre le volume d'un pois, d'une noisette ; j'en ai même vu qui à la peau des fesses atteignaient le volume d'une noix.

Les nodosités peuvent être très nombreuses et isolées. Dans d'autres cas elles se réunissent en masses rondes ou oblongues, toujours bosselées, et rappelant parfois les bosselures et les irrégularités de petites patates. Souvent elles ont une base beaucoup plus élargie que leur sommet.

B. Ailleurs ce sont des plaques plus ou moins étendues, en général allongées, pouvant atteindre 4 à 8 centimètres de large. Ces plaques peuvent être beaucoup plus étendues, larges comme la main et même davantage. Elles présentent parfois de légères bosselures à leur surface.

Ce qui prouve bien qu'au début ces léprômes hypodermiques sont indépendants de la peau, c'est que l'on peut soulever celle-ci à leur surface, les isoler complètement du derme, et imprimer à celui-ci des mouvements, sans que les léprômes sous-cutanés bougent. Ces tumeurs soulèvent parfois la peau et donnent aux régions où elles se sont développées un aspect inégal.

Ces léprômes sont parfois douloureux à la pression. Bien plus souvent ils sont complètement indolents. Leur consistance au début est dure, rénitente, élastique ; on dirait des morceaux de gomme élastique ou de gutta-percha enchâssés dans l'hypoderme et ils sont alors assez fréquemment douloureux. Dans d'autres cas au contraire, plus tardivement, leur consistance est molle, pâteuse, lipomateuse ; ils sont alors presque toujours indolents. Ces léprômes présentent, comme on le voit, de grandes analogies avec les gommes syphilitiques hypodermiques. Ils peuvent se résorber complètement ou se ramollir. Ils finissent souvent à la longue par contracter des adhérences avec le derme sus-jacent, et alors la peau rougit à la surface (1).

D'après Hernando on rencontrerait parfois des masses tuberculeuses énormes dans les muscles des avant-bras, « formando massas en las mulos y antes brazas ».

Je n'ai jamais rencontré de tubercules dans les muscles, et il me paraît probable que lorsqu'on croit trouver des tubercules dans les muscles ces léprômes siègent non pas dans les muscles eux-mêmes, mais dans le tissu cellulaire ambiant.

2° LÉPROMES DERMIQUES (*et souvent en même temps hypodermiques*). — A. *Léprômes nodulaires ou tubercules nodulaires.* — Au début ces tubercules apparaissent sous forme de petites bosselures, de petites indurations à peine ou très peu saillantes et souvent peu nombreuses. Puis leur nombre s'accroît, elles deviennent plus saillantes et, si elles sont plus rapprochées, les sillons qui les séparent s'accentuent. La forme de ces tubercules est arrondie ou ovalaire, conique ou plate, suivant leur âge, les parties du corps où ils se développent, et suivant, d'après Danielssen, Bœck et Hardy, qu'ils subissent ou non une pression quelconque due aux vêtements ou à toute autre cause.

Leur volume, qui est d'autant plus considérable en général qu'ils sont plus âgés, peut ne pas dépasser celui d'un grain de plomb. Sous cet aspect on les trouve en quelque sorte enclavés dans l'épaisseur du derme et parfois à peine saillants. On les retrouvera assez fréquemment sous cette apparence au niveau des pavillons des oreilles, de la face cutanée des lèvres et des narines, des joues et du front.

Parfois, qu'ils aient le volume du plomb n° 8 ou celui du plomb n° 3 et même 0; ils donnent à la région où ils se sont développés un aspect spécial, quand ils soulèvent légèrement les couches dermiques sus-jacentes qui sont restées saines, quand ils ne sont pas accompagnés d'œdèmes lymphangitiques, de congestion périphérique, quand en un mot ils se sont développés dans une peau demeurée saine. Dans ces conditions je les ai vus simuler de très près les comédons, les miliums ou grutums et en particulier le milium colloïde. La figure 4 de la Planche I qui représente un cas de lèpre tuberculeuse (voir Observ. IV) donne bien l'aspect, surtout au menton, de cette variété de tubercules. Les tubercules de la face

---

1. J'ai excisé à mon troisième voyage d'Italie, en 1885, deux léprômes à cette période sur un jeune Italien de la Riviera di Ponente (Giuseppe Ranzo Merlo). Dans ce cas l'éruption tuberculeuse était uniquement constituée par deux tubercules hypodermiques gros comme de petites noisettes siégeant l'un à la région fessière, l'autre à l'avant-bras, et commençant à contracter des adhérences avec la peau. Quand je pratiquais l'excision avec le docteur Onetti, je fus très étonné de constater une anesthésie de la peau bien plus étendue que ne semblait l'être l'induration. Ayant fait une incision ronde du derme plus grande qu'une pièce de 2 francs, je tombai sur un tubercule hypodermique du volume de la moitié d'une olive, plongé dans le tissu cellulaire sous-cutané, à base élargie, présentant en somme plutôt une forme conique dont seul le sommet commençait à contracter quelques adhérences avec le derme. Le malade n'éprouva aucune douleur, bien que nous ayons excisé *larga manu* et en dehors de l'induration perçue au doigt. Je fus également frappé de l'écoulement de sang relativement peu abondant qui se produisit. Nous verrons à l'examen histologique que ces tubercules contenaient de nombreux bacilles.

d'un Italien que j'ai observé en 1885 (Giovanni Ranzo Merlo) présentaient aussi une grande analogie avec le milium colloïde et les comédons.

Les tubercules peuvent atteindre le volume d'un pois, d'une lentille plus ou moins grande. Ces tubercules lenticulaires, lorsqu'ils font saillie à la surface de la peau, qu'ils sont disséminés et qu'ils présentent une teinte brunâtre, parfois même cuivrée, non transparente, avec ou sans desquamation de l'épiderme qui les recouvre, offrent une grande analogie objective avec les syphilides papuleuses; et certes, dans bien des cas le diagnostic est des plus difficiles, surtout lorsqu'il existe en même temps des léprômes lenticulaires à la paume des mains.

Le nommé Giovanni Ranzo Merlo, par exemple, présentait sur le tronc des tubercules lenticulaires qui simulaient absolument la syphilide papuleuse (1). Sur les organes génitaux de ce malade, les tubercules aplatis, beaucoup plus petits, rappelaient au contraire le lichen plan. Ces tubercules lenticulaires de Giovanni Ranzo Merlo avaient été précédés de petites taches pigmentaires pures et primitives, semblables à des taches de rousseur; progressivement, sans fièvre ni congestion, sans réaction inflammatoire générale ni locale, ces macules pigmentaires s'étaient transformées en tubercules. On pouvait parfaitement suivre tous les degrés de cette transformation sur la poitrine et le dos du malade.

Les tubercules, surtout lorsqu'ils sont plus anciens, peuvent encore devenir plus volumineux. Ils peuvent atteindre le volume d'un noyau de cerise, d'un haricot, d'une noisette, d'une noix et même davantage. Dans ce cas les tubercules sont en général saillants. Mais leur base est toujours plus large que leur surface cutanée ; aussi affectent-ils souvent la forme d'une noisette ou d'une noix coupée en deux et à base inférieure se perdant dans une induration hypodermique plus ou moins diffuse. Les grosses masses tuberculeuses proviennent parfois de la fusion de deux ou plusieurs tubercules voisins.

Au début les tubercules sont à peine saillants, on dirait plutôt une papule peu volumineuse enchâssée dans l'épaisseur du derme. Puis le tubercule s'arrondit, s'isole pour ainsi dire en se développant, il finit par faire une saillie plus ou moins prononcée, parfois même très prononcée, saillante de 3 centimètres par exemple, comme nous l'avons vu dans l'Observation I. Cette saillie peut être plus ou moins abrupte, le tubercule s'isole même pour ainsi dire de la peau pour former à sa surface une masse semi-globuleuse. On a vu ces tubercules se pédiculiser (2).

1. Ainsi que je le professe dans mes cliniques, je réserve l'expression « tubercule » aux néoplasmes (renfermant des microbes, pathogènes) non résolutifs du derme, quels que soient leur forme et leur volume. J'applique l'expression « papule » uniquement aux néoplasmes résolutifs du derme, quel que soit leur volume. On peut voir des tubercules minuscules s'ulcérer et par contre des papules très volumineuses disparaître sans cicatrice consécutive. — L'expression tubercule papuleux doit donc être rejetée.

2. Dans une observation publiée en 1859 dans les Archives de Virchow (page 176), le docteur Haymann a relaté l'histoire d'un habitant de Java qu'il considérait comme atteint de lèpre tuberculeuse, et qui présentait vraiment un aspect extraordinaire représenté dans la planche VII du tome de 1859. Chez cet individu les tubercules étaient excessivement saillants, pédiculisés, volumineux, quelques-uns même atteignaient le volume d'un œuf d'oie. Mais d'après l'observation même du docteur Haymann et d'après l'examen de sa planche, je me demande s'il s'agit ici d'un cas de lèpre tuberculeuse et non pas d'un cas de molluscum généralisé. En effet, le malade présentait de nombreuses tumeurs au niveau de la région crânienne et au niveau

D'ailleurs suivant les points où il se développe, le tubercule se montrera sous son aspect et son volume véritables ; cela arrive souvent lorsque la peau sus-jacente est mince et surtout lorsqu'elle n'est pas encore épaissie. Il formera au contraire une grande tumeur rappelant parfois de gros boutons d'acné indurata, lorsqu'il soulève une peau épaissie, congestionnée.

La coloration des tubercules est très variable. Au début quand le tubercule est jeune, c'est souvent une coloration rose pâle, rouge pâle, légèrement cuivrée ou violacée, comme je l'ai souvent observé chez les Norvégiens. Plus tard sa coloration devient rouge, rouge brun, rouge cuivré, tirant tantôt sur le violet, tantôt sur le bistre. Sur le tronc, les tubercules sont fréquemment plus bruns qu'aux extrémités où ils présentent souvent une teinte livide. J'ai remarqué souvent qu'ils prenaient une couleur terre de Sienne ou bronzée chez les lépreux d'Italie et des pays chauds. Parfois, selon la juste remarque de Hébra, ils présentent une teinte qui rappelle celle de la peau badigeonnée avec de la teinture d'iode.

Les tubercules peuvent simuler l'érythème noueux, lorsque la peau ambiante est congestionnée et atteinte d'hyperémie adémateuse où d'adème lymphangitique plus ou moins accentué. Cet aspect s'observe assez fréquemment. Certains tubercules d'un rouge vif siégeant à la face m'ont rappelé absolument l'acné rosée à la période papuleuse, ou même l'acné indurata, et cela d'autant plus qu'il existait à la surface de ces tubercules et dans leur voisinage des télangiectasies comme cela arrive fréquemment. Dans d'autres cas, des tubercules acuminés rouges développés au milieu des poils de la barbe, autour de ceux-ci, et accompagnés en quelques points de petites pustulettes péripilaires, rappelaient absolument par leur aspect et leur disposition le sycosis de la barbe, comme dans l'observation suivante que j'ai recueillie en Norvège. (Voir PLANCHE VIII.)

OBSERVATION VI

(Observation personnelle recueillie en septembre 1884 à la léproserie Saint-Georges, à Bergen).

Lèpre tuberculeuse pure datant de 5 ans. Léontiasis lépreux. Aspect sycosiforme des tubercules des lèvres et du menton où les poils de la barbe sont encore conservés. Bacilles dans la racine de ces poils qui se laissent arracher facilement. Tubercule de la conjonctive. — Tubercules des muqueuses labiales et gutturales. Laryngite lépreuse. — Tubercules des membres. Énormes tubercules de la face dorsale des mains. — Adénopathies inguinales et cervicales. — Chevelure riche et abondante. Accès de fièvre lépreuse, etc. — Lèpre de famille (grand'mère paternelle, père, trois tantes paternelles). — (Voir PLANCHE VIII.)

Oliver Ollebust se trouve à la léproserie Saint-Georges dans le service du docteur Rogge.

du cou (ce qui est très rare dans la lèpre). Il n'avait pas d'alopécie des sourcils, de la barbe, etc. Les muqueuses étaient absolument intactes. Malgré la longue durée de cette prétendue lèpre, aucun tubercule ne s'était ulcéré ; les tumeurs étaient simplement molles et pâteuses. « Weich ou teigig. » Le docteur Haymann voulut faire de ce cas un exemple extraordinaire de lèpre, par son aspect et son évolution Il va même jusqu'à dire : « Es scheint damit das sich die nodose Form der lepra ohne complication und ohne Erweichungs-Process, auf unbestimmte Dauer hinzuziehen Kan. » Certes ce cas, et par son aspect et par sa longue durée (le sujet âgé de 50 ans portait ses tumeurs depuis son enfance ! !), serait très extraordinaire. Mais je le crois surtout intéressant au point de vue du diagnostic de la lèpre avec le molluscum, et je serais très étonné si il s'agit ici de lèpre tuberculeuse.

Il a 24 ans, il est célibataire, il est né dans le Sundfyord. Il est cordonnier de son état. — Son père, la mère de son père et trois sœurs de son père étaient lépreux. Oliver a une sœur, mais elle est bien portante. Les conditions hygiéniques dans lesquelles il se trouvait étaient très bonnes et meilleures que célles des paysans norvégiens en général, car comme il gagnait assez d'argent dans son métier de cordonnier, il se nourrissait bien et ne manquait de rien. En outre il prenait soin de sa personne, se baignait, etc.

La lèpre chez lui a débuté à l'âge de 19 ans, sans prodromes bien nets, par une poussée de tubercules à la face antérieure des genoux et à la face postérieure des coudes. Depuis lors il s'est produit une série de poussées de tubercules précédées en général d'accès fébriles assez intenses.

Actuellement je me trouve en présence d'un homme grand, fort, vigoureux, très intelligent, proprement tenu et proprement habillé. Il a conservé une très riche et abondante chevelure, mais il a beaucoup de cheveux blancs ; il n'existe aucune lésion du cuir chevelu, ni tubercules, ni séborrhée. Sa face est couverte de tubercules lépreux (léontiasis lépreux). Ainsi que le montre très bien l'excellente photographie que j'en ai fait faire, on constate sur cette face plusieurs variétés de tubercules lépreux. Au front le léprôme se trouve sous forme de gros îlots d'infiltrations diffuses. Les tubercules ne sont pas ulcérés, ils ont une teinte brune, leur surface est légèrement vascularisée par des capillaires cutanés dilatés. Ce léontiasis lépreux du front s'arrête à la racine des cheveux et n'a pas envahi les tempes. Les régions sourcilières notablement déformées sont dépourvues de poils. Il existe quelques tubercules non excédants sur les paupières supérieures et inférieures, lesquelles sont dépourvues de cils. Un petit point blanc (tubercule) avec vascularisation périphérique non loin de la cornée sur la conjonctive oculaire droite.

Les oreilles sont bourrées par une masse de gros tubercules non ulcérés qui ont presque obstrué les conduits auditifs externes. Sur les joues et le nez, nombreux tubercules d'un rouge violacé dont quelques-uns sont légèrement ulcérés ou recouverts d'une croûtelle adhérente.

La lévre supérieure et le menton sont couverts d'une grande quantité de tubercules coniques, acuminés, de volume variable, traversés par des poils (car le malade a conservé une grande partie de sa barbe). Une assez grande quantité de ces tubercules présentent au point d'émergence du poil une petite pustulette péripilaire. Un grand nombre de ces poils ainsi plantés dans les tubercules tiennent à peine et se laissent enlever avec la plus grande facilité avec leurs racines. Cet ensemble de caractères donne aux tubercules des régions labiales et mentonnières un aspect qui ressemble à s'y méprendre à celui du sycosis.

J'ai rapporté dans un tube scellé quelques-uns des poils de la barbe que j'ai enlevés à ce malade. Et à mon retour en France j'ai pu constater dans la racine du poil une assez grande quantité de bacilles et quelques spores. Je n'ai pas trouvé de bacilles dans le poil lui-même.

Au niveau du bord libre des lèvres, à leur face cutanée et muqueuse, il existe des tubercules rappelant d'assez près des syphilides papulo-tuberculeuses érosives. Deux ou trois petits tubercules blanchâtres sur la luette. — La voix du malade est légèrement enrouée, il s'enrhume facilement. Je n'ai rien trouvé à l'auscultation des poumons.

Quelques tubercules disséminés sur le cou. Nombreux gros tubercules d'un brun violacé non ulcérés sur les membres supérieurs et inférieurs du côté de la face d'extension de ces membres et en particulier dans les régions des coudes et des genoux. Tubercules énormes, saillants, gros comme de petites noisettes à la face dorsale des mains et des poignets. Les régions palmaires et plantaires sont saines.

La sudation ne paraît pas modifiée chez ce malade. Tous les tubercules sont anesthésiques au tact simple, mais il n'y en a qu'une partie qui soit absolument anesthésique à la piqûre. Les ganglions inguinaux et cervicaux sont engorgés. La rate paraît un peu grosse, les autres viscères paraissent sains. Il n'y a pas d'albumine dans l'urine. Le malade a de temps en temps des accès de fièvre survenant surtout le soir, accompagnés d'un peu d'inappétence et suivis de congestion du côté des tubercules et parfois de l'apparition de nouveaux léprômes.

Parfois les tubercules ont une couleur jaunâtre et même sucre d'orge, comme les tubercules du lupus. La confusion a été faite fréquemment, même lorsqu'il s'agissait de tubercules saillants, ainsi que nous le verrons quand nous parlerons du diagnostic.

On conçoit que l'erreur soit encore plus facile lorsque l'on se trouve en présence de petits tubercules fauves ou sucre d'orge non saillants rappelant absolument les foyers de récidive de certaines cicatrices lupiques comme dans l'observation de Tebaldi par exemple. (Observation LIV).

D'ailleurs la coloration des tubercules varie également suivant les pays et suivant les sujets. Gros ou petit, le tubercule présente souvent la couleur de la région tégumentaire où il se développe, blanc mat au visage si le malade est anémique, ce qui arrive souvent, rouge brun et même bronzé si le sujet est vigoureux et est brûlé par le soleil. Si j'insiste un peu sur ce point, c'est qu'il faut savoir que les variétés de teinte, d'aspect, etc., ne dépendent pas toujours uniquement du léprôme seul. Nous verrons tout à l'heure que les congestions de voisinage, les lymphangites réticulaires, les lésions épidermiques de surface viennent encore modifier notablement l'aspect des tubercules.

Lorsque les nodosités tendent fortement par leur saillie les couches épidermiques, papillaires ou dermo-papillaires qui les recouvrent, elles semblent constituées par une substance transparente, d'un rose jaunâtre, d'apparence gélatineuse, mais en général de consistance dure et élastique.

On trouve souvent à la surface de ces nodosités, dans les couches dermiques qu'elles soulèvent, de petits télangiectasies sous-épidermiques constituant des arborisations vasculaires délicates.

J'ai vu parfois des arborisations vasculaires très prononcées exister à la surface d'infiltrats à peine saillants et un peu diffus. La surface de ces tubercules est (au début et pendant la période d'état tout au moins) lisse, vernissée, comme huilée ou enduite avec de la laque. Il peut arriver que l'épiderme mince, vernissé, rappelant une pelure d'oignon recouvrant dans ce cas les tubercules, se fendille légèrement, se craquelle, et rappelle ainsi certaines variétés d'éczéma lisse, pelure d'oignon en train de se craqueler. (Voir Observ. IV et VII.) C'est souvent ainsi que débute la formation des squames à la surface des tubercules. Nous y reviendrons à propos des variétés dépendant des altérations épidermiques.

A la palpation ces nodosités rappellent des gommes syphilitiques crues du derme ou de l'hypoderme. On a justement comparé leur consistance à celle de la gomme élastique. Elles sont parfois plus dures. Toutefois la consistance des léprômes est quelquefois plus molle dès le début.

D'après Dänielssen et Boeck les tubercules seraient en général très mous au tronc, tandis qu'aux extrémités et surtout au visage ils seraient régulièrement durs. Je n'ai pas constaté que les tubercules du tronc fussent plus mous que ceux des autres régions, au début, bien entendu.

Les tubercules au début sont assez fréquemment douloureux à la pression et parfois tellement douloureux qu'on pourrait les prendre pour des fibromes sous-

cutanés. Ceci semblerait indiquer que les nerfs périphériques ambiants ne sont
guère dégénérés à cette époque. Dans d'autres cas, mais surtout plus tardivement et quand ils commencent à se ramollir, ces tubercules sont absolument indolents à la pression.

B. — *Plaques tuberculeuses ou léprômes en nappe.* — Il arrive souvent que le léprôme ne se présente pas sous forme de nodules isolés, mais sous forme de plaques, d'infiltrations étalées. Ceci s'observe surtout aux membres, mais se rencontre également à la face, et dans ce cas constitue une des variétés du type léonin. (Voir Planche VII, *fig.* 1 ; et Observ. V, *fig.* 3 et 4, page 67.)

Parfois, au début tout au moins, comme ces plaques ne font aucune saillie, on pourrait les prendre pour des macules simples, livides et violacées (au début); plus tard couleur rouge brun brillant ou noirâtre ou bronzée.

Mais la palpation ne tarde pas à montrer que dans cette variété de la morphée noire des anciens il n'y a pas seulement tache, mais néoplasme, léprôme étalée en nappe. On dirait une plaque de carton enchâssée dans la peau. Telles étaient par exemple les plaques des avant-bras du malade de l'Observation V.

D'autres fois cette infiltration peut être plus épaisse, envahir le derme et l'hypoderme et donner aux régions atteintes la consistance de l'œdème dur très accentué. C'est à cette variété de léprôme en nappe que Bazin avait donné le nom de sclérodermie lépreuse. On en trouvera plusieurs exemples dans les observations de cette monographie. Parfois (et ceci n'existe pas pour les taches sans infiltrations, ainsi que nous l'avons vu) il se produit à la surface des plaques une légère desquamation épidermique, laquelle sera rendue plus apparente par le grattage avec l'ongle et prendra alors un aspect de bougie grattée.

La surface des plaques est parfois légèrement bosselée et ces bosselures peuvent dans certains cas se transformer en nodosités tuberculeuses plus ou moins

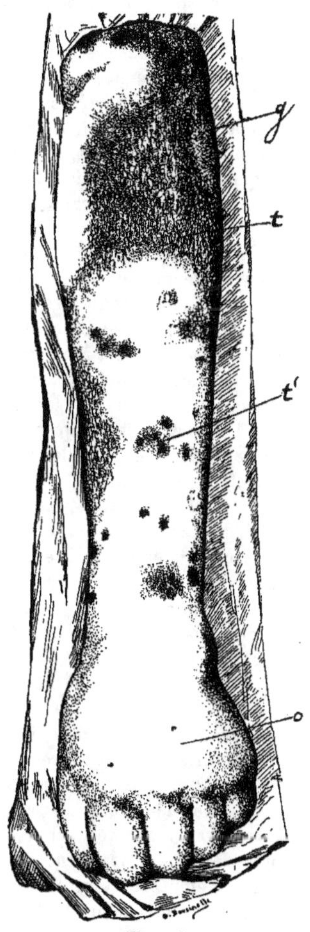

Figure 1.

g. plaque de léprôme ; *tt'*, tache ; *o*, œdème dur.
(Voir Observation V.)

volumineuses et plus ou moins saillantes. Souvent la surface de ces plaques présente un aspect grenu, chair de poule. (Cet aspect chair de poule était très accentué sur les plaques des membres supérieurs du malade de l'Observation V.) (Voir la fig. 1.)

Ces plaques dans certains cas peuvent devenir saillantes, mais en général ce n'est que très tardivement et leur saillie est toujours très peu prononcée. D'après Danielssen et Boeck même, ces tache sn'atteindraient jamais au delà d'un millimètre de hauteur. Cependant elles peuvent être plus saillantes ; je suis en désaccord sur ce point avec Danielssen et Bœck, et, contrairement à ces auteurs, j'ai aussi parfois observé ces plaques au visage. Mais, dans ce cas, elles présentaient à ce niveau une teinte plus livide et non la vraie teinte de la morphée noire.

Ces taches ont une étendue variant depuis celle d'une pièce de 2 francs.à celle de la paume de la main et même davantage; elles peuvent constituer de vastes plaques couvrant une grande partie d'un membre, toute une joue, etc. Leurs contours sont parfois bien limités. Dans d'autres cas, ils sont diffus et se perdent imperceptiblement dans la peau ambiante. Elles sont parfois très irrégulières et forment dans certains cas par leur réunion des cercles ou demi-cercles dont les bords externes sont assez bien limités et un peu saillants, tandis que leurs bords internes se perdent insensiblement dans les régions cutanées centrales presque saines.

Les taches, les plaques peuvent persister ainsi pendant des années. Et d'après Danielssen et Boeck ces plaques sombres, étendues, se rencontreraient surtout lorsque la maladie a une marche excessivement chronique. J'ai pu vérifier l'exactitude de cette opinion chez différents malades, chez celui de l'Observation V, par exemple. Dans des cas très rares, lorsque la plaque a acquis tout son développement et qu'il s'est même ajouté quelques nouures, on a vu sa base s'étrangler et sa partie supérieure s'étaler.

La *tempérance locale* est parfois exagérée au niveau des tubercules, soit en coïncidence avec l'élévation de la température générale, soit indépendamment de celle-ci.

Ce phénomène, que l'on peut d'ailleurs observer dans d'autres exanthèmes, a été signalée par Campana; mais il a été surtout bien étudié par Zambaco à Constantinople, au moyen de l'excellent thermomètre de Constantin Paul. (Zambaco. Communication au Congrès de Copenhague. 1884.)

J'ai pu également constater bien des fois cette élévation de la température locale. Ce phénomène m'a paru surtout accentué au début de la formation des tubercules, ou lorsque ceux-ci présentent (par suite de la congestion ambiante qui résulte de leur accroissement ou de leur ramollissement) l'aspect de nodosités d'érythème noueux, enfin et surtout lorsque se produisent ces lymphangites réticulées, ces pseudo-erysipèles qui viennent souvent compliquer le léprôme cutané (mais dans ce dernier cas il y a toujours en même temps fièvre plus ou moins accentuée).

L'élévation de la température locale est très variable, elle peut augmenter de 1/4 de degré à 2 degrés même. Elle m'a semblé faire défaut au niveau des léprômes anciens purement néoplasiques et au niveau du fond des ulcères lépreux. Ce phénomène ne présente en somme qu'une importance très secondaire.

D'ailleurs, non seulement il peut manquer souvent, mais il peut au contraire être remplacé par un abaissement de la températuqe locale (comme cela s'observe assez fréquemment au niveau des tubercules des extrémités et en particulier de la face dorsale des mains et des pieds). Cet abaissement de la température locale coïncide d'ordinaire avec l'abaissement de la température générale que l'on observe parfois chez les lépreux et qui est peut-être la cause de cette sensibilité du tégument au froid signalée il y a longtemps par Gilbert.

Les tubercules lépreux, avons-nous vu, peuvent être parfois tellement indolents qu'ils passent complètement inaperçus au malade. Parfois, bien que n'étant le siège d'aucune douleur spontanée ni provoquée, ils occasionnent un léger prurit. Ce prurit s'observe surtout au début de la formation du léprôme ou dans certains cas lorsque celui-ci va se ramollir ou s'ulcérer. Il n'est d'ailleurs pas fréquent, si on élimine les démangeaisons éprouvées par les lépreux qui sont secondaires non à l'évolution de la lèpre, mais à la coïncidence d'autres dermatoses : gale, prurigo de Hebra, piqûres de moustiques, etc., comme on en trouvera plusieurs exemples dans ce livre. Aussi ne peut-on plus, comme l'ont fait Danielssen et Boeck, considérer comme une variété spéciale de lèpre la lèpre acarienne ou lèpre compliquée de gale.

Les *troubles de la sensibilité cutanée* au niveau ou dans le voisinage immédiat des tubercules constituent un signe diagnostique bien plus important quand ils existent. Mais ce que j'ai dit plus haut à propos des taches est également en partie applicable aux tubercules. Contrairement à l'opinion de certains auteurs, les troubles de la sensibilité, bien que très fréquents, ne sont pas constants, et c'est là un fait qu'il ne faut pas oublier, de peur de commettre des erreurs de diagnostic, en attribuant trop de valeur au signe anesthésie par exemple. (Voir au chapitre : Diagnostic.) Ainsi que je l'ai dit dans mon rapport sur la lèpre en Norvège (*Comptes rendus de l'Institut,* juillet 1885, *Société de Biologie* et *Semaine médicale,* juin 1885, etc.), — ainsi que je l'ai observé également sur mes lépreux d'Italie et d'ailleurs : « Il faut bien savoir que l'anesthésie n'est pas constante au niveau des tubercules lépreux surtout au début. Il peut y avoir au niveau des tubercules : hyperesthésie (1), anesthésie et enfin absence complète de troubles sensitifs. Cependant l'anesthésie constitue le cas le plus fréquent. Enfin il faut savoir que l'anesthésie n'est pas un phénomène appartenant uniquement au tubercule de la lèpre. Ainsi j'ai observé quelques cas (très rares il est vrai) de tuberculose cutanée ou de lupus avec anesthésie. »

On trouvera dans ce livre un certain nombre d'observations où malgré des recherches minutieuses et répétées je n'ai trouvé aucun trouble de la sensibilité au niveau des tubercules ou de quelques tubercules.

Mais que l'on ne s'y méprenne pas, les troubles de la sensibilité au niveau des tubercules s'observent le plus souvent. Parfois, au début surtout, c'est de l'hyper-

1. Le docteur Kaurin a également constaté, comme il me l'a dit dans une communication orale, que les tubercules de la lèpre, loin d'être anesthésiques quand on les excisait, étaient parfois très douloureux.

esthésie (1) ainsi que Rayer l'a signalé d'une manière expresse. Mais cette hyper-esthésie est en général de courte durée et graduellement se transforme en une anesthésie plus ou moins complète.

Dans quelques cas on pourra observer la disparition de certaines formes de la sensibilité et la conservation d'autres formes. Ainsi par exemple, la sensibilité à la douleur peut être totalement disparue et la sensibilité tactile conservée. J'ai vu plusieurs fois par exemple, en pratiquant la biopsie de tubercules lépreux, le malade sentir le bistouri pénétrer dans sa peau, mais n'éprouver cependant aucune douleur. Le fait était très net chez Giuseppe Ranzo Merlo entre autres. J'ai vu parfois la sensibilité thermique conservée, alors que la sensibilité à la douleur était tout à fait éteinte. Plus rarement on constate la disparition de la sensibilité thermique, les autres sensibilités tactiles, à la douleur, etc., étant conservées. Mais le plus souvent il existe au niveau du tubercule, surtout du tubercule développé, une anes-thésie absolue (2). Signalée déjà par les médecins du moyen âge, puis par Robinson, Rayer, Gibert, l'insensibilité au niveau des tubercules était un fait connu depuis bien longtemps.

Plus tard d'ailleurs, contrairement à Danielssen et Bœck (3), un médecin norvé-gien Bidenkap avait dit que chez presque tous les lépreux tuberculeux qu'il avait étudiés la sensibilité cutanée était diminuée ou disparue. A. Hansen (*Viertel jahres-schrift für Dermatologie und Syphiligraphie. — Zur Pathologie des Aussatzes.* — 1870-72, p. 199) a recherché l'état de la sensibilité cutanée chez 141 lépreux tuberculeux. Il a constaté que chez 9 d'entre eux seulement la sensibilité cutanée était absolument normale. Il a en outre observé que plus la lèpre tuberculeuse était ancienne, plus l'anesthésie était prononcée. Il en conclut avec raison que dans la lèpre tuberculeuse les nerfs sont également pris. C'est en s'appuyant sur ces recherches que A. Hansen a proposé de diviser la lèpre en tuberculeuse et en maculeuse. Division défec-tueuse d'ailleurs et ne tenant pas assez compte de l'évolution.

Fait curieux, on voit parfois l'anesthésie disparaître au bout d'un certain temps, que la macule ou le tubercule se soient plus ou moins résorbés ou non. Hansen essaye d'expliquer ce phénomène en disant que ces anesthésies proviennent alors de la compression des nerfs et non de leur destruction. Ce seraient des anesthésies temporaires. D'ailleurs Hensler, Hardy, etc., ont remarqué plusieurs fois que la sensibilité perdue pouvait se reproduire. Toujours est-il que l'anesthésie au niveau des tubercules peut être tellement complète, absolue, qu'il est possible de les tra-verser complètement avec une aiguille, de les exciser, de les cautériser fortement avec le thermo-cautère, etc., sans que le malade s'en aperçoive.

1. Les tubercules ne sont en général douloureux qu'au début, ou quand ils se compliquent de lymphangites.

2. Il faut d'ailleurs dans cette étude des troubles de la sensibilité au niveau des tubercules avoir soin de faire pénétrer l'aiguille jusque *dans* le tubercule, sous peine de croire parfois la sensibilité con-servée parce que l'on pique la peau soulevée par le tubercule et non le tubercule lui-même.

3. C'est sur cette absence de l'anesthésie que Danielssen et Boeck (qui n'ont pas noté l'anesthésie dans la lèpre tuberculeuse) s'appuyèrent surtout pour distinguer leur forme tuberculeuse de leur forme anes-thésique et dire que dans la lèpre tuberculeuse les nerfs ne sont pas pris, tandis qu'ils le sont dans l'anesthésique, considérer comme une forme mixte les cas où la lèpre tuberculeuse [se complique d'anesthésie.

Lorsque l'anesthésie est ainsi accentuée, c'est un signe pathognomonique. Dans aucune éruption tuberculeuse de la peau on ne trouve une anesthésie aussi prononcée (1). Cette anesthésie peut d'ailleurs ne pas se limiter au seul tubercule, mais envahir la peau ambiante sur une étendue plus ou moins grande. Le fait est fréquent dans les cas un peu anciens. Et c'est ainsi que nous voyons la lèpre tuberculeuse (systématisée tégumentaire) se compliquer progressivement ou mieux s'accompagner de lèpre des nerfs (systématisée nerveuse). Nous y reviendrons.

Enfin parfois, le malade éprouve dans les membres, surtout dans les jambes, plus rarement à la tète, des douleurs névralgiques profondes, plus ou moins fortes, indiquant évidemment l'envahissement des nerfs et analogues à celles que l'on observe plus souvent dans la lèpre anesthésique. Ces douleurs sont plus fréquentes la nuit.

Les troubles secrétoires glandulaires signalés plus haut à propos de l'éruption des taches s'accentuent encore. Les poils tombent plus ou moins complètement à la surface des tubercules. Au bout d'un temps plus ou moins long ils tombent en totalité à ce niveau. Ils sont souvent très altérés. C'est pourquoi à la période d'état on constate que les lépreux ont perdu la plus grande partie et souvent la totalité des poils de la barbe, des sourcils, des cils, du pubis, des membres, etc.

Comme les tubercules n'envahissent jamais (ou très exceptionnellement) le cuir chevelu, on ne voit pas tomber les cheveux des lépreux, même à la période la plus avancée de la lèpre tuberculeuse, comme on peut le constater dans la plupart des observations et dans les planches de ce livre. Aussi suis-je très étonné de voir Brassac (*Archives de médecine navale* — 1886 — page 263) dire « les poils participent à cette dégénérescence et tombent. Il en est de même des cheveux !» Cette dernière phrase est absolument contraire à l'observation. On peut dire que d'une façon générale la lèpre ne fait pas de chauves, même passagèrement, contrairement à l'opinion de Bazin et à ce que pourrait faire croire la planche d'en-tête du livre de Schilling intitulée : Horridior morte (2).

L'état séborrhéique plus ou moins accentué que l'on observe parfois au niveau des taches s'accentue encore souvent au niveau des tubercules. Aussi ceux-ci présentent-ils fréquemment un aspect un peu huileux.

J'ai observé dans quelques cas une telle hypersécrétion des glandes sébacées que la pression de la peau au niveau du nez faisait sourdre par les orifices glandulaires dilatés des filaments vermicelliformes de matière sébacée, absolument comme dans certaines variétés d'acné hypertrophique de la face. Par contre, la *sueur*, si elle n'est pas disparue déjà au niveau des taches, disparaît presque toujours au niveau des tubercules, souvent sur les régions étendues du tégument avoi-

1. Dans certains cas on sera étonné en piquant fortement les tubercules pour étudier l'état de la sensibilité cutanée de voir s'écouler à peine quelques gouttes de sang, même en pressant fortement le tubercule ainsi piqué. (E. Besnier.) J'ai même été parfois surpris de la minime quantité de sang qui s'écoulait en pratiquant l'excision partielle ou totale de certains tubercules.
2. J'ai constaté dans quelques cas un peu d'alopécie chez des lépreux. On aurait dit une plaque de pelade. E. Vidal a observé chez un malade qu'il a considéré comme atteint de lèpre nostras une alopécie étendue du cuir chevelu ; — mais il m'a dit récemment qu'il croyait que ce malade était atteint, non de lèpre nostras, mais de lymphadénie cutanée.

sinant, et même sur tous les membres. Elle peut même disparaître totalement. Nous verrons au chapitre : Traitement, — que nombre de médecins considèrent les sudorifiques comme très utiles.

Les *lésions des ongles* signalées par Oribaze et Œtius « ungues scabros et leprosos » sont loin d'être fréquentes, même dans les périodes avancées du mal, contrairement à ce qui se passe dans la lèpre anesthésique Cependant bien que Danielssen et Boeck aient dit « qu'ils n'ont pas trouvé les anomalies des ongles plus fréquentes chez les spedalsques que chez les autres individus », les ongles sont parfois ulcérés et finissent par tomber. C'est l'onyxis spiloplaxique de Duchassaing. Ces lésions des ongles s'observent surtout aux orteils.

Dans certains cas le point de départ de la destruction de l'ongle peut être un petit tubercule qui débute au centre, soulève l'ongle et le déforme. Si la matrice se trouve absorbée par le tubercule, l'ongle sécrété devient épais, puis finalement se détache par lamelles. Lamblin a étudié minutieusement ces lésions des ongles tant au point de vue clinique qu'au point de vue anatomique, mais il a beaucoup exagéré leur fréquence. J'ai vu parfois, entre autres chez une jeune lépreuse italienne, (Voir *fig. 2*, Planche VII) un onyxis et périonyxis lépreux présenter aux orteils la plus grande analogie objective avec l'onyxis et le périonyxis de la syphilis.

Dans ces cas l'orteil tuméfié par des tubercules infiltrés d'une façon diffuse surtout au pourtour et au-dessous de l'ongle, était renflé en massue à son extrémité, il avait une teinte vineuse ; des exulcérations et ulcérations déchaussaient l'ongle qui se soulevait et finissait par tomber, laissant apparaître une ulcération superficielle, grisâtre, à fond un peu bourgeonnant, fongueux et de mauvais aspect.

L'analogie avec certains onyxis et périonyxis de la syphilis était frappante. Mais ces onyxis et périonyxis lépreux, contrairement à ceux de la syphilis, ne sont guère douloureux ; ils sont même le plus souvent indolents.

Encore plus rarement (et surtout dans les variétés mixtes) on verra les ongles tomber sans qu'il se soit produit d'infiltrat lépromateux net à leur niveau, (Voir l'Observation suivante). Ils tombent pour ainsi dire spontanément comme dans le cours de certaines affections du système nerveux central ou périphérique, soit sans altération préalable, soit après être devenus secs, striés, exfoliés, émiettés déformés et hypertrophiés. Dans ce dernier cas ils ne tombent pas toujours en entier, il en reste souvent un petit morceau.

J'ai vu en 1878, à l'hôpital Saint-Louis, dans le service de M. Ernest Besnier, un beau cas de lèpre tuberculeuse, avec lésion des ongles, etc., dont l'observation m'a été obligeamment communiquée par ce dermatologiste éminent.

OBSERVATION VII

Lèpre tuberculeuse contractée sans doute dans l'Amérique du Sud (Brésil) par un Français né à Narbonne. — (Observation inédite communiquée par M. Ernest Besnier.)

Fro... Alphonse, 45 ans 1/2, chapelier, hôpital Saint-Louis, salle Saint Léon, n° 53. Du 12 février au 25 mai 1878.

Né à Narbonne ; départ de France pour Rio-de-Janeiro en 1863. — Séjour de 8 mois ; — puis transport à Rio-Grande. — Retour en France en 1877. — Début des accidents en 1872 par une éruption de taches rouges généralisée (roséole lépreuse), de quelques mois de durée. — Chute des ongles remplacés par des productions irrégulières (premiers troubles trophiques) d'abord aux pieds, puis aux mains. Chute des cils. Déformation et épaississement du nez. En 1875, aphonie subite (après un refroidissement). — En 1877, séjour de 3 mois au pavillon Gabriel (Service de Hillairet) : — Traitement : Bains sulfureux ; arsenic à l'intérieur.

État en février 1878. — Facies de vieillard ; la peau est épaissie, les rides se creusent en sillons profonds, horizontaux au niveau du front, verticaux dans l'espace intersourcilier et comprenant entre eux de larges bourrelets de peau ; les sourcils manquent complètement et la peau forme à ce niveau d'épais replis qui débordent inférieurement le bord supérieur de l'orbite et tendent à descendre au-devant des yeux. — Les paupières présentent aussi un épaississement notable du derme, la peau y présente à peu près l'épaisseur qu'elle a sur la main d'un homme sain. Les cils font absolument défaut. — Le nez est la partie la plus déformée ; au-dessous de la suture médiane des os carrés, on aperçoit et on touche une dépression manifeste ; plus bas le lobule se relève et forme une grosse saillie sphérique circonscrite à droite et à gauche par deux sillons : le premier formant une simple encoche sur l'aile, le second simulant une cicatrice profondément déprimée et linéaire. — Mais en écartant les deux bords de ce sillon on ne trouve au fond ni tissu nodulaire, ni fissure. — Examiné sur la face inférieure, le nez est des plus irréguliers, la sous-cloison forme comme un pédicule frêle qui supporte le lobule, le bord de l'aile droite légèrement exulcéré et portant une petite croûte est attiré en arrière et au dedans de façon à masquer en partie l'orifice de la narine ; l'aile gauche moins déformée présente à un degré moins avancé des dispositions analogues. — Malgré cela les voies nasales sont libres, l'air y circule sans difficulté, mais le malade est obligé plusieurs fois dans la journée de moucher à grande peine des mucosités épaisses. Les joues sont également épaissies ; les lèvres le sont surtout à un très haut degré. — Les oreilles sont aussi déformées, surtout la droite, le bord de l'hélix est mousse ; les saillies du tragus, de l'antitragus, ne forment plus que des bourgeons sphéroïdaux qui rétrécissent et déforment la cavité de la conque ; le lobule est épais et gros. En moyenne, sur la face, le pli cutané mesure de 7 à 8 millim. ; à la loupe on n'aperçoit pas de nouvelles lésions, les follicules ne semblent pas dilatés. Les poils de la barbe sont sains, solides, solidement implantés, sans décoloration. La sensibilité de la face ne paraît pas altérée. Les cheveux sont noirs, abondants, pas de desquamation sur le cuir chevelu. A la poitrine, la peau présente la même coloration brune que sur la face, l'épaisseur est peu exagérée en avant (5 millim. 1/2), beaucoup plus en arrière (8 à 9 millim.) Mais sur plusieurs points, surtout en arrière, la peau présente des taches blanches irrégulières de forme, de niveau avec le reste de la peau et sur lesquelles les poils ne semblent pas décolorés. En avant le malade reconnaît à 4 1/2 l'écartement des pointes du compas de Weber ; en arrière à 6 ou 7 centimètres seulement. — Sur les bras mêmes lésions.

Peau brune épaisse (6 millim.) formant au niveau des manches des plis circulaires et des bourrelets légèrement douloureux. — Les stries naturelles de la surface cutanée forment de vrais sillons circonscrivant des îlots nettement distincts et saillants. — Taches blanches disséminées, irrégulières, plus nombreuses aux bras qu'aux avant-bras. Sur la face dorsale des mains la peau est sèche, irrégulièrement plissée et comme trop ample pour les parties qu'elle recouvre; au contraire en descendant vers l'extrémité des doigts, elle devient plus collante sur les parties sous-jacentes ; et, aux phalangettes, elle est tout à fait mince, rose, transparente, immédiatement appliquée aux tissus profonds et finement plissée dans le sens vertical au voisinage de l'implantation des ongles comme une étoffe que l'on tire inégalement dans des directions différentes. Sur le bord cubital de la main, on aperçoit des saillies épidermiques sèches tantôt irrégu_ lièrement accentuées et sans aucune forme, tantôt isolées, arrondies et présentant une sorte de godet central. En les détachant, on trouve au-dessous d'elles des surfaces roses, sèches avec de petites lacunes d'où ne suinte aucun liquide. — Outre ces altérations, on trouve sur la partie interne de la face dorsale de la main gauche une plaque oblongue, saillante, dure, facile à isoler entre deux doigts des parties sous-jacentes. Cette plaque dure, indolente et recouverte d'un épiderme assez lisse, porte à sa partie centrale deux élevures un peu consistantes et d'une teinte légèrement livide. Toute cette région est anesthésique ; il en est de même de la face dorsale des deux mains et des deux avant-bras. Les piqûres les plus fortes ne sont pas perçues et l'on peut arriver à déterminer un léger écoulement de sang, sans que le malade ait conscience de cette petite blessure. La sensibilité à la température est également abolie.

Les *ongles* sont considérablement altérés. — Au pouce, à l'index, au médius, ils présentent simplement des stries verticales, mais aux deux derniers doigts ces stries deviennent de vraies cannelures qui séparent l'ongle en plusieurs segments dont les uns se bornent à ces lésions, tandis que d'autres s'exfolient en lamelles superposées qui se reploient du bord libre vers le bord adhérent. Les lésions unguéales sont plus avancées sur la main gauche que sur la main droite. Le pouce de celle-là présente en outre une tourniole.

Aux membres inférieurs, la peau présente les mêmes caractères de coloration, d'épaisseur, qu'aux membres supérieurs, sauf une plaque de petite dimension située à la partie supérieure, et interne de la jambe droite, où la peau a conservé ses caractères normaux. A la partie inférieure des jambes on trouve en dehors du tibia une surface lisse, légèrement desquamante, sans saillies apparentes, mais qui repose sur une base indurée, difficile à circonscrire. En outre, au delà de cette plaque d'induration, on trouve disséminées dans toute la jambe des nodosités cutanées dures, indolores, insensibles. La sensibilité est d'ailleurs troublée d'une façon considérable. Le malade perçoit, il est vrai, les contacts sur des surfaces un peu étendues, il perçoit les pressions, mais la sensibilité à la température est affaiblie ou pervertie, et les piqûres superficielles ne sont absolument pas senties au genou, et à la pointe du pied. Le bourrelet qui revêt inférieurement les têtes métatarsiennes semble pourtant avoir conservé un peu plus de sensibilité.

Les ongles des pieds comme ceux des mains s'exfolient par lamelles ou tombent même en entier ; ils ne présentent pas d'ailleurs de cannelures régulières. Enfin les poils, bien que moins nombreux, vivent encore assez bien, et comme aux bras on peut sur toute la face cutanée déterminer par un léger grattage de la desquamation épidermique argentée.

La jambe droite présente à la circonférence du mollet 3 centimètres de moins que la jambe gauche (29-30 le cou mesurant 37). La marche s'exécute sans difficulté et sans fatigue. Mais elle détermine rapidement de l'œdème malléolaire. — Adénopathie inguinale double, indolente. Signalons enfin au-dessus du genou gauche une cicatrice d'origine traumatique, qui ne présente d'ailleurs aucune lésion. — Les organes génitaux externes paraissent sains, sauf une plaque d'induration située a la partie inférieure gauche du scrotum, dont l'anesthésie est absolue.

Du côté des muqueuses, on constate sur la conjonctive droite une plaque blanche, arrondie, située à la partie supérieure du globe oculaire et envahissant en partie la cornée sans gêner d'ailleurs la vision. La muqueuse buccale paraît pâle et saine ; on trouve seulement sur la face muqueuse de la lèvre inférieure une surface opaline un peu analogue aux plaques des fumeurs, allongée dans toute l'étendue du bord libre. — Rien du côté de l'anus.

Le malade s'est brûlé la main droite sur le poêle. Brûlure au 2ᵉ degré dont il n'aurait aucune notion, s'il ne la voyait pas.

Du côté des viscères, pas de lésions pulmonaires, mais dyspnée assez forte, caractérisée par un sifflement intense à chaque respiration un peu forte ; expiration silencieuse. Aphonie complète. Examen laryngoscopique impossible à cause de la douleur éprouvée par le malade lorsqu'on veut lui saisir la langue.

Rien du côté de la circulation. Digestion excellente. — Très bon appétit. — Rien d'anormal à la palpation ni à la percussion du ventre. Ni sucre, ni albumine dans les urines.

Telle est la description du léprôme étudié en tant que liaison élémentaire de la peau.

Le nombre, le siège, la description et l'aspect des tubercules donneront au lépreux un faciès spécial. Nous le verrons à l'étude du siège du léprôme. Mais, comme au bout d'un certain temps le léprôme se *complique* de lésions diverses de surface (lésions épidermiques) et de voisinage (œdèmes, lymphangites, altérations diverses de la peau ambiante) qui viennent encore en modifier et en accentuer l'aspect ; comme ce n'est qu'au bout d'un certain temps en général que la période d'état est constituée, il faut, pour éviter les redites, dire quelques mots de ces complications avant d'arriver à l'étude du siège du léprôme et de donner la description générale du léonin.

Il se produit parfois à la surface des léprômes une *desquamation* (1). Cette desquamation lamelleuse peut varier depuis la desquamation pityriasiforme jusqu'à la desquamation psoriasiforme. Sans faire de ces desquamations des variétés et même des formes de lèpre, comme l'ont fait quelques auteurs, il faut remarquer en passant que la desquamation peut être parfois cause d'erreurs de diagnostic. J'ai vu plusieurs fois le psoriasis rattaché à la lèpre dans les pays lépreux. Mais, de même que dans les syphilides papuleuses psoriasiformes, la palpation en faisant percevoir le néoplasme permettra toujours d'éviter l'erreur de diagnostic.

Dans certains cas, la desquamation, lorsqu'elle se fait à la surface des léprômes lenticulaires, peut rappeler à s'y méprendre les syphilides papulo-squameuses. J'en ai vu des exemples très nets en Norvège, entre autres en août 1884 à Christiania dans le service de Bidenkap.

Il m'est arrivé en Italie de trouver, à la surface des léprômes rouges étalés en nappe, une desquamation simulant d'autant plus celle de la pellagre qu'elle siégeait au dos des mains, sur les oreilles, et que j'étais dans une région où la pellagre existe ; mais les sujets n'étaient certainement pas pellagreux.

Dans d'autres cas, la desquamation est plutôt ichthyosiforme. Cette variété de desquamation s'observe plus particulièrement aux membres, en particulier aux membres inférieurs. On l'observe parfois à la surface des régions cutanées non infiltrées, mais malades peut-être deutéropathiquement (pachydermie, plus rarement atrophie cutanée) qui avoisinent de plus ou moins près les tubercules.

Je l'ai vue parfois tellement accentuée au niveau des membres inférieurs qu'elle

---

1. Nous avons vu que le signe desquamation manque à la période maculeuse pure et indique presque sûrement l'infiltration néoplasique.

simulait l'ichthyose serpentine prononcée et même l'ichthyose crocodilienne. Je serais très porté à faire de ces variétés ichthyosiformes de desquamation survenant sur la peau non infiltrée par le léprôme, et parfois très étendues, des lésions trophiques secondaires à des lésions des nerfs périphériques et analogues par conséquent aux états ichthyosiformes de la peau que l'on observe parfois, surtout au niveau des membres inférieurs, chez certains malades atteints de lésions du système nerveux central ou phériphérique (1).

L'atrophie cutanée que l'on observe parfois dans ces cas, et peut-être (en partie tout au moins) la pachydermie, me semblent présenter aussi une certaine relation avec les lésions des nerfs périphériques. Il en est de même pour l'hyperchromie cutanée parfois très prononcée que l'on observe quelquefois, coincïdant ou non avec cette desquamation lamelleuse et parfois écailleuse des membres. Je suis d'autant plus porté à admettre cette opinion que ces phénomènes ne se montrent en général qu'à une période assez avancée de la lèpre tuberculeuse, alors que l'envahissement du système nerveux périphérique est incontestable.

Il faut d'ailleurs tenir également compte, dans la production de ces desquamations, des causes externes, de la saleté, de la crasse, du manque de soins des malades et enfin des éruptions concomitantes comme nous le verrons au diagnostic.

Dans certains cas, l'épiderme qui recouvre le léprôme prend un aspect luisant, vernissé, comme si l'on avait enduit la peau d'une mince couche de collodion. Sous cet aspect il rappelle l'eczéma à la période « pelure d'oignon ». Bientôt cet épiderme se fendille, se craquelle, et ainsi se produit une autre variété de desquamation lamelleuse. Dans des cas un peu plus accentués, cette desquamation rappelait absolument l'eczéma lichénoïde (OBSERVATIONS IV et LIV). Il se produit évidemment alors un léger degré d'exsudation au niveau de l'épiderme ainsi altéré, comme on le verra d'ailleurs à propos de l'anatomie pathologique. Sous cette desquamation eczématiforme, le léprôme se trouve caché, infiltrant le derme, sous forme de petits nodules, parfois de couleur sucre d'orge présentant une grande analogie objective avec les tubercules du lupus et dans quelques cas avec les nodules de récidive au niveau des cicatrices du lupus.

Enfin, mais plus tardivement alors, il peut se faire que l'exsudation soit encore plus abondante. Il se montre à la surface du léprôme des vésicules ou des phlycténules qui ne tardent pas à se dessécher. C'est ainsi que se forment les croûtes plus ou moins épaisses, verdâtres, qui recouvrent parfois les léprômes. Mais ceci indique que le léprôme est en train de s'exulcérer ou de s'ulcérer. Nous y reviendrons plus tard. Souvent d'ailleurs la formation de ces vésiculettes, pustulettes ou phlycténules a été précédée de poussées congestives, lymphangitiques ou erysipélatoïdes du côté du léprôme.

Évolution du léprôme. — Nous avons vu que le tubercule lépreux pouvait se

1. J'ai montré dans des travaux antérieurs que l'ichthyose, ou du moins que certains états ichthyosiques de la peau sont en relation avec des lésions du système nerveux central ou périphérique. (H. Leloir. — *Recherches cliniques sur les affections cutanées d'origine nerveuse.* 1881. — Article TROPHONÉVROSES du *Dictionnaire de médecine et de chirurgie pratiques,* etc.).

développer lentement ou rapidement, en nombre plus ou moins grand, sur des surfaces plus ou moins étendues, là où s iegeaient les taches ou à côté. Quand le développement est lent, progressif, en général il n'y a pas de fièvre. Il n'en est pas de même quand le développement est rapide.

Nous avons vu que ce développement est en général éminemment lent, progressif. Le tubercule augmente lentement de volume, soit en hauteur, soit en largeur, soit des deux façons. En certains points les tubercules deviennent confluents. Les léprômes peuvent ainsi demeurer stationnaires pour ainsi dire et l'éruption ne s'accentuer que par l'augmentation lente et irrégulière des tubercules préexistants ; et cela souvent sans phénomènes subjectifs locaux et sans phénomènes généraux.

D'ailleurs, dans cette forme lentement envahissante, il se produit autour du foyer primitif de nouveaux foyers secondaires sous forme de nodules ou de plaques, et c'est ainsi que l'éruption tuberculeuse envahit progressivement de nouvelles surfaces cutanées. Cet envahissement nouveau est souvent accompagné du ramollissement de quelques nodules dont l'épiderme n'en demeure pas moins d'ailleurs conservé. Mais, même dans cette forme lentement progressive, la peau qui avoisine les foyers néoplasiques est toujours épaissie, pachydermique comme nous le verrons plus loin.

Dans d'autres cas, soit dans le cours de la maladie, soit au début, l'éruption des léprômes procède par poussées successives plus aiguës, accompagnées de fièvre et de phénomènes généraux plus ou moins graves et accentués rappelant ceux de la période prodomique. Comme l'ont bien montré Danielssen et Boeck, Hansen, chacune de ces éruptions nouvelles est précédée ou accompagnée de fièvre et de phénomènes généraux lesquels disparaissent avec l'apparition de la nouvelle poussée tuberculeuse, et coïncident toujours également avec le ramollissement ou la résorption d'un certain nombre de tubercules (1). Ces éruptions aiguës qui doivent être considérées, à mon avis, comme dues à la résorption du virus lépreux par les lymphatiques et à l'envahissement consécutif des régions avoisinantes peuvent se présenter sous deux formes: l'éruption cutanée aiguë rappelle tantôt l'érysipèle, tantôt l'érythème noueux. Cela dépend sans doute de la résorption plus ou moins considérable du virus et de l'étendue des lésions lymphangitiques, etc.

Hansen (*Zur Pathologie des Aussatzes. — Viertelyahresschrift für Dermatologie und syphilis.* 1871) rapporte deux cas qui semblent bien en faveur de cette opinion : que la fièvre précédant les nouvelles éruptions tuberculeuses aiguës et l'apparition des nouveaux tubercules est en relation avec l'absorption du virus lépreux contenu dans les nodules lépreux qui se résorbent et s'affaissent plus ou moins. J'en ai également observé quelques exemples bien nets. Et ce qui me porterait à croire que cette absorption se fait par les lymphatiques, c'est d'une part que au début l'aspect clinique des éruptions secondaires présente une grande analogie avec les lymphangites et œdèmes lymphangitiques (variété erysipélateuse, variété

---

1. Le ramollissement et la résorption du léprôme étant plus fréquents, plus étendus et plus nets dans les périodes tardives, la manière dont se fait le ramollissement, la résorption ou l'élimination du léprôme sera étudiée en détail à la période d'ulcération ou de déclin.

érythème noueux) et d'autre part que, à chacune de ces éruptions auxquelles on pourrait donner le nom d'éruptions aiguës secondaires ou métastatiques, on constate presque toujours un gonflement douloureux notable des ganglions lymphatiques avoisinants, et parfois des lymphangites en rubans. (Observation XIII.)

Il semblerait donc que chaque nodule lépreux puisse être considéré comme un foyer d'auto-infection. Si cette hypothèse que je crois vraie était exacte, elle aurait une conséquence thérapeutique fatale, la destruction du léprôme par tous les moyens possibles, mais surtout par le feu et les caustiques, comme pour le lupus par exemple. Je reviendrai sur ce point au chapitre : Thérapeutique.

D'autre part, il ne faudrait pas oublier que les ganglions lymphatiques doivent dans ces conditions être considérés comme des foyers de virus lépreux (comme les ganglions syphilitiques d'après Virchow et surtout, croyons-nous, comme les ganglions tuberculeux). Peut-être en serait-il de même des viscères (foie, rate, etc.).

Hardy n'était sans doute pas loin de cette opinion quand il écrivait : « Toutefois, si l'on voit ainsi certains tubercules augmenter de volume, il en est qui peuvent diminuer et disparaître. Mais ce processus, s'il est général, est d'ordinaire d'un très fâcheux pronostic, car il indique l'invasion des organes internes par la matière tuberculeuse. »

Donc d'ordinaire ces nouvelles poussées sont précédées de fièvre parfois intense ; le thermomètre (température axillaire) peut monter à 38°, 39°, 40°, 41°. Hernando l'a vu s'élever à 42°. — Le pouls monte à 120°, 130° (Danielssen et Bœck).

Simultanément se montrent des phénomènes généraux : céphalalgie, soif vive, état saburral, langue rouge, nausées, parfois délire (Danielssen et Bœck). Souvent il se produit en même temps des douleurs rhumatoïdes parfois très vives au niveau des jointures, et accompagnées parfois de rougeur et de gonflement de la région. Ces phénomènes articulaires, dont l'Observation suivante constitue un bel exemple, rappellent absolument les rhumatismes infectieux.

Voici relatée cette Observation de *lèpre tuberculeuse mexicaine* qui doit être étudiée avec soin, surtout au point de vue de l'évolution des tubercules (fonte purulente avec poussées érysipélateuses, etc.), et d'ailleurs aussi au point de vue des particularités que je relève dans le résumé suivant.

OBSERVATION VIII.

Lèpre tuberculeuse datant de 14 ans. — Début par de la fièvre, de la céphalalgie, de la courbature. — Ces accidents sont suivis au bout de quelques mois de rhinite lépreuse et de l'apparition de quelques tubercules sur les oreilles. Deux ans après rhumatisme (articulaire aigu ? rhumatisme infectieux ?) suivi d'une poussée de tubercules à la face — Deux ans après nouvelle attaque de rhumatisme (?) suivie d'une nouvelle poussée de tubercules. — Puis poussées successives et fréquentes de tubercules accompagnées souvent d'inflammations érysipélatoïdes (lymphangites réticulaires lépreuses de voisinage) . Envahissement de presque toute l'étendue de la surface cutanée par des tubercules la plupart enflammés ou ulcérés, et accompagnés de lymphangites réticulaires de voisinage. — Cicatrices cutanées. — Hyperesthésie cutanée énorme au niveau des surfaces cuta-

nées atteintes d'érysipèle. — Fonte purulente de quelques tubercules. — Déformation des mains et des doigts. — Onyxis. — Eruptions palmaires. — Tubercules du scrotum et de la verge. — Coloration noire de la peau des membres inférieurs, laquelle est amincie et couverte de cicatrices. — Anesthésie de la face externe des membres. — Rhinite, glossite, angine et laryngite lépreuses. — Evolution générale des tubercules ; fonte purulente accompagnée de poussées érysipélateuses. — Gonflement douloureux de toutes les jointures (sorte de rhumatisme infectieux). — Diarrhée abondante. — Emaciation, cachexie extraordinaires. — Conservation de l'intelligence. — Pas de lépreux dans sa famille. — Hygiène mauvaise. — Excès. (Cette très intéressante Observation inédite m'a été communiquée par M. le professeur Poncet (de Cluny) qui l'a recueillie pendant son séjour au Mexique en 1863 dans l'hôpital San Pablo de Mexico. — Service de M. le docteur Posa.)

Pablo Ram..., 38 ans, commerçant, né à la Guadalajarra en 1825. Est malade depuis 14 ans. Son père est mort d'une maladie du testicule. — Sa mère succomba dans un accès de fièvre. Il n'a jamais connu de lépreux dans sa famille. Il est célibataire.

Interrogé sur la cause de sa maladie, il accusa d'abord la nature de ses occupations qui le forçaient à travailler la nuit et à dormir le jour, puis sa mauvaise nourriture essentiellement composée de maïs et de viande de porc et peut-être aussi, dit-il, ses excès, sa vie déréglée.

En 1850, époque à laquelle a débuté sa lèpre, il fut pris sans cause connue de fièvre, de frissons, de céphalalgie, de douleurs dans tous les membres, d'une courbature générale. La durée de cette période fébrile ne peut être précisée exactement, mais peu de temps après il remarqua que les narines étaient sèches, obstruées ; les os du nez étaient très douloureux. Quelques mois plus tard la suppuration survint : le mucus nasal fétide et sanguinolent contenait l'os nécrosé ; le nez se déforma et en même temps les premiers tubercules se montraient aux oreilles.

En 1852 toutes les articulations deviennent malades, elle sont gonflées, douloureuses, incapables du moindre mouvement. Il y a de la fièvre, de la céphalalgie, et de l'anxiété du côté du cœur. Cet accès de rhumatisme articulaire assez bien caractérisé fut suivi d'une éruption de tubercules sur le visage.

En 1854, deuxième accès de fièvre rhumatismale avec péricardite traitée par les vésicatoires. Nouvelle éruption de tubercules dont quelques-uns s'enflamment, s'ulcèrent et se cicatrisent parcourant ces périodes dans l'espace de 1 à 2 mois. Il y eut aussi de nouvelles poussées plus ou moins rapprochées jusqu'en 1858, époque à laquelle les éruptions devinrent de plus en plus fréquentes et se renouvelèrent à peu près tous les deux mois.

Mais dans ces derniers temps l'apparition de nouveaux tubercules a occasionné dans les parties voisines de l'éruption et plus généralement aux extrémités supérieures et inférieures une inflammation érysipélateuse de nature particulière, caractérisée par de la rougeur, du gonflement et des douleurs intolérables. Dans ces moments la langue se charge, l'appétit est nul, la soif intense, et, phénomène très important, il survient une diarrhée abondante et fétide.

État actuel. — Le malade alité depuis plusieurs années peut à peine se mouvoir. Il relève (juin 1863) d'un érysipèle généralisé sur les membres supérieurs et inférieurs à la suite duquel une diarrhée colliquative est survenue. Aujourd'hui cependant le pouls est fréquent, la peau est moins chaude, la soif moins vive et les selles ne se répètent que 4 à 5 fois par jour après avoir eu lieu 10 à 12 fois dans les 24 heures. La fièvre et les troubles digestifs ont réduit cet homme à un degré d'émaciation voisin du marasme. Il reste sur son séant, la tête fléchie sur ses genoux et appuyée dans ses bras, représentant à peine dans cette position le volume d'un enfant de 12 à 13 ans. Son corps est une vaste surface suppurante ou enflammée, d'une odeur infecte, d'une sensibilité extraordinaire et douloureuse au point d'arracher des cris au malade dès le moindre contact des couvertures sur les endroits atteints d'érysipèle. Au milieu de ces souffrances le malade a conservé son intelligence, et quand on parvient à force de questions à lui faire quitter les idées tristes qui assiègent ordinairement les lépreux, on voit briller une certaine vivacité dans ses regards. La parole est claire, nette, exprimant la pensée avec une précision qu'on rencontre rarement chez l'Indien.

Les cheveux noirs, épais, existent sur tous les points qu'ils doivent normalement occuper; les sourcils et les cils manquent, les premiers à la partie externe, les seconds dans les points où se sont développés quelques tubercules.

Avant de décrire l'aspect particulier à chaque partie du corps, nous dirons d'une manière générale que, la poitrine et l'abdomen exceptés, tout est envahi par l'éruption tuberculeuse à différentes périodes; ici c'est le tubercule simple isolé et mobile, de la grosseur d'un petit pois, induré par l'épaisseur de la peau; là ce sont des plaques tuberculeuses ayant plusieurs centimètres d'étendue, séparées les unes des autres et à différentes périodes de développement, indolentes, douloureuses, enflammées, suppurantes ou se cicatrisant. Tout le visage est d'une couleur rouge cuivrée, inflammatoire; il est parsemé de cicatrices irrégulières, étroites, non adhérentes et très douloureuses en ce moment. On voit encore çà et là des tubercules à l'état simple, indolents, pâles, de la grosseur d'une lentille; mais ce qui prédomine ce sont les tubercules enflammés.

Les deux paupières dont la mobilité est intacte sont bordées de petites tumeurs à l'état de suppuration; une d'elles, par la saillie qu'elle occasionne sur la muqueuse conjonctivale produit une petite hernie en bas et en dehors.

Le nez couvert d'une croûte purulente est cependant peu déformé et, bien que les cartilages soient ramollis, la déviation et l'aplatissement n'ont pas atteint le degré que l'on rencontre souvent sur d'autres points.

La langue porte quelques tubercules sur la ligne médiane et principalement sur les côtés à la limite de la région papillaire. Le voile du palais a perdu sa direction naturelle, il est rétréci, fortement abaissé en arrière et présente sur la ligne médiane une cicatrice blanche assez longue qui explique cette déformation; la luette elle-même disparaît sous 3 ou 4 tubercules. — La voix est rauque, la respiration difficile et sifflante, l'haleine infecte. — L'examen à l'œil nu de l'arrière-gorge ne démontre aucune lésion, mais le larynx est sensible au toucher.

Les bras immobilisés à l'articulation du coude par les accès répétés de rhumatisme sont insensibles sur toute la surface externe et présentent des plaques tuberculeuses, des tubercules simples en pleine suppuration ou des cicatrices linéaires. Autour de celles-ci on remarque une auréole rouge sombre, vestige de l'inflammation qui accompagne la fonte purulente. — Le même aspect se présente jusqu'aux épaules où existent aussi des tubercules. Ici encore la peau est cuivrée, tendue, douloureuse au moindre contact, et couverte de points purulents.

Les mains sont complètement déformées. La peau qui recouvre les métacarpiens est décuplée d'épaisseur et d'une sensibilité extrême au toucher. Le dos des 2 premières phalanges gonflé et tendu est garni de petits ulcères suppurants. Mais comme phénomène indiquant la dernière période d'évolution de la lèpre, nous signalerons la déformation générale des doigts qui sont contournés, ankylosés, comme ceux des vieux rhumatisants, et la présence de tubercules suppurants sous les ongles. Aux troisièmes phalanges, minces et évidées si on les compare aux premières, existe une espèce d'onyxis accompagné sur l'un des doigts d'une carie de l'os.

Sur les éminences thénar et hypothénar nous rencontrons au milieu des parties gonflées certaines plaques érysipélateuses au centre desquelles il y a une légère induration.

Les membres inférieurs sont dans un état plus grave encore, soit par les rhumatismes, soit par le séjour continuel au lit; les genoux comme les coudes sont immobilisés par une fausse ankylose.

A partir de la rotule jusqu'aux orteils, la peau est de couleur noire bistrée à fond cuivré, et dans certains points elle est tout à fait noire, ce qui indique d'anciennes et fréquentes inflammations. Il n'y a pas d'épaississement érysipélateux; le tissu dermique est au contraire aminci, parce qu'il ne se compose réellement que d'une série de cicatrices entre lesquelles on perçoit de nombreuses dépressions provenant d'une perte de substance. Les tubercules suppurants y sont pour le moment moins fréquents que les cicatrices et ceux qu'on y rencontre ne sont pas douloureux. Les malléoles et les pieds sont fortement engorgés, mais il n'y a pas d'ulcères dans ces parties inférieures. — Les jambes et les cuisses sous l'influence des inflammations répétées ont perdu toute la sensibilité à la partie externe, le côté interne perçoit parfaitement le contact des plus petits corps.

Le scrotum et la verge sont garnis de tubercules. Le bassin près des lombes est le siège d'une inflammation récente survenue sur des cicatrices et sur des tubercules indolents. Ceux-ci sont alors devenus douloureux, brillants, acuminés et sur un centimètre autour de chacun d'eux existe une rougeur vive, inflammatoire ; comme ils existent en quantité considérable l'érysipèle occupe toute la région lombaire. On n'aperçoit aucune traînée lymphatique ; les ganglions de l'aine ne sont pas douloureux.

25 *juillet*. — Le malade est pris d'une diarrhée qu'on ne peut arrêter. Il y a de la fièvre chaque soir, le corps répand une odeur repoussante.

30 *juillet*. — La fièvre revient chaque soir, la diarrhée est fétide, il a 14 à 15 selles dans la nuit. Toutes les articulations sont douloureuses, rouges, gonflées. — Pas d'appétit. — Pas de sommeil. — Soif ardente.

2 *août*. — Un peu moins de fièvre, 4 à 5 selles dans les 24 heures. Les tubercules des mains sont toujours gonflés et douloureux. La langue est meilleure. — Le malade demande à manger.

5 *août*. — Nouvel accès de fièvre avec frisson, chaleur et sueur. L'état général paraît un peu s'améliorer.

10 *août*. — L'érysipèle de la face, des lombes et des mains a disparu. La teinte livide rouge de ces parties est remplacée par la teinte jaune cachectique, mais les douleurs sont apaisées. Les tubercules sont en pleine suppuration. — 4 à 5 selles par jour, d'une fétidité extrême.

3 *septembre*. — Les tubercules de la figure sont affaissés. — Il n'y a plus de rougeur érysipélateuse nulle part. Les mains ont diminué de volume et ne sont plus douloureuses. On a ouvert sur une jambe 3 ou 4 foyers purulents formés à la suite d'un érysipèle. — La diarrhée a cessé, l'appétit est revenu, le malade dort ; en somme il y a une amélioration notable.

Lorsque ces phénomènes ont persisté plusieurs jours on voit les tubercules et la peau avoisinante, soit à la face, soit sur le tronc, souvent sur une partie étendue d'un membre, se gonfler et devenir rouges, douloureux.

Tantôt cette rougeur et ce gonflement envahissent des régions cutanées considérables et présentent tous les caractères de l'érysipèle : rougeur, chaleur, douleur parfois très vive, gonflement œdémateux (parfois très accentué aux paupières), éruption de vésiculettes, ou des phlycténules à la surface des régions envahies, rien n'y manque ; pas même l'engorgement douloureux des glandes avoisinantes. Aussi suis-je étonné de ne pas voir signalées par Danielssen et Bœck, l'analogie, l'identité qui existent presque entre l'érysipèle et cette variété de poussées aiguës, de ne pas voir même prononcé le mot érysipèle ou lymphangite dans l'excellente description qu'ils donnent de cet exanthème aigu (1). Puis cette tuméfaction due à l'érysipèle, ou si l'on veut cette lymphangite réticulée, s'affaisse ; les phénomènes généraux et la douleur disparaissent, la rougeur s'est dissipée peu à peu, la desquamation consécutive à l'érysipèle se produit. Le malade éprouve une euphorie notable.

Mais l'on constate que les tubercules sont devenus plus consistants, plus durs, que parfois ils ont augmenté de volume ; que de nouvelles indurations léproma-

---

1. Quelle analogie entre ces poussées érysipélateuses de la lèpre tuberculeuse et celles de l'éléphantiasis des Arabes !

teuses en nappe et en nodule sont apparues. En revanche quelques tubercules anciens se sont résorbés. Les tubercules demeurent ainsi stationnaires plus ou moins longtemps, puis survient souvent à ce même niveau ou ailleurs une nouvelle poussée plus ou moins intense et présentant les mêmes caractères.

Dans l'autre variété, la rougeur est plus limitée. La peau qui entoure les tubercules soit immédiatement à leur surface, soit à côté, se gonfle, devient rouge, il se produit ainsi des tuméfactions localisées rappelant l'érythème noueux, lesquelles se transforment peu à peu en nouveaux tubercules lépreux, en augmentant le volume du tubercule préexistant autour duquel elles se sont développées (1).

A la suite de ces poussées successives, non seulement les tubercules augmentent de volume et de nombre (bien que quelques anciens léprômes diminuent ou disparaissent même, comme nous l'avons vu); mais encore la peau avoisinante s'épaissit, s'indure, perd sa souplesse et arrive même par son épaississement énorme à masquer les léprômes. Il se produit ainsi une sorte d'état pachydermique offrant presque les caractères objectifs de l'éléphantiasis des Arabes, présentant même avec lui une certaine analogie évolutive et jouant un grand rôle, en particulier aux extrémités inférieures, dans les déformations hypertrophiques parfois monstrueuses que présentent certains lépreux.

Il nous faut maintenant aborder l'étude du siège des léprômes. Nous aurons ainsi l'aspect du lépreux tuberculeux ou léonin à la période d'état (2).

SIÈGES ET FOYERS DE PRÉDILECTION DU LÉPROME

Le nombre des tubercules est très variable. Au début il peut n'y en avoir que quelques-uns ; deux même seulement comme dans le cas de Giuseppe Ranzo Merlo. Dans ces conditions le diagnostic peut être très difficile. Il peut au contraire y en avoir un très grand nombre dès la première poussée. En tous cas, à chaque poussée ultérieure, le nombre des tubercules va en augmentant, que ceux-ci se soient montrés localisés en un seul point du tégument, ou au contraire que l'éruption tuberculeuse soit apparue sur plusieurs points du corps à la fois (3).

Comme les taches, les tubercules affectent des sièges de prédilection. Bien que l'éruption puisse débuter tantôt par le visage, tantôt par les extrémités, tantôt

1. Nous avons vu que, avec les poussées tuberculeuses même tardives, peuvent coïncider des poussées nouvelles de macules purement érythémateuses, parfois pigmentaires, évoluant comme celles de la période maculeuse pure.

2. Je le répète encore, cette description, comme toutes les descriptions cliniques, est nécessairement schématique et présente tous les inconvénients de la schématisation. Il peut se faire en effet qu'à cette période quelques tubercules soient déjà ramollis, ulcérés ou exulcérés. Mais le plan, d'ailleurs correspondant à la majorité des faits, que nous nous sommes tracé, nous permet de remettre cette étude au chapitre : « Période d'ulcération ou de déclin. »

3. Les léprômes nodulaires sont parfois disposés en groupes affectant une disposition circinée et constituant des cercles ou demi-cercles variant du diamètre d'une pièce de 1 franc à celui d'une pièce de 5 francs et égalant même la paume de la main. Ce sont en général les tubercules lenticulaires, pisiformes (en un mot les petits léprômes dermiques nodulaires) qui affectent cette disposition circinée, qui, bien que rare, peut se rencontrer parfois. Dans ces cas les tubercules ainsi disposés présentent une grande analogie objective avec ceux de la syphilis. Comme Hebra, je les ai vus plusieurs fois affecter cette disposition aux régions palmaires et plantaires. J'ai parfois vu aussi des tubercules circinés aux membres, sur le tronc, aux oreilles, mais jamais à la face.

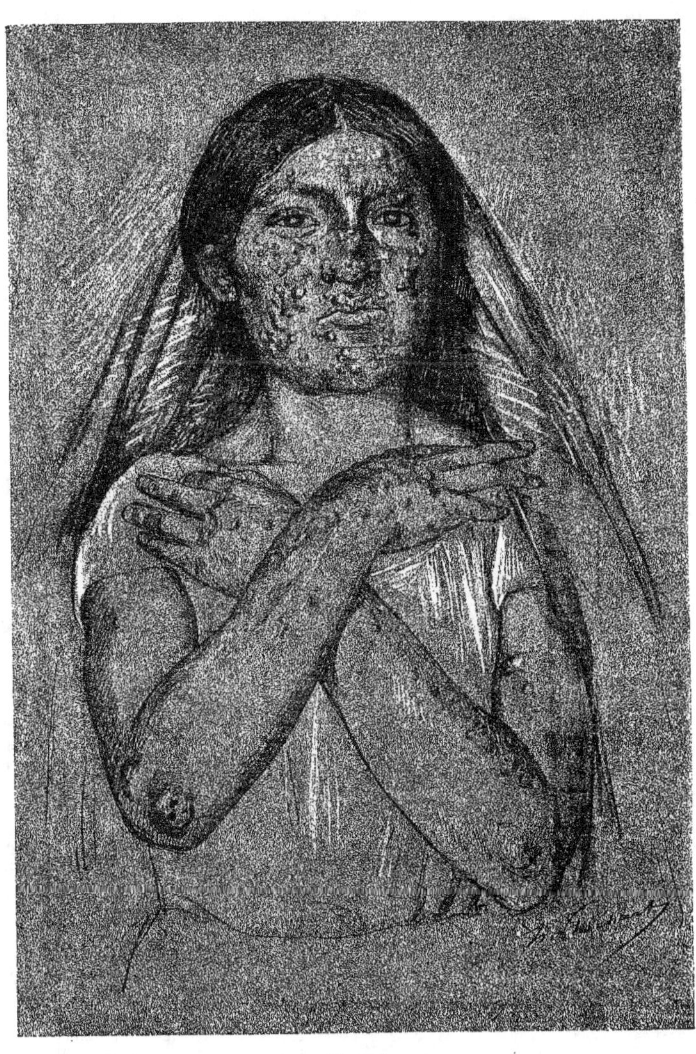

Figure 2.

Lèpre tuberculeuse mexicaine. — Dessin de M. H. Pluchart, d'après une photographie que m'a
communiquée le Dr Poncet (de Cluny).

9

même par les fesses, et s'y localiser quelque temps, les léprômes envahissent plus ordinairement et plus particulièrement certains endroits de la surface cutanée. Que les léprômes se présentent sous forme de nodosités ou de plaques, qu'ils soient gros ou petits, saillants ou plans, disséminés ou disposés régulièrement en groupes ; ils sont d'ordinaire, au bout d'un certain temps, accumulés en certaines régions où ils débutent d'ailleurs en général et tendent souvent à se localiser. Ces régions constituent de véritables foyers de prédilection pour le léprôme. (La figure 2 qui représente une malade atteinte de lèpre tuberculeuse mexicaine en offre un bel exemple.)

L'étude du siège du léprôme nous donne l'aspect tégumentaire externe du lépreux tuberculeux ou léonin à la période d'état. On peut voir dans la plupart des Observations et des planches de ce livre que ces foyers de prédilection sont en première ligne le masque facial et les oreilles.

Ici le siège et l'aspect particulier de l'infiltrat lépreux, la couleur spéciale de la peau, la chute des poils de la face, la conservation des cheveux donnent à la face une expression bizarre, particulière, caractéristique. C'est le masque du léonin, le léontiasis lépreux connu depuis les temps les plus reculés.

Cet aspect est tellement spécial, caractéristique, que le diagnostic lèpre tuberculeuse peut être fait à plusieurs mètres de distance, tant se ressemblent tous les malades des pays les plus divers. Aussi quand on a vu le masque du léonin on le reconnaîtra toujours. Bien plus, cette expression particulière du visage est telle que, lorsque l'on se trouve en présence d'un léonin accentué, il est impossible de dire, en considérant le masque facial seul, quel est l'âge, le sexe du sujet auquel on a affaire. C'est ainsi qu'avec son énorme figure le jeune malade de l'Observation V dont voici le masque facial vu de face et de profil, tel que l'a dessiné mon ami Pluchart (*Fig.* 3 et 4), pourrait être pris pour un homme ou une femme de cinquante ans quoiqu'il n'ait que 14 ans.

Les photographies, dessins et observations des léonins représentés dans les planches I, VII, VIII et IX, etc., montrent également les déformations extraordinaires que peut subir le masque facial des léonins (1). Le visage paraît comme bouffi, bien que ses traits soient plus accentués qu'à l'état normal à cause de l'exagération considérable des sillons normaux. Sa couleur varie depuis le rouge pâle jusqu'à la couleur bronzée, en passant par les diverses teintes que nous avons signalées plus haut. Il présente un aspect huilé ou vernissé. Les poils de la face ont disparu en partie ou en totalité. Ils sont parfois conservés dans les sillons qui séparent les infiltrats lépreux et présentent alors l'aspect de touffes raides, d'aigrettes.

---

1. On peut cependant, au début de la période d'état, distinguer deux types principaux. Dans un premier type la face est parsemée (surtout au niveau des foyers de prédilection) de tubercules isolés, plus ou moins rapprochés, plus ou moins gros et plus ou moins saillants, de couleur variable. C'est ce que je propose d'appeler le *type leontiasis par léprôme nodulaire.* (Voir Planche I, figures 1 et 4 et Planche VIII).

Dans un deuxième type, la face est infiltrée d'une façon plus diffuse (bien que toujours principalement au niveau des foyers de prédilection) par le léprôme qui ici se présente sous forme d'infiltrats en plaques planes ou un peu bosselées, séparées par les sillons de la face qui ici surtout sont exagérés. (Satyriasis, léontiasis.) C'est ce que je propose d'appeler le *type leontiasis pachydermique par léprôme infiltré en nappe.* (Voir planche VII, figure 1 et les figures 3, 4 et 5, intercalées page 67.)

Les cils et sourcils sont tombés et, quand la barbe persiste, elle est en partie tombée. Les poils sont malades, lanugineux. (PL. VIII.)

L'infiltration de la face par le léprôme est en général remarquablement symétrique. Le léprôme envahit particulièrement le front, mais l'éruption s'arrête toujours à la racine des cheveux et respecte le plus ordinairement les tempes. Elle envahit en somme une région correspondant à un masque couvrant toute la face, sauf souvent une bordure saine d'un à trois centimètres qui l'encadre en quelque sorte.

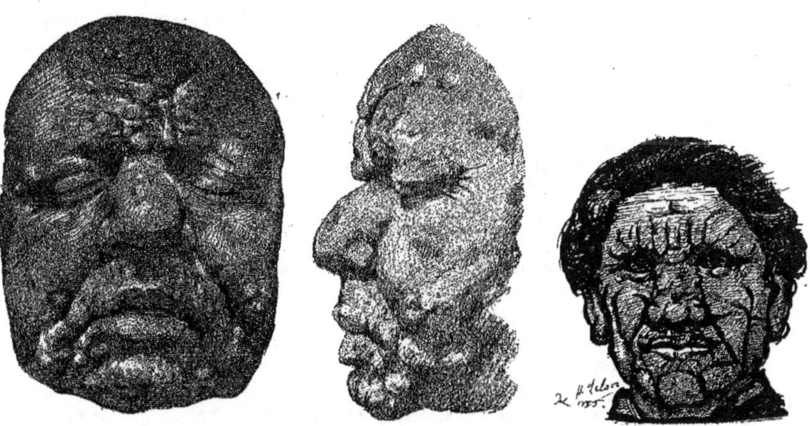

Figure 3.   Figure 4.   Figure 5.
Les figures 3 et 4 représentent la face du malade de l'Observation V. — La figure 5 représente la face d'un lépreux dont j'ai recueilli le dessin en Italie.

La peau du front est épaissie, ses sillons sont notablement exagérés et donnent parfois à cette région un aspect froncé rappelant celui de la colère ou de la méditation profonde. Les régions sourcilières infiltrées de tubercules, surtout au niveau de leur moitié interne, forment une saillie notable, et surplombent les yeux sous forme de masses mamelonnées, traversées par des sillons profonds d'ordinaire verticaux, lesquels coupent perpendiculairement les sillons en général horizontaux des tubercules frontaux. (PL. IX.) Dans ces sillons, surtout à la partie externe, on voit parfois encore quelques touffes de poils raides comme des poils de brosses à dents. (PL. VIII.)

Les paupières, surtout les supérieures, présentent souvent des nodosités plus ou moins grosses qui rendent les paupières supérieures à demi pendantes. La peau du nez infiltrée par le léprôme donne à cet organe un aspect bosselé, élargi, aplati, écrasé, épaté comme chez le nègre, suivant la juste remarque de E. Vidal. Les narines et les ailes du nez sont épaissies, boursouflées. Les joues sont infiltrées surtout dans leur région antérieure, vers le sillon naso-labial. Elles sont souvent notablement hypertrophiées et rappellent les joues de certains malades atteints de lupus tuberculeux. Elles forment parfois de chaque côté une espèce de coussin dépassant presque le nez épaté. Les lèvres tuméfiées, épaissies, proéminentes, ont de la tendance à se mettre en ectropion (surtout la lèvre inférieure) ce qui donne parfois à la bouche du malade l'aspect de la bouche d'un mulâtre et même de la gueule d'un animal (PL. VII, *Fig.* 1).

Le menton est élargi, plus plein, plus enflé, carré gonflé et bosselé. Les pavillons des oreilles et le lobule sont le plus souvent couverts de nodosités isolées et parfois de plaques tuberculeuses. Le lobule des oreilles est souvent allongé d'une façon inégale et l'oreille hypertrophiée comme dans certains érysipèles. L'oreille rappelle parfois une bourse bourrée de tubercules.

Contrairement à Hebra et à Vidal, je n'ai jamais, malgré des recherches attentives, trouvé de tubercules dans le cuir chevelu. Souvent même la riche chevelure du lépreux, formant crinière, fait un contraste étonnant avec sa face tuméfiée, déformée et glabre, et l'on conçoit que les anciens aient donné le nom de léontiasis à cette forme de lèpre. Le cou est rarement envahi par les tubercules lépreux comme on pourra le contstater à un examen attentif. Il est étonnant que cette intégrité (relative d'ailleurs) du cou ne soit pas signalée par les auteurs.

Sur les épaules, la poitrine, le dos, le ventre, on trouve aussi des tubercules. A ce niveau ils sont en général petits, papulo-lenticulaires ou pisiformes (Duchassaing), mais d'ordinaire ils sont toujours proportionnellement moins nombreux et moins confluents qu'à la face et qu'aux membres.

On les trouve au tronc, principalement sur les flancs, la région lombaire, la partie moyenne de la poitrine ; j'en ai vu sur les seins et même sur le mamelon. Par contre les fesses sont un foyer assez fréquent de tubercules, foyer trop passé sous silence. Les léprômes s'y présentent parfois sous forme de grands cercles, demicercles, etc., constituant une des variétés de la lepra gyrata.

Les léprômes s'accumulent aussi fréquemment à la racine des cuisses, du côté du triangle de scarpa. Les organes génitaux peuvent aussi être envahis. Le gland lui-même peut être atteint. Le fait n'est pas fréquent, mais j'en ai observé cependant des exemples; aussi ne puis-je admettre l'opinion de mon collègue Neisser qui considère le gland comme toujours indemne de tubercules (1). Peut-être la présence de tubercules dans l'épaisseur de la peau du gland est-elle la cause purement locale et mécanique de l'exagération des désirs vénériens que l'on observe parfois, mais très rarement (au contre de l'opinion ancienne), chez quelques lépreux.

Mais, après la figure, ce sont en général les *membres supérieurs et inférieurs* qui sont le plus atteints, comme le montrent bien les figures n° 2 et 11, pages 65 et 99. Ici, c'est principalement au niveau de leur surface d'extension (région postérieure

---

1. Griesinger (*Archives de Virchow*, 1853) nous dit également avoir vu des tubercules du gland chez un des 6 lépreux qu'il a observés au Caire, et qui présentaient des lésions absolument analogues à celles des lépreux de Norvège.

des bras et des avant-bras, face dorsale des mains, régions antérieures des cuisses, des genoux, des jambes, face dorsale des pieds) que siègent les léprômes, qui à ce niveau sont souvent étalés en plaques. Mais, même en ces régions, il existe pour les léprômes, tant aux membres supérieurs qu'aux membres inférieurs, des sièges de prédilection. Ce sont, pour les membres supérieurs, la région postérieure du coude, les régions postéro-externes des avant-bras, la région supérieure du poignet, la face dorsale des mains. En ces différents points le léprôme peut se présenter à l'état nodulaire (tubercules disséminés) ou à l'état diffus (infiltration lépromateuse en nappe), de sorte que l'on retrouve encore au niveau des membres les deux types principaux que j'ai distingués à propos des léontiasis lépreux (1).

Lorsque les doigts ou quelques doigts sont atteints, c'est toujours au niveau de leurs régions dorso-latérales. En général, au début, les premières et parfois les deuxièmes phalanges seules sont envahies et les phalangettes respectées, ce qui donne aux doigts un aspect fusiforme rappelant de loin un doigt atteint de spina ventosa.

Ce n'est que plus tardivement en général que le léprôme envahissant les phalangettes déforme les extrémités digitales en massue. C'est à ce moment surtout que se montrent les lésions des ongles. Ces différentes lésions des doigts, la présence de nodules lépreux au niveau des articulations, l'épaississement et la dureté de la peau, parfois la douleur, empêchent les mouvements des doigts. Ceux-ci deviennent raides, étendus, écartés les uns des autres et rendent le travail très difficile.

Aux membres inférieurs, les foyers de prédilection sont en première ligne les régions antérieures des genoux et anto-latérales des jambes, les régions malléolaires. On trouve aussi fréquemment des léprômes nodulaires ou en nappe au niveau des régions antéro-latérales des cuisses, au niveau du cou-de-pied. La face dorsale des pieds et parfois des orteils est souvent prise et présente des lésions identiques à

1. A la face dorsale des mains, du poignet et des premières phalanges des doigts, le léprôme nodulaire ou en plaques se trouve parfois masqué par le gonflement cyanotique et plus souvent œdémateux que nous avons étudié plus haut et qui aboutit à l'œdème dur, à la pachydermie. La face dorsale des mains présente alors l'aspect d'un coussin saillant. Chez une Italienne que j'ai observée en 1885 (Voir la PLANCHE VII, *Fig*. 1.), ce coussin formé par l'œdème dur commençait au poignet pour s'arrêter net au niveau des articulations métacarpo-phalangiennes des deux mains. Aussi les doigts effilés et non déformés faisaient-ils contraste avec le dos de la main fortement bombé. Dans ce cas, et dans quelques autres analogues, la région tuméfiée était absolument lisse, blanche ; à la palpation on ne pouvait y percevoir aucun néoplasme, on éprouvait la sensation de l'œdème dur. Dans d'autres cas la tuméfaction s'étendait aux premières phalanges, la peau était plutôt cyanosée, même pendant les chaleurs. Mais à la palpation on éprouvait toujours la sensation de la pachydermie, de l'œdème chronique.

Dans d'autres cas enfin, je pouvais percevoir au milieu de cette infiltration diffuse, des indurations en nodules ou en plaques ; la peau avait une teinte d'un brun violacé, la tuméfaction s'étendait sur les faces dorsales des premières et deuxièmes phalanges. — Chez d'autres malades on trouvait au contraire, des léprômes nodulaires gros comme des pois ou des noisettes disséminés au niveau des régions précitées. Ces différentes variétés d'aspect, que l'on rencontre également au cou de pied et à la face dorsale des pieds, se trouvent décrites dans plusieurs observations de ce livre (Voir FIG. 1, page 49). — Elles montrent d'une façon frappante le rôle important que jouent l'hyperémie passive, l'œdème mou, l'œdème dur dans les déformations et hypertrophies du tégument externe chez les lépreux tuberculeux.

Fait important, ces tissus cyanosés et épaissis, ou atteints de pachydermie, sont souvent insensibles absolument. Il semblerait donc que ces lésions d'hyperémie passive, d'œdème, etc., soient en relation (en partie tout au moins) avec des altérations du système nerveux, comme dans différentes variétés d'hyperemie passive et d'œdèmes mous et durs non lépreux consécutifs incontestablement à des lésions du système nerveux. Cependant dans la pachydermie lépreuse il faut aussi ne pas oublier le rôle majeur joué par les lymphangites et les lésions diverses du système lymphatique si accentuées chez les lépreux.

celles que nous venons d'étudier à propos des mains. Mais aux membres inférieurs les lésions œdémateuses de la peau sont en général bien plus précoces et plus accentuées qu'au niveau des membres supérieurs. L'œdème dur qui envahit le pied remonte jusqu'aux malléoles, jusqu'à la moitié des jambes, jusqu'aux genoux et même au delà, donnant aux membres ainsi atteints l'aspect des membres affectés d'éléphantiasis des Arabes, de pachydermie, et contribuant à rendre la marche très difficile.

Grâce à la saleté, la peau, déjà épaisse et sèche, se couvre de squames larges, parfois imbriquées, écailleuses, crocodiliennes. Cette peau pachydermique peut être parfois le siège d'une hyperchromie presque mécanique. On comprend très bien que les anciens aient donné à la lèpre tuberculeuse le nom d'éléphantiasis des Grecs. (Voir *Fig.* 11, page 99.)

Cet état pseudo-éléphantiasique masque souvent l'atrophie plus ou moins accentuée des muscles et des membres. Les lésions des ongles paraissent plus fréquentes aux orteils qu'aux doigts. Les régions palmaires et plantaires sont parfois envahies, comme l'avait bien remarqué Rayer, contrairement à l'opinion de Danielssen et Boeck. J'ai, à ce niveau, observé chez plusieurs lépreux de la Norvège et des pays chauds des léprômes nodulaires plats, d'un rouge cuivré ou violacé, plus ou moins grands, isolés ou confluents, parfois même circinés ou diffus. Comme ces léprômes lenticulaires ou étalés se développent sous l'épiderme épais de la paume de la main, lequel se desquame au niveau du centre du léprôme, ces lésions présentent parfois une très grande analogie objective avec les syphilides palmaires ou plantaires.

Il peut survenir une tuméfaction douloureuse, luisante, de la paume des mains et des pieds, rendant la marche très difficile et pénible, et rappelant un peu la tuméfaction de la paume des mains et des pieds au début de la variole. — Il ne s'agit pas toujours alors d'infiltrations aiguës par le léprôme, mais bien parfois de lymphangites ou d'œdèmes aigus palmaires et plantaires. Mais, répétons-le, ces lésions palmaires et plantaires sont rares.

Les *ganglions lymphatiques* où se rendent les lymphatiques partant des régions tégumentaires (externes ou internes) atteintes s'engorgent.

Cet engorgement ganglionnaire qui se montre dès le début de l'éruption tuberculeuse surtout au niveau des ganglions de l'aine, comme Adams l'avait signalé il y a longtemps chez les lépreux de Madère, va en augmentant avec le progrès du mal, soit lentement, soit parfois avec des poussées un peu aiguës dont nous avons parlé plus haut et qui accompagnent les éruptions érysipélatoïdes, etc. Les ganglions engorgés peuvent atteindre le volume d'un œuf de poule, d'un œuf de dindon et même davantage.

Les ganglions inguinaux ne sont pas les seuls pris. J'ai vu souvent les ganglions du cou, en particulier les ganglions sous-maxillaires et myloïdiens, former d'énormes paquets saillants assez volumineux pour gêner les mouvements de la mâchoire inférieure et même parfois la déglutition et la respiration. Les ganglions axillaires atteignent fréquemment le volume d'un œuf de dindon et même davantage.

Enfin, j'ai pu parfois constater un engorgement assez prononcé des ganglions poplités, épitrochléens, auriculaires et mastoïdiens. En un mot, les ganglions lymphatiques de toutes les parties du corps peuvent être envahis ainsi que l'a observé Touzier à l'île Bourbon. Ces ganglions ainsi hypertrophiés sont durs, indolents, peu adhérents aux tissus ambiants. Je les ai vus rarement ramollis. D'après Danielssen et Boeck, Hardy, ils pourraient en certains cas finir par suppurer. Le fait est assez rare et ne se rencontre d'ailleurs que dans les périodes ultimes. Il se produit alors des trajets fistuleux étendus d'où s'épanche une matière épaisse. Ces ganglions ainsi engorgés sont de véritables foyers de virus lépreux.

LÉSIONS DES MUQUEUSES

Les *muqueuses* du nez, de la bouche, de la gorge, du larynx et de·l'œil peuvent être envahies dès le début de l'éruption tuberculeuse (surtout celle du nez). En tous cas, lorsque l'éruption tuberculeuse de la peau a duré quelque temps, elles finissent toujours par être atteintes.

L'exanthème tuberculeux est toujours accompagné au bout de quelque temps d'un énanthème tuberculeux.

Muqueuse buccale. Sur la muqueuse des lèvres, du palais, des joues, du voile du palais (Voir *Fig*. 3 et 5, PL. I ; – et *Fig*. 6, PL. II), les tubercules peuvent se présenter soit isolés et disséminés, sous l'aspect de papules plus ou moins saillantes, souvent plates, lenticulaires, parfois plus grosses et du volume d'une noisette, parfois plus petites. On en trouve aussi sur la luette et les amygdales. Elles sont assez souvent molles, roses, rouge pâle, livides, violacées, parfois au contraire pâles, blafardes, grisâtres ou opalines comme certaines plaques muqueuses. D'ordinaire lisses, elles peuvent au contraire être légèrement végétantes. Sous cet aspect elles présentent souvent la plus grande ressemblance avec les diverses variétés de syphilômes buccaux (plaques muqueuses vulgaires, opalines, végétantes, gommes syphilitiques). Ou au contraire elles rappellent plutôt le lupus vulgaire.

J'ai vu parfois ces lésions représentées uniquement au début par quelques taches argentées ou opalines peu ou à peine saillantes, comme si on avait légèrement touché la muqueuse avec un crayon de nitrate d'argent, et rappelant les plaques des fumeurs, certaines plaques syphilitiques argentées, etc.

Dans d'autres cas, j'ai vu une plaque large, mamelonnée, à granulations livides, lobulée, grisâtre, rappelant certains lupus en nappe de ces régions, couvrir une partie des gencives ou des lèvres, soit une partie et même la totalité de la voûte palatine et du voile du palais (1).

Sur la paroi postérieure du pharynx qui est en général sèche, luisante, et couverte de mucosités desséchées venant de l'arrière-cavité des fosses nasales on peut observer des lésions analogues. La muqueuse est épaissie, mamelonnée, granuleuse,

---

1. Dans quelques cas les tubercules des gencives amènent la chute des dents, surtout des incisives et en particulier des incisives supérieures. Cette chute des dents peut s'accompagner d'une nécrose du bord alvéolaire des maxillaires.

indurée, souvent pâle, blafarde. Il s'y forme des ulcérations assez superficielles, souvent rosées, qui, de même que celles du palais et de la bouche, guérissent parfois rapidement, pour reparaître plus tard.

Les lésions de la *langue* sont assez fréquentes. Elles sont en général mal décrites. Hebra les a comparées à celles du psoriasis lingual. C'est là une erreur d'observation, car elles ne présentent jamais cet aspect mais plutôt celui de certaines glossites syphilitiques. De même que dans la syphilis, la langue est surtout atteinte à sa face dorsale et sur les bords. (Voir Pl. I, *Fig.* 37 et 38, au Chapitre Anatomie Pathologique.)

Lorsque les lésions sont un peu accentuées, elles peuvent se présenter soit sous forme de quelques tubercules isolés, miliaires, lenticulaires, pisiformes, ou plus volumineux encore, durs ou un peu mous, lisses ou un peu végétants, rouges, livides ou opalins. Parfois l'on constate simplement quelques taches opalines ou argentées.

Souvent les papilles linguales sont un peu hérissées, saillantes, grisâtres ou opalines. Les follicules clos de la base de la langue sont presque toujours hypertrophiés. — Lorsque les lésions de la langue sont plus accentuées elles se présentent comme je l'ai montré cliniquement et anatomo-pathologiquement (Institut–Société de biologie, 1885), sous les deux principaux aspects suivants :

Tantôt la face dorsale de la langue est couverte de tubercules plus ou moins saillants, tantôt durs, tantôt mous, et séparés parfois les uns des autres par des sillons plus ou moins profonds. Leur surface rappelle certaines plaques muqueuses végétantes, une framboise, ou mieux une figue déchirée plus ou moins lobulée.

Tantôt la surface de la langue rappelle certaines variétés de glossites sclérogommeuses lobulées par des sillons longitudinaux et transversaux profonds ; ces lobules sont durs, de consistance scléreuse, à surface parfois lisse, grise, nacrée et même argentée, tantôt légèrement granuleuse.

L'épithélium qui recouvre ces langues ainsi altérées est souvent aminci. Dans d'autres cas il est hypertrophié et peut se détacher en lambeaux grisâtres laissant après leur chute les parties sous-jacentes un peu rouges ou blafardes.

Dans ces conditions la langue est devenue raide, épaisse, parfois doublée de volume, peu mobile (1). Les veines-ranines sont parfois variqueuses. (Rayer).

— La mastication est aussi souvent gênée et douloureuse, surtout lorsque les sillons qui séparent les tubercules se crevassent. Ces tubercules de la bouche sont rarement hyperesthésiques.

J'ai souvent pu constater que les différentes formes de la sensibilité étaient conservées à leur niveau. A la longue, ils deviennent cependant d'ordinaire anesthésiques. Mais, fait curieux, le goût du malade est presque toujours intact. Cependant il peut être parfois diminué, et Danielssen et Boeck ont remarqué que beaucoup de lépreux aimaient les aliments forts. Le fait n'est d'ailleurs pas constant. J'ai

---

1. J'ai vu en octobre 1885 à Gênes, dans le service du professeur Campana, un moulage de langue lépreuse, étudiée par Massini dans son travail histologique sur la lèpre buccale. Il existait dans ce cas, à la partie médiane de la face dorsale de la langue, un tubercule mamelonné, gros comme une petite noix, saillant de 1 à 2 centimètres. Sur ce tubercule mamelonné il y avait de nombreuses petites granulations miliaires, opalines comme dans certains lupus.

toutefois été frappé du plaisir avec lequel les pauvres lépreux norvégiens et quelques lépreux italiens savouraient leur chique, même dans les périodes les plus avancées du mal.

Avec les lésions des muqueuses buccales et laryngées, on voit souvent apparaître une salivation assez abondante, due sans doute à une irritation réflexe des glandes salivaires. Mais la salive ne s'écoule pas involontairement hors de la bouche comme dans la lèpre anesthésique. Car, dans la lèpre tuberculeuse, il n'y a pas de paralysie de l'orbiculaire des lèvres. Mais, lorsque les lèvres hypertrophiées par l'infiltrat néoplasique sont saillantes, pour ainsi dire en ectropion, cette salivation devient beaucoup plus apparente. J'ai trouvé dans la salive de certains malades une quantité énorme de bacilles lépreux. (Voir OBSERVATIONS XVI et LIX, etc.)

A ce moment la bouche des malades répand une odeur parfois fétide (surtout lorsqu'il y a en même temps de l'ozène lépreux). Dans d'autres cas l'odeur qui s'en répand est plutôt fade, douce. Cette odeur, (jointe à l'odeur particulière qu'exhalent la peau et les autres muqueuses des lépreux), donne à l'air des salles où ils habitent, surtout lorsqu'ils sont en grand nombre comme dans les léproseries de Norvège, une odeur spéciale, fade, douce, intermédiaire entre celle qu'exhalent les varioleux (odeur plume d'oie chaude) et celle du cadavre chaud.

Sur la *muqueuse nasale* et en particulier au niveau de la cloison, il se forme souvent dès le début du mal (car les lésions de la muqueuse nasale paraissent plus précoces en général que celles des autres muqueuses) des infiltrations lépromateuses d'ordinaire molles et livides. Celles-ci présentent une grande tendance à l'exulcération et à l'ulcération. Elles se couvrent de croûtes adhérentes qui s'épaississent encore par suite de la sécrétion abondante de mucosités épaisses, souvent sanguinolentes. La respiration devient ainsi gênée, sifflante. Parfois, à la suite d'efforts violents, le malade en se mouchant expulse une grande quantité de mucosités purulentes, épaisses et sanguinolentes, mélangées de croûtes (1). L'on peut apercevoir des exulcérations ou ulcérations irrégulières, blafardes, parfois un peu boursouflées, saignant facilement et siégeant d'ordinaire au niveau de la cloison. Il survient assez souvent des épistaxis parfois intenses. Ces ulcérations se montrent en général plus tôt que celles des autres régions du tégument muqueux ou cutané.

Les ulcères lépreux gagnent en profondeur et en largeur. Ils peuvent persister très longtemps ; mais ils finissent par perforer la cloison, surtout au niveau de la portion cartilagineuse. Cette perforation peut être limitée et constatable seulement par l'introduction dans les narines d'un stylet recourbé. Mais souvent la cloison entière finit par se détruire et, bien que les os propres du nez ne soient pas pris en général, le nez se déforme, s'écrase, s'aplatit ou prend l'aspect de « lorgnette de théâtre ». En un mot il présente les différentes variétés d'effondrement bien étudiées par Fournier chez les sujets syphilitiques.

---

1. L'ozène lépreux m'a paru relativement rare. J'ai rarement rencontré chez les lépreux l'horrible fétidité qui s'exhale du nez de certains syphilitiques. Quand j'ai rencontré chez les lépreux une fétidité analogue, elle m'a paru liée à des lésions de la charpente osseuse du nez.

Chose étrange, malgré ces lésions intenses de la cavité nasale, l'odorat persiste longtemps presque intact chez les lépreux. Ce n'est que plus tard, lorsque les lésions s'accentuent, lorsque la charpente osseuse du nez elle-même est atteinte, quand les os propres se gonflent, que l'odorat disparaît.

L'infiltration lépromateuse de la gorge s'étend jusqu'au *larynx*. La voix du malade est d'abord légèrement enrouée. Cette altération de la voix était déjà connue de Moïse qui, pour reconnaître les lépreux, les faisait parler devant lui. Puis l'enrouement augmente ; la voix devient rauque, nasonnée, dissonante, sibilante, faible ; on l'a comparée alors à celle d'un jeune chien. Enfin il se produit une aphonie qui peut (rarement) devenir absolue. En même temps la respiration devient difficile, embarrassée, courte. La dyspnée augmente et finit par devenir accentuée. J'ai constaté qu'elle augmentait surtout la nuit ; ou le jour, lorsque le malade se livre à un effort musculaire. J'ai vu plusieurs fois (OBSERVATIONS XI et XIX) une marche même peu rapide suffire pour amener un état dyspnéique excessif, avec cyanose, menace de suffocation et dans certains cas vertige suivi de perte de connaissance.

Parfois, c'est à la suite d'une œdème aigu, dû à une laryngite surajoutée consécutive au froid, que survient l'accès de suffocation. Aussi les lépreux doivent-ils redouter les refroidissements, qui produisent d'ailleurs facilement chez eux des pleurésies et des broncho-pneumonies. Dans d'autres cas c'est à la suite d'un accès de toux, dû, soit aux lésions pulmonaires dont sont fréquemment atteints les malades, soit au chatouillement du larynx par une parcelle de mucus ou d'aliment, et même (rarement) d'une portion de cartilage nécrosé, que cette sténose et ces altérations du larynx peuvent produire des accès de suffocation des plus graves.

Quand la dyspnée est devenue ainsi permanente, intense et menaçante, on est parfois obligé de pratiquer la trachéotomie.

Nous reviendrons au chapitre *Anatomie pathologique* sur ces lésions du larynx qui d'après certains examens laryngoscopiques débuteraient par des taches blafardes bientôt suivies de tubercules. Elles siègent d'ailleurs surtout sur les replis glosso-épiglottiques, l'épiglotte, les cordes vocales. Les lésions cartilagineuses ne surviennent que très tard. Cette lèpre du larynx présente une assez grande analogie avec la tuberculose laryngée.

Les *yeux* (Voir OBSERVATIONS X, XIII, XXII, LVIII, etc., PL. I et IV et enfin les figures ci-jointes à la page 76 : figures 6, 7, 8, 9) présentent souvent dès le début de la maladie des altérations qui ont été parfaitement décrites par différents auteurs et surtout par les Norvégiens Danielssen et Boeck, Bockmann, Hansen et Bull (*The leprous diseases of the Eye*. Christiania 1873), Kaurin. (*Om Oïenlidelser hos de spedalske*. Tidstkrift for praktisk medicin 1885). D'après une note, que m'a envoyée mon ami le docteur Kaurin de Molde, les 2/3 et même les 3/4 des lépreux seraient atteints de lésions oculaires et le cristallin ne serait jamais atteint primitivement. A mon avis, ce chiffre est encore insuffisant, si on a en vue les lépreux anciens.

Que les lésions des paupières que nous avons étudiées plus haut existent ou non, il se produit des altérations diverses dues à l'envahissement néoplasique de la conjonctive palpébrale et bulbaire, de la sclérotique, de la cornée, de l'iris, du corps ciliaire. Ces poussées éruptives du côté de l'œil coïncident souvent avec des poussées du côté de la peau. Dans certains cas elles peuvent être indépendantes, bien que précédées de fièvre, etc., etc., comme si une éruption cutanée devait se produire (Hansen). Sur la conjonctive, il se fait une injection vasculaire, comme dans la conjonctivite phlycténulaire, sous forme de plaques vascularisées triangulaires (Hébra) dont la pointe atteint le plus souvent le limbe de la cornée. (Voir Pl. I, *Fig.* 6.) Dans d'autres cas, la pointe de ce triangle vasculaire plus ou moins accentué correspond à l'un des coins de l'œil. En même temps il y a conjonctivite diffuse, larmoiement, et parfois un peu de photophobie. On voit alors se développer, en un point de cette vascularisation, le plus souvent à l'une de ses extrémités, et en particulier du côté de la pointe du triangle, une petite tache d'un gris blanchâtre ou jaunâtre, ronde, du volume d'un grain de mil, rappelant une phlycténule de la conjonctive. C'est un tubercule lépreux miliaire. Ce tubercule augmente de volume et en général avec lui la vascularisation, le larmoiement, etc.

Le tubercule en s'étalant finit par constituer une sorte de bourrelet allongé entourant une partie de la cornée et s'étendant plus tard à sa surface, soit en partie, soit en totalité sous forme d'un infiltrat gris jaunâtre, dur, parfois rugueux, envahissant finalement toute l'épaisseur de la région cornéenne atteinte, et plus ou moins vascularisé à sa surface par les vaisseaux de la conjonctive.

C'est le pannus leprosus, pannus crassus (Pl. IV, *Fig.* 6.) Parfois ces infiltrations plus ou moins étendues à la surface de la cornée se résorbent ou s'ulcèrent, sans néanmoins perforer celle-ci. Il en résulte des opacités plus ou moins étendues de la cornée. Mais quand le léprôme infiltre toute l'épaisseur de cette membrane, celle-ci finit par se ramollir en totalité ou en partie, elle se perfore parfois. Il se produit ainsi des synéchies antérieures, ou bien des staphylômes, où l'œil se vide.

Dans d'autres cas, le léprôme, après avoir traversé la cornée, atteint l'iris qui prend une couleur gris jaune sale. La pupille se déforme, la chambre antérieure se remplit peu à peu de matière tuberculeuse, la douleur devient très violente (Danielssen et Boeck). La cornée et la chambre antérieure finissent par être envahies en entier. Il se produit une sorte de tumeur staphylomateuse pouvant empêcher l'occlusion des paupières. Puis la masse tuberculeuse se ramollit, l'œil est détruit, les douleurs cessent. L'iris peut être également envahi d'une manière indépendante, presque primitive. C'est une véritable iritis lépreuse rappelant certaines iritis syphilitiques gommeuses décrites dans la thèse de Nitot (1880).

La marche de cette iritis est généralement lente. Après des douleurs orbitaires et périorbitaires, etc, rappelant celles de l'iritis syphilitique, on voit la pupille se déformer. Puis, à l'aide d'une loupe, on voit des filaments exsudatifs qui traversent la pupille. Le léprôme pénètre dans la chambre postérieure de l'œil, produit des synéchies postérieures, il s'étale sur la face antérieure du cristallin. En même temps il pousse des prolongements en avant par la pupille et l'iris. Ces prolongements pénètrent dans la chambre antérieure de l'œil, recouvrent la face antérieure de l'iris et le réunissent parfois aux prolongements du léprôme qui a envahi la cornée. La conséquence de cette iritis est encore la perte de la vue. D'autres fois, comme l'a montré Hansen, il se produit une lésion diffuse de l'iris, iridocyclite. D'après Hansen $\frac{30}{100}$ des lépreux auraient des lésions de l'iris.

Ces altérations de l'œil, qui peuvent parfois évoluer d'une manière aiguë et même suraiguë (panopthalmitis acuta), suivent en général une marche lente. Mais le résultat est le même; c'est toujours la perte de la vue, perte parfois partielle, souvent totale. Il peut arriver même que les surfaces ulcérées des paupières, contractant des adhérences avec celles de la sclérotique, l'œil se trouve immobilisé dans l'orbite (Hardy).

Les figures ci-jointes : 6, 7, 8 et 9 représentent les diverses phases de l'envahissement de l'œil par le léprôme depuis l'envahissement partiel de la cornée (*Fig.* 6),

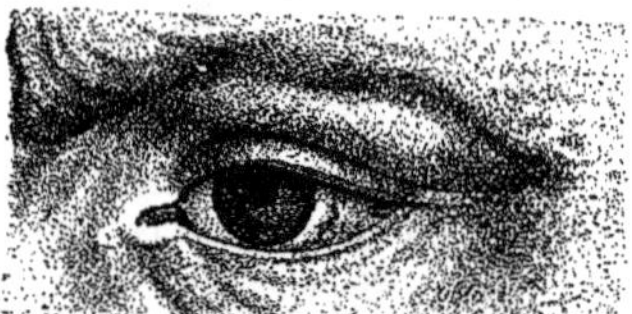

Figure 6.

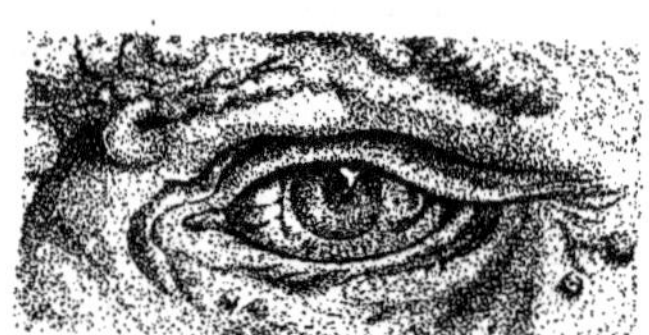

Figure 7.

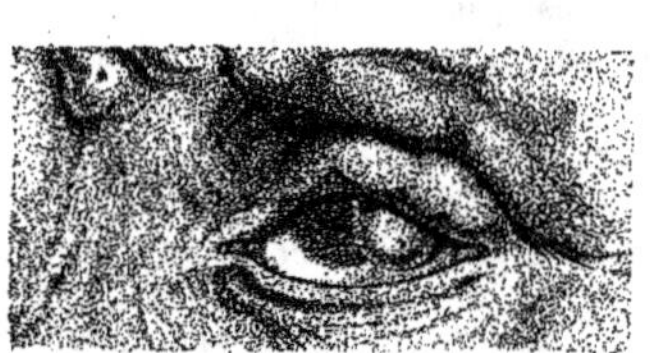

Figure 8.

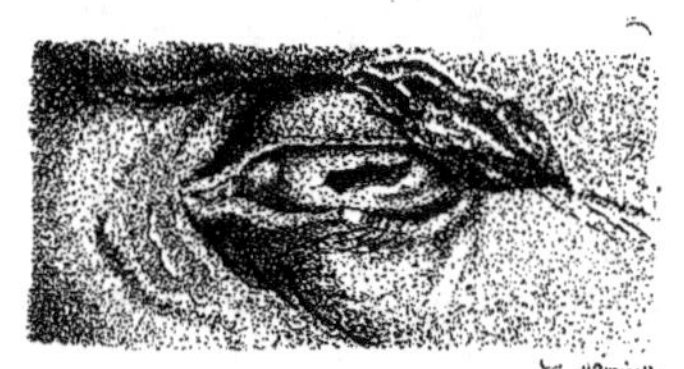

Figure 9.

jusqu'à la destruction complète de l'œil dont le contenu s'est vidé (*Fig.* 9). — Ces dessins pris sur nature seront utilement rapprochés de la figure 6 de la Planche I ; des figures 4, 5, 6 de la Planche IV ; de la figure 1 de la Planche VI. — L'examen des Planches IX, X, XI complétera utilement cette description des lésions consécutives à l'évolution des léprômes de l'œil, dans la lèpre systématisée tégumentaire.

L'*ouïe* est bien moins affectée que la vue et l'odorat. Bartholomée Montagnana avait signalé dès le XVe siècle des troubles de l'ouïe par suite de l'envahissement du conduit auditif interne par le produit lépreux. Ce phénomène paraît être excessivement rare.

Dans certains cas, l'ouïe peut être diminuée par suite de l'envahissement du conduit auditif externe par le léprôme. L'immunité fréquente de l'audition tient peut-être, comme l'a dit Cavasse, à ce que le nerf auditif est protégé par le rocher.

Les tubercules qui peuvent envahir la muqueuse du *gland* et du *prépuce* se rencontrent aussi parfois sur les muqueuses *anale* et *vulvaire*.

A la période d'état, pendant assez longtemps les fonctions générales sont relativement intactes. Il n'y a pas ou guère de troubles digestifs. On a même observé dans des cas exceptionnels une exagération de l'appétit.

Bruce a signalé chez les lépreux d'Abyssinie une soif continuelle.

Les troubles de *la menstruation* sont très fréquents chez les lépreuses. Si la lèpre débute avant l'apparition des règles, celles-ci peuvent ne jamais apparaître ou être minimes, irrégulières et finalement disparaître. Si la menstruation est déjà apparue chez la femme, elle sera souvent altérée. Elle pourra même disparaître et sa disparition coïncider avec le début de la lèpre comme dans l'Observation inédite suivante de lèpre mexicaine que je dois à l'obligeance du docteur Poncet de Cluny.

OBSERVATION IX.

Marsa Encarnanon, malade depuis 8 ans. Mariée depuis 22 ans. — A 3 enfants; le plus vieux a 18 ans. — Une fille qui mourut à trois ans; le plus vieux fils naquit neuf ans après. — La fille naquit la première année de son mariage. — Se maria à 18 ans. — Tubercules dans la gorge. — Pas d'anesthésie. — Quelques tubercules sur la peau. — Pas d'antécédents syphilitiques. — Depuis 8 ans n'est plus réglée.

Mais il est certain, comme l'a remarqué Brassac, que malgré ces dérangements de la menstruation, la lèpre n'est pas toujours une cause de stérilité. Comme Brassac, j'ai vu de fréquents exemples du contraire. Enfin l'avortement ne paraît pas plus fréquent chez les femmes de lépreux, lépreuses elle-mêmes, que chez les autres malades, comme me l'a dit Hansen à mon voyage en Norvège. Je me suis déjà expliqué sur le prétendu «libido inexplebilis coeundi» des lépreux dont ont tant parlé Arétée et les médecins du moyen âge. Il est excessivement rare et semble pouvoir être rattaché (quand on l'observe) aux irritations locales des *organes génitaux* (verge, gland, testicule) par le léprôme, au début de son développement dans ces régions.

Il en est de même de la nymphomanie chez les femmes.

Et si, comme vous l'a dit le regretté Godard, dans son travail «Egypte et Palestine », les lépreux de ces pays se marient entre eux et que, pour cent piastres ils acquièrent une femme lépreuse, ces femmes ont rarement des enfants et servent plutôt de domestiques aux lépreux que d'épouses.

Le plus souvent, quand la lèpre est avancée, l'abolition des facultés génésiques est constante. D'ailleurs les testicules sont très fréquemment atteints dans la lèpre tuberculeuse; il se produit à leur niveau et dans l'épididyme des nodosités présentant à la palpation une certaine analogie avec celles de l'orchite et de l'épididymite tuberculeuse ou dans d'autres cas de l'orchite syphilitique.

Ces lésions des testicules amènent à la longue l'atrophie de ces organes (Adams). Mais si les individus sont atteints de la lèpre avant le développement de la puberté, ils n'atteignent jamais cet âge comme l'a justement dit Adams. Les organes génitaux (verge, testicules) deviennent petits, atrophiés. La fille lépreuse ne devient jamais réglée, les seins mêmes parfois ne se développent pas. Les poils des organes génitaux ne se montrent pas. D'ailleurs la lèpre, lorsqu'elle se montre dans l'enfance ou avant la puberté, produit en quelque sorte l'arrêt du développement du sujet. Comme je l'ai dit dans mes travaux antérieurs, j'ai constaté parfois une grande analogie objective entre de jeunes lépreux atrophiés d'une façon générale, présentant l'aspect de petits vieillards à nez écrasé, atteints de cicatrices de la cornée, des fesses, testicules et organes génitaux atrophiés et certains sujets atteints de syphilis héréditaire dite tardive.

OBSERVATION X.

Lèpre norvégienne.

Observation personnelle recueillie en septembre 1884, au Lungegaard's Hospitalet

Lèpre tuberculeuse datant de l'âge de 10 ans environ. — Tubercules confluents de la face, etc. Elimination d'une partie de ces tubercules par ulcération et résorption interstitielle. — Cicatrices difformes de la face (Kéloïdiennes, etc.) — Rhinite lépreuse et effondrement du nez. — Angine, glossite et laryngite lépreuses. — Petit tubercule miliaire presque imperceptible de la conjonctive. — Léger degré d'ectropion cicatriciel. — Bubons inguinaux et cruraux énormes. — Atrophie testiculaire considérable. — Atrophie généralisée du malade et aspect général rappelant certains sujets atteints de syphilis héréditaire dite tardive. — Hypertrophie de la rate.— Cachexie. — Cette lèpre est en train de devenir trophoneurotique. — Anesthésie des extrémités. — Atrophie musculaire. — Névralgies.— Epaississement des nerfs.— Père et mère sains.— Frère et sœurs lépreux.— Voir Planche. I, Fig. 2 et 6.

Albert, 17 ans et demi, se trouve dans le service du docteur Danielssen, salle n° 3, lit n° 1. Il est né près de Helgeland. Son père et sa mère vivent encore et sont bien portants. Mais en revanche le malade a un frère et une sœur qui se trouvent actuellement au Lungegaard's Hospitalet.

Il était pêcheur comme son père; leur nourriture était la nourriture ordinaire des paysans norvégiens. Il était assez fréquemment exposé à de grands refroidissements.

La maladie a débuté vers l'âge de 10 ans, sans prodromes ni phénomènes généraux bien apparents. Il se rappelle vaguement avoir été un peu faible vers cette époque et avoir éprouvé une assez grande tendance au sommeil. La maladie débuta par d'assez gros tubercules sur les membres. Les tubercules de la face auraient débuté quatre ans après ceux des membres. Il eut du coryza lépreux. Les tubercules se ramollirent, s'ulcérèrent, le nez s'effondra. Puis une bonne partie des tubercules ramollis, ceux de la face en particulier, se cicatrisèrent, laissant à leur suite d'affreuses cicatrices.

État actuel. — Jeune homme petit, comme atrophié d'une façon générale. Il a l'aspect d'un enfant de douze ans amaigri et cachectisé. La face est absolument couturée, déformée par des cicatrices irrégulières et consécutives à des tubercules ulcérés ou à des tubercules résorbés. Comme le montre la figure 2 de la planche I, la face du malade avec son nez écrasé, déformé en lorgnette de théâtre, ferait songer au premier abord à une face ravagée par la syphilis. Les cicatrices qui couturent cette face sont la plupart saillantes, kéloïdiennes, de couleur gris jaunâtre ou au contraire violacée. Ces cicatrices kéloïdiennes sont pour la plupart vascularisées par une grande quantité de vaisseaux ramifiés, rampant à la surface de la peau. Outre ces cicatrices kéloïdiennes, on trouve quelques cicatrices presque rondes, comme enfoncées dans la peau qui à leur niveau est amincie; d'après le malade, ces dernières variétés de cicatrices seraient consécutives à des tubercules cicatrisés par résorption interstitielle et non par ulcération. Ces dernières variétés de cicatrices sont gris jaunâtre ou violacées; quelques-unes d'entre elles sont comme radiées (PL. I, *Fig.* 2, C). Il existe encore sur la face une certaine quantité de tubercules d'un brun violacé et non ulcérés (PL. I, *Fig.* 2). La lèvre supérieure est couturée et comme striée par des cicatrices. Toutes ces cicatrices et ces tubercules sont insensibles au tact simple et à la douleur.

Le nez s'est effondré; il rappelle le nez coupé en lorgnette de théâtre des sujets syphilitiques avec son lobule enfoncé sous les os propres du nez par suite de la nécrose de la cloison (PL. I, *Fig.* 2). Les os propres du nez eux-mêmes sont comme écrasés, étalés (PL. I, *Fig.* 2). La peau qui recouvre ce nez ainsi effondré est brune, amincie par places.

Le malade a de l'ozène et du jetage; son nez est rempli de croûtes et d'ulcérations. Outre la nécrose de la cloison, un stylet introduit dans les narines permet de constater en plusieurs points des dénudations de la charpente osseuse du nez. Toutes ces ulcérations de la muqueuse nasale sont insensibles. L'odorat a complètement disparu.

La luette du malade est gonflée et infiltrée de tubercules lépreux gros comme des lentilles, d'un gris blafard, dont quelques-uns exulcérés au centre présentent un aspect légèrement diphthéroïde. Quelques tubercules sur les piliers antérieurs du voile du palais. Les papilles de la langue sont comme hypertrophiées, saillantes, d'un gris opalin; elles tendent à se diviser en petits compartiments par des sillons transversaux et longitudinaux. Tous ces tubercules de la gorge sont insensibles. Le malade ne souffre pas de cette stomatite et de cette angine lépreuses. La déglutition se fait bien, mais le goût a diminué. — La voix est enrouée, faible, et de temps en temps il y a une petite toux éructante, plus fréquente l'hiver.

La vue est bonne. Il existe néanmoins sur la conjonctive de l'œil droit, à 3 millimètres environ du bord de la cornée à gauche, un petit tubercule gros comme un grain de mil, d'un blanc grisâtre, légèrement opalin et transparent, ressemblant à s'y méprendre à une granulation tuberculeuse grise du poumon, mais un peu aplati. Le tubercule est très légèrement vascularisé à son bord interne par quelques vaisseaux partis de l'angle interne de l'œil. Il y a en outre un très léger ectropion (mais c'est un ectropion d'origine cicatricielle et non paralytique, car le malade n'a pas encore la paralysie faciale) de la paupière inférieure laquelle est complètement dépourvue de cils contrairement à la paupière supérieure qui en contient encore une certaine quantité (Voir (PL. I, *Fig.* 6). Les sourcils sont absolument glabres.

Les oreilles sont infiltrées de tubercules jusque dans leur conduit auditif externe. Malgré la déformation considérable des oreilles, l'ouïe est conservée.

Nombreux gros tubercules d'un brun violacé sur les membres supérieurs du côté de l'extension principalement, et à la face dorsale des mains. En plusieurs points ces tubercules sont ulcérés et couverts de croûtes d'un jaune verdâtre. Lésions analogues aux membres inférieurs. Un peu de gonflement des pieds. Anesthésie absolue au niveau des tubercules des membres et au niveau de la face dorsale des mains et des pieds. Diminution notable de la sensibilité à la douleur et disparition de la sensibilité tactile au niveau des régions palmaires et plantaires.

Le malade éprouve de temps à autre des douleurs névralgiques violentes dans les membres supérieurs et inférieurs. Atrophie considérable des muscles des membres inférieurs; les cuisses ne sont pas plus grosses qu'un avant-bras moyen d'adulte. Atrophie des muscles des membres supérieurs. Atrophie des éminences thénar et hypothénar. Épaississement des nerfs cubitaux. Il est évident que cette lèpre tuberculeuse d'abord pure est en train de se compliquer de lèpre systématisée nerveuse.

Il existe dans chaque région inguino-crurale trois ou quatre ganglions énormes, gros comme des œufs de dindon, présentant la consistance des ganglions scrofuleux non ramollis, indolents, à peine adhérents aux tissus ambiants, non fluctuants, mais de consistance plutôt ferme, ne présentant aucun signe de réaction inflammatoie. Petits ganglions gros comme des noisettes dans les creux poplités. Les ganglions sous-maxillaires sont gros comme des noix. Je ne trouve pas de cordons lymphangitiques.

Les testicules sont absolument atrophiés. Ils sont gros tout au plus comme des noyaux de cerises. Ils ne contiennent pas de nodosités et ne sont pas indurés. Les régions génitales sont absolument glabres, et la verge est grosse comme le petit doigt d'un enfant de trois ans. Cette atrophie générale et locale, l'aspect de l'individu, me font involontairement songer à l'atrophie générale et locale et aux déformations produites par la syphilis hériditaire appelée tardive par quelques auteurs.

Les cheveux sónt conservés, mais il y a de la seborrhea capitis. La denture est intacte. L'appétit est faible. Le malade est anémié et cachectique. La rate est un peu grosse, il en est de même du foie. Il n'y a pas d'albumine dans l'urine. De temps en temps un peu de fièvre. L'intelligence du malade est moyenne. Parfois de l'insomnie due à des douleurs névralgiques dans les membres.

Depuis Arétée qui disait: Le *pouls* est faible, lourd, lent; et Gordon qui écrivait: Le pouls est occulte, petit; presque tous les auteurs signalent cette petitesse et parfois cette lenteur du pouls. Ces modifications ne tiendraient-elles pas en partie aux lésions artérielles (artérite et périartérite) si fréquentes chez les lépreux (Voir le chapitre Anatomie pathologique)?

En tous cas ce ralentissement général de la circulation doit jouer un grand rôle dans la sensation de froid dont se plaignent souvent les lépreux.

Je termine cette description de la période d'augment et d'état par la relation de quelques types de lèpre tuberculeuse ancienne (à cheval sur la période d'état et la période de déclin). Je conseille de lire attentivement ces observations et de bien examiner les figures et les planches correspondantes; elles constituent de beaux exemples, minutieusement décrits et représentés, des diverses lésions et complications que présentent les lépreux tuberculeux. Leur étude nous amène cliniquement et insensiblement à la période d'ulcération ou de déclin.

OBSERVATION XI.

Lèpre norvégienne (Bergen).

Observation personnelle recueillie en septembre 1884, à la léproserie de Bergen (Pleiestiftelsen nº 1)

Lèpre tuberculeuse pure à gros tubercules hypertrophiques. — Léontiasis lépreux. — La sensibilité à la douleur est conservée au niveau des tubercules, la sensibilité tactile seule a disparu (Analogie avec certains lupus hypertrophiques). — Elévation de la température locale au niveau des masses tuberculeuses. — Aspects divers des tubercules cutanés. — Hypersécrétion sébacée sur la peau du nez. — Rhinite lépreuse. — Laryngite lépreuse accentuée, avec cornage et accès de suffocation. — Atrophie des testicules. — Hypertrophie de la rate. — Malgré son ancienneté, cette lèpre tuberculeuse est demeurée pure. — Il n'y a pas de signes de lèpre systématisée nerveuse. — Mère lépreuse. — Sœur morte de la lèpre. — Un frère lépreux léontiasique encore vivant.— (Voir PL. IX.)

Ole Grove, célibataire, âgé de 24 ans, se trouve dans le service du docteur Nicoll. Il est jardinier, cultivateur, est né dans le canton de Voos à environ dix milles de la mer.

Son hygiène habituelle était celle des paysans norvégiens. Son père est mort, il ne sait pas de quoi. Sa mère vit encore, il pense qu'elle est lépreuse. Une de ses sœurs est morte de la lèpre, il y a quelque temps, dans le Pleiestiftelsen. — Un de ses frères, atteint de la lèpre tuberculeuse, se trouve actuellement encore au Pleiestiftelsen ; j'ai vu ce malade : il est atteint de lèpre tuberculeuse présentant une grande analogie avec celle de Ole Grove (léontiasis, etc.).

La maladie a débuté vers l'âge de 10 ans (?). Il ne se souvient pas d'avoir eu de prodromes. Elle débuta par des tubercules aplatis sur le genou gauche à sa face antérieure. Puis survinrent d'autres tubercules en différents points du corps, et il entra à l'hôpital il y a environ deux ans. Les tubercules de la face auraient notablement augmenté depuis son entrée à la léproserie.

Etat actuel . — Le malade est couvert de tubercules lépreux. C'est un beau type de lèpre tuberculeuse pure avec léontiasis accentué. J'en ai fait faire une photographie qui rend mieux que toute description l'aspect que présentait le visage chez ce malade (PL. IX).

Comme on le voit très bien sur cette planche (que je conseille d'examiner à la loupe) l'infiltration tuberculeuse colossale, léontiasique, est limitée au masque. C'est-à-dire que les gros tubercules confluents couvrent les deux joues, lesquelles sont très épaissies et comme un peu pendantes ; le nez, lequel est épaissi, couvert de nodosités, de bosselures, élargi et comme écrasé ; les lèvres supérieures et inférieures qui sont notablement épaissies, mamelonnées (la lèvre inférieure est un peu renversée au dehors) ; le menton, lequel est volumineux, élargi, tuméfié et bosselé ; le front jusqu'à la racine des cheveux, sauf aux tempes qui sont intactes, est couvert de gros tubercules saillants et mamelonnés ; les régions sourcilières, lesquelles sont infiltrées de gros tubercules saillants au nombre de 4 à 5 de chaque côté, qui surplombent les yeux sous forme de masses volumineuses mamelonnées, bosselées, séparées par des sillons verticaux d'une grande profondeur.

Les régions oculo-palpébrales contrastent par leur intégrité avec les masses saillantes de gros tubercules mamelonnés, séparés par de profonds sillons qui, entourant de tous côtés ces régions oculo-palpébrales, les font paraître beaucoup plus profondes qu'à l'état normal. Cependant chacune des paupières supérieures est infiltrée par une masse tuberculeuse volumineuse, qui fait pendre en quelque sorte les paupières surplombant les yeux dont elles amènent la demi-occlusion. Les conjonctives oculaires et les cornées sont intactes. Tous ces tubercules de la face sont d'un brun violacé, leur surface est un peu mamelonnée et irrégulière, quelques-uns d'entre eux présentent à leur surface de petites télangiectasices. Quelques-uns sont recouverts d'un épiderme légèrement squameux, d'autres sont couverts de croûtelles ou d'un épiderme en train de s'écailler. Au niveau de l'extrémité du nez, du menton, des régions zygomatiques et des commissures des lèvres, on trouve des tubercules ulcérés superficiellement et couverts de croûtes verdâtres, sous lesquelles apparaît une ulcération blafarde. D'une façon générale la consistance de ces masses tuberculeuses est rénitente, de la consistance de la gomme ; quelques-unes cependant présentaient des parties un peu ramollies. Les follicules pilo-sébacés de la barbe, des sourcils, des cils, etc., ont complètement disparu, en apparence tout au moins. Cependant une pression forte fait sourdre par de petits orifices au niveau du nez, des masses vermicelliformes, semblables à de la matière caséeuse et qui paraissent n'être que de la matière sébacée. Le malade a du coryza lépreux. Il existe, de chaque côté de la cloison, des ulcérations à fond jaunâtre,

11

qui ne paraissent pas encore dénuder celle-ci. Les pavillons des oreilles dans toute leur étendue sont infiltrés de tubercules mamelonnés d'un rouge brunâtre, luisants comme si on les avait badigeonnés avec de la teinture d'iode. Les lobules des oreilles sont comme allongés par suite de cette infiltration. Toutes ces lésions de la face sont absolument symétriques.

Fait intéressant, ces énormes masses tuberculeuses sont complètement indolentes, ne font aucunement souffrir le malade et le gênent seulement un peu, par suite de l'obstacle mécanique léger qu'elles apportent au mouvement de la face et des lèvres en particulier. Autre fait important. Tous ces tubercules de la face et des membres sont absolument sensibles à la douleur. Le malade sent très bien lorsqu'on picote ces masses tuberculeuses; l'écoulement du sang consécutif à ces piqûres est inconstant et en tous cas minuscule. La sensibilité thermique, au niveau de ces gros tubercules, est diminuée mais non pas abolie ; seule la sensibilité au tact simple a disparu.

Je n'ai pu m'empêcher de remarquer la grande analogie qui existe au point de vue objectif entre ces léprômes hypertrophiques et certaines variétés de lupus. J'ai vu à Lille comme à Paris des lupus hypertrophiques présentant des troubles de la sensibilité analogues et peut-être même plus accentués que chez ce malade.

Toute l'observation de ce sujet le montre ; nous sommes en présence d'une forme pure de lèpre tuberculeuse à localisation principalement tégumentaire et ne présentant pas encore, malgré son ancienneté, de signes de « *Lèpre systématisée nerveuse* ».

Il existe une élévation d'un demi-degré de la température locale, au niveau des gros tubercules de la face et des membres. Ce fait n'est d'ailleurs pas spécial à la lèpre, mais se rencontre aussi dans certains lupus hypertrophiques.

Sur les membres supérieurs et inférieurs, il existe une grande quantité de gros tubercules brunâtres presque confluents, quelques rares tubercules sur le tronc. Les régions palmaires sont intactes. Les ganglions inguinaux et sous-maxillaires sont un peu engorgés mais indolents. Les muqueuses buccale et gutturale paraissent saines. Les cheveux sont absolument conservés et le cuir chevelu est intact.

Depuis l'hiver dernier le malade est complètement aphone. Il tousse souvent et sa toux est éructante; mais il n'a jamais craché le sang. La respiration est gênée et sifflante, il existe une sorte de cornage continuel comme dans l'oedème de la glotte. Lorsque le malade marche un peu vite, ou se livre à un exercice un peu violent, il perd sa respiration et est pris d'accès de suffocation. Malheureusement, je n'ai pu pratiquer l'examen laryngoscopique de cette lèpre laryngée.

Les testicules sont petits, gros comme des cerises, sans indurations ni nodosités. Les organes génitaux sont très peu développés et le malade est presque impubère. Les viscères m'ont paru sains à l'auscutation et à la percussion ; toutefois, la rate est un peu grosse. L'appétit est moyen, la santé générale relativement bonne; mais le malade est fortement gêné par sa lèpre laryngée; il a pendant la nuit des accès d'étouffement qui le réveillent.

OBSERVATION XII.

Lèpre tuberculeuse mexicaine. Description des Lésions des os du nez.

Observation inédite, communiquée par le docteur Poncet (de Cluny).

Alamo Genès Arroyo 17 ans. — de Salamanca. — A dix frères et une sœur. — Pas d'autre malade que lui. — *Pas d'hérédité.* — Père et mère très sains. — Se baigne en sueur. — Mauvaise nourriture. — Mauvaise habitation. — Malade depuis trois ans.

Cet enfant a conservé encore les sourcils; même en partie, à la face externe, les cils sont intacts. Les narines sont malades, il en est sorti du sang même, après l'apparition des tubercules.

Les premiers ont paru aux pieds, il n'y avait pas de douleurs. A la figure ensuite, mais il n'y a pas de douleur locale; elle est générale dans tout le corps à l'apparition de tubercules. Les tubercules se sont montrés ensuite aux bras. Il a la respiration légèrement sifflante.

Voici son état; cheveux intacts, sourcils un peu dégarnis, cils sains, paupières supérieures à tubercules encore non saillants, mais très perceptibles. Lobule du nez abattu par tubercules sur le lobe médian et les ailes. Os du nez sains, non douloureux. Destruction complète du Vomer. On voit d'une fosse nasale dans l'autre. Destruction des cornets inférieurs et même d'une partie de l'ethmoïde. Rien à la bouche. Tubercules sur les bras, seulement aux coudes et sur les phalanges des doigts. Rien d'autre. La peau externe n'est même pas épaissie aux pieds. Jambe droite, tubercules seulement aux piéds (malléole externe et orteils). Tubercules rouges et ulcérés. Peau à peine épaissie ailleurs. Même état à l'autre jambe.

Pas de douleur ailleurs. Rhumatisme musculaire. Il a eu quelques fièvres. Pas de diarrhée.

OBSERVATION·XIII.

Lèpre norvégienne (Bergen).

Observation personnelle recueillie en septembre 1884 à la léprosorie du Luogeguard's hospitalet dans le service du docteur Danielssen.

Lèpre tuberculeuse ancienne et accentuée. — Léontiasis lépreux. — Tubercules confluents et ulcérés des extrémités avec aspect éléphantiasiforme des membres inférieurs. — Lésions prononcées du système lymphatique (lymphangite lépreuse, adénite, œdème lymphangitique). — Rhinite. — Stomatite. — Glossite. — Pharyngite et laryngite lépreuses. — Kératite et iritis lépreuses. — Grand' mères maternelle et paterrnelle mortes de la lèpre. — Père, mère et autres parents sains. (Voir Planche IV, *Fig.* 6.)

Dónnos, paysan, célibataire, est né à Bindalen (Helgeland-Sud) se trouve salle 3, lit n° 3, dans le service du docteur Danielssen.

Les grand'mères maternelle et paternelle sont mortes de la lèpre. Tous ses autres parents étaient sains. (La lèpre a donc sauté une génération. C'est là un fait fréquent. Est-il en faveur de l'hérédité?)

La lèpre chez lui a commencé à l'âge de 33 ans, plutôt avant, croit-il.

Actuellement c'est un beau type de lèpre tuberculeuse ancienne et accentuée, avec anesthésie des extrémités. Tubercules disséminés en nappe, sur la face, les oreilles, etc. (léontiasis). Rhinite lépreuse avec ulcération de la cloison et ozène. Tubercules de la bouche, de la langue, de la gorge. Laryngite lépreuse. Gros tubercules ulcérés des extrémités supérieures et inférieures, surtout à la face dorsale des mains et des pieds. Ces tubercules sont accompagnés d'un gonflement notable des extrémités, dû évidemment à une sorte d'œdème dur lymphangitique. A la face antérieure de l'avant-bras gauche, je perçois nettement deux cordons lymphatiques roulant sous le doigt, comme de petites ficelles, et paraissant remonter vers la face interne et inférieure du bras. Les ganglions inguinaux, poplités, épitrochléens, axillaires, sous-maxillaires, sont notablement engorgés. Il y a donc chez ce malade une altération notable du système lymphatique (adénites et lymphangites lépreuses) avec aspect éléphantiasique des membres inférieurs qui nous explique parfaitement le nom d'éléphantiasis des Grecs donné par les anciens auteurs à la lèpre tuberculeuse.

Les yeux sont profondément altérés par suite de l'envahissement de la cornée et de l'iris par le léprôme commele montre la figure 6 de la Planche IV; les trois quarts externes de la cornée à droite sont envahis par une opacité jaunâtre. (Voir PL. IV, *Fig.* [6.) Il n'existe plus de vestige des pupilles. Outre cette kératite lépreuse, on constate en examinant la chambre antérieure de l'œil, au travers de ce qui reste de cornée à peu près saine (PL. IV, *Fig.* 6.), qu'il y a eu iritis lépreuse accentuée. Autour des cornées ainsi altérées, il existe une légère vascularisation disposée en anneaux excentriques. Les deux yeux présentent des altérations analogues. Inutile de dire que le malade est aveugle.

OBSERVATION XIV.

Lèpre tuberculeuse. Doigts effilés par des érysipeles.

Observation de lèpre mexicaine, communiquée par le docteur Poncet (de Cluny).

Sivillo de Queretaro, 31 ans. — Marié (séparé). — Pas d'antécédents héréditaires. — A eu un chancre. — Malade depuis sept ans. — Tubercules aux pieds. — Pas d'anesthésie hormis sur les points infiltrés.

Les mains sont couvertes de tubercules et les doigts sont effilés par des érysipèles, ils ont perdu leur forme. — Tubercules : langue et gosier.

Voici une observation de lèpre tuberculeuse mexicaine qui peut être prise également comme un type de lèpre tuberculeuse avancée et que je conseille en outre de lire avec attention à cause des particularités que je relève dans le résumé suivant.

OBSERVATION XV.

Cette belle observation inédite m'a été communiquée par mon ami le professeur Poncet (de Cluny), qui l'a recueillie pendant son séjour au Mexique en 1863, à l'hôpital San Pablo (Mexico) dans le service du docteur Poza.

Lèpre tuberculeuse datant de sept ans. — Début à l'âge de dix-huit ans par de la rhinite et de l'angine lépreuses. — Chute des sourcils et des cils ; puis hyperesthésie cutanée accompagnée de fièvre et bientôt suivie de poussées successives de tubercules. — Description des tubercules cutanés : Tubercules isolés (enflammés ou non) ; tubercules en placards, en couronnes. — Disparition des glandes de la peau (pilo-sébacées). — Poussées successives d'érysipèles périodiques (Lymphangites réticulaires lépreuses). — Disposition générale des tubercules. — Aspect éléphantiasique des membres. — Desquamation des membres inférieurs, etc. — Glossite lépreuse. —Lésions du palais, du voile du palais, de la gorge, du larynx. — Evolution des tubercules du palais. — Etat général assez satisfaisant, malgré l'étendue et la gravité des lésions. Pas de troubles de la sensibilité. — La malade a une petite fille de trois ans à laquelle elle a donné le sein pendant dix-huit mois, l'enfant est absolument bien portant.

Guadalupe Lop..., née en 1838 à Guanajuato, est malade depuis sept ans. Son père mourut de mort violente, sa mère d'hydropisie. Elle a une petite filte de trois ans dont la constitution paraît être excellente.

Chez cette femme le mal a commencé par le nez qui devint sec et se boucha dès le début.

Peu de temps après, il se forma des ulcérations dans l'arrière-gorge et sur le voile du palais, une suppuration abondante et fétide s'écoulait par les narines ; les os, dit la malade, s'en allaient par petites parcelles chaque fois qu'elle se mouchait. Les sourcils disparaissaient sur les côtés et tombaient. A cette époque, elle eut quelques jours de fièvre, d'ardeur dans tout le corps ; la peau devint excessivement sensible au toucher, quelques tubercules s'y montrèrent et ils envahirent successivement la figure et les jambes, s'accompagnant de frissons, de courbature et de fièvre à chaque éruption.

En 1860, il survint aux jambes, vers les malléoles, des ulcérations assez grandes pour lesquelles la malade entra à l'hôpital. Quelques tubercules mal soignés s'étaient enflammés et avaient produit des ulcères de mauvaise nature, dont nous retrouvons aujourd'hui la cicatrice.

Voilà tous les renseignements que nous pouvons obtenir de cette femme, la date précise de chaque symptôme est oubliée, à peine avons-nous pu connaître son âge. Quant à sa petite fille de trois ans, que nous trouvons aujourd'hui dans un excellent état de santé, elle a été allaitée par sa mère, à l'exception des six premiers mois. L'allaitement durant ici deux années et Guadalupe étant malade depuis sept ans, cette enfant a donc reçu le sein d'une femme lépreuse pendant dix-huit mois.

Etat actuel. — Juin 1863. — L'état général de la malade est assez satisfaisant. Elle a bon appétit, le sommeil est conservé, elle peut se promener, vaquer à ses occupations ; son corps n'est pas une vaste plaie, comme il arrive souvent chez les lépreux et, sauf une lésion grave du larynx, l'éruption tuberculeuse serait assez bénigne. Les autres fonctions sont intactes, les règles n'ont pas reparu depuis le dernier accouchement.

Les cils et les sourcils n'existent plus ; les cheveux ne sont point attaqués. — La figure est complètement déformée sous le masque de tubercules qui la recouvre. D'une manière générale nous retrouvons plusieurs formes distinctes d'éruption.

C'est d'abord le tubercule isolé, de la grosseur d'un pois à celle d'une lentille, faisant une saillie parfaitement tranchée au-dessus de la peau, ou bien reconnaissable dans l'épaisseur du tissu dermique qu'il ne dépasse pas, mais le doigt peut l'isoler, le déplacer, en percevoir en un mot la grosseur, la dureté, la mobilité. On dirait un petit kyste sébacé. Ces petits tubercules sont indolents ou sensibles, suivant qu'ils sont ou non enflammés, caractère qui correspond ordinairement à leur couleur blanche dans le premier cas et rouge violacé cuivré dans la première période inflammatoire.

La seconde forme d'éruption est la plaque tuberculeuse. Ces plaques ont, dans le cas qui nous occupe, une longueur de deux à quatre centimètres sur un ou deux de largeur ; elles sont ovales et font au-dessus de la peau du visage une saillie parfaitement nette de six à huit millimètres. Ce sont de véritables plaques gaufrées tuberculeuses quelquefois étranglées à leur base et s'épanouissant au sommet.

Le toucher donne, pour ces plaques, la sensation d'un épaississement considérable de la peau ; ce n'est plus la dureté circonscrite du petit tubercule, c'est une induration en masse plus forte en un point, plus molle dans un autre. L'épiderme qui les recouvre n'est point blanc mat, comme on le voit souvent dans l'élément isolé ; il est brillant, couleur de bronze, un peu jaune sombre, quand la plaque n'a pas subi d'érysipèles répétés, dans lequel cas il est rouge cuivré inflammatoire. Comme le tubercule simple, la plaque n'est ordinairement douloureuse qu'au moment de son apparition ou quand elle est prise d'érysipèles.

La peau de la figure, même dans les endroits où l'on ne trouve point les deux lésions dont nous avons parlé est considérablement hypertrophiée ; on peut estimer son épaisseur à six ou sept millimètres. Elle est lisse, glabre et ne présente plus l'orifice des poils ou des follicules sébacés. Sa couleur est identique à celle des plaques, c'est-à-dire bronzée ou rouge inflammatoire.

Tels sont les trois éléments principaux à distinguer dans cette éruption, mais ils se combinent entre eux et prennent alors des formes variées. Une des plus fréquentes est la couronne tuberculeuse. Plusieurs tubercules simples sont rangés en rond d'une façon assez régulière et forment un cercle dont le centre est légèrement ombiliqué, on dirait un énorme bouton varioleux déprimé en son milieu. Ces couronnes existent principalement aux sourcils et aux joues de la malade.

Si maintenant nous examinons la disposition affectée par les tubercules et les plaques, l'étendue de la lésion cutanée à la figure, nous voyons que la peau est épaissie et a changé de couleur, en haut jusqu'à trois ou quatre centimètres de la racine des cheveux, sur les côtés jusqu'aux oreilles qui n'ont pas été respectées, et en bas jusqu'au menton où la maladie s'arrête très nettement sur le bord inférieur du maxillaire. Le creux sous-maxillaire et le cou sont tout à fait intacts, la peau y reprend son épaisseur normale et la teinte habituelle du rouge indien.

L'éruption proprement dite affecte certains endroits spéciaux que nous signalerons une fois pour toutes, parce qu'ils se représentent chez tous les lépreux léonins. Au front une série de tubercules simples en lignes ou en couronnes occupe la place des sourcils. On peut les diviser en deux masses principales : une masse interne partant de la racine du nez et se dirigeant horizontalement se compose d'éléments simples réunis ; l'autre plus externe, également horizontale, est formée d'une ou deux plaques tuberculeuses. La lésion existe symétriquement au-dessus des yeux.

Cette ligne de tubercules sourciliers se trouve coupée à sa partie médiane par une série de tubercules frontaux perpendiculaires aux précédents. Les paupières parfaitement mobiles ont leurs cils remplacés par une série de grains tuberculeux qui gênent beaucoup l'occlusion complète.

La lésion descend sur le dos du nez qu'elle fait disparaître en partie, déforme le lobule et les ailes où nous ne retrouvons plus de cartilage. De la présence des tubercules externes et de la lésion interne qui a détruit le cartilage de la cloison, il est résulté une dépression brusque de la partie inférieure du nez, au-dessus des os propres et une déviation par le développement irrégulier des plaques tuberculeuses avec un raccourcissement général de haut en bas.

Le sillon naso-labial est garni sur tout son trajet d'éléments combinés entre eux, ce qui constitue pour le visage un groupe parfaitement distinct. Les joues portent quelques plaques larges et peu saillantes dont l'épaisseur diminue à mesure qu'on s'éloigne de la ligne médiane de la figure. Les lèvres ont aussi leur éruption parfaitement limitée.

Au menton, à partir de la façade sous-labiale, la peau est criblée de petits tubercules amassés sur la symphise du menton ; on y trouve aussi quelques croûtes purulentes indiquant une période plus avancée d'évolution pour quelques éléments. Les oreilles, affectées dès le début de la maladie. sont couvertes d'une innombrable quantité de tubercules indolents Le tragus et l'anti-tragus, l'hélix, le lobule surtout sont défigurés, grossis, allongés par les plaques nées dans leur épaisseur.

La figure de notre malheureuse malade n'a donc plus rien d'humain : son front est garni de plaques dont la disposition suivant certains sillons fait ressortir précisément les traits d'un visage exprimant la tristesse ; les yeux sont perdus au milieu de l'éruption palpébrale et sourcilière ; le nez est remplacé par une informe excroissance d'où s'écoule souvent une suppuration fétide ; les lèvres sont décuplées d'épaisseur et laissent échapper la salive. Les oreilles sont démesurément grandes. Disons immédiatement que l'haleine exhale une odeur infecte, que la voix n'est qu'un sifflement rauque, pénible à entendre et on comprend alors l'état de tristesse des léonins, le dégoût et la répulsion qu'ils ont toujours inspirés dans tous les pays et dans tous les siècles.

Les deux bras et les mains, à la face interne, sont sains et parfaitement sensibles ; c'est à la face externe que siège la maladie. Ici, il y a anesthésie de certains points, et encore doit-on regarder cette diminution de la sensibilité comme un engourdissement dû à la dégénérescence de la peau et à l'épaisseur des plaques.

Depuis la deuxième phalange des doigts inclusivement jusqu'à l'épaule, mais sur le dos de la main et au côté externe seulement, nous retrouvons les trois éléments décrits pour le visage, c'est-à-dire : 1° Hypertrophie générale de la peau qui est sèche, flétrie, lardacée, couleur brun jaune ; 2° petits tubercules isolés ; 3° larges plaques noueuses, épaisses et larges.

Ces dernières se rencontrent à différentes périodes d'évolution ; à côté des plaques saillantes et douloureuses, on en trouve d'autres flétries, à peine visibles au-dessus du niveau de la peau, couvertes d'un épiderme plissé, sec, bronzé et mobile, indiquant que le retrait de la peau n'a point suivi la résorption tuberculeuse.

Notons encore ici certains points de prédilection, où les tubercules sont plus abondants, plus développés: ce sont: le coude, près de l'olécrâne ; le tiers supérieur externe de l'avant-bras, la tête des métacarpiens et le dos des phalanges. La main et le poignet présentent une configuration anormale: les deux premières phalanges ont quadruplé d'épaisseur par la présence des tubercules, la troisième est au contraire intacte et peut-être atrophiée; il en résulte que les doigts ressemblent à des fuseaux effilés à leur extrémité.

Le poignet, dont la peau est considérablement épaissie, garnie de tubercules, égale en grosseur le commencement de la main et le tiers inférieur de l'avant-bras. Depuis le coude jusqu'aux métacarpiens, toutes les parties présentent donc à peu près les mêmes dimensions, il y a véritablement ici apparence d'éléphantiasis. Toutes ces parties, comme la figure, sont de temps en temps le siège d'érysipèles.

Aux membres inférieurs, l'éruption est moins abondante ; la lésion principale est une hypertrophie considérable de la peau avec desquamation large et épaisse. Vers les malléoles externes, sur le dos du pied, vers la rotule, existent quelques plaques tuberculeuses, larges et indolentes. Le long des jambes nous retrouvons d'anciennes cicatrices entourées d'un filet brun café ; elles datent de cinq ou dix ans, de l'époque où la malade n'étant pas à l'hôpital abandonnait son mal à sa marche naturelle. La lèpre s'arrête à la région moyenne de la cuisse.

Après avoir dit au commencement de cette observation que cette femme respirait difficilement, nous revenons sur les lésions des premières voies aériennes qui méritent quelques détails. La langue paraît légèrement hypertrophiée du côté des papilles. Sa muquese est épaisse sans tubercules apparents, mais elle est plissée et n'a plus sa teinte habituelle.

Au palais, sur le voile et la portion osseuse, existent cinq ulcérations variant de la largeur d'une pièce de cinquante centimes à celle d'une lentille. Elles proviennent de tubercules passés à la période de suppuration et marchant assez rapidement à la cicatrisation, grâce au traitement par le nitrate d'argent. Les plaies sont rosées, peu profondes et ne paraissant pas devoir amener la perforation du palais.

On ne voit plus de luette ; les piliers antérieurs et l'amygdale gauche ont aussi disparu ; il ne reste que les deux piliers postérieurs et l'amygdale droite fortement ulcérée, sur laquelle on voit quelques petites saillies acuminées ressemblant beaucoup à des tubercules.

L'arrière-gorge ne présente rien d'anormal, mais quand on touche en dehors le larynx de la malade elle souffre beaucoup et tousse immédiatement ; toute la région sous-maxillaire et sus-hyoïdienne est très douloureuse, sans aucun signe extérieur d'inflammation. Nous n'avons pas de laryngoscope. Quoi qu'il en soit, la position de la malade devient très critique ; plusieurs fois par jour, plus souvent la nuit, elle est prise d'accès de suffocation qui menacent de se terminer par l'asphyxie un jour ou l'autre.

31 *juillet*. — Même état du larynx qui est toujours douloureux. L'aphonie est complète ; les accès de suffocation continuent. Les ulcères du palais ont diminué de largeur, et seront bientôt cicatrisés ; mais on voit pointer trois autres tubercules dont un très large.

15 *août*. — Les trois tubercules nouveaux ont formé trois autres ulcères taillés à pic, à fond grisâtre. Le plus grand est situé sur la muqueuse correspondant aux os.

28 *août*. — Les ulcères ont dénudé les os, malgré les cautérisations au nitrate d'argent : le stylet donne la sensation d'une surface osseuse et granulée.

3 *septembre*. — Les ulcérations se sont arrêtées ; l'os s'est recouvert de bourgeons. Les plaies ont bon aspect. — La voix est toujours éteinte et la respiration toujours difficile.

OBSERVATION XVI.

Lèpre norvégienne (Bergen).

Observation personnelle recueillie en septembre 1884 au Lungeguard's hospitalet.

Lèpre tuberculeuse pure datant de huit ans. — Tubercules disséminés sur toute la surface du corps. — Infiltration confluente et diffuse de la face par le léprôme (léontiasis lépreux). — Tubercules ulcéreux et croûteux rappelant le lupus de la face. — Tubercules sur les muqueuses des lèvres et des joues rappelant le lupus de ces muqueuses. — Glossite lépreuse (forme scléro-gommeuse lobulée, aspect figue). — Tubercules du voile du palais et de l'isthme du gosier. — Pas ou peu d'altérations de la sensibilité au niveau des tubercules des muqueuses. — Présence de bacilles nombreux dans la salive du malade, et sur les produits du raclage des tubercules érodés des muqueuses buccales. — Malade né de parents sains. — Un frère lépreux mort. (Voir Fig. 3-5, PL. I.)

Ole Olsen Bergelund, 19 ans, se trouve au Lungegaards Hospitalet dans le service du docteur Danielssen.

Il est né à Stavanger de parents sains. Ils étaient neuf enfants dans la famille, il n'y en a plus que quatre qui vivent ; il ne sait pas de quoi sont morts les autres, mais ils n'étaient pas lépreux, sauf un de ses frères. Ce frère est mort de la lèpre il y a cinq ou six ans. Il avait trente ans quand il est mort. Il faut noter que son frère habitait la même maison que lui et ses parents. Le malade dit que sa lèpre a commencé en 1876. Elle aurait débuté par une poussée de tubercules du côté de la face.

Actuellement c'est un type de lèpre tuberculeuse avec léontiasis lépreux. Il a des tubercules disséminés sur toute la surface du corps, en particulier sur les membres du côté de l'extension. Mais, bien que très accentuée, cette lèpre tuberculeuse de la peau ne présente rien que d'ordinaire et ce n'est pas à propos d'elle que je recueille l'observation du malade, mais surtout à cause des lésions qu'il présente du côté des muqueusec buccales et de la face.

Comme le montre très bien l'excellente aquarelle qu'en a faite à la léproserie, mon ami le docteur Georges Dubar, la face du malade qui est atteinte d'un léontiasis lépreux accentué présente une infiltration de tubercules non ulcérés et ulcéreux ou exulcéreux sur le menton, les joues et le nez. Quelques-uns de ces tubercules sont recouverts d'une croûte jaune verdâtre ou brunâtre, qui, lorsqu'on l'enlève, laisse apparaître sous elle une exulcération un peu bourgeonnante, blafarde. Ces tubercules ulcérés de la face rappellent de très près le lupus tuberculeux, tuberculo-croûteux, légèrement excédent. (PL. I. *Fig.* 3, a. p. d. t. c.) Le menton est déformé d'une façon bizarre par une infiltration diffuse de léprôme lobulé (PL. I, *Fig.* 3, i), cicatrices radiées et un peu kéloïdiennes de la lèvre supérieure (PL. I, *Fig.* 3, b).

Les lèvres, surtout la lèvre inférieure, sont notablement épaissies par l'infiltrat lépreux. La lèvre inférieure est pendante et comme renversée en dehors. Ces lèvres, du côté de leur face muqueuse, sont couvertes d'exulcérations grisâtres, pâles, blâfardes, d'apparence lardacée, rappelant de très près une lèvre d'individu atteint de lupus des muqueuses légèrement excédent. (PL. I, *Fig.* 3, c). Il existe des lésions analogues du côté de la face interne des joues.

La langue à sa face dorsale, est couverte de tubercules lépreux et présente un aspect lobulé des plus singuliers. Comme le montre la Figure 5 de la Planche I, de loin et d'une façon grossière cette langue rappelle une glossite syphilitique lobulée. Ces lobules sont d un rouge pâle, leur surface n'est pas lisse, mais présente un aspect légèrement grénu. Ces petits grains, gros comme des grains de semoule, sont un peu blafards et parsemés sur le fond rouge pâle des lobules de cette langue altérée. Ils donnent à chaque lobule d'infiltrat lépreux de la langue un aspect spécial rappelant assez bien une coupe de figue fraîche.

Le voile du palais est couvert par une plaque légèrement papillomateuse de tubercules lépreux d'un rouge blafard, érodés en plusieurs points. Quelques tubercules lisses et blafards gros comme des pois ou mieux comme de petites lentilles, sur les piliers et la luette. La sensibilité paraît à peine diminuée au niveau de ces différentes muqueuses de la bouche couvertes de tubercules. Le goût paraît intact. La salivation est abondante; il y a un véritable ptyalisme et cette salive assez fétide contient quantité de bacilles lépreux. Il en est de même des produits recueillis par raclage à la surface des tubercules lépreux exulcérés des muqueuses buccales.

Il ne semble pas y avoir de coryza lépreux; en tous cas le malade dit qu'il ne mouche pas plus souvent que d'ordinaire et qu'il n'a pas souvent le nez bouché. Cependant il y a quelques croûtes à l'orifice des narines. Il prétend ne pas tousser, mais il est enroué. Les viscères paraissent sains à l'auscultation et à la percussion; cependant la matité de la rate est notablement augmentée. Les ganglions inguinaux sont engorgés. Au niveau des tubercules de la face et des membres, il y a un léger degré de diminution de la sensibilité.

Le malade a perdu ses sourcils, mais il a conservé ses cheveux; il est un peu cachectisé et affaibli.

Voici une Observation de *lèpre tuberculeuse (mexicaine)* qui mérite d'attirer l'attention par les particularités suivantes que je résume ici rapidement.

OBSERVATION XVII.

Observation inédite communiquée par mon ami le professeur Poncet (de Cluny) qui l'a recueillie pendant son séjour au Mexique, lors de l'expédition française de 1863.

Lèpre tuberculeuse datant de 11 ans. — Début sans fièvre ni douleurs, par la rhinite et la chute des sourcils et des cils (avant cet accident le malade avait eu une éruption maculeuse et une éruption bulleuse de nature mal déterminée). — Apparition des tubercules (aspects divers). — Inflammation des tubercules accompagnée de lymphangites réticulaires de voisinage, (frissons, diarrhée et douleurs articulaires au moment de ces poussées lymphangitiques. — Description de ces lymphangites. — Ces poussées de lymphangites sont suivies d'un gonflement considérable des parties envahies. — Œdème dur lymphangitique. — Gonflement dur éléphantiasiforme. — Description de ce pseudo-éléphantiasis des mains et de son évolution. Altération spéciale des membres inférieurs, état croûteux rupiforme. — Pas d'antécédents lépreux dans la famille du sujet. Le malade a trois enfants, dont un, venu au monde, un an après le début de la maladie de son père, est âgé de dix ans et bien portant. Homme débauché et ivrogne. Syphilis.

Francisco Olvera, tisserand, né à Mexico, âgé de 40 ans, est malade depuis 11 ans; son père et sa mère n'étaient pas lépreux, et il ne connaît dans sa famille aucun antécédent de cette maladie. Sa femme est morte à trente ans d'une péritonite, après dix ans de mariage et n'a jamais eu de symptômes de la lèpre. Il a eu trois enfants, dont deux sont morts : le premier de dysenterie ; le deuxième d'une chute de cheval; le troisième, que j'ai vu à l'hôpital, est un garçon de dix ans, très bien portant. Il est venu au monde un an après le début de la lèpre de son père. Cet homme avoue avoir mené une vie de débauché et d'ivrogne. En 1843, à 20 ans, il a eu une blennorrhagie. En 1844, un chancre et un bubon, suivis d'une éruption du cuir chevelu, pour laquelle il subit un traitement particulier. En 1854, après quelques jours de fièvre, le corps se couvrit de taches sèches d'un rouge vif qui disparurent seules. Six mois après, même fièvre et mêmes taches avec douleurs articulaires. Il subit alors un traitement de quarante jours consistant en frictions, salsepareille et bains. En dernier lieu, il eut aux pieds des ampoules renfermant une sérosité rougeâtre ; sans préciser davantage la nature, la durée de l'éruption, le malade raconte que ces ampoules disparurent seules pour ne plus se montrer. C'est à cette époque, vers 1855, que nous retrouvons dans son histoire les premiers symptômes de lèpre léonine. Sans fièvre prodromale, ni autres symptômes précurseurs, les narines deviennent sèches et se ferment. Les cils et les sourcils tombent, et à leur place apparaissent quelques tubercules.

Le front, les oreilles en sont recouverts. Pendant la même année leur apparition ne cause pas de douleur, ils sont eux-mêmes indolents. Plus tard, les tubercules de la muqueuse nasale s'ulcèrent, donnant issue à du pus et à des fragments osseux; les cartilages s'affaissent et le nez prend la forme caractéristique du masque des lépreux. La suppuration des os nasaux n'a pas encore cessé à dater du 14 juillet 1863.

Dès l'année 1862, une série d'accidents plus graves et bien plus douloureux commença : des inflammations de la peau circonscrites aux endroits occupés par les tubercules se renouvelèrent tous les deux mois environ, s'accompagnant toujours d'une certaine réaction, de fièvre, céphalalgie. Au début l'appétit était simplement perdu et les troubles digestifs étaient peu sérieux; mais depuis quelque temps l'embarras gastrique est remplacé par la diarrhée; le sommeil ordinairement très léger devient impossible dans ces périodes; le moindre contact sur les parties malades provoque des douleurs intolérables.

Etat actuel (24 juillet 1863). — Les cheveux sont parfaitement conservés. Les cils et les sourcils ont disparu à la partie externe sous les tubercules sourciliers. Les paupières, les lèvres, les oreilles et les joues sont couvertes d'éléments isolés ou complexes. Le nez est aplati à partir du bord inférieur des os nasaux, les ailes et les lobules se sont effacés sous les tubercules. Ces tubercules du visage sont à toutes les périodes d'évolution ; ici on les rencontre indolents et pâles ; là ils sont acuminés, rouges, brillants à leur sommet et prêts à s'ulcérer; d'autres enfin portent déjà à leur pointe la pustule caractéristique indiquant leur évolution. La langue et le palais sont sains, la voix intacte; il n'y a aucun engorgement ganglionnaire.

Sur tout le reste du corps, nous ne trouvons plus que des traces d'anciens tubercules éloignés de leur forme primitive par des érysipèles qui se sont succédé plusieurs fois dans le même endroit. Le tronc, sur les côtés près des omoplates, est couvert de taches livides, grises, non douloureuses, provenant d'érysipèles anciens ; on ne trouve pas d'induration sous-jacente ; mais en se rapprochant des bras, sur le moignon de l'épaule existe déjà une altération du derme qui est épaissi sans anesthésie. Sur le bras lui-même on voit de grandes plaques longues de quinze centimètres et larges de trois à cinq, d'une couleur rouge cuivré, non douloureuses, avec épaississement et induration de la peau, sans adhérence toutefois aux aponévroses. Cette modification dans la nature de la peau existe seulement au côté interne, et la limite en est tellement précise que le doigt perçoit un cordon très net délimitant les parties saines et les parties malades. Aux bras et aux avant-bras où ces érysipèles se sont succédé à de courts intervalles, il en est résulté une desquamation large, peu épaisse et caractéristique de cette sorte d'inflammation.

Les articulations sont endolories, mais sans gonflement ; elles sont raides, mais non ankylosées. Les deux mains ont acquis à la suite d'inflammations répétées un volume considérable. Aujourd'hui encore nous constatons un érysipèle datant de quinze jours, à la suite duquel le lade a eu de la fièvre et de la diarrhée. C'est le cinquième qui apparaît sur les doigts; le premier dura deux mois environ, les autres ont eu une durée un peu moins longue.

Au quinzième jour de la maladie, les tissus sont rouge clair, un peu douloureux ; sur le dos de la main, tout paraît dur comme du bois, l'épaisseur de la peau est décuplée. Aux doigts, sur le dos des phalanges, le gonflement a acquis une dureté tellement intense qu'on ne pourrait le distinguer d'un gonflement de l'os. La main ressemble à une véritable griffe, empâtée au poignet, effilée aux extrémités.

A part cela, plus de tubercules, pas d'ulcérations, très peu de douleurs ; cependant les mains ne diminuent que lentement de volume et tout mouvement des doigts est impossible. Les membres inférieurs représentent à peu près l'aspect des membres supérieurs. Sur le bassin, nous voyons comme sur les épaules des taches brunes, traces d'anciennes inflammations. Les cuisses, les jambes et les pieds ont été atteints à plusieurs reprises d'érysipèles semblables à ceux des bras, mais soit par manque de soins et de propreté, soit par la nature même de la maladie, tout le membre est garni de croûtes épaisses superposées, ayant près d'un centimètre d'épaisseur. Elles sont gris jaunâtre, tachées de sang, rappelant les croûtes du rupia. Ces croûtes, si nombreuses et si épaisses, existent par plaques très larges, formant deux groupes principaux : un sur le côté externe à la partie moyenne de la cuisse, l'autre au tiers supérieur de la jambe. Elles donnent aux jambes un aspect repoussant.

Aux genoux, nous rencontrons, autour de quelques tubercules isolés et sur la rotule, trois de ces érysipèles locaux dont nous avons déjà parlé. Hier le malade a été pris de fièvre et de diarrhée ; en même temps ont paru ces taches de six à sept centimètres de largeur, rouge vif, inflammatoires, chaudes avec un peu de gonflement, donnant une sensation de brûlure sans contact et celui d'une forte contusion lorsqu'on les touche. Deux autres plaques existent au genou gauche, l'une au bord externe près du condyle du tibia, l'autre plus petite en dedans sur les côtés de la rotule. Entre elles la peau est complètement saine ; il n'y a pas de gonflement de l'articulation et le genou n'est immobilisé que par la douleur de l'érysipèle. Au genou droit nous trouvons une troisième tache du côté externe. Elle présente les mêmes caractères.

25 juillet. — Les plaques érysipélateuses des genoux ont disparu sans laisser d'autres traces qu'une exfoliation mince et large. — L'érysipèle des mains a disparu également presque en totalité, mais les tissus quoique pâles et s'exfoliant restent toujours indurés et hypertrophiés.

31 juillet. — Il n'y a plus d'érysipèles sur les membres supérieurs, mais l'altération de la peau ne paraît point devoir diminuer. En certains points, le long du bord externe du cubitus par exemple, on pourrait croire à une périostite, mais avec un peu d'attention on reconnaît cependant la mobilité de la peau sur l'os et l'intégrité de l'enveloppe osseuse. — Le malade a de l'appétit, plus de diarrhée. Le sommeil est revenu. L'état général est devenu meilleur.

5 août. — Le mieux continue. Il n'y a pas d'érysipèle nouveau. Les mains n'ont pas diminué de volume. Les doigts sont peut-être un peu moins immobilisés.

4 septembre. — Nous notons après un mois une certaine diminution dans l'épaisseur du dos de la main, dans la rougeur de la peau. Sa mobilité est augmentée, mais cet état est bien éloigné des conditions normales du derme. — Etat général bon. Le malade est dans une période de mieux.

PÉRIODE D'ULCÉRATION. — DÉCLIN. — TERMINAISONS.

Les *léprômes* ont une tendance naturelle à se ramollir, à s'ulcérer, et, bien que le lépreux, comme le cancéreux, puisse être enlevé avant cette période d'évolution, la période d'ulcération n'en constitue pas moins une phase naturelle des deux maladies. Les ulcères peuvent se montrer au début de la période d'état, mais ils sont en général peu nombreux, peu étendus. C'est surtout à la fin que l'on voit apparaître les ulcères nombreux, étendus. En même temps les lésions des muqueuses, qui ont commencé avec la deuxième période, s'accentuent encore ; les tubercules des muqueuses s'ulcèrent.

Les viscères sont à leur tour envahis, l'état général du malheureux lépreux s'altère de plus en plus, il se cachectise. Les divers symptômes qui indiquaient une altération plus ou moins profonde du système nerveux périphérique deviennent plus prononcés à cette époque. Nous verrons même que, si le malade guérit plus ou moins complètement et même totalement de son éruption tuberculeuse ; s'il survit (si j'ose m'exprimer ainsi) à sa lèpre tuberculeuse, nous verrons, dis-je, apparaître les phénomènes de la lèpre anesthésique qu'il vaut mieux appeler lepra nervorum (Virchow, Carter, Neisser) ou systématisée nerveuse trophoneurotique. (H. Leloir.)

Mais ne préjugeons rien et reprenons l'étude des symptômes où nous l'avons laissée dans cette description, que nous nous efforçons de rendre aussi clinique que possible, mais qui est forcément un peu schématique comme toutes les descriptions analogues. Les léprômes arrivés à leur complet état de développement ont une tendance fatale à suivre une marche rétrograde et à disparaître des téguments. Ceux du début de la maladie se résorbent souvent au bout de peu de temps ; ceux qui surviennent plus tardivement sont souvent plus stables et peuvent persister plusieurs années sans régression sensible. Quoi qu'il en soit, leur régression se fait le plus souvent par ramollissement avec ou sans ulcération consécutive. Ce travail d'ulcération et de résorption est lent ou rapide ; il se montre sur certains tubercules et en épargne certains autres.

A. Il est tout à fait exceptionnel de voir le tubercule subir la métamorphose fibreuse comme certains tuberculômes, syphilômes, comme le lupus scléreux que j'ai étudié avec E. Vidal, par exemple. (Leloir et Vidal.— *Anatomie pathologique du lupus.— Comptes rendus de la Société de biologie*— 1882.)

Cependant ce phénomène, bien que très rare, peut s'observer ; j'en ai vu des exemples tant à la peau qu'au niveau des muqueuses, et j'ai pu en faire une étude minutieuse. Cette transformation fibreuse du léprôme que j'ai signalée dans mes travaux antérieurs sur la lèpre (*Affections cutanées d'origine nerveuse* — Paris 1881) paraît plus fréquente au niveau des tubercules des muqueuses que de la peau (1). Dans ces cas, en même temps que le tubercule devient plus dur, il tend à diminuer de volume. Le léprôme des muqueuses présente parfois une teinte plus nacrée, plus blanche, d'autres fois plus livide ; celui de la peau prend une teinte plus brune ou plus ardoisée.

Mais le phénomène majeur, c'est avec l'augmentation de consistance du tubercule, sa diminution de volume, son ratatinement en quelque sorte. En même temps, on voit parfois l'épiderme qui recouvre le léprôme s'exfolier plus ou moins. La peau s'atrophie au niveau de ce tubercule et souvent devient plus pâle, parfois un peu blanche au centre. Mais l'induration, bien que diminuée, persiste comme vestige du léprôme transformé. Cette induration peut ainsi durer très longtemps, presque indéfiniment, sans subir d'autres modifications. Parfois ces tubercules scléreux deviennent kéloïdiens (kéloïdiens vasculaires ou non). J'ai observé cette transformation fibreuse, aussi bien au niveau des léprômes en nappe que des léprômes nodulaires.

B. Les léprômes se flétrissent, se résorbent. S'il s'agit de léprômes nodu-

---

1. La transformation fibreuse s'observe aussi dans les léprômes du testicule et du foie.

laires, la nodosité présente souvent une teinte plus foncée, plus rouge, plus brillante. L'épiderme à sa surface est le siège d'une desquamation plus ou moins.accentuée. La partie supérieure du nodule se ramollit plus ou moins et, par suite de la résorption partielle, le tubercule prend parfois un aspect ombiliqué. Le nodule diminue progressivement de haut en bas, et en une ou plusieurs semaines finit par disparaître, laissant à sa suite une cicatrice d'ordinaire ronde, un peu déprimée, comme enfoncée dans la peau qui est atrophiée à son niveau. Cette cicatrice pigmentée (couleur bistre ou café), ou gris jaunâtre, ou un peu ardoisée et présentant parfois à sa surface des points plus clairs, blanchâtres, peut très exceptionnellement devenir kéloïdienne (vascularisée ou non). Dans d'autres cas elle peut devenir le centre de nouveaux tubercules qui se groupent autour d'elle, comme une couronne ou un anneau plus ou moins complet. C'est ainsi que se produisent parfois des léprômes à disposition circinée.

S'il s'agit d'un léprôme en nappe, on verra cette plaque devenir plus brune, parfois ardoisée ; souvent la desquamation augmente à sa surface, et finalement le léprôme se résorbe laissant à sa suite une cicatrice superficielle de la grandeur de la plaque, au niveau de laquelle la peau est brune, flétrie. Lorsqu'il s'agit de léprômes sous-cutanés, ceux-ci prennent une consistance pâteuse, et finalement se résorbent, sans autre manifestation apparente que parfois un peu de rougeur tégumentaire. On peut voir ainsi se résorber de très volumineux léprômes hypodermiques.

Le plus ordinairement d'ailleurs, c'est à la suite des phénomènes inflammatoires préétudiés (inflammation rappelant l'érysipèle, inflammation rappelant l'érythème noueux) que le léprôme se résorbe. Il peut donc dans ce cas disparaître sans laisser de trace. D'après Hansen, ces régions tégumentaires abandonnées par le léprôme, de même que les tubercules permanents, seraient souvent le centre de nouvelles éruptions et doivent être considérées comme des « loci minoris resistentiæ ».

C. Les léprômes peuvent disparaître par suppuration : en s'abcédant en quelque sorte.— Ce mode de régression paraît n'appartenir qu'au léprôme nodulaire, surtout quand il est petit, bien limité et isolé, et qu'il ne s'est pas développé dans une peau altérée.

Il est rare de voir cette fonte purulente en masse se produire sans qu'il y ait en même temps de complications locales. (Lymphangites, érysipèles.) Elle peut néanmoins s'observer indépendamment de toute inflammation comme on pourra le voir dans plusieurs Observations. Les tubercules non douloureux, pâles, saillants, sur le point de s'abcéder, deviennent brillants, un peu rouges et suppurent, sans que la peau voisine présente le moindre siège de réaction inflammatoire.

Tantôt ce ramollissement n'atteint que les parties supérieures du nodule, tantôt il envahit toute la nodosité (Oldekop). La peau et l'épiderme sus-jacent s'amincissent ; on voit apparaître sur ce tégument aminci un petit point jaune (comme dans certaines gommes) ; parfois plusieurs petits points jaunes(comme dans les gommes s'ouvrant en écumoire). Ces points ne tardent pas à se transformer en de petits pertuis, par lesquels le léprôme s'écoule sous forme d'une matière purulente, épaisse, jaunâtre, caséeuse. (Pʟ. I, *Fig.* 3.)

Lorsque le ramollissement a atteint toute la nodosité, celle-ci se vide en masse comme un petit abcès, et il en résulte une ulcération éphémère à bords taillés à pic, mais à ouverture plus petite que le fond de l'ulcère dont les bords sont parfois décollés sur un ou plusieurs centimètres d'étendue. Quand le ramollissement n'a frappé que les parties superficielles du léprôme, les parties inférieures, la base, persistent plus ou moins longtemps, mais le plus souvent se résorbent.

Les ulcérations ainsi produites, qui sont en général taillées à pic, se réunissent parfois pour former des ulcères et se couvrent d'une petite croûte ; mais ces ulcères durent peu et ne tardent pas à se cicatriser. Dans les deux cas, il ne persiste qu'une minime cicatrice au niveau du léprôme ainsi éliminé. Cette cicatrice rappelle souvent celle de la variole. Elle est parfois plus profonde et forme des plis ou des rides.

D. Le léprôme s'ulcère. — Cette ulcération peut se faire de différentes manières. Elle est favorisée certainement par le manque de soins, la saleté, les traumatismes, les irritations quelconques, en un mot par tout ce qui peut aider l'inflammation du tubercule ; mais ce serait une erreur de dire avec Virchow et Hebra que ces ulcérations sont presque toujours le résultat de violences mécaniques. L'ulcération, surtout lorsqu'elle atteint une bonne quantité de tubercules, est souvent annoncée par de la fièvre, de l'embarras gastrique, etc., et parfois de la constipation, ou de la diarrhée, si le sujet est cachectique. Très souvent, selon la juste remarque de Rayer, elle est précédée d'un état inflammatoire du tubercule. L'ulcération varie un peu d'aspect suivant qu'elle se produit au niveau d'un léprôme en nappe ou d'un léprôme nodulaire et suivant son siège. On l'observe surtout aux membres inférieurs (pieds, jambes), aux faces dorsales des mains, des genoux, aux coudes, à la face.

Lorsque le léprôme en nappe s'ulcère, voici en général ce qui se passe. Les léprômes étalés sous forme de plaques brunes (variété de morphée noire) deviennent souvent assez prurigineux ; en même temps leur surface fait une légère saillie au-dessus de la peau et devient inégale, bosselée. La surface de la plaque se ramollit, et il se produit un ulcère creusé assez profondément, comme à l'évidoir, à fond grisâtre, blafard, de mauvais aspect et dont les bords deviennent souvent calleux. Ces ulcères étendus et à bord calleux se rencontrent surtout aux membres inférieurs, en particulier aux jambes et à la face dorsale des pieds. Dans d'autres cas, c'est dans la peau épaissie par l'œdème dur, pachydermique, et infiltrée par des léprômes nodulaires ou en plaques, mais peu saillants à cause de l'épaississement considérable de la peau ambiante que se produisent des points ramollis, douloureux, violacés, livides, qui s'ouvrent quelques jours après et donnent naissance rapidement à des ulcérations vastes, à bords calleux, assez saillants, rappelant certains ulcères variqueux. Ces ulcérations qui siègent surtout aux membres inférieurs et en particulier aux jambes, aux malléoles, à la face dorsale des pieds, ne proviennent pas toujours de l'ulcération du seul léprôme, mais aussi de celle de la peau pachydermique ambiante. Je les ai vues parfois envahir des régions cutanées larges comme la main, une partie et même la totalité de la jambe dans toute sa circonférence, la face dorsale du pied tout entière. Elles présentent parfois des contours polycycliques et macro-cycliques, souvent très irréguliers. Leurs bords sont durs, saillants, et même calleux ; leur fond d'un jaune blanchâtre ou gris jaunâtre. La périphérie de l'ulcère est livide, violacée, et parfois douloureuse.(Voir Observation LVI. Pl. VII, *Fig.* 3.)

Elles sécrètent une quantité de pus plus ou moins considérable, tantôt sanieux, tantôt jaune blanchâtre. Elles sont loin de guérir aussi facilement que l'ont dit certains médecins. Elles s'accompagnent souvent de douleurs vives dans les jambes avec exacerbations vespérales, de lymphangites érysipélateuses des régions ambiantes, de poussées inflammatoires douloureuses du côté des ganglions inguinaux. Ces ulcérations peuvent demeurer très longtemps absolument stationnaires. J'ai vu l'inflammation gagner les tendons du cou-de-pied et de la face dorsale du pied, et les dénuder. Le repos au lit est absolument nécessaire pour obtenir la guérison des vastes ulcères lépreux des membres inférieurs. On arrive à la longue à obtenir cette cicatrisation par le repos. Mais si le malade se remet à marcher, on voit souvent ces ulcères se rouvrir, comme les ulcères variqueux avec lesquels d'ailleurs ils présentent une certaine analogie (1).

J'ai vu dans certains cas la cicatrisation partielle de ces ulcères, lorsqu'ils siégeaient au cou-de-pied et à la région antérieure des jambes et qu'ils avaient envahi les tendons correspondants, produire des cicatrices et des rétractions ayant pour conséquence l'extension forcée à angle droit de tous les orteils sur le dos du pied. (Pl. VII, *Fig.* 3. Observation LVI.)

Dans d'autres variétés plus petites d'ulcérations, on voit le sommet du nodule lépreux rougir et se ramollir. Le tubercule se crevasse et ne tarde pas à s'ulcérer à son sommet. Cet ulcère laisse sécréter un pus épais, souvent sanieux, parfois sanguinolent qui souvent se concrète en croûtes verdâtres ou brunâtres, plus ou moins épaisses sous lesquelles s'accumulent les produits de sécrétion. Ces croûtes rappellent tantôt les croûtes qui recouvrent certaines ulcérations du lupus (Observation XVI,

---

1. D'après Danielssen et Boeck, ces ulcères étendus et sécrétant notablement exerceraient une influence évidente sur l'évolution de la lèpre. « S'ils se sont formés à son début, elle peut en quelque sorte rétrograder, et le malade peut en plusieurs années se trouver dans un état passable. Mais autant ces ulcères ont été favorables au malade, autant ils peuvent lui devenir nuisibles, quand leur sécrétion cesse notablement, ou s'ils guérissent rapidement. Dans ces conditions, un ulcère qui s'est emparé de toute la circonférence de la jambe peut guérir en huit jours et le malade est très satisfait; mais cette satisfaction est de courte durée; le malade est pris de violents accès de fièvre, etc. Ces phénomènes sont bientôt suivis d'un sommeil profond précurseur de la mort, si les tubercules ne commencent pas à se développer, et si l'ulcère ne s'établit pas de nouveau (ce qui d'ailleurs est très rare). » Bergmann considère aussi comme très dangereuse la guérison de ces ulcères lépreux.

L'opinion des auteurs précités paraît trop absolue. J'ai vu souvent ces vastes ulcères lépreux guérir, sans qu'il se produisît aucun phénomène général grave. Cela arrive fréquemment lorsque les lépreux ne marchent plus, qu'ils entrent dans un hôpital où leurs plaies sont bien soignées, pansées, et mises à l'abri des irritations de cause externe.

J'ai cependant observé en Italie un cas où la guérison rapide (en un mois) des ulcères lépreux au moyen de pansements phéniqués fut suivie d'une poussée de tubercules du côté des yeux (ayant en quelques mois amené la perte de la vue), d'une phtisie galopante et d'une cachexie ayant mis le malade, en quelques semaines, sur le bord de la tombe. (Voir l'Observation II.) Y a-t-il eu simple coïncidence, ou au contraire ce fait ne serait-il pas en faveur de l'opinion de Danielssen et Boeck et Bergmann ? En tous cas il m'a vivement frappé.

Pl. I, *Fig.* 3); tantôt plus épaisses, plus brunes, plus saillantes et plus ostracées, elles rappellent les croûtes de la syphilide tuberculo-crustacée et même du rupia. (Observation XVII.) L'ulcère, qu'il soit ou non recouvert d'une croûte, affecte la forme du nodule qu'il a nécrosé ; il est rond ou irrégulier, assez profond, déprimé ou au contraire un peu saillant, bourgeonnant comme dans certains lupus. Son fond est grisâtre ou blafard, ou gris jaunâtre, ou rouge brun, ou diphthéroïde. Souvent il est comme granulé et parsemé de petits points jaunes. Il sécrète une certaine quantité de liquide louche ou de pus plus ou moins sanieux. Sa base est toujours dure et infiltrée, car l'ulcération n'a mortifié que les parties supérieures du leprôme. Ses bords sont parfois taillés à pic, souvent aplatis et livides, ou rouge violacé. Ils peuvent même être décollés, comme dans certains ulcères strumeux.

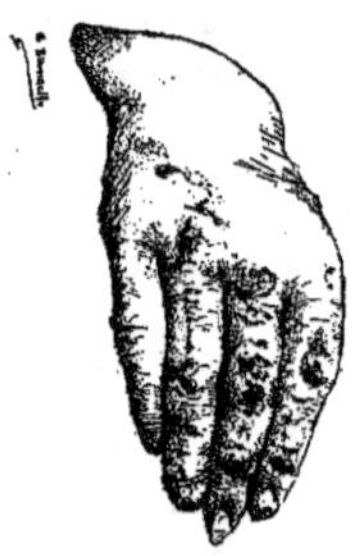

Figure 10. — Tubercules ulcérés simulant les engelures. D'après une aquarelle que j'ai recueillie à Trondhjem en 1884.

Quand l'ulcère est plus ancien, les bords peuvent se renverser et devenir calleux. On voit aussi parfois le fond de ces vieux ulcères devenir fongueux, bourgeonnant et saigner facilement. Ces ulcères peuvent ainsi persister des mois sans augmentation. Le repos, des pansements méthodiques, les guérissent souvent rapidement. Parfois il se produit dans leur voisinage des inflammations lymphangitiques. Dans certains cas, quels qu'aient été la forme et l'aspect de l'ulcère au début, celui-ci peut devenir destructif au plus haut degré et avec une grande rapidité. Son fond prend un aspect gangréneux ; ses bords et les régions ambiantes sont notablement gonflés, violacés.

L'ulcère peut ainsi dénuder les tendons et les ligaments périarticulaires, pénétrer dans les articulations, amener la chute de toutes les phalanges, soit en masse, soit successivement, et des dénudations osseuses avec nécrose consécutive. C'est la forme mutilante de la lèpre tuberculeuse décrite par Pruner (Lepra articulorum) (1). Elle frappe surtout les articulations des doigts et des orteils. Jamais je ne lui ai vu amener d'emblée la chute complète d'un pied ou d'une main. Mais elle peut dénuder en partie les os du pied et les malléoles, les extrémités inférieures des os de l'avant bras, et amener des nécroses consécutives. Le fait est rare.

On voit parfois la cicatrisation se faire très rapidement après la chute des parties atteintes. Dans d'autres cas, il se produit des déformations, des ankyloses des extrémités atteintes. Ces lésions mutilantes se rencontrent surtout dans la lèpre systématisée nerveuse. Nous les y étudierons plus en détail. D'ailleurs il faut bien savoir que fréquemment, à ces périodes avancées du mal, les patients présentent des phénomènes de lepra nervorum. Aussi peut-on voir survenir à ce moment, chez les lépreux tuberculeux, des ulcérations consécutives à des bulles de pemphigus.

1. Les ulcérations consécutives aux tubercules de la face dorsale des doigts et des orteils, des mains et des pieds sont loin d'être toujours aussi destructives. Comme je l'ai dit dans mon rapport sur la lèpre en Norvège, elles se présentent parfois à ce niveau sous forme d'ulcérations ou d'exulcérations rappelant des engelures ulcérées. (*Fig.* 10, page 96.)

Les cicatrices qui succèdent aux tubercules ulcérés sont différentes de celles des tubercules résorbés d'après les processus prédécrits. Elles sont d'ordinaire plus irrégulières, plus dures, plus consistantes : leur couleur est plus blanche, parfois même d'un blanc nacré et presque toujours entourées d'un liseré brunâtre. Elles sont souvent assez consistantes, fréquemment saillantes et à surface un peu inégale ; elles peuvent devenir kéloïdiennes (vasculaires ou non). (PL. I, *Fig.* 2.) Chez les vieux lépreux tuberculeux, dont les tubercules cutanés ont disparu par ulcération, ou par résorption, le visage labouré par les cicatrices présente un aspect horrible. (PL. X.) Dans quelques cas de lèpre tuberculeuse ancienne, devenue lepra nervorum, la peau, l'hypoderme, les muscles de la face avaient pris un aspect gélatineux, tremblottant, tout à fait spécial, dû à une sorte de dégénérescence colloïde de l'hypoderme (OBSERVATION LV, PL. XI) et dans d'autres cas à la disparition du tissu cellulaire sous-cutané et des muscles.

— Les tubercules des muqueuses peuvent aussi s'ulcérer (1).

OBSERVATION XVIII.

Lèpre norvégienne (Bergen).

Observation personnelle recueillie en août 1884 dans le Lungegaards Hospitalet (service du docteur Danielssen remplacé par le docteur Rogge).

Lèpre tuberculeuse ancienne. — Disparition des tubercules cutanés. — Persistance des lésions pharyngo-laryngées. — Marié à une femme saine, dont il a eu une fille saine mariée également et mère d'enfants bien portants.

Tonnes, salle n° 2, lit n° 4, chapelier, est né en 1825 à Ekersund. Sa lèpre tuberculeuse remonterait à plus de 10 ans, mais les tubercules cutanés auraient disparu depuis longtemps. Je constate à la surface de sa peau une grande quantité de cicatrices assez profondes, les unes d'un brun violacé, les autres avec liseré sépia entourant une partie centrale blanchâtre. Anesthésie au niveau de ces cicatrices et au niveau des extrémités des membres.

Dans la gorge il persiste une assez grande quantité de tubercules, quelques-uns d'un rouge pâle, d'autres ulcérés plus ou moins profondément et présentant un fond pseudo-membraneux rappelant tout à fait certaines syphilides papulo-ulcéreuses de la gorge. La voix du malade est fortement enrouée, il est presque aphone et quand il parle on dirait une espèce d'aboiement rauque. Ulcérations dans le nez et écoulement par les narines d'un liquide sanieux. Iritis lépreuse double pour laquelle on lui a pratiqué l'iridectomie à gauche.

Cet homme est marié depuis longtemps et sa femme serait encore actuellement bien portante. Il a eu de cette femme trois filles dont deux sont mortes, l'une à neuf semaines et l'autre a dix ans ; il ne sait pas de quoi. L'autre fille est mariée, bien portante et a mis au monde plusieurs enfants vivants et bien portants.

1. J'ai assez souvent constaté la persistance des tubercules ulcérés ou non au niveau des muqueuses nasales et pharyngobuccales, alors que l'éruption tuberculeuse cutanée avait disparu depuis longtemps, laissant à sa suite des cicatrices nombreuses. Chez les malades dont l'exanthème tuberculeux avait aussi disparu, laissant à sa suite des phénomènes accentués de lèpre systématisée nerveuse, le seul vestige de l'éruption tuberculeuse se trouvait au niveau des muqueuses comme dans l'observation suivante.

13

L'ulcération, après avoir détruit toute la muqueuse des fosses nasales et parfois la cloison, peut amener la carie des cornets, des sinus, d'une partie des os propres du nez. On a vu même se produire des caries des sinus frontaux. Les ulcérations de la bouche, du palais, de l'isthme du gosier, de la gorge produisent également des ravages considérables. Elles peuvent détruire la luette, le voile du palais, l'épiglotte, les cordes vocales. Souvent elles produisent des hypertrophies avec mutilations partielles et cicatrices vicieuses. Plus rarement on les voit amener des caries de la voûte palatine et des maxillaires. Cependant la carie du bord alvéolaire des maxillaires, surtout du maxillaire supérieur, amène parfois la chute des dents, surtout des incisives.

TABLEAU DU LÉPREUX TUBERCULEUX A LA PÉRIODE D'ULCÉRATION ET DE DÉCLIN.

S'il ne meurt pas avant l'apparition de ces épouvantables désordres, le malheureux lépreux devient quelque chose d'affreux à voir.

La face déformée, léontiasique, est couverte de tubercules ulcérés ou non, de cicatrices, de croûtes ; son nez s'est effondré en masse, il est réduit à un moignon. La respiration est sifflante, pénible ; un liquide sanieux et fétide qui se concrète en croûtes s'écoule par les narines. Toute la muqueuse nasale est couverte d'ulcérations plus ou moins profondes ; une partie de la charpente cartilagineuse et osseuse est cariée. La bouche, la gorge, le larynx sont mutilés, déformés et couverts de tubercules ulcérés (1) : le malade respire avec la plus grande difficulté, et à chaque moment surviennent des accès d'étouffement menaçants et interrompant le sommeil. Il a perdu la voix ; les yeux se sont fondus. De même que la vue, l'odorat, le goût, peuvent être en entier disparus. Des cinq sens, l'ouïe est le seul ordinairement conservé. Mais par suite des altérations cutanées énormes des membres qui sont couverts de tubercules ulcérés, de croûtes, de cicatrices, dont la peau devenue pachydermique donne aux extrémités un aspect éléphantiasiforme, par suite des lésions des nerfs périphériques qui existent toujours à cette époque et qui viennent parfois mélanger aux extrémités et à la face les lésions trophiques de la lèpre anesthésique (paralysies, atrophies, etc.) aux lésions néoplasiques de la lèpre tuberculeuse, le sens du toucher est aboli, bien que le malade éprouve parfois des douleurs névralgiques atroces dans les membres et même dans la face. Il présente en outre, au niveau des extrémités, des lésions articulaires et osseuses qui viennent encore entraver la marche et même la rendre impossible. Les ganglions inguinaux et cervicaux hypertrophiés laissent parfois écouler par des trajets fistuleux un pus abondant.

Dans certains cas, il existe une augmentation du volume du ventre, due à l'envahissement du foie, de la rate et des ganglions mésentériques (carreau lépreux de Larrey) par le léprôme (2). (Voir OBSERVATION nº XIX.)

1. Mais la destruction de la langue en partie ou en totalité, si l'art n'intervient pas, destruction dont parle Lamblin, n'a été vue que par ce seul auteur.

2. Le tube digestif semble pouvoir être atteint, quoi qu'en dise Hansen. La diarrhée fréquente à la fin de la lèpre, l'envahissement de l'œsophage dans certains cas (cas de Goldschmidt, page 102) en seraient des preuves cliniques presque suffisantes. Nous reviendrons sur ce point à l'anatomie pathologique.

A ces lésions viscérales, ajoutez un appétit irrégulier, souvent perdu, des douleurs stomacales, de la diarrhée, des lésions broncho-pulmonaires, des accès fé-

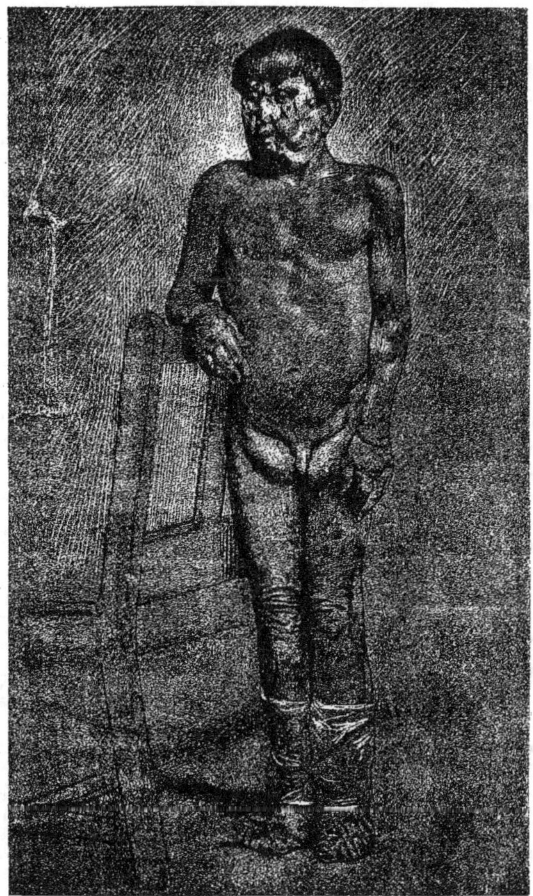

Figure 11. — (Voir la note de bas de page. Page 102).

briles intermittents, la cachexie, une odeur spéciale (rappelant celle de l'amphithéâtre et celle de la plume d'oie mélangées, ou du cadavre frais) et déjà signalée mais mal décrite par les auteurs du moyen âge qui la comparaient à l'odeur du bouc ; et l'on pourra se figurer l'aspect horrible que présente le malheureux à cette période ultime lorsque la mort ne lui a pas rendu le service de l'enlever plus tôt. On conçoit que, dans l'antique poème de Job, on ait appelé la lèpre « fille aînée de la mort ».

Cependant, malgré l'état épouvantable dans lequel il se trouve, bien qu'il soit profondément affecté et parfois dans la prostration, le malheureux lépreux conserve son intelligence intacte jusqu'à la fin. J'ai été frappé du stoïcisme calme avec lequel les lépreux norvégiens supportaient leur mal, de la gaieté même ou de l'indifférence des lépreux italiens et des autres pays, du soin qu'ils apportent à leur toilette jusqu'à la fin (1). En tous cas, je n'ai jamais vu de lépreux demander la mort, et je ne connais pas d'exemple de suicide chez ces malades qui paraissent assister avec la plus grande résignation à la décomposition lente et progressive de leur corps. En présence de ces altérations épouvantables du corps humain, je me suis rappelé les vers de notre grand Lafontaine :

> Le trépas vient tout guérir,
> Mais ne bougeons d'où nous sommes.
> Plutôt souffrir que mourir :
> C'est la devise des hommes.

Telle est la description générale de la lèpre tuberculeuse. Elle présente de légères différences tant au point de vue local qu'au point de vue général, chez les différents malades, et donne à chaque cas un aspect un peu particulier, tant au point de vue des phénomènes locaux qu'au point de vue des phénomènes généraux. Cependant la marche de la lèpre tuberculeuse, assez variable suivant les individus, peut se réduire à deux types principaux.

Marche aiguë. — La lèpre tuberculeuse évolue parfois très rapidement. Cette marche est excessivement rare ; elle ne se rencontre presque jamais. (Danielssen et Boeck disent dans leur livre ne l'avoir observée que trois fois. Pour ma part, je n'en ai jamais vu d'exemple.) Elle se rencontre parfois comme phénomène ultime, terminal de la lèpre tuberculeuse, lorsque celle-ci a évolué chroniquement pendant plusieurs années.

Voici comment les choses se passent en général : après quelques jours (parfois 8 à 15 jours) d'un état fébrile intense, continu, avec grandes exacerbations le soir, accompagné de phénomènes généraux graves, pouvant même présenter un caractère typhoïde (céphalée intense, prostration, délire, langue rouge et sèche, peau brûlante, rouge, sèche, insomnie, congestion pulmonaire, constipation, souvent diarrhée), on voit survenir subitement une éruption de léprômes nodulaires et en plaques du côté de la peau et des muqueuses. Ces léprômes se développent rapidement et ne tardent pas à s'ulcérer. « La maladie peut alors en peu de semaines exercer tous les ravages qui ne se réalisent que par les années dans la marche chronique. — Danielssen et Boeck ».

1. Il en est de même dans tous les pays, et dans un article intéressant sur les îles Hawaï, Marcel Monnier qui nous fait en artiste un tableau coloré de la lèpre en ces pays dit : « Tous conservent jusqu'à la fin l'amour de la parure, et c'est un spectacle étrange que de voir errer ces spectres aux regards vitreux, au visage convulsé, affublés d'étoffes voyantes et couronnés de fleurs. » (*Nouvelle Revue*, 1885.)

Dans certains cas, on voit, avec le développement et l'ulcération des tubercules, les phénomènes généraux tomber, et l'affection suivre sa marche chronique ordinaire après l'ulcération des léprômes. Mais quand ceci n'arrive pas, si les phénomènes aigus persistent avec l'augmentation et l'ulcération rapide des léprômes, on voit survenir des lésions des organes internes (pneumonie, pleurésie, broncho-pneumonie, phénomènes cérébraux, diarrhée colliquative, etc.), accompagnées d'un état général très grave. Et c'est ainsi que le lépreux est rapidement emporté en quelques semaines et même en quelques jours.

Marche chronique. — La lèpre tuberculeuse suit en général une marche chronique dont la durée moyenne est de 8 à 12 ans, parfois moindre (quelques années), souvent plus longue, d'après ce que j'ai vu. Elle peut dans des cas plus rares durer jusqu'à 24 ans dans sa forme pure. (Voir la figure 11 et la note 1, page 102.) Dans une note inédite que le Dʳ Goldschmidt de Madère m'a obligeamment envoyée le 24 septembre 1885 comme réponse à mon questionnaire, il me dit : « La lèpre à Madère se développe très lentement. — La plus grande durée de la maladie est de 25 ans. » Il faut noter qu'il s'agit ici de lèpre tuberculeuse pure demeurant néoplasique jusqu'à la fin ; car, parmi les nombreux cas observés par le Dʳ Goldschmidt à Madère depuis 1866, ce médecin distingué n'a vu que deux lépreux atteints de la forme anesthésique pure. Tous les autres sont des lépreux tuberculeux.

La marche de la maladie est le plus souvent inégale. L'éruption des nodosités et la régression des anciennes se font par accès, par poussées, précédées toujours de phénomènes généraux plus ou moins accentués et de fièvre (1). Les nodosités nouvelles persistent ainsi plus ou moins longtemps ; puis quelques-unes se ramollissent, se résorbent ou s'ulcèrent. Cette ulcération des tubercules s'accompagne parfois d'une amélioration de la santé générale du malade, et les tubercules finissent par disparaître en un point du corps. Mais à côté, et en d'autres régions, on voit en même temps survenir une éruption aiguë ou subaiguë de nouveaux léprômes, toujours précédée du retour d'une fièvre plus ou moins intense.

Entre chaque poussée (les intervalles durent d'ordinaire plusieurs semaines, un ou deux mois, plusieurs mois ; dans des cas rares, ils peuvent durer un an et même plusieurs années), les malades se trouvent assez bien et peuvent même se croire guéris (2). Souvent d'ailleurs pendant ces intervalles le léprôme a continué

1. La fièvre est presque toujours l'indice d'une nouvelle éruption, quelque localisée qu'elle soit dans certains cas (éruption cutanée, muqueuse, oculaire, viscérale). Les malades redoutent beaucoup cette fièvre, car ils en connaissent la valeur pronostique ; ils savent qu'elle annonce une éruption, qu'après chacun de ces paroxysmes ils deviennent plus lépreux qu'ils ne l'étaient auparavant, et que après ces accès fébriles ils sont souvent faibles, malades et même obligés de garder le lit quelques jours ou quelques semaines. Cette fièvre présente souvent le type intermittent, et est souvent prise pour la fièvre paludéenne dans les pays où règne la malaria. Cette fièvre a été bien étudiée par différents auteurs entre autres par Danielssen (Voir en particulier : *Lungegaards Hospitalet Virksomhed* Christiania, 1871). On la voit osciller entre 37, 38, 39, 40 et même 41 ; elle peut monter jusqu'à 42 (Hernando). Si l'on regarde attentivement les courbes, que Danielssen a publiées dans *Lungegaards Hospitalet Virksomhed* (1871), on constatera que l'ascension thermique se fait souvent le matin ou l'après-midi.

2. Aussi ces intervalles de repos, lorsqu'ils succèdent à la disparition d'une partie des léprômes, parfois même d'une grande quantité de ceux-ci, ont-ils été pris parfois par des médecins peu familiarisés avec la lèpre pour des cas de guérison ou d'amélioration dus au traitement qu'ils avaient fait suivre au malade ! ! On ne saurait trop se méfier de ces arrêts dans la marche de la maladie, arrêts pouvant même dans quelques cas durer 5 ans et plus, et pouvant faire croire à des guérisons, à la découverte d'un traitement spécifique quand il n'en est rien.

sourdement, d'une façon latente, sans réaction générale, à s'accroître, à gagner du terrain.

On voit assez fréquemment, après des phénomènes fébriles et des phénomènes généraux plus ou moins accentués durant plusieurs jours et même quelques semaines, un grand nombre de tubercules se ramollir, prendre une teinte d'un brun jaunâtre, devenir un peu douloureux, et finalement s'ulcérer, se recouvrir de croûtes ou parfois se résorber. Fait curieux signalé par Danielssen et Boeck : tant que ces ulcères sécrètent une matière abondante, il y a souvent cessation dans la croissance des autres tubercules. Puis les ulcères tendent à se guérir et l'on voit apparaître de nouveaux tubercules, qui se ramollissent et s'ulcèrent à leur tour.

C'est ainsi que graduellement, lentement, le malade arrive à la période cachectique que nous avons décrite plus haut et finit par mourir épuisé, dans le marasme, aussi bien de ses lésions tégumentaires que des lésions viscérales, lépreuses ou non, qui surviennent dans les dernières périodes du mal. (Nous verrons que les dégénérescences amyloïdes et les lésions du rein appartiennent surtout à la forme anesthésique.) Mais souvent une phtisie pulmonaire à marche plus ou moins rapide (véritable lèpre du poumon pour certains auteurs ; tuberculose pulmonaire vraie au contraire pour Hansen) ; parfois une diarrhée colliquative ; ou la suffocation par suite des lésions laryngées (atrésie, œdème de la glotte, obstruction du larynx, de la trachée et des bronches par des mucosités ou des parcelles alimentaires) ; ou encore une maladie intercurrente quelconque viennent débarrasser le malade du fardeau de la vie (1). Enfin une éruption aiguë avec fièvre intense et phénomènes généraux graves constitue dans quelques cas la dernière étape des longues et multiples phases de la maladie.

D'après Hillis, qui a étudié la lèpre dans les colonies anglaises (*The leprosy in British Guyana.* Londres 1881), sur 100 lépreux, on peut faire la statistique suivante des causes de la mort :

Maladies intercurrentes	Néphrites	22	p. 100
	Affections pulmonaires et phtisie	17	—
	Diarrhée	10	—
	Anémie	5	—
	Remittent fever	5	—
	Atrophie	25	—
Suites directes de la lèpre	Epuisement par ulcérations lépreuses		
	Atrésie des conduits respiratoires		
	Lèpre des organes internes	38	p. 100
	Marasme		
	Atrophie		

1. Le docteur Goldschmidt parle dans sa note sur la lèpre à Madère (*Berliner Klinische Wochenschrift*, 1884) d'un lépreux tuberculeux qui, atteint de sténose buccale et de tubercules ulcérés du pharynx et de l'œsophage, ne pouvait être nourri qu'au moyen d'injections de lavements alimentaires dans le rectum. Cet homme, dont le docteur Goldschmidt a bien voulu m'envoyer la photographie (prise deux ans avant la mort), était âgé de 26 ans à l'époque où il fut photographié, et atteint de lèpre tuberculeuse pure depuis l'âge de 6 ans. Cette photographie est représentée dans la figure 11, page 99, d'après un dessin qu'en a fait mon ami Henri Pluchart.

Dans certains cas exceptionnels, à la suite de l'élimination du léprôme par ulcération, le malade se trouve mieux. Les ulcérations peuvent même se cicatriser et les tubercules disparaître pour toujours. Bien que le fait soit rare, il s'observe parfois. Mais alors, souvent les organes internes (foie, rate, poumon, etc.) sont envahis. Il s'est produit en quelque sorte une métastase viscérale, et bien que cette métastase ait fait disparaître les tubercules tégumentaires, le malade n'en est pas moins encore lépreux tuberculeux et ici encore la terminaison plus ou moins proche est la mort.

Nous *avons vu que l'anesthésie*, indice de l'envahissement des nerfs cutanés et périphériques (1), assez fréquente au début, au niveau des léprômes, devenait plus prononcée avec l'âge de la maladie. Plus tard, quand la lèpre tuberculeuse est arrivée à la période d'état et de déclin, on voit souvent l'anesthésie devenir plus accentuée, plus étendue et plus constante. En même temps apparaissent souvent d'autres troubles annonçant l'envahissement du système nerveux périphérique (épaississement des nerfs cubitaux, hyperesthésies suivies d'anesthésies, paralysies, atrophies, troubles trophiques, bulles de pemphigus, maux perforants, etc.). Si le malade résiste à ses léprômes tégumentaires et viscéraux, etc., s'il n'est pas emporté par la lèpre tuberculeuse, on voit survenir lentement, graduellement, une série de phénomènes que nous étudierons avec la lèpre anesthésique, et qui dépendent des lésions du système nerveux périphérique (épaississement des nerfs, hyperesthésies suivies d'anesthésies, troubles trophiques divers).

Conjointement avec l'apparition de ces phénomènes de lèpre systématisée nerveuse, on voit diminuer graduellement l'éruption des léprômes tégumentaires. Dans d'autres cas l'éruption tuberculeuse persiste presque jusqu'à la fin en des régions plus ou moins limitées du tégument externe ou interne, conjointement avec les symptômes de la lèpre anesthésique et, dans ce cas, on voit parfois alterner les phénomènes de la lepra nervorum avec des poussées de tubercules du côté du tégument. On dirait qu'il se produit alternativement des éruptions du côté des nerfs et des éruptions tégumentaires, qu'il y a balance entre ces deux éruptions; et cela d'autant plus que les poussées du côté des nerfs sont fréquemment précédées de fièvre et de phénomènes généraux, rappelant la fièvre et les phénomènes généraux qui précèdent les éruptions de léprômes tégumentaires (2).

1. L'envahissement des nerfs périphériques peut se manifester d'une façon plus palpable. Il n'est pas rare de voir les nerfs cubitaux s'épaissir dans le cours de l'évolution de la lèpre tuberculeuse; j'ai fréquemment constaté ce phénomène. Lamblin parle même d'un cas où l'on pouvait constater, sur le trajet des nerfs cutanés des cuisses, de petites tumeurs sous-dermiques légèrement douloureuses à la pression. L'anatomie pathologique nous montrera tout à l'heure la fréquence des lésions des nerfs périphériques dans la lèpre tuberculeuse.

2. Dans certains cas, comme nous le montrent Danielssen et Boeck, cette transformation de la lèpre tuberculeuse en anesthésique peut se faire d'une manière plus aiguë et plus rapide : « Quand, disent-ils, « les tubercules se sont un peu développés, la maladie peut néanmoins avoir duré bien longtemps. Il « arrive parfois tout à coup un accès de fièvre avec des frissons et des exacerbations très irrégulières, « accompagnés d'un mal de tête violent. Ces symptômes cessent d'ordinaire après quelques jours, et le « malade se plaint alors d'une agitation surprenante dans tous les membres, et en même temps d'une « sensibilité excessive dans la peau, surtout aux extrémités, ce qui peut durer plusieurs mois et le forcer

Mais si le lépreux résiste à sa lèpre tuberculeuse, on voit peu à peu les éruptions tégumentaires néoplasiques disparaître, et parfois pour toujours. Il survit en quelque sorte à sa lèpre tuberculeuse, mais pour devenir un lépreux anesthésique à la 2ᵉ ou 3ᵉ période. Le léonin est devenu un antonin. Chez lui, comme je l'ai dit dans més travaux sur la lèpre (*Comptes rendus* de l'Institut. Juin 1885. — *Semaine médicale.* Juin 1885) « La période éruptive a été tuberculeuse et plus ou moins longue, au lieu d'être simplement maculeuse et plus ou moins courte. Voilà tout. » Dans certains cas même, ce passage à la forme anesthésique est encore plus frappant. Le lépreux tuberculeux, guéri depuis longtemps de son éruption tuberculeuse tégumentaire, est pris de fièvre, bientôt accompagnée de macules comme dans la lèpre anesthésique maculeuse, et les phénomènes cliniques de la lèpre systématisée nerveuse se mettent à évoluer régulièrement, comme si le lépreux n'avait jamais été malade, comme s'il n'avait jamais eu de tubercules.

Je ne puis considérer ces observations de disparition des léprômes tégumentaires suivie de l'apparition de la lèpre systématisée nerveuse comme des transformations de la marche typique de la lèpre tuberculeuse, ainsi que l'avaient dit Danielssen et Boeck. Ce ne sont pas non plus à proprement parler des formes mixtes, comme l'ont dit quelques auteurs norvégiens, entre autres Biedenkap. Ces cas doivent plutôt être considérés comme dépendant fatalement et naturellement de l'évolution normale de la lèpre tuberculeuse, laquelle avec le temps devient anesthésique pure, si le malade survit à son éruption de tubercules, s'il n'a pas été tué par la lèpre tuberculeuse (ce qui est le cas ordinaire) avant que la lèpre des nerfs ait pris le dessus.

Cette évolution de la lèpre tuberculeuse vers la lèpre anesthésique, ce fait qu'avec le temps la lèpre anesthésique peut effacer complètement la lèpre tuberculeuse, présentent une importance majeure. La connaissance de ces faits, bien étudiés par Danielssen et Boeck, Biedenkap, Hansen, suffit à elle seule pour établir l'unité de la lèpre. Ils montrent, comme je l'ai dit en 1884, et comme je le répète encore, que la lèpre doit être considérée d'une façon générale comme une maladie infectieuse, qui, après une série de phénomènes prodromiques accompagnés de fièvre, et de durée variable, apparaît sous forme d'une éruption, laquelle peut être maculo-tuberculeuse et plus ou moins longue, ou maculeuse et plus ou moins courte.

Cette maladie infectieuse, dans sa première forme ou variété éruptive, frappe (lèpre systématisée tégumentaire, *lèpre tuberculeuse*) surtout le tégument cutané et muqueux, les ganglions lymphatiques, et parfois certains viscères, finissant ainsi en général par tuer le malade. Mais dans certains cas, le virus, après avoir produit les lésions précitées, tend à quitter les points envahis, pour se localiser surtout sur le système nerveux ; on voit alors l'éruption néoplasique tégumentaire et viscérale

---

« à s'aliter. Peu à peu les tubercules diminuent de volume... s'atrophient... La peau devient de plus en
« plus pâle, enfin des tubercules ont tout à fait disparu, et l'hyperesthésie est presque insupportable.
« Bientôt l'hyperesthésie diminue... et l'anesthésie lui succède... La forme tuberculeuse a disparu pour
« toujours, et jamais nous ne l'avons vue revenir, quoique nous ayons observé des malades six ans après
« son passage dans la forme anesthésique. »

disparaître pour être insensiblement remplacée par des lésions nerveuses. Le virus s'est localisé définitivement sur le système nerveux.

Dans la deuxième forme ou variété éruptive (lèpre maculeuse anesthésique ou *systématisée nerveuse*) l'éruption est bien plus passagère ; elle ne constitue pas non plus un phénomène de premier ordre tégumentaire comme dans la variété précédente, et le virus ne tarde pas à se localiser surtout sur le système nerveux. Cette localisation peut même être parfois tellement rapide que le virus semble se localiser même d'emblée sur celui-ci. En un mot, la terminaison constante de la lèpre, quand le malade survit à son éruption, serait la lèpre anesthésique, trophoneurotique, la lèpre systématisée nerveuse. Le mélange des divers phénomènes précités, par suite de localisations plus hâtives sur tel ou tel système, le virus n'ayant pas encore abandonné les régions préalablement envahies, constituerait les formes mixtes. Nous en parlerons plus tard.

La lecture attentive des Observations suivantes complétera d'ailleurs ma pensée et montrera d'une façon frappante au lecteur comment se fait ce passage de la forme tuberculeuse à la forme systématisée nerveuse, comment il faut comprendre le groupe des lèpres dites mixtes ou complètes auxquelles on pourrait donner le nom de : Tuberculeuses anesthésiques.

Cette transformation peut se faire de la façon suivante : la tuberculeuse se transforme en anesthésique.

A. — Ou bien lentement, par la disparition progressive de l'éruption tuberculeuse, laquelle est graduellement remplacée par l'apparition des lésions nerveuses ; la lèpre tuberculeuse devient lèpre systématisée nerveuse ou lèpre anesthésique, d'emblée, à la 2ᵉ et 3ᵉ période. L'éruption maculeuse ou pemphigoïde de la lèpre anesthésique a été ici remplacée par l'éruption tuberculeuse de la lèpre tuberculeuse.

B. — Ou bien l'éruption tuberculeuse disparaît et, disparue plus ou moins complètement depuis plus ou moins longtemps, est suivie de l'apparition d'une lèpre maculeuse anesthésique évoluant du commencement à la fin, comme s'il n'y avait pas eu d'éruption tuberculeuse. Il y a eu ici lèpre tuberculeuse, disparition des tubercules, puis éruption de macules, puis lèpre systématisée nerveuse.

Lorsque la transformation s'arrête dans le cours de son évolution, ou si l'évolution n'est pas complète, on a alors des lèpres tenant à la fois de l'éruption précédente en train de disparaître, et des lésions ultérieures en train d'apparaître, ce sont les formes dites mixtes. Elles sont fréquentes (1)

---

1. On trouvera au chapitre Lèpre mixte ou complète d'autres observations des variétés des lèpres mixtes auxquelles on peut donner le nom de : Groupe des lèpres tuberculeuses, trophoneurotiques.

OBSERVATION XIX.

Lèpre norvégienne (Bergen).

Observation personnelle recueillie en septembre 1884, à la léproserie de Bergen (Pleiestiftelsen, n° 1)
(Voir PLANCHE X).

Lèpre tuberculeuse datant de 26 ans au moins. — Cicatrices horribles de toute la face rappelant celles consécutives à certains lupus ; yeux fondus, nez écrasé, paralysie faciale double. — Cicatrices considérables sur les membres supérieurs et le tronc ; anesthésie des extrémités, atrophie musculaire. — Flexion forcée du petit doigt et de l'annulaire de chaque main par rétraction des tendons fléchisseurs et des languettes de l'aponévrose palmaire correspondantes. — Tubercules des jambes. — Atrophie prononcée des muscles du mollet. — Déformation des pieds en pilons (luxation de l'avant-pied sur le moyen pied), déformation des orteils en griffes. — Ventre énorme rappelant celui de la péritonite tuberculeuse (carreau lépreux de Larrey.) — Foie et rate volumineux. — Laryngite lépreuse, cornage, accès de suffocation. — Cachexie. — Cette lèpre tuberculeuse très ancienne devient systématisée nerveuse. — Sœur morte lépreuse.

Olver Havig, célibataire, âgé de 46 ans, se trouve dans le service du docteur Nicoll. Il est né dans le pays de Sonderborgen. Il était fabricant de filets. Il dit que son père et sa mère étaient bien portants. Il a eu une sœur qui est morte de la lèpre. Il dit qu'il a vu débuter sa maladie vers l'âge de vingt ans par la face, mais qu'il est très possible qu'elle ait débuté plus tôt. Ces tubercules de la face se seraient ulcérés dès les premières années. Il eut également, vers la même époque, des tubercules sur les jambes. Il est entré à la léproserie à l'âge de 25 ans. Il dit que, depuis 22 ans, les tubercules ont complètement disparu par ulcérations ou par résorption interstitielle. Il ne se souvient pas exactement de l'époque à laquelle sont survenues les déformations des membres supérieurs et inférieurs.

Actuellement, on se trouve en présence d'un individu horriblement mutilé par la lèpre, comme le montre la photographie que j'en ai fait faire. (Voir PL. X.) La figure de ce sujet est entièrement abîmée par des cicatrices la plupart blanchâtres, quelques-unes brunâtres, lisses ou un peu irrégulières, semblables à celles consécutives à certaines variétés de lupus. Le nez est réduit à un moignon minuscule, la cloison est éliminée par nécrose et les os propres du nez se sont affaissés. Les yeux sont presque fondus, ils sont atteints chacun de staphylôme ancien avec opacité complète et état dépoli et irrégulier des cornées.

Ces vestiges des globes oculaires ne peuvent être masqués par l'occlusion des paupières ; car le malade est atteint de paralysie faciale double, portant surtout sur les orbiculaires des paupières. Il n'a plus ni cils ni sourcils, d'ailleurs sa face est complètement glabre. En revanche, il a conservé une riche et abondante chevelure qui fait l'effet d'une perruque sur cette tête déformée, sur cette face immobile et sans expressions. La lèvre inférieure est pendante, et il existe dessus, à sa partie moyenne un tubercule légèrement ulcéré. — L'odorat est perdu, le goût notablement diminué, il n'y a pas de tubercules dans la bouche. L'ouïe est intacte.

Les membres supérieurs, les épaules, sont couverts d'énormes cicatrices blanches, lisses, assez déprimées, larges comme des pièces de cinq francs et même comme la paume de la main, tout à fait semblables à des cicatrices consécutives à de grandes gommes syphilitiques. Quelques-unes de ces cicatrices sont entourées d'un liseré un peu brunâtre. Il existe quelques cicatrices semblables aux précédentes sur le tronc.

Les muscles des membres supérieurs sont assez atrophiés ; il en est de même des muscles des éminences thénar et hypothénar. Anesthésie complète des parties molles au niveau des membres supérieurs surtout à leur surface d'extension. Il existe encore une conservation relative de la sensibilité à la douleur au niveau des deux tiers externes des régions palmaires. Le petit doigt et l'annulaire de chaque main sont dans la flexion forcée, et leurs phalangettes fortement appliquées contre la paume des mains. Il est impossible de redresser les doigts ainsi déformés, et l'on sent parfaitement depuis la partie inférieure des phalanges supérieures jusqu'aux poignets, suivant le trajet des fléchisseurs, deux cordes fibreuses fortement tendues qui semblent n'être autre chose que les tendons des fléchisseurs atteints de synovite et de périsynovite. Mais en outre, au-dessus de ces deux cordes on en trouve deux autres, plus minces, paraissant adhérer à la peau et au tissu fibreux profond et présentant une grande analogie avec la rétraction de l'aponévrose palmaire

Les jambes sont infiltrées par des tubercules lépreux peu saillants. Les mollets sont notablement atrophiés. Les pieds sont fortement déformés, on dirait plutôt des espèces de pilons que des pieds. Il y a demi-luxation de l'avant-pied sur le moyen pied, extension forcée des premières et deuxièmes phalanges avec flexion exagérée des phalangettes. Le malade est presque aphone. Sa voix est aiguë et rauque, en même temps elle rappelle assez le cri de certains jeunes chiens. Le malade est atteint d'une sorte de tirage et de cornage continuels, comme dans l'œdème de la glotte. Ces phénomènes s'exagèrent notablement lorsque le malade marche ou se livre à un exercice un peu violent ; il est alors pris d'accès de suffocation intenses.

Le ventre du malade est énorme et contraste par son volume avec l'amaigrissement des membres. A bien des points de vue (examen, palpation, percussion, etc.), il rappelle le ventre d'un sujet atteint de péritonite tuberculeuse. La percussion me permet également de constater une augmentation notable du volume du foie et de la rate. — Le malade paraît fortement cachectisé ; il a un peu d'œdème des membres inférieurs ; son appétit est bon, mais il a des accès de suffocation qui gênent beaucoup son sommeil. — L'intelligence est intacte. Le malade est seulement un peu prostré. Il accepte avec joie l'argent qu'on lui donne pour acheter du tabac, et nous le voyons savourer sa chique consolatrice avec une certaine béatitude.

OBSERVATION XX.

Lèpre norvégienne (Molde).

Observation personnelle recueillie le 25 août 1884, dans la léproserie de Molde (Reknoes Pleiestiftelsen) dirigée par mon ami le docteur Kaurin.

Lèpre ayant débuté il y a 22 ans par des poussées de tubercules non ulcéreux de la peau et des muqueuses. — Disparition de l'éruption tuberculeuse. — Apparition de la lèpre systématisée nerveuse. — Le malade est actuellement un lépreux anesthésique ou atrophique dont l'exanthème et l'énanthème, disparus depuis longtemps, ont été des éruptions tuberculeuses. — Pas de contamination de la femme et des enfants. — Une tante paternelle morte lépreuse.

Johannes Hauge, marin, 38 ans 1/2, se trouve dans la salle K lit n° 1. Il est né à Bremanger, au nord de Bergen.

Une sœur de son père était lépreuse ; sa femme et ses enfants âgés de 2 à 10 ans vivent encore et sont absolument sains. Sa maladie a débuté en 1862 ; il est entré à l'hôpital le 13 novembre 1870 ; à son entrée, toute la face était couverte de gros tubercules saillants. Il n'avait plus de sourcils. Sa bouche et son pharynx étaient remplis de tubercules ulcérés. Tout le corps était couvert de tubercules. Ces tubercules étaient ulcérés aux membres supérieurs et inférieurs. Anesthésie des mains et des pieds. Adénopathie inguinale prononcée. Enrouement (laryngite lépreuse).

Quand je le vis, tous les tubercules de la peau et des muqueuses avaient complètement disparu depuis plusieurs années, laissant à leur suite des cicatrices plus ou moins superficielles, blanches ou brunâtres. L'enrouement avait disparu. Les ganglions inguinaux étaient encore tuméfiés. Les nerfs cubitaux étaient gros comme des tuyaux de pipe. Anesthésie absolue des membres supérieurs depuis les coudes jusqu'aux extrémités digitales, et des membres inférieurs, depuis les genoux jusqu'aux extrémités des orteils. Quelques douleurs névralgiques, rares d'ailleurs, dans les membres supérieurs et inférieurs. Diminution des réflexes patellaires et tricipitaux. Légère déformation en griffes des mains et des pieds. Atrophie musculaire moyenne d'intensité, aux avant-bras et aux jambes. Pas d'éruptions cutanées, mais quelques petites plaques d'anesthésie à la surface du tronc. Cheveux conservés. Etat anémique assez prononcé.

OBSERVATION XXI.

Lèpre norvégienne (Molde).

Observation personnelle recueillie en août 1884 dans la léproserie de Molde (dirigée par le docteur Kaurin).

Lèpre ayant débuté il y a vingt ans, par des poussées de tubercules au niveau de la peau et des muqueuses. — Il y a plusieurs années, disparition de l'éruption tuberculeuse. — Apparition de la lèpre systématisée nerveuse. — La malade est actuellement une lépreuse anesthésique et atrophique (déformations et mutilations des extrémités, etc.) dont les éruptions premières, disparues depuis longtemps, ont été des poussées tuberculeuses. — Une cousine lépreuse.

Synne Kandal, paysanne, se trouve dans la salle G, lit n° 4. Elle est née en 1832 à Gloppen, dans le Nord-Fyord. Elle est entrée à l'hôpital, le 29 octobre 1865.

Elle est célibataire. Une de ses cousines est lépreuse. Sa maladie a débuté en 1864. Quand elle est entrée à l'hôpital, sa face et son front étaient couverts de tubercules (léontiasis tuberculeux). Les sourcils et les cils étaient tombés. Tubercules dans le pharynx et le larynx. Tubercules disséminés sur les extrémités supérieures et inférieures. Vastes ulcérations de tubercules aux deux jambes.

Quand je l'ai vue, il n'existait plus depuis plusieurs années aucun tubercule de la peau et des muqueuses. Ces tubercules avaient disparu par ulcération ou par résorption, laissant à leur suite des cicatrices plus ou moins grandes, blanches avec liseré bistré ou brunâtre. L'enrouement avait disparu. Les nerfs cubitaux étaient très hypertrophiés. Anesthésie des membres supérieurs et inférieurs; cette anesthésie était absolue depuis la partie moyenne des bras et des cuisses jusqu'aux extrémités digitales. Déformation en griffes très accentuée des mains et des pieds. Nécrose des phalanges du petit doigt de la main droite ayant nécessité la désarticulation.

OBSERVATION XXII.

(Voir PLANCHE IV, *Fig.* 5).

Lèpre norvégienne (Bergen).

Observation personnelle recueillie en septembre 1884, au Lungegaard's Hospitalet.

Lèpre tuberculeuse datant de 13 ans : Tubercules cutanés, rhinite et angine lépreuses. — Tubercule de la conjonctive et de la cornée, iritis. — Depuis quelques mois, cette lèpre tuberculeuse d'abord pure est en train de se compliquer de lèpre systématisée nerveuse. — Anesthésie et atrophie des extrémités. Douleurs névralgiques. — Epaississement des nerfs cubitaux, roséole lépreuse.

Henrik se trouve au lit n° 4 de la salle 1 du service du docteur Danielssen. Il a 32 ans, il est célibataire, il a exercé la profession de cordonnier, puis celle de fabricant de filets de pêche. Il est né dans le Sundfyord à Forde. Il dit qu'il n'y a pas de lépreux dans sa famille (père, mère, frères et sœurs). Son affection a débuté, il y a environ 13 ans, par une poussée de tubercules sur les membres inférieurs. Puis survinrent des tubercules sur les membres supérieurs, le tronc, la face et les oreilles. Quelques-uns de ces tubercules surtout aux jambes se sont ulcérés. Outre ces diverses lésions sur lesquelles je n'ai pas à insister, le malade a de l'ozène et du coryza lépreux, des tubercules de l'isthme du gosier et de la luette, un état très sec et légèrement papillomateux de la paroi postérieure du pharynx. Il présente, en outre, à l'œil droit un tubercule, ayant débuté il y a 2 ans.

Actuellement (Voir Pl. IV, *Fig.* 5), ce tubercule parti de la conjonctive a envahi la cornée. Il présente l'aspect d'un cône à base inférieure vascularisée adhérente à la région inférieure de la conjonctive bulbaire, cône recouvrant un segment de la cornée et pénétrant par sa pointe dans la pupille.

Ce n'est pas seulement à cause de cette lésion de l'œil que j'ai recueilli l'Observation de ce malade. Elle est intéressante également parce que, depuis quelques mois, la lèpre tuberculeuse est en train de se compliquer de lèpre trophoneurotique (maculeuse anesthésique). En effet, depuis le mois de mai dernier, le malade éprouve des crampes, des douleurs névralgiques violentes dans les membres supérieurs et un peu dans les membres inférieurs. Il y a une anesthésie complète tant à la douleur qu'au tacte simple, au froid, au chaud, sur la face dorsale des mains et du tiers inférieur des avant-bras. La sensibilité palmaire au contaire est conservée. Les éminences thénar et hypothénar sont atrophiées. Il existe au niveau des membres supérieurs quelques macules roses, grandes comme des pièces de 2 francs, à peine saillantes, disparaissant complètement par la pression, au niveau desquelles la sensibilité tactile seule est notablement diminuée (roséole lépreuse). Les nerfs cubitaux sont épaissis et légèrement moniliformes.

Pouvons-nous considérer, comme l'a fait Hansen, les lépreux tuberculeux devenus lépreux anesthésiques comme guéris de leur lèpre ? Pouvons-nous affirmer que, malgré l'ancienneté de la disparition de l'éruption lépreuse, il n'existe plus de léprômes bacillaires en un point quelconque du corps ? Mais Hansen lui-même ne nous a-t-il pas montré des bacilles dans les glanglions de lépreux devenus anesthésiques et guéris depuis longtemps de leurs tubercules ? Ne peut-il y avoir de bacilles dans les nerfs, même pendant longtemps ? Ne voit-on pas dans certains cas l'éruption tuberculeuse, disparue de presque toute la surface tégumentaire depuis des années, demeurer localisée en un point limité d'une région cutanée ou muqueuse ?

Ne voit-on pas dans d'autres cas, chez des malades indemnes de tubercules depuis longtemps, depuis 4 et 8 ans même, l'éruption reparaître de nouveau sous forme de macules ou de tubercules ? Cette monographie en contient plusieurs exemples. L'Observation suivante suffit à elle seule pour montrer combien il faut se méfier de ces prétendues guérisons de la lèpre, et combien il vaut mieux dire que peut-être le virus a disparu pour toujours que d'affirmer sa disparition complète, certaine et absolue.

OBSERVATION XXIII.

Lèpre norvégienne (Bergen).

Observation personnelle recueillie en septembre 1884, au Lungeguard's Hospitalet.

Lèpre tuberculeuse datant de 8 ans environ. — Pendant les premières années, éruption confluente de gros tubercules non anesthésiques. — En 1878-1879, ramollissement et ulcération des tubercules et, en 1882, le malade est considéré comme guéri de la lèpre (?) Actuellement, cicatrices nombreuses, altération particulière des téguments de la face (amincissement de la peau, disparition du tissu cellulaire, etc..) — Mais, quoi qu'on dise, le malade est loin d'être guéri de sa lèpre, il a de la laryngite et de la rhinite lépreuses. — De plus il est au début d'une lèpre anesthésique maculeuse (érythémateuse). — Le père et la mère du malade n'étaient pas lépreux. — Mais la grand'mère est morte de la lèpre, et a été en contact avec le malade pendant la jeunesse de celui-ci. — Le malade a un frère et une sœur lépreux. — Les 5 autres frères et sœurs n'ont pas la lèpre. — Ce cas pourrait être pris au premier abord pour un fait de guérison de lèpre. — Il n'en est rien.

Jorgen Reinertsen, âgé de 20 ans, est né à Tyet, dans le Nordland. Ses parents, fermiers, étaient bien portants. Ils ont eu 7 enfants, dont le malade. Parmi eux, deux sont lépreux, une sœur et un frère, et se trouvent actuellement au Lungegaard's Hospitalet dans le service du docteur Danielssen. Son frère a dix-huit ans, il est atteint de lèpre tuberculeuse, laquelle aurait débuté en 1875. Sa sœur est âgée de 12 ans, et chez elle la maladie aurait débuté vers 1882.

Nous venons de voir que le père et la mère du malade n'étaient pas lépreux et, d'après son dire, il n'aurait pas eu non plus d'oncles ni de tantes atteints de la lèpre. En revanche, il est important de noter que la grand'mère du malade était lépreuse. Cette femme vivait encore lorsque le malade était petit enfant ; elle habitait à une demi-heure de la maison de ses parents et il se souvient avoir bien des fois été soigné par elle et avoir joué avec elle, quand il était petit.

Ce malade est entré pour la première fois, dans le service du docteur Danielssen en octobre 1876. Il avait alors 13 ans. La maladie avait débuté, environ six mois avant son entrée à la léproserie, par une poussée de tubercules du côté des jambes. A son entrée il présentait sur la face quelques tubercules gros comme des lentilles. Il avait conservé toute sa chevelure, mais ses sourcils étaient dégarnis. Sur la face externe des bras, comme me l'a dit le docteur Danielssen, il y avait une grande quantité de tubercules bruns, gros comme des pois, faisant fortement saillie au-dessus de la peau, et d'une consistance ferme à la palpation. Il existait également quelques tubercules bruns sur les avant-bras à leur face postérieure. Toute la surface des cuisses étaient couverte de tubercules assez profondément situés dans la peau, petits, bruns. A cette époque la sensibilité cutanée était partout absolument intacte. Les ganglions inguinaux étaient engorgés. Le docteur Danielssen lui prescrivit journellement 4 grammes de salicylate de soude à l'intérieur et un bain de vapeur par semaine. En 1877, les tubercules augmentèrent un peu de volume et, à la suite d'un bain de mer, il aurait eu vers cette époque une poussée de tubercules sur le front et la face. Vers 1878 et 1879, les tubercules commencèrent à se ramollir et à s'ulcérer. Ce ramollissement des tubercules fut suivi en mars 1880 d'une éruption intense et généralisée de tubercules lépreux. En même temps le malade eut de la fièvre, et les tubercules préexistants augmentèrent de volume. Puis, les tubercules et en particulier ceux des membres inférieurs, commencèrent à s'ulcérer, à suppurer, et devinrent très douloureux. En janvier 1881, les tubercules étaient en grande partie disparus, laissant à leur suite des cicatrices violacées. En 1882, tous les tubercules étaient complètement disparus partout; il n'y avait plus d'ulcérations; de cette poussée de lèpre tuberculeuse, il ne restait plus que des cicatrices. L'état général du malade était très bon, il paraissait complète-ment guéri, et le docteur Danielssen le considéra comme guéri de sa lèpre tuberculeuse. Quelque temps après, le malade quittait la léproserie.

Quand je vois le malade en septembre 1884, je ne trouve plus nulle part de tubercules du côté de la peau et il paraît en effet guéri de sa poussée de tubercules cutanés, par ulcération et élimination des tubercules. (Le malade était de nouveau rentré à la léproserie le 29 novem-bre 1882, et il prétend qu'on ne lui a plus donné de traitement depuis cette époque et qu'on ne l'a plus examiné parce qu'on le considère comme guéri.)

Actuellement, quand je l'examine, il existe sur les avant-bras, surtout du côté de leur face dorsale, ainsi que sur les jambes, une grande quantité de cicatrices blanchâtres, quelques-unes brunâtres, plus ou moins confluentes et rappelant de très près des cicatrices consécutives à des syphilides tuberculeuses ou à des gommes cutanées. La face présente, du côté des joues et du menton, une grande quantité de cicatrices irrégulières peu profondes, confluentes, et rappe-lant assez bien des cicatrices planes consécutives à des syphilides tuberculeuses.

Fait intéressant et que l'on observe chez pas mal de lépreux dont les tubercules de la face ont disparu, la peau est comme amincie au niveau de ces anciennes lésions lépreuses. De loin, elle paraît plus blanche et plus molle qu'à l'ordinaire, de sorte que la partie inférieure du visage présente un aspect spécial. La peau, en effet, à ce niveau non seulement est amincie, mais encore c'est à peine si elle adhère aux tissus sous-jacents. En outre, il semble que le tissu cellu-laire sous-cutané ait complètement disparu au niveau de la région inférieure des joues et du menton. Il en résulte que la peau de la moitié inférieure du visage se plisse plus facilement que celle des autres régions, et lui donne l'aspect un peu vieillot à ce niveau.

Il semble certain qu'il n'existe plus nulle part de tubercules à la surface de la peau chez ce malade, mais il faut noter qu'il a une respiration un peu difficile, la voix enrouée, qu'il res-pire fortement du nez, qu'il dit moucher de temps en temps des matières verdâtres, quelquefois teintes de sang, et qu'enfin il est très légèrement punais. Malheureusement je n'ai pu pratiquer l'examen du nez et du larynx. La gorge est saine, les yeux aussi.

Mais si le malade ne présente plus actuellement de phénomènes de lèpre tuberculeuse du côté de la peau, si c'est un jeune homme fort, vigoureusement musclé et d'une bonne santé appa-rente, l'examen attentif de sa peau montre qu'il est atteint de lèpre anesthésique (variété maculeuse). Il présente au niveau des deux régions scapulaires supérieures et postérieures deux grandes plaques larges comme la paume de la main de lèpre anesthésique à la période érythémateuse; elles rappellent l'érythème marginé en voie de décroissance ; leur centre est un peu plus pâle ; leurs bords sont un peu saillants, comme on le constate parfaitement à la vue et au toucher, et leurs bords sont un peu plus rosés que le centre. Il n'existe pas de modifications de la sensi-bilité appréciables au niveau de ces macules. Sur les régions latérales et inférieures du dos, de chaque côté, et disposées d'une façon également très symétrique, on trouve des macules roses, larges comme une pièce de 50 centimes, très légèrement saillantes, et rappelant des maculo-papules d'érythème en voie de disparition. Il semble exister au niveau de ces macules une dimi-nution de la sensibilité au tact simple. Diminution notable de la sensibilité au tact simple au niveau de la face dorsale des mains. Au niveau de ces différents points, le malade n'a jamais eu de tubercules.

Il n'est pas possible de savoir s'il existe du côté des membres inférieurs des macules ou des plaques d'anesthésie, parce que le malade a les jambes bandées. (D'après le docteur Danielssen, et malgré la guérison (?) le malade essaierait de se produire des plaies du côté des jambes pour retourner à l'hôpital.) Pas d'autres phénomènes pathologiques. Pas de névralgies, de maux de tête, de paralysie faciale ou autre.

Devons-nous conclure de tout ce qui précède que la lèpre tuberculeuse ne guérit pas? Peut-on affirmer au contraire, que le virus a pour toujours quitté le corps du malade après la disparition des léprômes ? Peut-on dire que ce malade, couvert de cicatrices, atteint le plus ordinairement de lésions diverses (paralysies, atrophies, troubles trophiques, etc.) indiquant une altération profonde du système nerveux, est guéri de sa lèpre et pour toujours? Que répondre à ces questions, si ce n'est par une autre question?

Croyez-vous pour toujours et infailliblement guéri de sa syphilis ce malade couvert de cicatrices consécutives à des gommes, atteint d'hémiplégie avec sclérose descendante du faisceau pyramidal, mais ne présentant plus depuis 25 ans aucun phénomène tégumentaire, viscéral ou autre pouvant faire soupçonner le développement d'un syphlilôme en un point quelconque de son corps ? Le croyez-vous pour toujours débarrassé de son virus syphilitique ?

Bien que nous soyons tous persuadés de la possibilité de l'extinction de la syphilis, nous nous garderons bien de répondre oui à cette question. Et nous ferons bien. La plupart des malades que j'ai vus, les renseignements que j'ai recueillis, me portent à croire que la lèpre tuberculeuse ne guérit pas, dans la grande majorité des cas tout au moins. Voici ce que répond à mon questionnaire dans une note inédite du 24 octobre 1885, le docteur Goldschmidt, qui observe à Madère la lèpre (la lèpre tuberculeuse, car il n'a vu dans cette île, que 2 cas de lèpre anesthésique pure) depuis 1866 : « Je ne crois pas à la guérison de la lèpre. Il y a souvent des temps d'arrêt de longue durée, mais jamais une guérison».

Voici ce que répond le docteur de Verteuil, dans le rapport inédit et détaillé qu'il a bien voulu m'envoyer en novembre 1885 comme réponse à mon questionnaire sur la lèpre à la Trinidad : « Tout ce que je sais de l'histoire de la lèpre, tout « ce que j'ai observé moi-même, me conduit à répondre que je ne crois pas à la « guérison de la lèpre. Je crois cette affreuse maladie incurable, et fatalement pro- « gressive pour la forme tuberculeuse. Comme je l'ai déjà dit, j'ai observé dans la « variété anesthésique des temps d'arrêt, une disparition des macules, une amélio- « ration de l'état général, mais persistance des déformations des pieds et des mains, « de la paralysie des extenseurs. De guérison absolue, jamais. »

Et malgré tout, je ne me crois pas autorisé à affirmer l'impossibilité absolue, certaine de la guérison. Je dirai plus, je la crois possible, dans des cas exceptionnels. Danielssen et Boeck disent avoir observé trois fois la guérison de la lèpre tuberculeuse à la suite de l'élimination des tubercules, et j'en ai moi-même observé quelques exemples.

A mon voyage en Norvège, celui auquel en ce pays, et à si juste titre, ses travaux ont valu le nom de « père de la lèpre », le vénérable Danielssen, m'a affirmé avoir observé quelques cas (très rares, il est vrai) de lèpre tuberculeuse guérie par ramollissement et ulcération des tubercules. «Ces guérisons» —et Danielssen y insistait à juste titre (car il me semble que, à ces cas seuls, on puisse donner ce nom) « ces guérisons, disait-il, s'étaient effectuées sans passage à la forme anesthésique, sans anesthésies, ni paralysies, ni troubles trophiques consécutifs. » « Il a vu, m'a-t-il dit, dans un cas chez un homme, cette guérison complète se maintenir 30 ans ; et 20 ans, dans un autre cas, chez une femme. » J'ai rapporté, en 1884, de la léproserie de Molde (Norvège), les deux observations suivantes qui m'ont été communiquées par mon ami le docteur Kaurin. Elles portent également à ne pas considérer comme au-dessus des ressources de la nature et de l'art la guérison de la lèpre tuberculeuse (1).

OBSERVATION XXIV.

Lèpre norvégienne (Molde).

Observation inédite communiquée en août 1884, par le docteur Kaurin.

Lèpre tuberculeuse et systématisée nerveuse (forme mixte ayant débuté en 1863). — Disparition complète des tubercules, etc. — Guérison apparente de la lèpre ; retour à un état de santé florissante depuis de longues années. — Mort par hémorrhagie cérébrale à l'âge de 95 ans. — Pas de signes de lèpre à l'autopsie.

Arnt Gyuul, menuisier, âgé de 84 ans, né à Thingvold, entré à l'hôpital de Molde, le 4 juillet 1870. D'après le dire du malade, il n'y aurait pas d'antécédents lépreux dans sa famille. Sa maladie aurait débuté en 1863.

A son entrée, il présentait une infiltration diffuse de tubercules d'un rouge cramoisi sur la face (léontiasis lépreux). Sur les épaules, les fesses, les cuisses, placards de tubercules rouge cramoisi, disposés par places d'une façon un peu circinée. Anesthésie des mains et des pieds. Nécrose et élimination consécutive des phalangettes de la main gauche. Hypertrophie notable des nerfs cubitaux. Pas d'alopécie. Atrophie des muscles des mains.

Chez ce malade les tubercules lépreux étaient complètement disparus depuis plusieurs années avant 1880. Depuis cette époque, il ne survint aucune manifestation lépreuse. Le malade paraissait jouir d'une santé florissante. Il avait une chevelure noire abondante. La seule chose dont il se plaignait était un peu de diminution de l'ouïe. Les seuls vestiges de sa lèpre antérieure étaient l'anesthésie des mains et des pieds et les déformations précitées.

En mars 1884, le malade est pris de vertiges bientôt suivis d'hémiplégie gauche et d'eschares par décubitus aigu au niveau du talon et du sacrum. — Mort le 22 avril 1884. A l'autopsie absence de nodules lépreux sur les téguments et dans les viscères (foie, rate).

OBSERVATION XXV

Lèpre norvégienne (Molde)

Observation inédite communiquée en août 1884, par le docteur Kaurin, de Molde

Lèpre tuberculeuse discrète et ayant débuté à l'âge de 5 ans et 9 mois. — Disparition complète des accidents jusqu'en juin 1884. — Guérison. — Mère atteinte de lèpre tuberculeuse, depuis 1870.

Karl Aarö est né à Bolsö, dans les environs de Molde. Il est le fils d'une malade atteinte de lèpre tuberculeuse, qui se trouvait encore dans l'hôpital de Molde quand j'y fis mes recherches

---

1. Nous reviendrons sur cette question au chapitre Thérapeutique.

(Karoline Aarö). Cette femme est entrée le 9 juillet 1870 à l'hôpital de Molde. Elle avait alors deux enfants nés de deux pères différents, un garçon de 4 ans (notre malade) et une fille de 9 jours. A cette époque les 2 enfants étaient bien portants et la femme disait que. excepté elle, il n'y avait pas de lépreux dans sa famille ou dans son entourage.

L'enfant avait 5 ans et 9 mois quand il est entré à l'hôpital de Molde, le 17 avril 1872. Il était bien développé. Comme manifestation lépreuse, il présentait sur l'avant-bras, un peu au-dessus de l'olécrâne, un petit tubercule brunâtre, à peine saillant, large de 4 millimètres environ, un petit tubercule saillant d'un brun violacé à la face externe de l'avant-bras droit, quelques macules d'un brun violacé sur les membres inférieurs. A la face externe de la jambe droite, une plaque tuberculeuse à peine saillante, violacée, large de 7 millimètres environ. Pas d'anesthésie. Le malade avait en outre la gale. En 1880, il n'existait plus chez ce malade, depuis plusieurs années déjà, aucune trace de lèpre. L'enfant, devenu jeune homme, quitta l'hôpital le 3 juin 1884, paraissant en excellente santé et ne présentant pas le moindre signe de lèpre.

Ces deux cas sont les seuls faits de lèpre tuberculeuse guérie (?) que connaisse le docteur Kaurin.

CHAPITRE III.

Lèpre systématisée nerveuse ou lèpre trophoneurotique (anesthésique).

De même que l'on voit dans des cas exceptionnels la lèpre tuberculeuse débuter d'emblée par des nodosités, sans que celles-ci aient été précédées d'une éruption maculeuse; de même on voit parfois, mais très exceptionnellement, la lèpre dite anesthésique débuter d'emblée par des phénomènes de lepra nervorum sans exanthème antérieur. D'ailleurs, même dans ces cas exceptionnels, les phénomènes nerveux de la lèpre anesthésique ont presque toujours été précédés ou accompagnés de l'apparition de bulles d'un pemphigus auquel on pourrait dans ce cas donner le nom de « pemphigus précoce, prémonitoire, ou exanthématique » par opposition avec le pemphigus survenant pendant la période d'état ou même de déclin de la lèpre anesthésique, auquel on pourrait donner le nom de « pemphigus tardif, ou trophoneurotique ». Donc la règle générale est que la lèpre systématisée nerveuse soit précédée d'une éruption du côté de la peau.

Mais cet exanthème, contrairement à ce qui se passe dans la lèpre tuberculeuse, est en général passager, éphémère ; il n'affecte pas d'ordinaire un caractère aigu, il est moins intense, ses poussées ne se succèdent pas coup sur coup, il n'est pas néoplasique. Il semblerait que d'emblée, ou du moins d'une façon très précoce, le virus lépreux tende à se localiser sur le système nerveux, et que l'éruption au lieu de se faire du côté de la peau se fasse du côté des nerfs.

La lèpre systématisée nerveuse est si ordinairement précédée d'un exanthème maculeux que certains auteurs, entre autres A. Hansen (*Zur Path. des Aussatzes Vierteljahresschrift fur Dermatologie und Syphiligraphie* 1871), ont proposé de remplacer le mot de lèpre anesthésique ou anaisthésique adopté par Robinson et Boeck et par Danielssen et Boeck dans la description de cette variété de lèpre par celui de lèpre maculeuse (*Flecken Aussatz*). Je repousse absolument cette qualification de lèpre maculeuse ou *Flecken Aussatz* comme synonyme de lèpre tuberculeuse. En effet, nous avons vu que les taches, les macules se rencontrent presque toujours au début de la lèpre tuberculeuse et constituent une période éruptive précédant souvent, et pendant longtemps, l'éruption des léprômes nodulaires.

L'éruption maculeuse n'appartient donc pas uniquement à la lèpre appelée maculeuse par Hansen et d'autres auteurs. D'autre part, il semblerait qu'elle puisse manquer (dans des cas très exceptionnels il est vrai) ou être remplacée par le pemphigus précoce. Enfin nous avons vu que la lèpre anesthésique peut être parfois l'aboutissant de la lèpre tuberculeuse. Je rejette donc l'expression de lèpre maculeuse comme synonyme de lèpre anesthésique.

L'expression de lèpre anesthésique adoptée par Robinson, Danielssen et Boeck, ne semble pas pouvoir être adoptée davantage ; car elle indique seulement un phénomène, l'anesthésie, commun aux deux formes : tuberculeuse et non tuberculeuse. Le mot lèpre maculeuse anesthésique proposé par Kobner (*Lepra in der Riviera.— Viertelyahresschrift fur Dermatologie*. 1876) est passible de l'addition des objections précédentes. Quant aux expressions : lèpre aphymatode (Cazenave et Schedel Brassac), lèpre lisse ou éléphantiasis lisse (Boeck), non tuberculated leprosy (Hillis), elles ne peuvent être admises non plus, puisqu'elles s'appuient sur un seul caractère négatif.

Le mot: lèpre atrophique me séduirait assez. Mais, en somme, je préfère adopter les dénominations: *lepra nervorum* (Virchow, Carter, Neisser); *lèpre trophoneurotique* ou *systématisée nerveuse* (H. Leloir). Ces dénominations me paraissent présenter l'avantage d'indiquer la localisation, la caractéristique majeure de cette variété de lèpre: l'altération du système nerveux périphérique et les troubles trophiques qui en sont la conséquence (paralysies et atrophies, ulcérations, mutilations, callosités et maux perforants, etc.). En effet, dans cette variété de lèpre, l'exanthème (qu'il soit maculeux ou pemphigoïde) ne constitue qu'un phénomène secondaire, bien qu'important. Ce qui donne à cette forme de lèpre son cachet, c'est l'ensemble des lésions (trophoneurotiques) consécutives aux lésions du système nerveux périphérique (lèpre systématisée nerveuse). De même, la dénomination de lèpre tuberculeuse ou systématisée tégumentaire nous avait de suite montré quelle est la caractéristique la plus importante de cette variété, malgré les phénomènes secondaires (macules, anes-(thésie, etc. qui la précèdent ou l'accompagnent. Donc j'emploierai indifféremment l'expression de *lepra nervorum*, ou mes dénominations de *lèpre trophoneurotique, systématisée nerveuse*. Mais pour éviter la confusion et par respect du passé j'ajouterai à ces dénominations, entre parenthèses, le mot de « anesthésique ».

Abordons maintenant la description de la *lepra nervorum, lèpre systématisée nerveuse (lepre anesthésique* de Robinson, Danielssen et Boeck). J'adopterai dans cette description une classification analogue à celle que j'ai suivie dans la description de la lèpre tuberculeuse, ne perdant pas un instant de vue l'évolution de la lèpre prise au point de vue de la pathologie générale.

J'aurai donc à étudier ici encore:

1º Une *période prodromique* ou d'invasion.

2º Une *période éruptive* (correspondant à la période d'éruption maculeuse et néoplasique de la lèpre tuberculeuse). Cette période peut être courte, ou au contraire excessivement prolongée. Elle est caractérisée : A. par une *éruption tégumentaire*, B. par une *éuption se faisant du côté des nerfs* (début de la névrite lépreuse ou période irritative). Dans des cas exceptionnels l'éruption tégumentaire peut manquer ; le fait est rare, et d'ailleurs, si l'éruption maculeuse fait défaut, elle est remplacée par un exanthème pemphigoïde.

3° Une *période d'état*, constituée par l'envahissement définitif du système nerveux par le virus lépreux. Le léprôme s'est déposé dans les nerfs, au lieu de se déposer dans le tégument. *La névrite lépreuse en est à la période d'état ou période atrophique.* L'éruption du côté du système nerveux, la névrite lépreuse constituent donc la lésion caractéristique de la lèpre tuberculeuse. Cette période, à laquelle on pourrait donner le nom de période d'état, correspond à la période néoplasique ou d'état de la lèpre tuberculeuse. Elle a une durée presque indéfinie. Elle est presque aussitôt accompagnée de lésions *trophiques*, secondaires aux lésions du système nerveux, et qui, se montrant aussi vite que les troubles trophiques survenant à la suite d'une lésion quelconque d'un nerf, doivent donc être étudiées à cette période.

4° Une période de déclin, de cachexie, aboutissant à la mort.

I. PÉRIODE D'INVASION OU PÉRIODE PRODROMIQUE.

Cette période a été étudiée plus haut à la *période prodromique des différentes formes de lèpre en général.* Je n'y reviens pas. Je dirai seulement que la lèpre nerveuse, laquelle suit toujours une marche chronique, est presque constamment précédée d'une *série de phénomènes généraux.* Ces précurseurs sont parfois tellement insignifiants que *le malade n'y fait pas attention.*

Dans d'autres cas, ces phénomènes généraux (fièvre, frissons, tendance au sommeil, troubles digestifs douleurs, rhumatoïdes et névralgiques, etc.) sont très accentués et peuvent même contraindre le malade à garder le lit. Certains malades comparent leur état à celui d'un homme ivre, qui ne peut s'asseoir dans son lit sans être pris de vertiges. (Poncet. *Lèpre anesthésique au Mexique.*) Si, comme le dit Danielssen dans son *Traité de la forme anesthésique*, ces précurseurs ont continué pendant des années, ce qui arrive quelquefois, le visage d'un jaune blême porte l'empreinte de douleurs profondes. Mais si, comme d'habitude, les précurseurs sont de peu de durée, ils exercent peu ou point d'influence sur la physionomie. C'est là en effet la règle ordinaire.

Il me semble que les douleurs névralgiques, les phénomènes prodromiques en relation avec des troubles du système nerveux sont peut être plus accentués, plus prépondérants dans la lèpre systématisée nerveuse ou trophoneurotique que dans la lèpre tuberculeuse pure.

II. PÉRIODE ÉRUPTIVE OU DE DÉBUT

A. — ÉRUPTION TÉGUMENTAIRE (*taches, macules, pemphigus*).

1° *Exanthème maculeux; taches.* De même que pour les taches de la lèpre tuberculeuse, nous devons ici distinguer deux variétés de macules : *A. — Des macules érythémateuses* ou *taches hyperémiques* pouvant ensuite devenir hyperchromiques et achromiques. — *B. Des macules pigmentaires* d'emblée (achromiques et hyperchromiques).

Cette division s'impose. Il semblerait qu'en Norvège la première variété (macules érythémateuses) soit de beaucoup la plus fréquente. C'est du moins ce que j'ai observé sur les lépreux de ce pays, et ce qui résulte des descriptions de Danielssen et Boeck, Danielssen, Hansen, etc., qui ne parlent que des taches érythémateuses. Cependant, malgré sa très grande rareté en Norvège, la deuxième variété de taches (macules pigmentaires d'emblée) peut s'observer en ce pays. J'en ai vu deux exemples. Mon ami le docteur Kaurin m'a affirmé en avoir vu également deux cas très nets dont malheureusement il n'a pas recueilli l'Observation. D'ailleurs, si Danielssen n'a pas décrit dans ses travaux les macules pigmentaires d'emblée, il m'a dit à mon voyage à Bergen, en 1884, avoir vu quelques cas très rares de taches fauves pigmentaires d'emblée ; malheureusement il n'en a pas pris l'Observation.

Si Danielssen et les auteurs norvégiens semblent avoir été trop exclusifs en n'admettant que des taches érythémateuses, d'autres auteurs, entre autres Hillis, Neisser, etc., etc., ont été trop loin en ne décrivant que des taches correspondant à ma deuxième variété (taches pigmentaires d'emblée; hyperchromiques et achromiques) (1). Ce désaccord dépend en partie de ce que les macules se présentent sous une couleur variable, suivant qu'elles se développent sur des téguments de couleur différente, soit à cause de la race du sujet (race blanche, races jaune, rouge et noire), soit aussi à cause de l'influence du soleil. Mais ce n'est pas là certainement la seule cause de cette différence d'aspect.

En effet, je viens de dire que l'on peut observer les macules pigmentaires et apigmentaires d'emblée chez les Norvégiens. D'autre part, on observera souvent et l'on a signalé des macules congestives pures chez des lépreux anesthésiques de race ou de pays autres que la Norvège. L'on observe, et j'en ai vu plusieurs fois, des macules pigmentaires d'emblée chez des Européens à peau très blanche. Enfin la coïncidence des deux variétés de taches sur le même même sujet n'est pas exceptionnelle.

Il résulte donc de la discussion précédente que dans l'étude des taches nous devons décrire deux variétés : A. Les macules érythémateuses (pouvant devenir ensuite hyperchromiques, achromiques, et suivies ou non d'atrophie cutanée). B. Les macules hyperchromiques et achromiques (ou pigmentaires et apigmentaires d'emblée, suivies ou non d'atrophie cutanée).

Enfin l'on verra parfois, sur la même tache, la coïncidence de l'hyperchromie et achromie et de la congestion. Ainsi, par exemple, on verra parfois une tache pigmentaire pleine s'étaler, devenir blanche au centre, et ce centre se trouver entouré d'un anneau pigmentaire entouré lui-même par un léger anneau congestif. Nous reviendrons plus loin sur ce mélange

Les taches présentent une grande variété d'aspect. Si les prodromes ont été accentués, « si, dit Danielssen, les précurseurs ont eu assez de force pour que la « souffrance générale qui en résulte ait accablé le malade au point de se sentir con-

---

1. Il est intéressant de lire comparativement la description des macules dans Danielssen (*loc. cit.*) d'une part, et d'autre part dans Neisser (*Handbuch de Ziemssen*. t. XIV, p. 633) et dans Hillis (*loc. cit.*) pour voir combien les descriptions de ces auteurs diffèrent les unes des autres.

« tinuellement mal disposé et peu apte à. vaquer à ses affaires ordinaires, il peut
« arriver que dans le courant de quelques jours, même pendant la nuit, ces taches
« apparaissent sur une surface très étendue, comme sur la plus grande partie du
« dos, sur la poitrine, les cuisses et les bras, qui semblent être leur siège de prédi-
« lection ». Après une pareille éruption on voit souvent la souffrance générale diminuer et le malade se sentir grandement et même entièrement soulagé.

Dans d'autres cas au contraire, soit que les phénomènes prodromiques (plus
souvent un seul ou quelques-uns d'entre eux) aient duré plus ou moins longtemps,
soit au contraire que les phénomèmes aient été insignifiants ou même aient manqué
complètement, le malade est très surpris de voir apparaître une ou plusieurs taches
qui se sont développées d'une façon absolument insidieuse, sans aucun autre symptôme. Aussi les taches passent-elles souvent inaperçues, surtout lorsqu'elles siègent
au niveau des régions couvertes.

A. — *Macules érythémateuses ou taches hyperémiques*. — Ces taches paraissent
être plus souvent précédées de prodromes que les taches pigmentaires et apigmentaires d'emblée. Elles constituent une des variétés de la morphée rouge des anciens
auteurs. Elles débutent en général par la face, le dos, les fesses, les membres (plus
fréquemment du côté de l'extension). On les trouve aussi souvent sur la poitrine, le
ventre. Elles semblent ne jamais se développer sur le cuir chevelu et être très rares
au niveau des régions palmaires et plantaires.

D'après les descriptions des médecins norvégiens, on n'en trouverait jamais
au niveau des muqueuses. Pour ma part je n'en ai jamais vu non plus à ce niveau,
chez les lépreux de Norvège ou d'ailleurs. Cependant Danielssen (communication
orale de 1884) m'a dit avoir vu dans des cas très rares les macules de la lèpre
anesthésique envahir les muqueuses. Dans un cas entre autres, il a vu la langue
envahie à sa face dorsale. A. Hansen m'a dit, à mon voyage à Bergen (1884), avoir
vu une fois coïncider avec une poussée de macules de lèpre anesthésique du côté de
la peau une pharyngite accompagnée de rougeur et d'épaississement de la muqueuse ;
pharyngite qu'il considère comme constituée par une poussée de macules du côté des
muqueuses. Malheureusement il n'a pas recherché l'anesthésie dans ce cas. Cette
pharyngite disparut sans ulcérations consécutives.

Ces taches plus ou moins nombreuses, plus ou moins confluentes, plus ou moins
étendues, sont en général disposées d'une façon symétrique. Cette disposition
symétrique paraît bien plus constante pour les taches de la lèpre anesthésique
que pour les taches de la lèpre tuberculeuse. La symétrie doit nous porter à
supposer que les taches sont en relation avec une irritation des centres nerveux, de l'axe
gris de la moelle en particulier, comme d'ailleurs différentes dermatoses symétriques
non lépreuses d'origine nerveuse, ainsi que l'a justement remarqué mon collègue et
ami Léo Testut, dans son travail sur la *Symétrie dans les affections cutanées*.

Cœsar Boeck m'a dit en 1884, à Christiania, qu'il considérait les taches érythémateuses au début comme des phénomènes vaso-moteurs, dépendant d'une irritation
du système nerveux central par le virus lépreux (1). Cette symétrie est parfois abso-

1. Le manque de bacilles au niveau de ces taches, quand on les examine histologiquement, pourrait

lument géométrique. J'ai vu en Norvège en 1884 un lépreux (Bertel) dont la peau était couverte de taches hyperémiques à divers degrés de développement, disposées avec une symétrie étonnante, comme on peut en juger par les figures ci-jointes. Voici d'ailleurs l'Observation de ce malade.

OBSERVATION XXVI.

Lèpre norvégienne (Bergen).

Observation personnelle recueillie en septembre 1884 au Lungegaard's Hospitalet.

Lèpre systématisée nerveuse datant de près de six ans. — Taches érythémateuses, brunes, etc., en placards étalés, disposées avec une symétrie mathématique sur les membres et sur le tronc. (Voir les Fig. 12 et 13, page 121.) — Macules saillantes rappelant d'une façon étonnante l'érythème noueux; augmentation de la température locale à leur niveau. — Taches à la paume des mains (fait rare). — Disparition de la sensibilité tactile. — Conservation de la sensibilité à la douleur. — Hyperesthésie cutanée. — Névralgies violentes. — Atrophie des testicules. — Adénopathies bi-inguinales. — Accès fébriles précédant les poussées éruptives. — Diminution de l'ouïe, du goût, de la vue, de l'odorat. — Alopécie en aire du cuir chevelu simulant la pelade à cheveux fragiles. — Alopécie sourcilière. — Père et mère lépreux. (Voir les figures 12 et 13. Page 121.)

Bertel, cordonnier, célibataire, se trouve dans le service du docteur Danielssen au Lungegaard's Hospitalet.

Le malade a 18 ans 1/2, il est né à environ cinq milles de Bergen. *Son père et sa mère étaient lépreux.* Il a des frères et des sœurs qui d'après lui seraient bien portants. La vie de ce malade étant à peu près celle des paysans norvégiens, il a été souvent exposé à des refroidissements, mais il ne se souvient pas d'un refroidissement plus particulièrement considérable que les autres. Vers l'âge de quatre ans, il a éprouvé des douleurs dans les membres inférieurs. La maladie, d'après lui, aurait débuté il y a cinq ans et demi environ, par des macules légèrement saillantes sur les membres supérieurs et inférieurs. Elle fut précédée de faiblesse générale, de frissons, et d'une grande tendance au sommeil.

Actuellement on se trouve en présence d'un malade un peu cachectique et assez notablement anémié. Il a conservé ses cheveux; cependant il existe dans le cuir chevelu *plusieurs clairières absolument dépourvues de cheveux et rappelant assez bien des plaques de pelade à cheveux fragiles.* Mais c'est surtout à cause de l'aspect de son éruption et de sa *disposition remarquablement symétrique* que l'Observation de ce malade est intéressante. (Voir les *fig.* 12 et 13, page 121.)

Membres supérieurs. — Les membres supérieurs depuis leurs racines jusqu'à la racine des

rendre cette hypothèse plausible, bien que l'on ne trouve pas de lésions appréciables du système nerveux central dans la lèpre. Le virus lépreux, au début, irriterait donc les centres nerveux et produirait ces premières éruptions symétriques. Plus tard il se localiserait sur le système nerveux périphérique, et les taches plus tardives seraient la conséquence de ces lésions du système nerveux périphérique. On pourrait invoquer à l'appui de cette opinion de Boeck que les taches plus tardives et le pemphigus ne sont pas aussi symétriques que les premières poussées éruptives. Pour Cœsar Boeck (communication orale et *Tilfoede af Polyneuritis acuta*, 1884), en même temps que l'irritation des centres produirait des congestions de la peau, elle produirait des congestions du côté des nerfs périphériques. Ceci expliquerait pour lui le gonflement rapide des nerfs: il ajoute à l'appui de son hypothèse que Danielssen (*Traité de la lèpre anesthésique*) a trouvé une fois une rougeur considérable d'un nerf aboutissant à une macule (ce qui prouve en outre que Hansen a tort quand il considère les nerfs comme atteints seulement au niveau de leur passage sur les os).

doigts sont absolument couverts, aussi bien du côté de l'extension que du côté de la flexion, par
d'énormes macules d'un brun violacé, grandes comme des pièces de vingt sous et même comme
la main. D'autres taches présentent une coloration un peu plus pigmentée, d'un roux violacé.
La surface de ces taches est *lisse, brillante*, comme si on les avait légèrement vernies. Quelques-
unes présentent à leur surface une très légère desquamation pityriasique. Ces taches sont assez
surélevées au-dessus de la surface cutanée. Lorsque l'on saisit ces taches entre les doigts, on
sent parfaitement qu'il y a un épaississement du derme et de l'hypoderme. Leur coloration pâlit
un peu sous la pression des doigts. Toutes les taches irrégulières ou rondes sont tellement confluentes que l'on peut dire que toute la surface des membres supérieurs, aussi bien en avant
qu'en arrière, est absolument recouverte par l'exanthème.

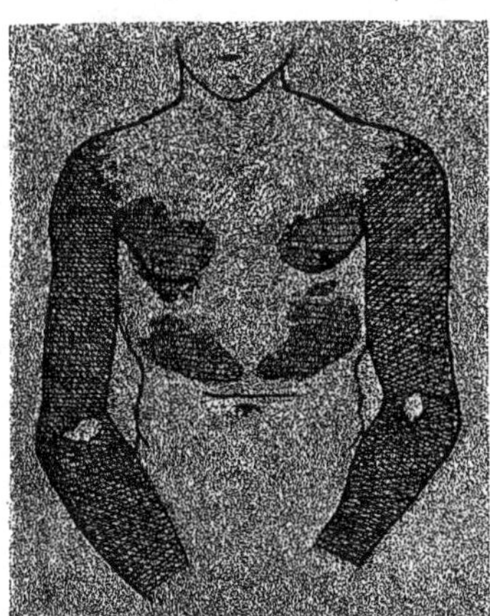

Figure 12.

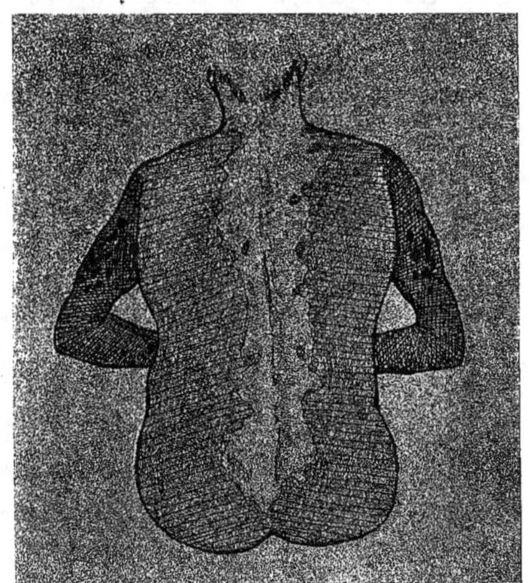

Figure 13.

A la partie postérieure des deux bras, à leur région moyenne, il existe, disposées d'une
façon tout à fait symétrique, une dizaine d'indurations grosses comme des demi-noisettes et
rappelant absolument les lésions de l'érythème noueux. La teinte rouge violacé de ces lésions ne disparaît qu'imparfaitement par la pression et l'on sent à ce niveau un épaississement de la peau.
J'y constate également une *élévation de la température locale d'environ un degré.* Cette éruption
est toute récente ; elle a débuté il y a deux jours, tandis que les autres taches qui couvrent les
membres supérieurs sont de dates plus anciennes.

Nous venons de voir (et la figure 13, page 121 le montre admirablement) que les taches des
membres supérieurs sont disposées d'une façon symétrique, et que, bien plus, cette symétrie
concorde encore avec l'âge de l'éruption. Cette symétrie est encore rendue peut-être plus
frappante par l'examen de la figure 12, page 121 où l'on voit que chez ce malade *les deux plis des
coudes entourés de toutes parts par les taches sont absolument sains sur l'étendue environ d'une pièce
de cinq francs, et cela d'une façon absolument symétrique.*

16

Sur le *thorax*, à sa région antérieure, on constate : 1° Au niveau des seins deux énormes taches d'une teinte *fauve* légèrement violacée, au niveau desquelles la peau est épaissie. Autour de ces placards il existe un semis de petites taches d'un rouge brun, non saillantes ; 2° au niveau des régions thoraciques inférieures et abdominales supérieures, il existe deux grands placards présentant tous les caractères des précédents. Il est inutile d'insister sur la *symétrie mathématique* de ces taches représentées d'une façon exacte et précise dans les figures 12 et 13.

Au niveau de la région postérieure du tronc (Voir *fig.* 13, page 124) la symétrie de l'éruption est également remarquable. Chaque région latérale du tronc depuis la région sus-scapulaire jusqu'aux plis fessiers est recouverte par une énorme tache d'un roux un peu fauve à peine saillante, au niveau de laquelle il y a un certain degré d'épaississement de la peau. Les bords internes de ces énormes taches, du côté du rachis, présentent des coutours très irréguliers, géographiques, mais absolument symétriques. Sur le ventre, un peu au-dessous de l'ombilic, il existe une grande tache analogue à celles que nous venons de décrire à la région antérieure du tronc.

Fait intéressant et dont je n'ai vu que deux autres exemples, il existait *à la paume de chaque main*, disposées d'une façon absolument symétrique, *deux taches d'un brun violacé*, un peu saillantes, sans infiltration de la peau, et dont la couleur disparaissait à peine par la pression.

Membres inférieurs. — Principalement sur leur face antérieure, nombreuses taches très légèrement surélevées d'un brun violacé ou bistré, confluentes surtout aux genoux et au cou-de-pied ainsi qu'à la moitié inférieure des jambes. — Il n'y a guère d'infiltration de la peau au niveau de ces taches qui sont disposées d'une façon absolument symétrique.

A la *face*, au niveau des régions frontale et sourcilière, au niveau des joues, au niveau du menton, quelques taches rouge brun avec infiltration de la peau et disposées symétriquement. Alopécie sourcilière. .

Au niveau de toutes les taches que nous venons de décrire, la sensibilité au tact simple a complètement disparu. En revanche, ce n'est que sur quelques très rares taches (tronc, membres inférieurs) que la *sensibilité* à la douleur (piqûres, etc.) a complètement disparu. Fait intéressant : cette disparition de la sensibilité semble se faire par zones absolument *symétriques*. Toutes ces lésions paraissent en général indolores. Cependant le malade éprouve parfois des névralgies cutanées, analogues à celles que l'on constate dans le zona, au niveau de la peau des membres supérieurs et des jambes. J'ai pu constater qu'à ce moment il existait au niveau de certaines taches un degré prononcé d'hyperesthésie cutanée.

La paroi postérieure du *pharynx* est sèche, paraît un peu végétante et légèrement grisâtre. Toutes les papilles de la *langue* sont saillantes et recouvertes çà et là d'un épithélium grisâtre, opalin comme si on les avait très légèrement touchées avec un crayon de nitrate d'argent. Le malade n'est pas enroué, mais il tousse assez fréquemment l'hiver. Je n'ai rien trouvé à l'auscultation des poumons.

L'ouïe a diminué depuis quelque temps. La vue de l'œil droit aurait baissé depuis quelque temps. Cependant, quand on lui fait fermer l'œil gauche, il distingue parfaitement de loin un demi-kroner qu'il accepte avec plaisir. L'odorat a diminué un peu, il n'a pas de coryza lépreux bien net, mais il a quelques croûtes dans le nez. Depuis quelques mois, Bertel éprouve presque tous les jours des *douleurs névralgiques* très violentes dans les membres supérieurs et inférieurs. Ces douleurs ont été cause d'insomnies pénibles. Elles ont été amendées par les bains de vapeur et les ventouses scarifiées. Les nerfs cubitaux semblent un peu gonflés et douloureux. De temps à autre, névralgies cervicales et espèce de migraine très violente. Les *testicules* sont petits, atrophiés, gros comme des cerises. Les *ganglions* inguinaux sont très légèrement engorgés. Comme me l'a fait remarquer le docteur Rogge, depuis trois ans ce malade a de temps à autre des *accès fébriles* pendant lesquels la température s'élève de 38 à 39 degrés. Or le malade lui-même a parfaitement constaté que cette période *précédait chaque fois une nouvelle poussée de taches*. Depuis environ six mois il a eu quatre accès de fièvre ; chacune de ces poussées a duré environ de 8 à 15 jours, il avait en outre de la courbature, de l'inappétence et devait garder le lit. Les deux placards de la région thoracique inférieure sont ainsi survenus à la suite de la dernière poussée fébrile qui a eu lieu lors de mon premier passage à Bergen. Depuis quelques mois il est apparu des tubercules sur les muqueuses buccale et gutturale du malade. Cette lèpre est donc en train de devenir mixte.

Dans certains cas rares, m'a dit le docteur Danielssen à mon voyage à Bergen en 1884, les macules de la lèpre anesthésique sont disposées sous la forme d'un zona double et suivent les trajets des nerfs intercostaux d'une façon frappante. La douleur est nulle.— D'après Danielssen, cette forme non décrite serait beaucoup plus grave que la forme anesthésique débutant par des macules situées sur les membres. On trouvera plus loin une belle observation de macules pigmentaires d'emblée suivant d'une façon remarquable le trajet des nerfs intercostaux. (OBSERVATION XXXV.)

L'étendue de ces taches est très souvent variable chez les différents sujets et chez le même individu. Elles peuvent être grandes comme des pièces de deux francs, de cinq francs, comme la main, et même davantage. D'ordinaire petites au début, elles suivent un développement excentrique. Leurs *contours* en général ronds ou ovalaires sont tellement peu accentués qu'ils se perdent graduellement dans la peau saine ambiante, et qu'il est impossible (comme l'a bien dit Danielssen) d'en découvrir les limites, même à la loupe. Leur *couleur* varie beaucoup suivant leur âge. D'abord cette rougeur est souvent si peu prononcée que le malade ne s'en aperçoit même pas, surtout s'il a la peau un peu brunie par le soleil, etc., ou si c'est un homme de race colorée. C'est tantôt une couleur rose pâle, ou fleur de pêcher, ou hortensia, (OBSERVATION XXIX, PL. II, *Fig.* 2) ou même un peu lilas; tantôt une couleur plus rouge, plus vineuse, rappelant la couleur de certains érythèmes polymorphes et même de l'érythème noueux. Le plus souvent ces taches tirent sur le jaune, surtout quand elles vieillissent un peu ou s'étendent. Elles peuvent ainsi présenter une grande variété de teintes provenant du mélange du rose ou du rouge avec le jaune ou le bistre, teintes que seul le pinceau pourrait rendre (1).

La rougeur peut disparaître complètement sous la pression du doigt, mais elle revient aussitôt, dès que la pression cesse. Souvent elle disparaît incomplètement laissant ensuite une teinte jaunâtre. De même que pour la roséole syphilitique et différents érythèmes, les frottements rendent cette rougeur plus accentuée, et peuvent faire réapparaître des taches à peu près disparues. Il en est de même du froid et du chaud, surtout du froid qui rend ces taches un peu violacées.

Cette rougeur est souvent très persistante. D'après Danielssen, elle pourrait sans quitter l'endroit occupé y demeurer sans changement pendant des années : il est rare qu'elle disparaisse pour reparaître de nouveau au même endroit. A la loupe, on constate parfois à la surface de ces taches une dilatation des capillaires sanguins cutanés. Cette surface est parfois un peu grenue, chair de poule.

1. Dans certains cas les taches érythémateuses se montrent avec un appareil fébrile intense. La peau est rouge, chaude, douloureuse à la palpation. Les ganglions inguinaux correspondants s'engorgent et deviennent douloureux à la pression. On dirait un érysipèle. Il survient même parfois à la surface de ces taches des bulles pemphigoïdes. On dirait un érysipèle bulleux. — En même temps, douleurs très vives dans les membres. Si ces poussées se répètent, la peau prend une teinte pigmentée, et souvent s'épaissit par suite de l'œdème dur.

Les taches peuvent être le siège d'un prurit plus ou moins accentué, lequel est surtout provoqué ou exagéré par l'élévation de la température, par l'échauffement consécutif à un exercice violent, etc. Ce prurit, d'ailleurs inconstant, est en général peu prononcé.

Au bout d'un temps plus ou moins long, et même seulement après plusieurs années, on voit l'aspect des taches se modifier. Elles deviennent plus rouges, plus brunes et plus saillantes, de planes qu'elles étaient. En même temps elles peuvent devenir si sensibles que le malade éprouve comme la sensation d'une brûlure superficielle (Danielssen).

A la longue ces taches deviennent brun foncé, bistre, fauves et même noires et constituent sous cet aspect une des variétés de la morphée noire des anciens; leur saillie s'accentue et elles peuvent dépasser d'un millimètre et plus la surface de la peau. (Pl. II, *Fig.* 3. Observation XXXIII.) A ce moment, la dilatation des capillaires sanguins disparaît et la palpation permet de constater que la peau au niveau des taches est plus ferme, plus élastique. Souvent l'on voit apparaître une desquamation pityriasiforme ou lamelleuse plus ou moins prononcée. Cette desquamation peut être tellement minime qu'on ne l'aperçoit bien qu'en frottant la surface des taches avec un drap noir.

Dans d'autres cas, d'après Danielssen, lorsque les taches ont fait leur apparition en peu de temps, presque toujours accompagnées de souffrance générale, la desquamation peut être très prononcée et l'épiderme se détacher en larges lames; sous cet aspect la desquamation de quelques malades m'a rappelé celle des érythèmes polymorphes. Après cette desquamation (comme l'anatomie pathologique pouvait d'ailleurs le faire prévoir), la tache apparaît souvent plus pigmentée qu'auparavant, ainsi que cela s'observe d'ailleurs dans d'autres dermatoses chroniques érythématosquameuses n'ayant aucun rapport avec la lèpre (certains eczémas, psoriasis, etc.).

Les macules s'étendent souvent en faisant tache d'huile, conservant plus ou moins une forme circulaire. Ou bien elles demeurent fixes; souvent elles finissent par se confondre les unes avec les autres et couvrent ainsi des surfaces cutanées étendues. Les bords de ces grandes taches présentent fréquemment des contours polycycliques et parsemés de taches plus petites (non encore fondues les unes avec les autres) comme les îles parsèment les côtes d'un continent sur une carte géographique. Enfin, l'on voit parfois ces taches plus ou moins saillantes affecter une disposition circinée, et se présenter sous forme de cercles ou d'arcs de cercles à rayons plus ou moins grands. (Pl. III.)

OBSERVATION XXVII.

J'en ai vu il y a quelques mois un bel exemple chez un voyageur européen de 55 ans qui avait contracté la lèpre il y a environ 3 ans, dans ses voyages en Amérique du Sud, et qui est venu me consulter pour de la dyspepsie et des sortes de crises gastriques (méconnaissant absolument la nature de la terrible affection dont il était atteint). Il m'a permis d'en faire rapidement

une aquarelle qui se trouve reproduite dans la planche III. — Ce malade, âgé de 55 ans, avait
vu survenir la première tache il y avait environ un an, pendant un séjour qu'il fit au Brésil. Lorsqu'il est venu me consulter, il avait déjà un peu d'anesthésie du dos des mains. Je n'ai pas eu occasion de le revoir depuis et ne sais ce qu'il est devenu. (Voir PL. III.)

Le centre des taches anciennes se décolore fréquemment, s'affaisse et donne à la
tache une apparence annulaire, achromique au centre, hyperchromique et un peu
surélevée à la périphérie. Toutefois, cette achromie du centre dans cette première
variété de macules se fait souvent d'une façon bien plus irrégulière (Voir PL. II,
Fig. 1 et 2, OBSERVATIONS XXVIII et XXIX) que dans les macules pigmentaires d'emblée. La pigmentation n'envahit pas toujours toute la surface et, si la
pigmentation s'étend, on voit parfois autour de la tache pigmentaire une auréole
rose ou hortensia indiquant la zone d'envahissement. (OBSERVATION XXIX, PL. II,
Fig. 2.)

Il est alors très difficile (si l'on n'a pas assisté à l'évolution des taches) de dire
si l'on se trouve en présence de macules congestives devenues hyperchromiques et
achromiques, ou de macules de la deuxième variété (taches pigmentaires ou apigmentaires d'emblée). Les Observations suivantes constituent de beaux exemples
des diverses variétés d'aspect et d'évolution que présentent les taches érythémateuses et des phénomènes divers que présentent les lépreux à cette période
éruptive. Je conseille de les lire attentivement en étudiant les planches correspondantes.

OBSERVATION XXVIII.

Lèpre norvégienne (Bergen)

Observation personnelle recueillie en août 1884 à la léproserie du Lungegaard's Hospitalet.

*Lèpre maculeuse pure datant de 4 ans à macules érythémateuses rappelant celles de l'érythème
polymorphe. — Description des plaques. — Très peu ou pas d'anesthésie au niveau des macules;
étude de la sensibilité dans ses différentes formes. — Sensation de courants froids sous la peau
des membres. — Disparition des réflexes rotuliens. — Léger épaississement des nerfs cubitaux.
— Troubles de l'ouïe (le malade croit entendre constamment le bruit d'une cataracte). — Conservation de la vigueur et de la santé générale. Chez ce malade, nous sommes en présence d'une
lèpre systématisée nerveuse à la période maculeuse érythémateuse pure. Les phénomènes nerveux
sont très peu prononcés. La lèpre trophoneurotique n'est que tout à fait au début. — Pas
d'antécédents lépreux dans la famille. (Voir PL. II, Fig. 4.)*

Kristian. — Salle 6, lit n° 2, du service du docteur Danielssen, suppléé par M. le docteur
Rogge. 30 ans, serrurier, né à Os, à deux lieues de Bergen. Parents sains. Frères et sœurs sains.
Célibataire.

Début de l'affection il y a 4 ans environ, par des macules rouges survenant au niveau des pieds
d'abord et ensuite à la face, lesquelles macules allèrent en s'agrandissant, formant le cercle et
devenant blanchâtres au centre. Ces macules disparurent, puis il survint de nouvelles poussées

d'érythème lépreux. Il entra pour la première fois à la léproserie du docteur Danielssen, en janvier 1884.

Actuellement, c'est un homme vigoureux, musclé. Il présente, au niveau de la partie inférieure du dos, des taches larges environ comme des pièces de 1 ou 2 sous, assez régulièrement rouges, très légèrement surélevées, au niveau desquelles on perçoit un léger épaississement de la peau, comme dans certaines formes d'érythème marginé. Le centre de ces macules est d'un blanc présentant une teinte très légèrement *hortensia;* elles sont bordées par un anneau à peine saillant, présentant une teinte d'un rouge un peu fauve. Cet anneau périphérique est large environ de 1/2 à 1 centimètre.

D'une façon générale, ces taches un peu saillantes rappellent des taches d'érythème polymorphe annulaire légèrement saillantes. Sur les épaules, d'une façon à peu près symétrique, il existe des taches analogues, mais déjà un peu affaissées et un peu plus fauves. (Voir PL. II, *Fig. 1.*)

Anesthésie très minime, mal déterminée au niveau des taches, paraissant un peu plus accentuée au niveau du bord, d'un rouge plus fauve qu'au niveau de la partie décolorée centrale. — Je suis frappé par le *très léger* degré d'anesthésie qui existe au niveau de ces plaques, soit au niveau de leur partie centrale, soit au niveau de leur partie périphérique, ce qui est absolument contraire et ce que j'ai observé dans des formes maculeuses fauves à l'hôpital Saint-Louis. Au niveau d'une plaque de l'épaule en voie de disparition, c'est à peine s'il existe de l'anesthésie au tact simple.

Kristian ne se plaint pas de douleurs névralgiques; cependant il éprouve quelquefois des *sensations de courants froids sous la peau des membres.* Il a en outre des bourdonnements d'oreilles ayant débuté avec la maladie. *Il lui semble entendre continuellement le bruit d'une cataracte.* Petites plaques d'anesthésie disséminées d'une façon irrégulière (au niveau du dos des mains, en particulier au niveau de la main droite).

Au niveau de la face dorsale des deux pieds, il existe deux grandes taches larges comme deux pièces de cinq francs, irrégulièrement rondes, bordées par un anneau violacé; le centre de la peau à ce niveau paraît un peu plus blanc et *légèrement* hortensia. Anesthésie beaucoup plus prononcée de ces plaques qu'au niveau de celles du tronc et des membres, anesthésie complète au tact simple, incomplète à la piqûre bien que la sensibilité soit diminuée. Au niveau de toutes ces taches l'anesthésie est limitée au derme. Pas d'autres phénomènes nerveux appréciables, pas d'atrophies, etc. État général bon en apparence. *Malade vigoureux, bien musclé.* Un peu de pituite le matin (mais il buvait de l'*aquavitæ* en abondance). — Testicules sains. Muqueuses saines. — Réflexes rotuliens très diminués, abolis à droite.

Anesthésie limitée à la *paume des mains* au niveau de la région innervée par le nerf cubital. Mais c'est toujours, bien que prononcée, une anesthésie incomplète. *Nerfs cubitaux* très légèrement hypertrophiés mais non douloureux. — Sur la figure (front et joues) une assez grande quantité de petites taches érythémateuses rappelant absolument de l'érythème polymorphe à papules très peu saillantes et en voie de disparition. (Pas de signes d'atrophie cutanée, à peine un léger degré d'anesthésie au tact simple.)

OBSERVATION XXIX.

Lèpre norvégienne (Bergen)

Observation personnelle recueillie en octobre 1884 au Lungegaard's Hospitalet

Lèpre systématisée nerveuse à la période maculeuse pure ayant débuté il y a environ trois ans, par une poussée d'érythème lépreux. — Description des macules érythémateuses ; analogie avec

l'érythème marginé, etc. — Signes d'hyperémie neuro-paralytique. — Ces macules saignent facilement. — Altérations de la sensibilité très peu accentuées et variables. — Chute des poils et diminution de la sueur au niveau des taches. — Les poils repousseraient après la disparition des macules. — Furfur pityriasiforme au niveau de quelques macules — Démangeaisons au niveau des plaques. — Absence complète d'anesthésie des extrémités, de déformations, etc. — C'est une lèpre systématisée nerveuse (trophoneurotique) encore tout à fait au début. — Vertiges. — Migraines lépreuses. — Bourdonnements d'oreilles. — Légère diminution des réflexes rotuliens. — Douleurs névralgiques dans les membres et surtout dans les orteils. — Père lépreux. — Sœur lépreuse. — Mère saine. — Frère sain. (Voir PL. PHOTHOGRAPHIQUE XII et PL. II, *Fig 2.*)

Elias. 22 ans. Né dans le Nordfyord. — Pêcheur et fermier. — Célibataire.

Est entré à la léproserie dans le service du docteur Danielssen en 1884. — *La maladie avait débuté il y a 3 ans 1/2 environ,* par des *taches érythémateuses* sur les membres inférieurs et les membres supérieurs. — Au niveau de chacune de ces taches érythémateuses survint de *l'anesthésie uniquement localisée au niveau de ces taches,* ainsi que le malade l'a parfaitement constaté.

Il y a deux ans, début des plaques érythémateuses sur la face. Fait important à noter au point de vue étiologique, il avait quitté ses parents dans la montagne depuis plusieurs années, quand débuta sa maladie ; mais, d'autre part, la maladie de sa sœur éclata pendant qu'elle était encore dans sa famille. *C'est lui qui commença le premier à être lépreux, mais après son père quoique avant sa sœur. Sa mère est saine, ainsi qu'un frère, actuellement vivants tous deux.*

Etat actuel. — Garçon vigoureux. — Il existe sur la face, au niveau de la région latérale droite du front, une plaque *érythémateuse* très légèrement surélevée, rose foncé, large comme une pièce de 2 sous, un peu allongée de haut en bas, rappelant à s'y méprendre une maculo-papule d'érythème polymorphe. Au niveau de cette plaque, la sensibilité tactile est notablement diminuée. Plaque analogue et présentant des caractères objectifs et subjectifs semblables, au niveau de la région latérale du nez (grande comme une pièce de 2 sous). Au niveau de la lèvre supérieure, à droite, une plaque grande comme une pièce de 2 francs.

Depuis un an environ, le malade a, de temps en temps de la fièvre, de la courbature, *des douleurs dans les jambes et les orteils* et quelquefois *des vertiges.* Sur les épaules (région scapulaire antérieure), sur les bras, existent de chaque côté quatre à cinq taches peu accentuées, non saillantes, grandes comme la paume de la main, à centre un peu blanc, à contour fauve légèrement violacé, à disposition un peu circinée, et disposées symétriquement. Au niveau de ces macules, *la sensibilité au tact simple n'est que très légèrement diminuée. Quant à la sensibilité à la douleur, elle est absolument intacte ; il en est de même de la sensibilité thermique.* La surface de ces plaques présente un *léger furfur pityriasique* que l'on fait apparaître plus nettement en les grattant avec l'ongle.

Sur les avant-bras, surtout à leur partie postérieure. il existe de grandes plaques d'un rouge légèrement violacé, au niveau desquelles *la sensibilité est beaucoup plus émoussée ;* cependant la sensibilité à la douleur y est encore bien conservée.

Fait majeur. *Sur la plaque de l'épaule droite, qui date de trois ans, et sur d'autres plaques qui datent d'un à deux ans, la sensibilité est à peine atteinte.* C'est absolument le contraire de ce que j'ai pu observer sur les formes maculeuses fauves de quelques malades atteints de lèpre des pays chauds. Grandes plaques larges comme la main et envahissant presque toute la région antérieure des jambes, des genoux, et le tiers antérieur des cuisses. Très léger *furfur pityriasique* sur ces plaques. Au niveau de ces points, la sensibilité n'est que très légèrement diminuée.

Il ne présente pas *d'anesthésie des extrémités.* Seulement au niveau d'une plaque grande comme une pièce de cinq francs, située à la face dorsale du pied gauche, il y a une *anesthésie complète. Cette plaque saigne avec la plus grande facilité,* quand on la pique. *Au niveau d'un grand nombre de ces plaques le malade a perdu les poils et la sudation a diminué. Mais au niveau de quel-*

ques plaques disparues il prétend avoir vu les poils renaître. Quelques plaques comme des pièces de vingts sous disséminées irrégulièrement dans le dos. Grandes taches circinées d'un rouge un peu foncé, à bords légèrement saillants, à surface un peu granuleuse, au niveau des fesses et à la paroi postérieure des cuisses. (Voir Pl. photographique XII.) L'examen de ces plaques, à la loupe, permettra de constater qu'un grand nombre d'entre elles sont encore velues.

Fait important ; les placards, à la suite du frottement dans la *position déclive, semblent se congestionner (hyperémie passive) avec la plus grande facilité ; ils prennent une teinte rouge purpurique,* mais disparaissant par une forte pression ; *ils saignent avec la plus grande facilité,* quand on les pique. *Ce sont évidemment là des signes de paralysie vasomotrice, d'hyperémie neuro-paralytique,* analogues à ceux que l'on observe dans les érythèmes simples et, en cela, je suis assez d'accord avec mon ami César Boeck.

État général bon. Mais de temps en temps *vertiges, bourdonnements d'oreilles, comme s'il entendait le bruit d'une cataracte.* Il a eu, tout à fait au début de la maladie, des *migraines* assez violentes. Il y a quelque temps, au début de la maladie, il a eu des douleurs profondes dans les membres, particulièrement *au niveau des membres inférieurs et surtout des orteils.* Lorsqu'il a marché beaucoup, il éprouve des *démangeaisons* au niveau des plaques, surtout au niveau de celles des membres inférieurs. Les réflexes rotuliens paraissent un peu diminués. Le goût, la vue, l'ouïe et l'odorat sont intacts. Pas d'anesthésie des extrémités. — Pas de déformations. — Adénopathie bi-inguinale inappréciable.

OBSERVATION XXX.

Lepre (forme maculeuse et anesthésique. — Érythème lépreux Lésions trophiques, etc.).

Observation communiquée par M. Ernest Besnier, extraite de son catalogue descriptif et explicatif des pièces déposées dans le musée de l'hôpital Saint-Louis, de 1872 à 1886 (sous presse) (1).

C... Marie, 17 ans, modiste, hôpital Saint-Louis, salle Saint-Thomas, n° 47. Du 24 juin au 19 août 1878. — La malade est née à Rio de Janeiro (Brésil), de parents résidant dans cette ville depuis sept ou huit années. — Son père n'avait éprouvé, à aucune époque, d'affection semblable ; il a eu après elle, d'un même lit et d'un autre lit, des enfants qui sont tous restés indemnes. La mère, au contraire, a présenté avant sa grossesse des phénomènes morbides analogues à ceux que nous allons décrire ; *notre malade fut nourrie par elle, tandis que sa sœur puînée qui est encore à Rio, tout à fait indemne, n'a pu être allaitée par cette même mère, qui a succombé peu après son accouchement à des accidents puerpéraux.*

Le quartier de la ville, habité par la malade, était sain ; cependant elle croit qu'elle était loin d'y être la seule à éprouver les accidents dont elle a été frappée ; sa maison était située au bord de la mer ; sa nourriture variée sous le rapport des fruits et des légumes ; mais la viande de porc, les condiments épicés et le café noir concentré y prenaient une part prédominante.

1° *Période prodromale.* — Depuis l'âge de neuf ans, la malade a éprouvé une douzaine de crises caractérisées par une *fièvre éphémère* de 24 heures de durée, avec des *lymphangites de la*

1. Les pièces relatives à cette malade sont au musée de Saint-Louis. N° 531. Membre supérieur gauche. — On remarquera les grands disques maculo-squameux, arrondis ou ovalaires, et, dans les portions de mains moulées, l'atrophie des interosseux. — N° 532. Face. Sur cette pièce trop décolorée, on examinera surtout un grand cercle érythémateux, qui occupe toute la joue droite. Les anneaux érythémateux, que nous avons fait représenter par la chromographie, tels qu'ils étaient sur le vif, c'est-à-dire franchement érythémateux et d'un rouge vif, sont très imparfaitement représentés par le moulage.

face interne des membres supérieurs ou inférieurs, lesquelles ne laissaient aucune trace et n'ont déterminé aucune tuméfaction permanente des membres, et ne peuvent par conséquent être confondues avec les accès de la fièvre éléphantiasique proprement dite, ou accès aigus de l'éléphantiasis vrai ou éléphantiasis des Arabes. — Les crises elles-mêmes sont désignées par la malade sous le nom d' « érysipèles » ; *la rougeur et le gonflement se montrèrent sous forme de bandes à la face interne des membres,* jamais à la face externe ; ce sont ces mêmes accidents que la mère de la malade aurait éprouvés un assez grand nombre de fois. Jamais, soit sur les plaques érythémateuses, soit sur la peau saine, soit sur les points où existent aujourd'hui les macules, il n'y a eu de bulles de pemphigus.

2° *Période de floraison à la surface.* — Elle ne date que de deux ans et demi ; aucune des manifestations existantes, *ni aucune des analogues qui, ayant existé précédemment, se sont effacées, n'a de rapport direct avec les accès fébriles « érysipélateux ».* — Sans fièvre, ni malaise, ni douleurs locales, sont apparues des taches, il y a actuellement deux ans et demi ; *la première plaque érythémateuse de la largeur de la paume de la main, laquelle devint ensuite brune, après plusieurs vicissitudes, est aujourd'hui une simple macule pigmentaire de la couleur du chloasma.* — Puis d'autres taches apparurent, tout à fait analogues, sur la cuisse gauche, sur les membres supérieurs et sur le visage.

3° *Maladie confirmée.* — Le médecin consulté, un mois seulement après le début, n'eut aucun doute . — Il explora la sensibilité des extrémités, prescrivit du sirop ferrugineux, une solution probablement arsénicale, des bains sulfureux et l'électrisation, puis un mois plus tard l'émigration et une cure aux eaux thermales sulfureuses d'Aix en Savoie. — Obéissant aux conseils de ce médecin éclairé, la malade séjourna à Aix, pendant tout le mois de juillet 1877, et ne quitta ces thermes, selon son rapport, que complètement débarrassée de ses taches aussi bien au visage que sur le reste du corps, mais conservant les troubles de la sensibilité au point ou ils étaient au moment où elle avait quitté l'Amérique. — Depuis le mois d'août 1877 jusqu'au mois de mai 1878, aucune apparence de rechute dans les altérations éruptives ne se serait montrée, toujours d'après le rapport de la malade, laquelle est obligée de reconnaître cependant que la plupart des taches que l'on constate aujourd'hui se sont reproduites sur les points occupés par les précédentes. — Sur l'évolution des altérations de sensibilité et des troubles trophiques qui leur sont connexes nous n'avons aucun renseignement précis, car ces phénomènes ne peuvent être constatés par les patients.

4° *État actuel.* — La malade est de petite taille, d'aspect délicat, mais non maladif. — Elle a toute la gaieté de son âge. — Conservation générale de la santé dans une mesure satisfaisante. — Conservation de l'appétit. — Intégrité des voies digestives. — Menstruation régulière. — Circulation et respiration normales. — Urine d'aspect normal sans albumine ni sucre. — Système ganglionnaire atteint en plusieurs points. — Adénopathies indolentes, cervicales, sous-maxillaires, épitrochléennes, inguinales. — L'hématimétrie donne comme moyenne 3.534.000. Il n'y a pas d'augmentation du nombre de globules blancs.

5° *Localisations cutanées et muqueuses.* — Taches érythémateuses, érythémato-maculeuses de toutes les formes et de toutes les dimensions, lisses ou furfuracées, dont voici le détail.

A) Cuir chevelu. — Rien d'appréciable autre qu'une hypersécrétion épithéliale et sébacée assez accentuée. — Les cheveux sont châtains, abondants et solides.

B) Face. — Taches purement érythémateuses d'une couleur rouge un peu livide, extrêmement variables de ton, selon la circulation générale et l'irrigation sanguine locale, disparaissant sous la pression du doigt, normalement sensibles aux divers irritants, lisses ou légèrement furfuracées, très légèrement surélevées et épaissies, mais dans des conditions qui réclament une observation délicate et comparative, enfin conservant les poils follets normaux. C'est sur les parties latérales de la face que les plaques érythémateuses sont le plus manifestes et qu'elles prédominent, circonscrivant par des lignes plus ou moins accentuées les espaces de peau intacts. On note parmi les plus remarquables topographiquement : du côté droit, une bande longitudinale étroite partant de la région temporale droite pour venir rejoindre une autre tache diffuse qui occupe toute la région mentonnière ; une autre tache assez bien délimitée occupant la région malaire. Du côté gauche, l'aspect est dissemblable et la disposition différente. Les taches sont plus petites, semblables à des impressions digitales, conglomérées en groupes ; l'un de ces groupes est disposé en forme de croissant ; on note encore une petite bandelette longitudinale en dehors du sillon naso-labial et une large tache ovalaire au-dessus de l'oreille, tache légèrement furfurante.

C). Tronc. — Taches relativement rares et petites, irrégulières ; de 1 à 2 centimètres de diamètre au-dessus du sein gauche, sur la paroi antérieure de l'aisselle droite, sur l'omoplate à droite, la plus large de cette région, 4 centimètres sur l'omoplate gauche ; enfin quelques petites taches dans la région dorsale inférieure.

D). Membres. — Les macules y occupent une partie plus ou moins considérable de la face externe, le côté de la flexion étant relativement exempt ; leur couleur est généralement fauve. Leur surface ridée par l'exagération des plis normaux de la peau est légèrement rugueuse et furfurante ; on dirait une couche de collodion jaunâtre étalée sur la peau, puis séchée et fendillée en tous sens. Mais la faible desquamation, que l'on peut y obtenir par le grattage, est rigoureusement furfurée ; d'autre part, le siège topographique de ces plaques, surtout aux membres supérieurs, contribue encore à les rendre un peu rugueuses par le fait de la saillie si habituelle en ces régions des bulbes pileux ; ces bulbes, d'ailleurs, portent presque tous leur poil normal ; exceptionnellement ils sont glabres et remplis de cellules cornées. La forme des macules varie depuis la plaque à contours irréguliers, indécis, jusqu'aux taches arrondies nettement ou ovalaires, et aux bandelettes plus ou moins allongées ; la plupart de celles qui ont dépassé quelques centimètres carrés sont remarquables par l'accentuation plus grande des altérations à la périphérie qu'au centre, lequel, en certains points, est tout à fait libre ou décoloré.

Altérations des muqueuses. — Les surfaces muqueuses, dans toutes les parties qui peuvent être explorées, ne présentent aucun trouble matériel ou fonctionnel permettant d'affirmer leur altération spécifique. a) L'appareil oculaire est intact. b) La bouche est normale, aucune lésion trophique appréciable du ménisque articulaire ; les dents sont régulières et n'ont aucune altération spéciale ; les gencives ont peu de couleur ; la langue présente à la pointe et sur les bords des saillies papillaires sans caractère particulier ; peut-être quelques petites taches jaunâtres vers la base.

L'appareil amygdalien, le voile du palais fonctionnent normalement. On note seulement, sur l'amygdale droite, deux petites taches jaunâtres diffuses. — La voix de la malade est un peu nasonnée, mais elle affirme qu'il en a toujours été ainsi, bien qu'à un degré moindre. — Le fond du pharynx est rouge, granuleux, sans autres caractères apparents que ceux de l'angine simple chronique. La voix laryngée est normale ; il n'y a pas de toux ; aucune apparence d'aphonie.

Pour des raisons de convenance que l'âge de la malade fait aisément comprendre, l'état des voies génitales n'a pas été exploré.

6° *Lésions nerveuses.* — *Troubles trophiques.* — Il n'y a eu d'hyperesthésie à aucune période de la maladie, et il n'y en a pas actuellement, même au niveau des plaques érythémateuses ; il n'y a eu que des fourmillements et encore de courte durée au membre supérieur gauche.

L'anesthésie et l'analgésie sont limitées à la main gauche ; elles y sont complètes. Entre deux métacarpiens, on peut traverser de part en part, avec une épingle, la main, sans produire de douleur, même sous les yeux de la malade. — Au sommet des doigts, les épingles sont enfoncées jusqu'à la rencontre des phalangettes sans douleur également ; au niveau des autres phalanges et sur les parties latérales, il faut atteindre plusieurs millimètres et souvent plus d'un centimètre, pour trouver la sensibilité des parties profondes. Dans les mêmes régions, la *sensibilité électro-musculaire est abolie, de même que la contractibilité électro-musculaire ;* elles restent l'une et l'autre très altérées dans le tiers inférieur du même membre supérieur gauche, mais, dans tous les autres points, l'état normal est constaté. — Cette insensibilité à la douleur existait certainement durant l'hiver dernier ; car la malade s'est fait, sans s'en apercevoir immédiatement, des brûlures multipliées au niveau des articulations de la 1re et de la 2e phalange des doigts auriculaire, médius et indicateur, à la surface desquels on retrouve de petites cicatrices arrondies, un peu épaisses, lisses et brillantes, de quelques millimètres de largeur.

Des troubles trophiques symétriques manifestes se retrouvent aux extrémités supérieures et inférieures, là même où l'analyse clinique ne constate pas encore de troubles de la sensibilité ; des lésions atrophiques actives et des déformations existent manifestes à la main gauche, là où sont accumulées les lésions de la sensibilité.

Les altérations symétriques consistent : 1° Aux pieds, en un état tout à fait rudimentaire du 5° orteil lequel manque presque complètement à gauche et n'est représenté à droite que par un appendice tout à fait rudimentaire ; les 2°, 3° et 4° orteils existent, mais dans un état d'atrophie simple très avancé. Des deux côtés, le gros orteil est déformé et manifestement atrophié, mais à un degré beaucoup moindre que les petits doigts. Tous les orteils, sans exception, sont en flexion forcée. 2° Aux mains, la peau est lisse, amincie, brillante ; les extrémités digitales dans toute la région phalangettienne sont amincies, atrophiées, recouvertes dans leur moitié supérieure seulement d'un ongle très petit et très court. 3° A la main gauche, on constate une déformation en forme de griffe. Les espaces intermétacarpiens sont déprimés par atrophie des interosseux et les tendons extenseurs sont saillants. Les premières phalanges étant dans l'extension, les phalangines et les phalangettes sont dans la flexion. Tous ces caractères s'exagèrent et deviennent frappants si l'on fait exécuter à la main des mouvements qui rendent tout à fait évidentes l'atrophie des interosseux, la paralysie des extenseurs et la prédominance des fléchisseurs.

OBSERVATION XXXI.

Lèpre norvégienne (Trondhjem).

Observation personnelle recueillie en août 1884 à la léproserie de Trondhjem.

(Voir Pl. V, *Fig.* 3.)

Lèpre systématisée nerveuse ayant débuté, il y a environ neuf ans, par une paralysie de l'orbiculaire, et de l'anesthésie. — Macules érythémateuses (sous forme d'érythème marginé). — Macules pigmentaires primitives (vitiligo lépreux), disposées d'une façon remarquablement symétrique. — Absence d'anesthésie et de toute altération de la sensibilité au niveau des macules. — Anesthésie des extrémités, mains plates (atrophie des interosseux), et déformées en griffes. — Lésions des ongles. — Pieds plats et déformés en griffes. — Amputation du premier métatarsien. — Maux perforants. — Paralysie des orbiculaires des paupières. — Absence d'alopécie. — Le malade a eu huit enfants de deux femmes différentes, mères et enfants n'ont jamais présenté de signes de lèpre. — Pas d'antécédents lépreux dans la famille.

Laars Andersen Griesmyr est entré à la léproserie de Trondhjem, salle n° 35, le 25 janvier 1883, dans le service du docteur Sand.

56 ans. — Pêcheur, né à Helgeland (Nordland). — Marié, il a eu huit enfants ; l'aîné a vingt ans et le plus jeune huit ans. — *Sa femme et tous ses enfants sont bien portants. Il a eu deux femmes et a vécu neuf ans avec chacune d'elles. La première est morte, mais elle n'avait pas la lèpre. Il a eu quatre enfants avec sa première femme et quatre avec la seconde. Il prétend qu'il n'y a jamais eu de lèpre dans sa famille même jusqu'à son arrière-grand-père. Il a connu deux lépreux dans l'endroit où il habitait.* (J'ai déjà vu quelques lépreux de cette région à Bergen.)

Hygiène ordinaire des pêcheurs norvégiens. Il prétend que sa maladie a débuté, il y a neuf ans, par l'œil gauche (*paralysie de l'orbiculaire gauche*). Il dit qu'à cette époque il n'avait pas de douleurs dans les membres, ni d'anesthésie. Ce serait il y a deux ou trois ans seulement qu'auraient commencé les douleurs dans les membres. En même temps, il se serait aperçu d'une diminution graduelle de la sensibilité au niveau des membres supérieurs et inférieurs. Il y a deux ou trois ans, il éprouva des espèces de douleurs rhumatoïdes dans les mains. Depuis cette époque l'anesthésie des mains augmente et, il y a un an, les mains devenaient plates (atrophie musculaire) avec déformation en griffe d'accentuation moyenne. Il y a deux ans serait survenue la paralysie de l'orbiculaire droit avec écoulement continuel de larmes. Au printemps dernier, il aurait eu quelques taches érythémateuses sur la poitrine.

Etat actuel. — Homme peu cachectisé en apparence. Les sourcils, les cheveux et la barbe sont conservés. Paralysie des orbiculaires avec ectropion rouge et prononcé de la paupière inférieure. Pas d'autre trace de paralysie faciale. Les globes oculaires sont sains. Il n'y a pas d'opacités ni de lésions de la cornée. Il existe sur la poitrine et le ventre, disposées d'une façon symétrique, d'énormes taches à contours analogues à ceux d'un érythème marginé, c'est-à-dire que ce sont des plaques à centre un peu blanc, à bords d'un rouge violacé, très peu surélevées, ainsi qu'on le constate surtout par le toucher. D'une façon générale ces taches présentent une teinte d'un rose légèrement violacé. Cette teinte disparaît pourtant entièrement par la pression au niveau des taches de la poitrine et du ventre. Leurs contours sont macrocycliques. Elles varient du diamètre d'une pièce de 50 centimes à celui d'une pièce de 5 francs ; mais au niveau des seins et du ventre elles sont devenues confluentes et elles constituent au niveau de chaque sein deux plaques symétriques à bords marginés, grandes comme la main et séparées par une bande verticale de peau saine. *Au niveau du cou, à sa région antérieure et latérale, toute la peau est recouverte d'une façon bien symétrique par des plaques de vitiligo survenues sans taches hyperémiques antérieures ; ce sont des taches de vitiligo des plus caractéristiques avec achromie et hyperchromie et cela sur une étendue grande comme la paume de la main ; au niveau de ces plaques de vitiligo, il n'y a pas la moindre hyperémie cutanée. Le malade présente donc à la fois des macules hyperémiques et des macules pigmentaires primitives.*

Fait majeur : En aucun point des taches érythémateuses, congestives et pigmentaires prédécrites, il n'existe la moindre trace d'anesthésie, ni à la douleur, ni au tact simple, ni autrement. Dans le dos, depuis la région inférieure de la nuque jusqu'au coccyx, il existe, disposées d'une façon symétrique, de chaque côté de la ligne médiane, d'énormes taches d'un roux légèrement violacé, à contours marginés, confluentes et qui couvrent en quelque sorte le tiers postérieur du thorax et de la région lombaire inférieure jusqu'au coccyx ; de chaque côté de la ligne médiane, cette espèce d'érythème marginé présente des bords beaucoup plus saillants, larges d'environ un centimètre, saillants d'environ 1 ou 2 millimètres au niveau desquels le toucher permet de constater un certain degré d'épaississement de la peau. Au niveau de ces bandes d'érythème marginé lépreux, la peau présente une couleur d'un fauve violacé. Fait important : et au niveau des plaques planes, et au niveau des bords saillants, la sensibilité cutanée dans tous ses modes est partout absolument intacte.

La teinte fauve ne disparaît qu'incomplètement par la pression au niveau des plaques du dos et des épaules. La teinte fauve violacée disparaît en partie par la pression au niveau des bords un peu saillants d'érythème marginé lépreux de la région sacrée. Mais cette disparition ne peut pas être obtenue complètement en serrant fortement les bords entre le pouce et l'index, pas plus que cette pression ne peut faire disparaître cette saillie. Enfin, pour terminer l'étude de ces plaques, notons que quelques-unes d'entre elles présentent au centre de l'anneau fauve violacé une coloration chamois pâle, analogue à celle de la peau au centre des anneaux dans le pytiriasis rosé de Gibert.

Il existe au niveau du pli fessier à droite et au niveau de la face externe de la cuisse gauche deux énormes cicatrices profondes, violacées, un peu radiées, grandes comme la main, consécutives à des brûlures. Le malade prétend avoir parfaitement senti ces brûlures, lorsqu'elles se sont produites ; il dit qu'elles ne sont pas survenues par suite de l'anesthésie et d'une imprudence consécutive, mais bien parce qu'il se trouvait dans des endroits où il y avait beaucoup de monde et qu'on l'a poussé sur le poêle rouge. Il faut noter cependant qu'il devait y avoir néanmoins de l'anesthésie de la peau à ce niveau, car ces brûlures ont été peu douloureuses. Actuellement, il existe un certain degré d'anesthésie au niveau de ces cicatrices.

Il n'y a pas d'atrophie des bras et avant-bras à proprement parler, bien qu'ils soient un peu amaigris. Les mains sont plates (atrophie des interosseux) et à moitié déformées en griffes. Anesthésie des mains et des bras à partir du tiers inférieur des avant-bras. Tous les *ongles* de la main droite présentent des déformations considérables ; ils sont épaissis, striés longitudinalement, adhérents dans presque toute leur étendue à la matrice de l'ongle. Il semble qu'au niveau de la rainure qui sépare l'ongle de la peau à sa région antérieure, le travail d'ossification se confonde avec celui de kératinisation de la peau. Au niveau de la face palmaire de la main droite, correspondant à la partie inférieure du métacarpien du médius, il existe un cor à centre ulcéré de l'étendue d'un pois et qui n'est autre chose vraisemblablement qu'un petit mal perforant au début. Les nerfs des membres supérieurs sont gros comme des plumes d'oie, mais ils ne sont pas moniliformes, ils sont douloureux à la pression. Anesthésie depuis le coude jusqu'aux doigts.

Anesthésie des membres inférieurs, depuis les orteils jusqu'aux genoux (anesthésie absolue). Léger degré d'atrophie des muscles des pieds, plats surtout à gauche, tendance des doigts à se déformer en griffe (Voir PL. V, *Fig*. 3) surtout au niveau du pied gauche. Le premier métatarsien et les phalanges correspondantes du gros orteil à gauche ont été enlevés, il y a trois ans à Tromsoé parce qu'ils semblent avoir été nécrosés alors consécutivement à un mal perforant siégeant au niveau de la partie moyenne du premier métatarsien. (Voir PL. V, *Fig*. 3.) Actuellement la plaie est complètement cicatrisée. Le pied gauche est très plat par atrophie des muscles ; il existe au niveau de la partie moyenne du 2ᵉ et du 3ᵉ métatarsien, à leur face plantaire, un *mal perforant des plus caractéristiques* à bords cornés, grand comme une pièce de 3 *francs*, profond de quatre millimètres environ, ne paraissant pas avoir atteint déjà les os ni les tissus profonds et ayant débuté il y a près d'un an. (PL. V, *Fig*. 3. — u. c.)

Il est inutile de dire que ce mal perforant est absolument anesthésique, puisque les membres inférieurs sont eux-mêmes anesthésiques, à partir des genoux. Petit mal perforant au début au niveau de la pulpe de la phalangette du 2ᵉ orteil fortement déformé en griffe. (Voir PL. V, *Fig*. 3.) Le 5ᵉ orteil luxé, déformé, se trouve sous le 4ᵉ orteil à gauche. Les réflexes sont conservés et ne paraissent pas altérés d'une façon notable. Les viscères paraissent sains. Léger engorgement des ganglions inguinaux. L'état de santé général du malade paraît bon. Son caractère et son intelligence paraissent bien conservés ainsi que sa mémoire. Il n'a pas éprouvé de douleurs névralgiques depuis longtemps. — Les sens spéciaux paraissent parfaitement bien conservés. Il dort et mange bien. Il ne semble pas avoir eu de phénomènes fébriles.

B.— Taches pigmentaires et apigmentaires d'emblée (hyperchromiques et achromiques d'emblée). Ces macules ont en général un début encore plus insidieux que les taches hyperémiques. Elles apparaissent presque toujours sans avoir été précédées de fièvre. J'ai dit qu'elles sont très rares en Norvège. Elles paraissent au contraire fréquentes chez les lépreux des Indes, des Antilles, du Mexique, de l'Amérique du Sud, des Guyanes, de Chine, etc. Elles peuvent exister seules sur le même sujet ou coïncider avec l'apparition des taches hyperémiques, comme dans l'Observation précédente. (OBSERVATION XXXI.)

Taches hyperchromiques. — (Voir *Fig*. 3 et 5, PL. II.) Ces taches se présentent dès le début sous forme de pigmentations de couleur variable. Ce sont des taches variant du jaune chamois au brun foncé et même presque noir. Elles sont jaunâtres ou roussâtres, rouillées, fauves, café au lait (1), sépia, acajou, brunes; elles peuvent être d'un brun noir ou gris cendré, ardoisées et même presque noires. Elles constituent une des variétés de la morphée noire des anciens. Elles siègent surtout aux membres, au tronc, aux fesses. Leur disposition est parfois symétrique, souvent irrégulière. Elles peuvent même être disposées sous forme de zona double comme dans l'Observation XXXV. Elles sont plus ou moins circulaires, parfois un peu irrégulières. Leurs bords sont nettement limités; dans d'autres cas ils se perdent insensiblement dans la peau ambiante. Ces taches sont absolument planes, ou au contraire font une légère saillie de 1/2 à 2 millimètres. Elles sont lisses et brillantes, ou deviennent le siège d'une légère desquamation. Parfois leur surface est légèrement grenue, et la peau de la région présente un aspect chair de poule. Je n'ai rencontré cet aspect chair de poule, que l'on observe aussi au niveau des taches de la lèpre tuberculeuse, que sur les régions hyperchromiques ou sur les macules érythémateuses.

Leur étendue est très variable. Elle peuvent ne pas être plus grandes qu'une tache de rousseur, qu'une lentille, qu'une pièce de 50 centimes ou de 1 franc. Elles peuvent atteindre l'étendue d'une pièce de 5 francs, de la paume de la main, de la main tout entière et parfois même davantage. Ces taches pigmentaires d'emblée peuvent se confondre les unes avec les autres, présentant parfois des contours polycycliques. (PL. II, *Fig.* 4.) Souvent elles s'accroissent en s'étalant vers la périphérie comme une tache d'huile. Lorsqu'elles s'accroissent ainsi il arrive assez souvent que le centre de la tache pâlit, et devient même achromique. Alors on voit parfois l'anneau pigmentaire périphérique devenir un peu saillant, surtout au niveau des bords, et faire même une saillie de 1 à 3 centimètres. Cette saillie est d'autant plus accentuée que souvent la peau s'atrophie au niveau du centre achromique.

Je note en passant que l'on constatera toujours une anesthésie absolue au niveau de ce centre blanc achromique. Au contraire cette anesthésie peut (bien que assez rarement) être beaucoup moins accentuée, ou faire défaut, ou même être remplacée par de l'hyperesthésie au niveau de l'anneau périphérique hyperchromique, ou des taches hyperchromiques au début. (OBSERVATIONS XXXIII et XXXV, PL. II, *Fig.* 3 et 5.) Enfin cet anneau hyperchromique, qui entoure le centre achromique, peut être parfois entouré lui-même d'un deuxième anneau moins pigmenté, plus roussâtre, ou plus cuivré, parfois rougeâtre (PL. II, *Fig.* 4, OBSERVATION XXXII), lequel est moins saillant que l'anneau brun pigmenté qu'il entoure. Cet anneau extérieur se perd graduellement dans la peau saine ambiante, et constitue comme

1. Ces taches café au lait présentent une grande analogie objective avec les taches de rousseur ou mieux avec celles du pityriasis versicolor. Elles se desquament parfois légèrement; leur desquamation est sèche, pityriasiforme. Elle occasionnent un léger prurit. C'est à ces taches que Poncet (de Cluny) donne le nom de taches farineuses. Il leur a vu occuper chez les Indiens Mexicains toute la poitrine, le dos, toute la figure. Cet auteur n'a pas observé de troubles des fonctions sudorales au niveau de ces taches. Mon observation m'a donné des résultats contraires aux siens. Ces taches précèdent souvent l'anesthésie ou l'accompagnent. Cependant, comme l'a bien dit Poncet, il peut arriver que l'anesthésie ne suive pas le développement de la desquamation, et même se montre à côté de ces taches.

une zone, comme un halo d'envahissement et de progression de la tache dans son développement centrifuge.

Il en était ainsi dans l'Observation que j'ai recueillie en mai 1883, à l'hôpital Saint-Louis, quand j'avais l'honneur d'être chef de clinique du professeur Fournier.

OBSERVATION XXXII.

Lèpre systématisée nerveuse, contractée par un Suisse âgé de 71 ans ayant séjourné de 1864 à 1880 en Chine, dans la République argentine, au Brésil

Observation personnelle recueillie en mai 1883.

(Voir PL. II, *Fig.* 4.)

Début du mal il y a environ six mois, par une sensation de « pied-mort ». — Fourmillements. — Gonflement de la main gauche le soir. — Deux mois après, début de l'éruption maculeuse par le poignet gauche. — Description des macules : macules érythémateuses, macules fauves, macules hyperchromiques à centre achromique et anesthésique. — Anneau roussâtre ou rouge, entourant l'anneau hyperchromique qui entoure lui-même le centre achromique. — Évolution générale des macules. — Disposition symétrique des taches. — Altérations diverses de la sensibilité. — Taches plantaires. — Disparition des réflexes tendineux et rotuliens. — Pas d'incoordination des mouvements. — Maux de tête. — Troubles de la sudation étudiés au moyen d'injections de pilocarpine. — Pas de micro-organismes dans le sang ni dans les taches. — Santé générale florissante.

Jean David F.., horloger, âgé de 71 ans, entré le 10 mai 1883, salle Saint-Louis, dans le service du professeur Fournier. Né en Suisse, y ayant habité jusqu'à l'âge de 25 ans, dans le canton de Vaud et à Genève ; quarante-cinq à cinquante ans de séjour en France. Marié à 19 ans. Sa femme est bien portante, a eu deux enfants : une fille, qui a actuellement 40 ans, est mariée, n'a jamais eu d'enfants ; un fils de 36 ans, marié et père de deux enfants bien portants. Ni sa femme ni ses enfants n'ont quitté l'Europe. Le malade a éprouvé quelquefois des douleurs rhumatoïdes dans les reins, les bras et les jambes, revenant périodiquement, durant peu, disparaissant facilement; pas de céphalalgie.

1864. — Le malade est allé en Chine en 1864, et en est revenu en 1867; il a habité Shang-Haï dans le quartier européen. N'a jamais vu, ni été en rapports avec des Chinois présentant les lésions que nous observons sur lui. Il a eu des rapports avec des Chinoises; à la suite de ces rapports, il eut un chancre qu'il fit cautériser au nitrate d'argent par un médecin de marine français. Chancre unique à la verge, gros comme un pois. Il n'a pas eu d'adénopathie inguinale, pas de taches sur le corps, pas de maux de gorge, ni de plaques dans la bouche, pas de chute des cheveux. Aucun autre accident pouvant donner idée d'un chancre syphilitique n'est apparu depuis 1865. Il a eu en outre des fièvres intermittentes très violentes, ayant nécessité son entrée à l'hôpital, traitées par le sulfate de quinine et ayant duré deux mois environ. Retour en France en 1867.

1867. — A la fin de cette année, le malade partit pour la République Argentine où il resta jusqu'en 1875. Il y éprouva quelques douleurs de reins, mais n'eut jamais de fièvres.

1879. — Il alla au Brésil, et revint après y avoir fait un très court séjour ; rien de particulier à noter dans ce dernier voyage. Il n'a pas quitté Paris depuis. Son hygiène a toujours été excellente. Aucun abus de poissons, d'épices, de salaisons, de porc, d'alcool, etc.

État actuel. — Homme fort, vigoureux, paraissant plus jeune que son âge, d'une constitution très florissante, mangeant bien, dormant bien, n'éprouvant de troubles ni du côté de la vue, ni du côté des oreilles. Etat moral excellent, caractère très gai. Il y a 6 mois environ, le malade éprouva dans les pieds et notamment dans les talons une sensation particulière qui attira vivement son attention ; ses pieds n'étaient pas gonflés, n'étaient pas rouges, mais, comme il dit, « ses talons étaient morts ». Pas de douleurs absolument caractéristiques, pas de perte de sensibilité ; il sentait très bien quand il marchait sur un pavé pointu, distinguait parfaitement le froid du marbre de celui du parquet (avec ralentissement toutefois de la perception). Mais ce qui l'effrayait, c'était cette sensation indéfinissable de talons morts. En même temps, un peu de faiblesse générale et de tendance au sommeil. Ni douleurs ni courbature.

Il s'est bien examiné à cette époque et n'a rien remarqué sur lui d'anormal; aucune trace d'éruption d'aucune sorte. De plus, ses pieds étaient comme engourdis ; il y avait des fourmillements, mais il n'a jamais eu la sensation de marcher sur des étoupes ou sur un tapis épais. Puis, peu de temps après, sa main gauche commença à gonfler, principalement le soir.

Deux mois après apparurent les premières traces de l'éruption actuelle qui commença par le poignet gauche, envahit les plantes des pieds, le gauche d'abord, puis le poignet droit, enfin successivement les autres parties du corps. La tête est toujours restée indemne ainsi que la partie supérieure du dos, de la poitrine et des épaules (collier d'huissier).

L'éruption débute par une petite plaque fauve à peine visible, ne disparaissant pas par la pression. Cette plaque s'élargit excentriquement, s'élève légèrement au-dessus des téguments, puis son centre reprend le niveau primitif et présente une teinte blanche moins colorée que la peau saine, qui entoure la zone fauve ambiante. Cet anneau fauve se trouve lui-même entouré par un mince anneau rouge large de 2 à 5 millim. La peau est sensible sur toute la surface du corps; mais cette sensibilité s'amoindrit immédiatement au niveau de la zone rouge fauve, même au début de son apparition.

Quant à la plaque blanche centrale, qui présente tous les caractères de la peau saine, sauf la couleur plus pâle, elle est insensible ou du moins d'une sensibilité très obtuse, sauf en un point que nous décrirons plus loin. Ces lésions ont une grande tendance à la symétrie. La face dorsale de la main gauche est entourée d'un liseré rouge fauve saillant, d'une teinte un peu violacée, large de 2 à 3 centimètres, rappelant à s'y méprendre un érythème polymorphe marginé.

Irrégulier comme lui, ce liseré s'étend de la partie supérieure du poignet, descend le long du bord cubital et du rebord radial de la main, se perd au niveau de la racine des doigts au dehors et au dedans ; la face dorsale de la main est légèrement gonflée, brunâtre. Au niveau de la région dorsale externe du poignet, la peau est plus blanche. En ce point, l'anesthésie est absolue. La limite inférieure de la lésion est constituée par une ligne beaucoup moins accentuée, passant par les articulations métacarpo-phalangiennes de l'index, du médius et de l'annulaire, par l'articulation de la première et de la seconde phalange du petit doigt, et par la partie moyenne du premier métacarpien. La face palmaire de la main est sensible. La face dorsale de la main droite présente des modifications analogues à celles que nous venons de décrire à la face dorsale de la main gauche. La face palmaire ne présente également aucun trouble de la sensibilité. A la partie antérieure de l'avant-bras droit, quatre cercles bien formés avec zone centrale blanche insensible ; les quatre cercles datent d'un mois. Au-dessus du poignet gauche, trois taches rouge fauve ne présentent pas de zone centrale blanche, la sensibilité y est très obtuse. Deux cercles bien formés le long du cubitus droit.

La face plantaire du pied gauche est rouge et blanchâtre par places ; la ligne érythémateuse passe en arrière et au-dessus du talon à deux travers de doigt au-dessus de sa face plantaire, suit le bord externe jusqu'à la tête du cinquième métatarsien, redescend jusqu'à la face palmaire à ce niveau et est difficile à suivre en avant. En dedans elle longe le bord interne du pied ; la sensibilité presque abolie sur le bord externe du pied reparaît peu à peu se dirigeant vers le bord interne.

La région deltoïdienne, la face externe et postérieure du bras droit sont le siège d'une douzaine de cercles à zone centrale blanche atteignant la surface d'une pièce de 5 francs. A gauche ils sont en moins grand nombre et surtout moins bien formés. Au coude droit un grand cercle de 5 centimètres sur 6 avec zone blanche. Au coude gauche, symétriquement, une grande plaque jaune irrégulière entourée d'un liseré rouge fauve de 7 à 8 centimètres de large, sur 10 à 11 de long.

Au mollet gauche, quelques grands cercles semblables aux précédents, moindres à droite. Aux genoux, symétrie très accentuée. A gauche deux grands cercles à centre blanc se touchant par une partie de leur circonférence ; à droite plusieurs cercles réunis formant la partie supérieure d'une grande plaque blanche, non limitée à sa partie inférieure. Le liseré fauve qui l'entoure passe à deux travers de doigt au-dessus de la rotule, et descend de chaque côté de la jambe, divisant la jambe en deux segments. C'est le segment antérieur qui est insensible ; la sensibilité commence à reparaître cependant à 4 travers de doigt au-dessous du bord inférieur de la rotule.

Sur la face antéro-interne des cuisses, deux grandes plaques ovalaires blanches au centre, fauves à la périphérie, parfaitement symétriques. Quelques taches rouges érythémateuses, disséminées sur les cuisses en avant. A la face externe de la cuisse gauche, au-dessous de la région trochantérienne, cinq grands cercles à centre blanc ; au-dessus trois plus petits. A droite, deux à la région trochantérienne. Deux ou trois, le long de la face externe de la cuisse. Une grande plaque blanche, entourée d'un liseré rouge fauve, paraissant formée par la réunion d'un grand nombre de cercles, longue de 13 à 15 centimètres sur 4 à 5 de large ; bords irréguliers, formés de segments de cercles ; la sensibilité est très obtuse sur toute la zone périphérique, la partie blanche centrale est presque absolument insensible. En arrière, deux ou trois taches plus petites et plus espacées.

Sur les fesses, les plaques sont tellement confluentes qu'elles se touchent presque ; elles présentent presque toutes un centre blanc, et c'est en ce point spécialement que l'on remarque avec le plus de netteté l'atrophie et la résorption de cette partie blanche. La sensibilité est à peu près nulle.

Dans le dos, jusqu'à la ceinture, quelques taches fauves disséminées et à peine sensibles. La sensibilité y est seulement diminuée ; elles sont peu visibles, rosées. Quelques-unes pareilles sur la poitrine. Au-dessous et en dehors du mamelon gauche, plaque blanche entourée d'une zone rouge fauve. C'est la seule lésion semblable, qui ait conservé une sensibilité très marquée. A la ceinture, en arrière, une plaque à zone périphérique rouge fauve, étroite et allongée. Rien au scrotum, ni sur la verge. Rien à la tête ; les oreilles toutefois semblent un peu épaissies, infiltrées (??).

Les réflexes tendineux rotuliens sont très diminués et même presque abolis. Lorsqu'on fait tenir le malade debout, les talons réunis, les yeux fermés, il ne chancelle pas. La station alternative sur le pied droit et sur le pied gauche, les yeux fermés, ne dénote non plus aucun trouble. La force est conservée, pas d'incoordination des mouvements. Quelquefois des maux de tête la nuit, depuis 2 ou 3 mois, quand le malade dort la tête basse. Mais ces maux de tête durent très peu.

J'ai examiné à plusieurs reprises le sang du malade recueilli et au niveau des taches, et au niveau de la peau saine. Je n'y ai pu constater la présence d'aucun micro-organisme. J'ai constaté avec une grande netteté que, après une injection sous-cutanée de pilocarpine, le malade suait abondamment, sauf au niveau du centre blanc des taches et au niveau des extrémités (jambes, pieds, avant-bras et mains).

Le 3 juin, Jean F... quitte l'hôpital. — Je l'ai revu quelque temps jusqu'en août. Pendant cette dernière période d'observation, il lui est survenu de nouvelles taches, dont quelques-unes nettement pigmentaires d'emblée et les autres érythémateuses, puis j'ai perdu le malade de vue.

On voit parfois persister au niveau de ce centre hyperchromique quelques petites macules brunes, irrégulières, rappelant les taches de rousseur (Pl. II, *Fig.* 4, T et S) et même des îlots brunâtres saillants, lorsque l'achromie et l'atrophie ont respecté une partie du centre de la tache. (PL. II, *Fig.* 5.)

Ces taches achromiques et hyperchromiques présentent parfois une grande analogie objective avec le vitiligo. On conçoit que les anciens leur aient donné le nom de *vitiligo gravior* (Celse). Comme parfois le vitiligo (1), elles indiquent que le système nerveux est en train de se prendre ; elles sont en relation avec des lésions du système nerveux. Mais elles présentent un signe subjectif majeur, qui permettra toujours de les distinguer du vitiligo, c'est l'anesthésie absolue.

C. — *Taches achromiques.* — Celles-ci peuvent, comme nous l'avons vu, provenir de l'évolution des taches hyperémiques. C'est le cas ordinaire. Dans d'autres cas, elles se développent primitivement sur une peau saine. Les poils deviennent souvent blancs à la surface des régions achromiques. Ils ne tombent pas toujours (l'Observation XXX est un bel exemple de cette conservation des poils au niveau des taches) contrairement à ce qui se passe pour les taches de la lèpre noueuse. En tous cas, lorsqu'ils tombent, ils blanchissent et s'amincissent avant de tomber. C'est à ces taches que certains auteurs donnaient et donnent encore (à tort) le nom de morphée blanche. Il faut rejeter cette expression pour éviter la confusion des taches de la lèpre avec les plaques de la morphée vraie, maladie absolument distincte de la lèpre. La lecture des Observations suivantes complétera l'étude que nous avons faite des taches.

OBSERVATION XXXIII.

Lèpre norvégienne (Trondhjem).

Observation personnelle recueillie en août 1884, dans la léproserie de Trondhjem.

Lèpre anesthésique maculeuse, ayant débuté à l'âge de 15 ans. — Début par de l'érythème lépreux. — Nombreuses cicatrices de pemphigus lépreux. — Macules fauves (variété pigmentaire d'emblée, excessivement rare en Norvège et analogue à celles de quelques lépreux des pays chauds). — Chez ce malade, malgré l'ancienneté de l'affection, il n'y a pas encore d'atrophie prononcée, de paralysie ni de mutilations. — Malade né de parents sains. — Un frère mort de la lèpre. (PL. II, Fig. 3.)

Godfrid Jacobsen, célibataire, âgé de 30 ans, est entré le 8 mars 1884 à la léproserie de Trondhjem, salle 21, dans le service du docteur Sand. Il est né à Fladanger dans le Folden-fyord.

---

1. J'ai montré dans mes travaux sur les affections cutanées d'origine nerveuse (Paris, *Progrès médical.* Delahaye et Lecrosnier 1881. — Article : TROPHONÉVROSE du *Dictionnaire de médecine et de chirurgie pratiques,* 1884) que, la peau devant être considérée comme le miroir du système nerveux, différentes affections cutanées dont j'ai prouvé anatomo-pathologiquement l'origine nerveuse, le vitiligo en particulier, devaient toujours attirer l'attention du côté de lésions possibles du système nerveux. J'ai montré en outre que parfois l'existence de ce vitiligo permet de diagnostiquer et même de pronostiquer des affections nerveuses, qui sans lui seraient passées inaperçues pendant longtemps. Différents médecins, entre autres M. Dujardin-Beaumetz, ont ultérieurement reconnu l'importance de ces faits à l'appui desquels je viens encore d'apporter de nouveaux matériaux dans la thèse d'un de mes élèves : M. le docteur Lebrun : *Du vitiligo d'origine nerveuse.* (Thèse de Lille, 1886.)

Son pere et sa mère *n'ont jamais présenté de signes de lèpre*. Il a eu un *frère lépreux* qui est mort de cette maladie à la Léproserie de Trondhjem. Le sujet était soumis à la mauvaise hygiène habituelle aux paysans des Fyords. Il a souvent été exposé aux refroidissements.

La lèpre aurait débuté chez lui à l'âge de 15 ans, par des macules érythémateuses sur les membres et la face, et des macules d'érythème plus saillant (érythème noueux lépreux) sur les membres inférieurs. Il n'a jamais eu de tubercules. Quelque temps après le début de sa maladie, il ne peut pas préciser exactement l'époque, il a eu des bulles de pemphigus lépreux sur les membres inférieurs.

Etat actuel. — Ces bulles ont laissé à leur suite des cicatrices rondes, lisses, très légèrement déprimées, avec léger liséré sépia autour de quelques-unes d'entre elles, grandes comme des pièces de 0 fr. 20 ou de 1 franc. Le malade est anémié et paraît un peu abruti.

Il présente au niveau des membres supérieurs, depuis les épaules jusqu'à la partie moyenne des avant-bras, surtout à leur région postérieure, une grande quantité de macules grandes comme des lentilles ou des pièces de 20 centimes. Ces taches sont ou bien irrégulières, affectant une disposition marbrée, ou au contraire rondes ou ovalaires. Elles ont une couleur fauve, roussâtre, ou café au lait. Le centre de quelques-unes de ces macules est un peu plus blanc que le reste de la peau. Ces taches fauves présentent objectivement la plus grande analogie avec celles que j'ai observées à Paris sur un lépreux anesthésique maculeux. (Voir OBSERVATION XXXII.)

De même qu'une grande partie des taches fauves de ce lépreux de l'Observation XXXII, ces taches n'ont pas été précédées d'érythème lépreux, comme me l'a affirmé le docteur Sand dont j'ai attiré l'attention sur ce point. Il semble donc que nous sommes bien ici en présence de la variété de *macules lépreuses que j'ai désignées sous le nom de macules pigmentaires d'emblée, par opposition avec les macules pigmentaires secondaires à l'érythème lépreux.* Cette variété de macules pigmentaires d'emblée est excessivement rare en Norvège, contrairement aux macules pigmentaires secondaires. Il est à noter toutefois que, chez le malade, ces macules pigmentaires d'emblée sont plus petites et plus irrégulières que celles que j'ai observées à l'hôpital Saint-Louis sur des lépreux venus de Chine ou de l'Amérique du Sud. De plus, contrairement aux macules de ces lépreux des pays chauds, elles paraissent demeurer stationnaires, ne pas augmenter d'étendue, ne pas s'accompagner au même degré d'atrophie cutanée du centre de la plaque. Ces macules sont anesthésiques surtout au centre de la plaque. Au niveau d'une macule grande comme une pièce de 2 francs à centre blanc déprimé, légèrement granuleux, entouré par un anneau fauve un peu surélevé, l'analogie avec les macules des lépreux de Saint-Louis était absolue. Comme chez ces derniers, cette remarquable macule de notre lépreux norvégien présentait un peu d'hyperesthésie au niveau de l'anneau fauve et une anesthésie absolue au niveau de la région centrale blanche.

Au niveau des coudes, à leur partie postérieure, il existe de chaque côté 4 à 5 cicatrices superficielles, rondes, lisses, de teinte violacée, grandes comme des pièces de 20 centimes, consécutives à des bulles de pemphigus légèrement ulcérées survenues il y a plusieurs mois.

Il existe au niveau des deux jambes, à leur face antéro-interne, deux vastes cicatrices profondes, irrégulières, violacées ou blanchâtres par place, consécutives à des ulcérations des membres inférieurs qui sembleraient elle-mêmes avoir succédé à des bulles de pemphigus ulcéreux. Ces cicatrices présentent en quelques points de leur circonférence un mince liséré bistré. Au niveau de l'avant-bras droit, à sa partie postérieure, il existe une grande cicatrice large comme le creux de la main, un peu radiée, blanchâtre au centre et semblable à une cicatrice de brûlure au troisième degré; elle présente par places un mince liséré couleur café. Elle serait consécutive d'après le dire du malade à une ulcération lépreuse n'ayant pas été précédée de tubercules.

Aux deux bras, surtout à droite, les nerfs cubitaux sont augmentés de volume et présentent sur leur trajet une série de renflements, de nodosités au nombre de quatre ou cinq, et grosses comme de petites cerises. Les nerfs cubitaux qui affectent ainsi une disposition moniliforme sont un peu douloureux à la pression.

Anesthésie des extrémités, remontant depuis l'extrémité des doigts ou des orteils jusqu'à la partie moyenne des jambes ou des avant-bras. Quelques plaques d'anesthésie disséminées sur le reste des membres et sur le tronc, surtout au niveau des macules et des cicatrices. Pas de paralysie faciale ou orbiculaire appréciable. Il est impossible de déterminer l'état des réflexes par suite du défaut d'intelligence du sujet. Très léger degré d'atrophie des muscles des éminences thénar et hypothénar. Il n'y a pas de déformation des mains et des pieds en griffes. Disparition des sourcils et d'une grande partie des cils. Alopécie en bouquets du cuir chevelu.

Très léger degré d'engorgement des ganglions inguinaux. Testicules sains. Le malade est anémique et un peu cachectisé. Les viscères paraissent sains à l'auscultation et à la percussion.

OBSERVATION XXXIV.

Lèpre systématisée nerveuse mexicaine.

Observation inédite communiquée par le docteur Poncet (de Cluny).

José Maria Léon, de Amazia (près de Golderon), travailleur des champs, 37 ans. — Marié. — 2 enfants sains — Femme saine. — 3 frères ou sœurs très sains. — Malade depuis onze ans. Attribue le commencement à un refroidissement. Fut obligé de se coucher 6 jours au début. Fièvre, céphalalgie, courbature. Il sort ensuite des taches blanchâtres qui ont donné quelques démangeaisons ; ces taches, qui existent encore sur le tronc, augmentent et envahissent des étendues considérables ; le plus souvent elles sont anesthésiques et assez bien limitées; elles ont paru sur tout le corps, visage, bras et jambes. Aujourd'hui elles persistent au tronc. Pas de liquide, il y a sur leur bord un filet rouge. A la figure, aux pieds, aux bras, anesthésie précédée de taches.

Aujourd'hui figure anesthésiée. — Ophthalmie purulente. Traits tirés en bas. Ne peut siffler. Tronc anesthésié en partie, de même que les bras et les jambes. Les membres sont le siège de plusieurs brûlures.

Etat de la main droite. — Pouce sain. Index et médius en flexion. Durillon à la paume. Issue des os du 4ᵉ par face palmaire.

Main gauche. — Pouce sain. Index et médius rétractés. A l'annulaire, perte de la phalange médiane. 5ᵉ sain.

Pied droit. — Anesthésie et durillon.

Pied gauche. — Durillon ulcéré profondément au talon. (Après ampoule.)

OBSERVATION XXXV.

(Planche II, *figure* 5).

Voici un cas de lèpre maculeuse anesthésique (variété fauve), que j'ai pu voir, en 1879, à Saint-Louis dans le service de M. le docteur Besnier, chez un Français ayant séjourné 18 ans au Brésil. Cette Observation présente à noter les particularités suivantes que je résume rapidement dans le titre.

Lèpre maculeuse anesthésique développée chez un Français ayant habité 18 ans le Brésil (Pernam-buco). Début de la lèpre il y a 6 ans (?) par une tache hyperchromique. Actuellement nombreuses taches hyperchromiques dont plusieurs sont achromiques au niveau de leur centre où la peau est

— 141 —

en outre partiellement atrophiée, tandis qu'il y a épaississement au niveau de l'anneau hyper-chromique ambiant. L'apparition de ces lésions se fit avec une grande rapidité. Au thorax, dis-position des taches sous forme de zona double (variété rare). Aspect granuleux de quelques taches dont l'épiderme est en outre lisse et craquelé. Sur le nez, tache érythémateuse accompagnée de séborrhée. Troubles divers de la sensibilité. Sensation de jets de vapeur entre cuir et chair. (Voir Pl. II, Fig. 5.)

Observation communiquée par M. Ernest Besnier, extraite de son catalogue descriptif et explicatif des pièces déposées par lui dans le musée de l'hôpital Saint-Louis de 1872 à 1886. — Sous presse (1).

Homme adulte ayant quitté la France depuis 20 ans pour le Brésil (Pernambuco) et y ayant séjourné 18 ans. Syphilitique depuis l'âge de 18 ans. Ayant eu en 1863 la fièvre jaune, en 1868 des coliques néphrétiques, et en 1870 une hydrocèle droite traitée par des injections de tein-ture d'iode. Abus de viandes conservées et de poisson. Très peu de végétaux.

Au moment du moulage la maladie daterait de six années (?). Début en 1873 par une petite tache brune anesthésique de la région malléolaire droite. Il n'y aurait eu rien d'autre jusqu'en 1877 (?), époque où on aurait constaté une anesthésie simple localisée à la partie postérieure du mollet droit, puis peu après du côté gauche ; ce serait la même année que deux taches brunes anesthésiques se seraient montrées un peu au-dessous des deux épicondyles et sur le bas ventre. Aucun prodrome ni phénomène morbide d'aucune sorte.

En mars 1879, le malade revenu en France aurait subi un violent refroidissement en se je-tant à l'eau tout habillé au secours d'un enfant. C'est peu de jours après que selon lui se serait développée la série généralisée des manifestations cutanées semblables à celles que nous avons fait reproduire par le moulage (tubercules, disques ou anneaux pigmentaires). De cette époque dateraient les premières manifestations douloureuses comparées par le malade à des jets de va-peur passant entre cuir et chair, revenant chaque jour et laissant à leur suite de l'engourdisse-ment.

Détail des lésions cutanées. — Face. — Placards arrondis, saillants, erythémateux, de di-mensions variant depuis celle d'une pièce de 5 francs et au delà, occupant la partie inférieure du front, où ils empiètent sur les sourcils et les joues, aux environs de la barbe qui est rasée. La queue des sourcils, où l'on retrouve l'extension des placards du front, est pourvue de poils moins épais et moins colorés que ceux des régions voisines. Rien au voisinage du cuir chevelu qui ne présente aucune modification anormale. Plaque légèrement saillante, érythémateuse et luisante occupant le dos et le lobule du nez ; par la pression, issue de produits sébacés très abondants. Plaque semblable, occupant la houppe du menton. Rien aux oreilles ni aux paupières. Les con-jonctives sont pâles, légèrement subictériques.

Malgré les lésions multiples, la face n'est pas déformée dans son ensemble. L'apparition de ces lésions a été subite, leur développement s'est fait dans l'espace d'une heure à peine, pré-cédé d'une simple sensation de cuisson dans les points qui allaient être atteints. Le malade s'imaginait d'abord avoir été piqué par un insecte. Les lésions ont été plus accentuées qu'elles ne

1. N° 626 du musée de l'hôpital Saint-Louis. Région brachiale. — Moulage sur lequel on voit une tache fauve annulaire de la région épicondylienne remarquable : A, par la dépression et la décoloration de l'aire centrale, sauf en un point (îlot détaché) qui présente les caractères de l'anneau péri-phérique ; B, par la bande annulaire surélevée, irrégulière de forme, fauve de couleur et à surface gre-nue ; C, par la coïncidence entre le centre décoloré et l'insensibilité absolue, tandis que l'îlot ambiant ainsi que la bande périphérique présentaient seulement une obtusion de l'algésie. (La reproduction de cette pièce se trouve au musée de la Clinique des maladies cutanées et syphilitiques, à Lille, pièce 91.)

N° 627. — Région dorsale. — Taches fauves annulaires d'origine récente apparues en France dans le cou-rant de l'année 1879 ; mêmes caractères généraux que pour la région épicondylienne, avec moins de saillie et moins de coloration des anneaux. Les macules sont ovalaires, leur direction généralement oblique étant sensiblement celle des nerfs intercostaux.

sont en ce moment, et surtout il existait à leur niveau une tuméfaction plus prononcée. Actuellelement, elles paraissent dues à un épaississement avec vascularisation exagérée du derme. L'épi derme, à ce niveau, est lisse et non épaissi ; par la pression du doigt, on détermine une diminu tion de la rougeur. Au niveau de diverses plaques de la face, on constate une diminution manifeste, mais non une suppression de la sensibilité tactile et de la sensibilité thermique.

Cou. — Placards semblables à ceux de la face et tubercules plus petits. Çà et là, au milieu, grands placards, points blancs, mats, affaissés, paraissant être des parties du tégument indemnes. Sensibilité émoussée, comme à la face.

Front. — Lésions diverses quant à leur aspect extérieur. Sur certains points, simples taches d'un fauve clair ; puis taches plus foncées, d'un rouge livide, incomplètement anesthésiques, avec épaississement manifeste du derme ; enfin larges placards mal délimités, circinés, légèrement saillants, circonscrivant une partie centrale blanche et sans saillie. Cette surface blanche, qui, sur certains points, paraît avoir de la tendance à brunir comme les parties périphériques et qui dès lors semble répondre à des régions encore indemnes du tégument, présente toutefois cette particularité : que très souvent elle est absolument insensible aux piqûres même profondes alors que l'anesthésie n'est qu'incomplète sur les taches. Le fait n'est pas cependant constant.

Les placards circinés sont très abondants, irrégulièrement disséminés sur tout le tronc ; mais ils forment un cercle à peu près complet au niveau de la ceinture, sur le thorax ; leur direction est oblique, leur forme allongée, dans le sens des nerfs intercostaux. Une seule tache, mais très étendue, sur le bas ventre, occupant la région hypogastrique, n'allant pas jusqu'au pubis dont les poils ne présentent rien d'anormal.

Membres supérieurs. — Trois ordres de lésions ; taches simples, taches circinées et petits placards, remarquables par leur aspect granuleux semblant indiquer un développement exagéré des papilles du derme ; leur vascularité très grande (saignant à la moindre piqûre) et l'état lisse et craquelé de l'épiderme à leur niveau. Les placards circinés sont les plus abondants comme sur le tronc. Ils occupent plutôt la face postérieure des membres du côté de l'extension et au niveau des articulations ; néanmoins, leur dissémination est assez irrégulière.

Toutes les plaques présentent une diminution ou suppression de la sensibilité suivant le même mode que sur le tronc. Les taches brunes et fauves se retrouvent à la face dorsale des doigts. L'auriculaire gauche notamment, siège de vives *douleurs spontanées et à la pression*, présente deux taches de cette espèce. Toutefois sa face dorsale et celle du métacarpien correspondant sont anesthésiées. — *Ongles* et *extrémités des doigts* indemnes.

Fesses. — Abondance remarquable de placards circinés à centre blanc, avec leurs caractères habituels.

Membres inférieurs. — On y retrouve les trois ordres de lésions, avec prédominance à la face antérieure. Cependant la face postérieure des mollets est remarquable par la vaste étendue des zones blanches anesthésiques, entourées incomplètement de bordures érythémateuses. — Rien aux pieds.

Etat des viscères. — Rien au cœur. Foie et rate de volume normal. Ni sucre ni albumine dans les urines ; testicules seuls intéressés. Le testicule gauche est uniformément tuméfié et induré, de consistance ligneuse, mais sensible à la pression. Le testicule droit, très tuméfié également, est lobulé : deux parties kystiques à son extrémité supérieure. L'extrémité inférieure est de consistance normale, la masse de l'organe est indurée comme celle du testicule gauche. Cet état des testicules, qui date de 9 ans, antérieur par conséquent à l'affection cutanée, a de grandes analogies avec le testicule syphilitique.

Voici donc les taches apparues et suivies dans leur évolution. Il peut ainsi se passer des mois et même des années, sans qu'il se manifeste d'autres symptômes pouvant faire présumer au malade l'excessive gravité du mal dont il est atteint.

Quelques taches répandues à la surface du corps, quelques douleurs névralgiques dans les membres et dans la tête, la disparition de la sueur au niveau des taches et à côté, voilà tout. Il arrive même que les taches peuvent persister sans changement pendant une période de 18 à 20 ans (Danielssen) que les douleurs névralgiques disparaissent, que la santé générale du sujet demeure si florissante (comme chez le malade de l'Observation XXXII par exemple) qu'il ne songe pas un instant à consulter le médecin. Mais un arrêt aussi prolongé dans cette maladie est excessivement rare, et bientôt les phénomènes nerveux s'accentuent, prennent le dessus et la lèpre systématisée nerveuse se constitue à la période d'état. *On ne peut donc faire de ces taches, malgré leur longue durée dans certains cas, une forme spéciale de lèpre ou forme maculeuse.*

Il s'agit ici simplement d'une prolongation plus ou moins grande d'une des périodes de la lèpre anesthésique. Mais on ne peut considérer ces cas, ainsi que l'ont fait Hebra et Kaposi, comme des variétés localisées de la lèpre (1).

En même temps que l'exanthème maculeux, on observe chez les malades divers phénomènes nerveux et autres qui indiquent l'envahissement du système nerveux. Les douleurs névralgiques deviennent plus constantes, plus accentuées, elles troublent et inquiètent beaucoup le malade. Ces douleurs sont accompagnées d'une hyperesthésie cutanée parfois très intense, siégeant non seulement au niveau des taches, mais au niveau des régions cutanées ambiantes. A ce moment, on perçoit souvent un épaississement de certains nerfs, sur la nature duquel nous aurons d'ailleurs à revenir, ainsi que sur les différents phénomèmes nerveux précités, en étudiant l'éruption du côté des nerfs.

En même temps, on constate souvent un engorgement douloureux, parfois notable, des ganglions lymphatiques (2). Vers la fin de cette période éruptive cutanée, quelle qu'ait été sa durée (des mois, des ans), on voit survenir un changement dans l'aspect des taches, qui jusqu'alors pouvaient n'avoir pas subi de grandes modifications. Il se produit non seulement un temps d'arrêt, mais un mouvement rétrograde dans leur développement (Danielssen).

Alors, à quelque variété de taches que l'on ait affaire, on voit apparaître l'achromie du centre de la tache, accompagnée souvent d'un peu d'atrophie de la peau. Si tout un membre ou une région cutanée ont été occupés par les taches, la décoloration est inégale.

Sur les régions achromiques, on voit survenir de l'anesthésie. La sueur se sup-

---

1. Insister sur l'erreur de ces dermatologistes serait oiseux. La lecture des Observations que Hébra, Kaposi donnent, après E. Wilson, comme des formes localisées de la lèpre, comme des types de lèpre maculeuse, suffira à elle seule pour montrer que ces éminents dermatologistes ont confondu la morphée et la sclérodermie avec la lèpre. Il en résulte que la description qu'ils ont faite de leur lèpre maculeuse, non seulement est inintelligible, mais est absolument inexacte. Kobner, Besnier, Vidal, Neisser, etc. (et moi-même) se sont élevés suffisamment contre cette très regrettable confusion des professeurs de dermatologie viennois. Il est inutile d'y insister davantage. La lèpre et la sclérodermie, bien que présentant parfois entre elles une certaine analogie objective, sont deux maladies absolument distinctes.

2. Ceci semblerait prouver que le virus lépreux, à ce moment, non seulement tend à quitter la peau pour envahir le système nerveux (peut-être par les vaisseaux et lacunes lymphatiques), mais qu'il envahit aussi le système lymphatique, les ganglions. Hansen a trouvé des bacilles dans les ganglions inguinaux d'un lépreux anesthésique. Ce fait est d'une grande importance au point de vue de l'unité de la lèpre.

prime au niveau des taches, souvent dans les régions cutanées ambiantes et même sur tout un membre. Il est curieux de voir certains lépreux suer de toute leur surface cutanée, sauf au niveau des taches ou des régions cutanées ambiantes. Le phénomène est remarquable quand on injecte de la pilocarpine sous la peau des sujets comme je l'ai fait, par exemple chez le malade de l'Observation XXXII.

La sécrétion sébacée se supprime (après avoir été, dans des cas rares, au contraire exagérée). Les poils blanchissent et finissent par tomber. Dans quelques cas, les taches disparues, on voit les poils repousser (Observation XXIX). Malgré l'apparition de l'anesthésie au niveau des taches, les douleurs névralgiques augmentent. Nous arrivons ainsi graduellement à la lèpre systématisée nerveuse proprement dite. Mais si l'exanthème maculeux a fait défaut, dans d'autres cas au contraire lorsque celui-ci a disparu, ou avant son apparition, ou dans son cours, mais souvent cependant, je le répète, indépendamment de celui-ci, et le remplaçant fréquemment, on voit apparaître un exanthème bulleux d'une importance diagnostique majeure : le pemphigus lépreux.

2° *Eruption bulleuse* (*Pemphigus leprosus*). Les bulles de pemphigus lépreux, comme celles du pemphigus en général, naissent le plus souvent avec une telle rapidité qu'on ne les aperçoit que lorsqu'elles sont complètement développées (1). Leur éruption est parfois précédée de quelques jours de malaise général, de fièvre, de douleurs névralgiques et rhumatoïdes. En général, il ne se montre qu'une bulle à la fois, rarement plusieurs d'un seul coup.

Le volume de ces phlyctènes varie depuis celui d'un grain de mil, d'une lentille (2), à celui d'une noisette, d'une noix, d'un œuf de poule ou de dinde. Ces phlyctènes présentent absolument les mêmes caractères que celles du pemphigus vulgaris (3). Elles sont dans les premières heures de leur apparition tendues par un liquide citrin transparent ; à ce moment, de même que les vraies bulles de pemphigus, elle ne sont pas encore entourées d'une aréole rouge. Au bout de 5 à 6 heures, elles sont déjà moins transparentes ; elles sont entourées d'un mince anneau rougeâtre, de la largeur d'un ou plusieurs millimètres. Ces bulles s'étendent souvent successivement en même temps que l'anneau rouge s'élargit et que le liquide de la phlyctène devient laiteux et purulent. Il arrive ainsi qu'au bout de 6 à 8 jours leur étendue a doublé (Danielssen).

La phlyctène se rompt (c'est ce qui arrive souvent pour les bulles qui se sont

1. Parfois, tout à fait au début, on peut constater que les bulles, au lieu de se développer brusquement sur une peau saine en apparence, comme de véritables bulles de pemphigus, se développent sur un fond rouge, rose ou un peu violacé, sur une maculo-papule. Sous cet aspect, elles rappellent les phlyctènes de certaines variétés d'érythème polymorphe, et non celles du pemphigus.

2. Quand elles sont aussi petites elles ont été désignées par différents auteurs sous le nom de vésicules, ou de pustules si leur contenu est purulent. Ceci est une erreur dermatologique. Nous verrons au chapitre « Anatomie pathologique » qu'il s'agit de véritables phlyctènes, comme on aurait pu s'en assurer d'ailleurs cliniquement en employant mon signe de la piqûre que j'ai indiqué dans mon travail sur la nature et l'anatomie pathologique des érythèmes (*Progrès médical*, janvier 1885).

3. Dans des cas rares, elles peuvent contenir un liquide sanguinolent. C'est un véritable pemphigus hémorragique (Voir entre autres l'Observation I de la thèse de Lamblin.)

formées pendant la nuit), laisse s'écouler son contenu, se dessèche, se desquame sous forme de larges lamelles ou lames épidermiques plus ou moins croûtelleuses, sous lesquelles se montre une tache rougeâtre ou violacée, qui peut disparaître complètement sans laisser de cicatrice ultérieure (le fait est rare) ; souvent elle laisse à sa suite une tache pigmentaire foncée, et le plus fréquemment une tache achromique, bordée d'un mince liseré, sépia ou brunâtre. (Observation LIX, Pl. V, *Fig. 2*).

Si la paroi supérieure de la bulle est enlevée, arrachée, il se forme une excoriation plus ou moins profonde, dans le fond de laquelle la paroi inférieure de la bulle se présente sous un aspect blanc jaunâtre, pultacé, diphthéroïde, rappelant certains vésicatoires couenneux. C'est le corps de Malpighi altéré, lequel ne tarde pas à s'éliminer par suppuration. Ainsi se forment des croûtes d'un jaune verdâtre ou brunâtre, humides ou sèches, parfois un peu ostracées et rappelant les croûtes du rupia. (Observation LIX, Pl. V, *Fig. 2*.)

Ces croûtes tombent souvent plusieurs fois, laissant à nu un corps papillaire rouge, ulcéré, qui finalement se recouvre de granulations blanchâtres, blafardes.

Parfois les bulles s'accroissent par extension périphérique, tandis qu'à leur centre, il se forme une croûte autour de laquelle il y a un anneau phlycténoïde. Dans ce cas, dit Hebra, il existe une vive inflammation des parties voisines qui se tuméfient et forment un rebord saillant autour de la croûte centrale. Enfin l'ulcération se referme, et il se produit une cicatrice correspondant à toute la surface de l'ulcère, souvent un peu enfoncée dans la peau, parfois un peu surélevée.

Mais ce que cette cicatrice qui ne disparaît jamais (constituant par conséquent un signe utile au point de vue du diagnostic) présente de remarquable, c'est son poli et sa blancheur éclatante, neigeuse, ou mieux nacrée. Cette cicatrice blanche, lisse, nacrée, est presque toujours bordée par un mince liseré sépia, bistre, brunâtre, plus ou moins large (ne dépassant pas en général une largeur de 1 à 4 millimètres), lequel contribue à lui donner un aspect caractéristique. (Voir Observation LIX, Pl. V, *Fig. 2*). Je suis étonné de ne voir signalé ni par Danielssen, ni par Hebra ce liséré brunâtre presque constant. Au niveau de ces taches blanches la sueur a complètement disparu, les poils sont tombés, il n'y a plus de sécrétion sébacée.

Dans certains cas rares la phlyctène se soulève à peine ; il se produit en son lieu et place une sorte d'eschare sèche d'apparence parcheminée, blanc jaunâtre ou brunâtre, intéressant l'épiderme et les couches supérieures du derme seulement. Lorsque cette eschare se détache elle laisse à sa suite une ulcération à fond grisâtre, de mauvais aspect, à bords taillés à pic, dont le fond est souvent hyperesthésique. Cette ulcération dure assez longtemps, et est suivie de cicatrices blanches, lisses, analogues aux précédentes, ou dans d'autres cas de cicatrices kéloïdiennes. Il s'agit ici d'un véritable pemphigus escharotique (1). Ces phlyctènes sont toujours peu nom-

---

1. Lorsque ces lésions escharotiques sont nombreuses, qu'elles se développent sur des taches érythémateuses rouges les ayant précédées ; lorsque leur éruption dure longtemps, sans autres phénomènes sensibles de la lèpre, elles constituent une variété de lèpre décrite par les médecins mexicains Lucio et Alvarado, par Poncet (de Cluny), etc., sous le nom de *lèpre lazarine*. Nous y reviendrons.

breuses et disséminées; d'ordinaire elles apparaissent une à la fois. Dans certains
cas l'éruption est un peu plus abondante.

Il est rare qu'il ne se développe pas une nouvelle bulle de pemphigus, à côté
du point où s'en est montrée une première, puis à côté de cette deuxième on en voit
souvent survenir une autre et ainsi de suite. Il en résulte que dans certains cas les
ulcérations consécutives à ces bulles de pemphigus se confondent en partie les unes
dans les autres, prennent une apparence polycyclique. Sous cet aspect, avec leur
forme ronde ou polycyclique, leurs bords un peu taillés à pic, leur fond blanc jaunâtre, d'aspect pseudo-membraneux, ces ulcérations présentent une grande analogie
avec les ulcérations de certaines syphilides. (Observation LXIII, Pl. IV, *Fig.* 1.)
Il en est de même des cicatrices consécutives lesquelles, avec leur centre blanc, leur
liseré brunâtre, leurs contours polycycliques pourraient être prises par un observateur
non prévenu pour des cicatrices de syphilides. (Voir Observation LIX, Pl. V, *Fig.* 2.)
Ces cicatrices peuvent devenir kéloïdiennes (kéloïdiennes vasculaires ou non).

Les bulles peuvent ainsi se montrer sans interruption pendant plusieurs années,
sans autres phénomènes appréciables de la lèpre qu'un peu de fièvre au moment
des poussées, quelques douleurs névralgiques et rhumatoïdes. Parmi les ulcères
consécutifs aux bulles, les uns guérissent plus ou moins vite. Parfois quelques-uns
d'entre eux persistent, s'accroissent, s'approfondissent, et contribuent aux désordres
que nous étudierons sous peu.

Lorsque cette période, à laquelle on pourrait donner le nom de période pemphigoïde, se prolonge longtemps sans autres phénomènes appréciables de la lèpre
systématisée nerveuse que quelques douleurs, de l'hyperesthésie et parfois de l'anesthésie au niveau des phlyctènes, elle correspond à ce que certains auteurs ont
décrit comme des formes spéciales de lèpre, sous le nom de lèpre bulleuse, lèpre
ulcéreuse, lèpre lazarine. Cette période pouvant, comme nous l'avons dit, se prolonger pendant longtemps, et d'autre part le malade pouvant mourir d'épuisement
ou d'une complication quelconque, on conçoit à la rigueur qu'elle ait pu être décrite
comme une forme ou même comme des formes spéciales de lèpre (1). La lecture
de l'Observation n° XXXVI montrera qu'il ne s'agit pas ici d'une *forme* spéciale
de lèpre comme on l'a dit, mais bien d'une *variété* éruptive de l'exanthème. J'y
reviendrai d'ailleurs dans l'Appendice (page 200) que je consacre à la question. Mais
le plus souvent on voit apparaître en même temps ou au bout d'un temps plus ou
moins long les différents phénomènes de la lèpre anesthésique.

L'apparition de l'anesthésie et des autres phénomènes de la lèpre nerveuse
n'arrête pas la formation des phlyctènes; seulement les intervalles qui séparent l'apparition des bulles sont plus longs qu'au début, et les ulcérations consécutives
deviennent plus persistantes.

Dans les premières périodes de l'éruption pemphigoïde, les ulcérations, exulcé-

1. Il semblerait que dans ces cas le virus lépreux borne son action à la peau et aux rameaux cutanés
périphériques des nerfs (comme dans certaines dermatoses trophoneurotiques, ainsi que je l'ai montré); il
s'agirait donc ici d'un pemphigus coïncidant avec une lepra nervorum limitée aux nerfs tégumentaires, contrairement à ce qui se passe le plus ordinairement, et où les nerfs périphériques, les troncs nerveux sont
pris sur une étendue plus ou moins grande dans la véritable lepra nervorum (lèpre systématisée nerveuse).

rations et cicatrices consécutives à l'évolution des phlyctènes, présentent souvent une sensibilité normale comme l'a bien remarqué Hebra ; dans d'autres cas, elles sont très douloureuses, hyperesthésiques. Plus tard, à mesure que le processus persiste (parfois d'ailleurs au début de l'exanthème bulleux), on voit une partie ou la totalité de la région correspondant à la phlyctène ou à la cicatrice qui en est la conséquence devenir absolument anesthésique. Nous voyons donc que le pemphigus peut se montrer et se rencontre souvent tout à fait au début de la lèpre trophoneurotique. Il se montre alors aussi fréquemment en corrélation avec d'autres phénomènes indiquant l'envahissement des nerfs périphériques (hyperesthésie, névralgies, etc.).

Danielssen et Boeck avaient presque raison, lorsqu'ils rangeaient le pemphigus dans les prodromes de la lèpre anesthésique. Aussi (bien que le pemphigus puisse se montrer plus tardivement, pendant toute la durée de la lèpre systématisée nerveuse, et au niveau des régions cutanées sensibles, et au niveau des régions tégumentaires anesthésiées), aussi, dis-je, peut-on s'étonner que Danielssen ait exagéré plus tard dans un autre sens, en disant dans son *Traité de la lèpre anesthésique* : « Le pemphigus se montre lors de l'apparition de l'anesthésie cutanée et seulement alors ! »

Quelle que soit son époque d'apparition, le pemphigus siège plus spécialement en certains points du corps : dos des mains et des pieds (1), partie postérieure des coudes, région antérieure des genoux, etc., etc. Cela tient-il à ce que ces régions sont plus particulièrement exposées aux frottements ? Il est difficile de le dire. D'ailleurs on le rencontre en d'autres endroits qui ne sont nullement exposés aux frottements. On peut, comme le dit Danielssen, le trouver sur toute la surface du tégument externe.

Campana a vu une fois le pemphigus à la face. Le pemphigus lépreux des muqueuses n'est pas signalé par les auteurs. J'en ai vu cependant 3 exemples. L'un de ces cas est relaté en détail dans l'Observation suivante.

OBSERVATION XXXVI.

Lèpre norvégienne (Trondhjem).

Observation personnelle recueillie en août 1884 à la léproserie de Trondhjem

Lèpre systématisée nerveuse ayant débuté il y a 15 ans par des éruptions érythémateuses, puis par des bulles de pemphigus — Il n'y a jamais eu de tubercules. — Pemphigus lépreux : ulcérations, bulles, cicatrices, etc. — Pemphigus lépreux de la muqueuse gutturale. — Atrophie des muscles des extrémités supérieures et inférieures. — Légère déformation en griffes des doigts et des orteils. — Épaississement moniliforme des nerfs cubitaux — Pas de lèpre dans sa famille. — Marié depuis 14 ans avec une femme saine, dont il a eu deux enfants sains. (Voir PL. IV, Fig. 2.)

Martin Andersen Gyesvold (salle 24), 44 ans, né à Adsel, dans les îles Lofoden, entré en 1880 à la léproserie de Trondhjem, dans le service du docteur Sand.

1. Je n'ai pas constaté que les bulles de pemphigus lépreux se montrent de préférence au niveau des régions palmaires et plantaires, comme l'ont dit Bazin et Hardy.

Indigent. Marié depuis 14 ans. Il a 2 enfants bien portants, ainsi que sa femme qui est bien portante. L'un de ses enfants a 8 ans, l'autre 14 ans. Pas de lépreux dans sa famille. Sa maladie a commencé, il y a 15 ans, par un érythème des mains et des pieds et par du pemphigus. Il aurait eu antérieurement du pemphigus des pieds. Il est probable que les ulcérations qu'il porte actuellement aux jambes (Voir *Fig.* 2., PL. IV) sont consécutives à des cicatrices de pemphigus irritées par le frottement de la botte des pêcheurs. Le malade n'a jamais eu de lèpre tuberculeuse, et il n'en existe pas actuellement de trace.

État actuel. — La main est plate par atrophie des interosseux. Il y a 7 ans, est survenue la rétraction en griffe et la destruction partielle des phalangettes de la main droite. Il y a quelques semaines, il s'est brûlé la main droite. Il existe un degré prononcé d'insensibilité au niveau des extrémités.

Il y a un an et demi, très probablement à la suite de bulles de pemphigus, sont survenues les ulcérations de la jambe droite. Le malade présente sur les membres, du côté de l'extension et principalement sur les membres inférieurs, une grande quantité de cicatrices variant du diamètre d'une pièce de 20 centimes à celle de 5 francs et plus, superficielles, rondes, quelques-unes polycycliques, lisses, blanches, entourées d'un léger anneau bistré, consécutives à une série de poussées de bulles de pemphigus, dont il ne peut exactement préciser la date. Actuellement encore, au niveau de la face postérieure de la cuisse droite, il présente un vestige des plus marqués de bulles récentes de pemphigus caractérisées par une macule violacée, au centre de laquelle se trouve une croûtelle d'un gris verdâtre, épaisse de 2 millimètres environ, large comme une pièce de 2 francs, détachée sur les bords et recouvrant une exulcération superficielle. Il existe autour de ces récentes bulles de pemphigus des cicatrices blanches superficielles, bordées d'une aréole brunâtre et quelques macules brunâtres disséminées, grandes comme des pièces de 50 centimes.

Au niveau des membres inférieurs, il existe de l'anesthésie générale, disposée cependant d'une façon irrégulière ; aussi est-il très difficile de dire s'il existe plus d'anesthésie au niveau de la bulle de pemphigus qu'au niveau du reste de la peau. En tous cas, l'anesthésie paraît beaucoup plus prononcée sur les anciennes cicatrices de pemphigus. Il existe en différents points du corps quelques rares croûtelles discrètes, consécutives à des bulles de pemphigus. Sur la face dorsale des coudes, il existe une croûtelle lamelleuse, grande comme une pièce de 1 franc, à peine adhérente à l'exulcération sous-jacente et reposant sur une peau légèrement violacée. Autour de cette croûtelle, on remarque sur les coudes 4 ou 5 cicatrices grandes comme des pièces de 50 centimes, lisses, superficielles, légèrement violacées et absolument rondes, consécutives évidemment à des bulles de pemphigus. Sur la région antérieure de la cuisse gauche, il existe deux bulles de pemphigus grosses comme des demi-noisettes, pleines d'un liquide clair, qui seraient nées pendant la nuit.

Au niveau du membre inférieur gauche, à la face externe et postérieure de la jambe, au bord externe du pied, on trouve des ulcérations paraissant consécutives, d'après le dire du malade, à des bulles de pemphigus. Elles sont rondes ou oblongues, variant du diamètre d'une pièce de 5 francs à celui d'une pièce de 2 francs. Ces ulcérations présentent un fond rougeâtre, légèrement lardacé par places ; elles paraissent à peine suppurer ; leur fond est presque lisse ; elles ne présentent pas de bords taillés à pic, mais sont plutôt taillées comme à l'évidoir ; elles sont profondes de 2 à 4 millimètres environ. Leurs bords blancs (B) ou légèrement violacés (V) sont un peu saillants et calleux. Le fond de ces ulcérations est un peu mou et paraît enduit par places d'un léger exsudat diphthéroïde grisâtre. Le docteur Georges Dubar en a fait une bonne aquarelle. (Voir PL. IV, *Fig.* 2.) L'une de ces ulcérations (U) est en train de se déterger ; elle est légèrement bourgeonnante et suppure un peu. L'une d'elles a dénudé presque toute l'étendue du tendon d'Achille qui est en train de s'exfolier superficiellement (T).

Les bords de ces ulcérations sont complètement anesthésiques ; leur fond est légèrement anesthésique, mais la sensibilité à la douleur y est encore un peu conservée ; elles sont absolument indolentes et, d'une façon générale, toutes ces bulles de pemphigus et les ulcérations qui leur succèdent paraissent survenir et évoluer sans douleur. A la jambe droite, existent des ulcérations un peu analogues comme aspect à celles que je viens de décrire, mais datant d'un an et demi. Les orteils à droite et à gauche (O) sont légèrement déformés en griffes, l'épiderme plantaire est épaissi et cornifié au niveau des deux pieds qui sont un peu plats (K).

Alopécie des sourcils et des cils ; alopécie prononcée du cuir chevelu ; pas de paralysie faciale ; le nez rouge violacé paraît épaissi ; mais nulle part on ne trouve de trace de tubercules.

De temps en temps, un peu d'enchifrènement et de jetage. Au niveau de la partie moyenne du palais et de la luette, il existe une ulcération grande comme une pièce de 2 francs, à bords poly · cycliques et macrocycliques (4 cercles environ), superficielle, à fond grisâtre, légèrement diphthéroïde, à bords légèrement rosés, profonde à peine de 1/2 millim., envahissant un peu la luette.

Cette ulcération est absolument indolente, entièrement anesthésique ; le malade n'en avait pas connaissance. Elle ressemble de très près aux ulcérations consécutives à certaines variétés d'herpès de la gorge. Léger degré d'enrouement, le malade tousse peu, il chique et fume peu ; aspect cachectique. Ni douleurs ni névralgies ; pas des troubles des sens spéciaux.

Etat des nerfs cubitaux. — Les nerfs du bras au niveau de la gouttière radiale sont renflés, moniliformes. Ils présentent au niveau du quart inférieur du bras 3 ou 4 renflements gros comme des petites cerises. Ils sont légèrement douloureux à la pression.

Cependant le pemphigus siège de préférence aux membres. Il peut, à ce niveau, comme je l'ai souvent observé, être l'origine d'ulcérations rebelles, à bords parfois un peu calleux, lesquelles constituent de véritables ulcérations trophiques. Lorsque ces ulcérations siègent au niveau des jointures, comme cela s'observe souvent à la face dorsale des mains, des pieds, elles peuvent pénétrer dans les articulations, dénuder les extrémités osseuses articulaires et amener des mutilations. C'est là une variété de lèpre mutilante à peine signalée et sur laquelle j'aurai à revenir. (Voir PL. V, *Fig.* 1.)

J'ai insisté un peu longuement sur le pemphigus ; mais son étude est très importante. Nous avons vu qu'il peut se montrer à toutes les périodes de la lèpre systématisée nerveuse, et constituer parfois pendant des années presque le seul symptôme observé. Nous n'aurons plus à en reparler, sauf à propos des mutilations et dénudations osseuses qu'il peut produire dans les périodes tardives de la lèpre systématisée nerveuse, et à propos de cette variété spéciale de lèpre que nous étudierons dans un Appendice : la lèpre lazarine.

Je remarque en terminant que, malgré l'opinion de Hebra et de E. Vidal, le pemphigus est exceptionnel dans le cours de la lèpre tuberculeuse à moins que la lèpre tuberculeuse ne se complique (que l'on me passe l'expression) de lepra nervorum, ne tende en un mot à devenir une lèpre mixte. Cette observation a son importance : car le pemphigus, qui se montre dès la fin de la période prodromique, indique presque fatalement la lèpre systématisée nerveuse. Cette apparition de bulles pemphigoïdes successives, dit justement Hardy dans son article LÈPRE du *Dictionnaire* de Jaccoud, est un signe aussi caractéristique de la lèpre anesthésique que la chute des sourcils dans la lèpre tuberculeuse.

B. — ÉRUPTION DU COTÉ DES NERFS (*Névrite lépreuse. Lepra nervorum*).

Qu'il y ait eu ou non des taches (celles-ci peuvent manquer, bien que rarement) ou du pemphigus (celui-ci ne fait presque jamais défaut) ; que les taches et le pemphigus aient disparu ; ou au contraire que ces exanthèmes maculeux et bulleux persistent encore (ce qui est le cas ordinaire, car ces éruptions persistent souvent encore à cette époque, et récidivent avec une grande opiniâtreté, surtout le pemphigus), l'envahissement du système nerveux déjà annoncé, comme nous l'avons vu, par différents phénomènes (douleurs névralgiques, fourmillements, hyperesthésie et même anesthésie) s'accentue encore davantage.

L'éruption du côté des nerfs devient de plus en plus manifeste. Nous laisserons désormais de côté l'étude de l'exanthème, pour ne plus nous occuper que des lésions du système nerveux et des troubles divers qui en sont la conséquence directe. Nous arrivons ainsi à l'étude de la lèpre anesthésique ou trophoneurotique, laquelle semble pouvoir se développer parfois sans exanthème antérieur ou concomitant, et être parfois constituée d'emblée par une sorte d'éruption du côté des nerfs. Cet envahissement du système nerveux périphérique par le virus lépreux constitue la caractéristique de la lèpre systématisée nerveuse. Les recherches d'Arning, qui a trouvé des bacilles lépreux dans les nerfs de la lèpre anesthésique pure, ont donné à cette opinion, défendue par Neisser et par moi, la consécration anatomo-pathologique. L'étude très complexe de cette forme de lèpre sera rendue bien plus compréhensible, si je dis dès le début que la lèpre systématisée nerveuse n'est autre chose qu'une névrite spécifique des nerfs périphériques avec toutes ses conséquences (1). Cette névrite (parenchymateuse et interstitielle) est une névrite à marche assez aiguë, aboutissant assez rapidement à la destruction du nerf (par névrite parenchymateuse et interstitielle spécifique).

Il nous faut donc étudier : 1º Une période d'envahissement du nerf, ou période éruptive aiguë du nerf. C'est le début de la névrite pendant laquelle le nerf envahi présente avant de dégénérer complètement des phénomènes d'irritation. Elle correspond cliniquement à la période hyperesthésique et aux exanthèmes cutanés. Cette période évolue en général lentement et aboutit finalement : 2º A la dégénérescence complète du nerf. C'est la période d'état, laquelle peut durer presque indé-

---

1. Cette proposition sera surabondamment démontrée par l'étude des faits cliniques et anatomo-pathologiques qui suivent. Comme je l'ai dit en 1881, la lèpre anesthésique n'est autre chose qu'une névrite parenchymateuse et interstitielle des nerfs périphériques. Tout le montre, la clinique et l'anatomie pathologique. Au contraire les lésions du système nerveux central dans la lèpre attendent encore leur démonstration. Comme Charcot l'a dit avec raison (*Leçon sur la lèpre.— Progrès médical*, 1880) : « Il faut dire, d'ailleurs, qu'alors même qu'on aurait établi la réalité et la constance d'une lésion médullaire, l'existence de cette lésion rendrait insuffisamment compte des conditions pathogéniques de la maladie et de la symptomatologie complexe qui la constitue. » Bazin avait certainement vu la chose quand il disait (*Leçons sur les affections cutanées artificielles et sur la lèpre*, p. 268) : « C'est à tort selon moi que ces paralysies ont été attribuées à la lésion du système cérébro-spinal ; la lèpre frappe les organes de sensibilité et de mouvement directement et sans intermédiaire. » Mais malheureusement, il n'a pas songé à la névrite périphérique, bien que Virchow ait démontré, par ses recherches anatomo-pathologiques, l'existence de la névrite interstitielle dans la lèpre, laissant il est vrai dans l'ombre (faute de technique suffisante) la névrite parenchymateuse.

finiment. Elle est caractérisée cliniquement par l'anesthésie, les paralysies, les atrophies et différents troubles trophiques.

Il peut encore survenir de temps à autre, durant cette période d'état, des éruptions maculeuses ou bulleuses, indiquant soit une recrudescence nouvelle et générale du virus lépreux (éruptions exanthématiques), soit l'envahissement de nouveaux nerfs. On voit donc que la lèpre systématisée nerveuse suit une marche éminemment chronique, lente, sourde et que ses différentes périodes (prodromique, éruptive, dégénérative) ne sont pas séparées les unes des autres d'une façon très accentuée, mais se succèdent insensiblement les unes aux autres.

Si nous faisons remarquer en outre que dans cette maladie tous les nerfs ne sont pas toujours atteints simultanément, mais le sont en général d'une façon plus ou moins successive ; que tel nerf par exemple peut être complètement dégénéré, alors que tel autre est en train de se prendre ; que l'altération peut porter plutôt sur les nerfs moteurs que sur les sensitifs, (on verra que l'on peut observer l'anesthésie sans l'atrophie musculaire ou réciproquement) ; si nous ajoutons à cela que le virus (lequel après avoir produit ces différents désordres du côté des nerfs semble avoir quitté pour toujours l'économie, ne laissant que des dégénérescences et des atrophies comme trace de son passage) peut tout à coup se réveiller et manifester de nouveau son existence par l'apparition de nouvelles éruptions du côté de la peau, ou des nerfs respectés jusque-là ; on comprendra que la description de la lèpre nerveuse doit forcément être un peu schématique (1) et que la plume ne pourrait rendre les variétés infinies d'aspect résultant des infinies variétés suivant lesquelles se groupent les symptômes, *pour constituer le tableau du malade.*

La lecture des Observations de cette monographie nous tiendra lieu de cette description et remplacera la peinture des types variés. Ceci dit, abordons l'étude de l'éruption nerveuse, ou de la névrite lépreuse au début, avec ses conséquences.

1. La symptomatologie de la lèpre serait donc réductible *schématiquement* à la description d'une névrite subaiguë quelconque, si l'on n'étudiait que les phénomènes qui se passent au niveau d'un seul nerf. Théoriquement et schématiquement, cette proposition est exacte. La lèpre nerveuse est une névrite, elle présente, comme symptomatologie, les phénomènes de la névrite au début et des troubles trophiques consécutifs à l'altération du nerf. Cette opinion, que j'exagère sciemment pour en faire saillir davantage les conséquences, nous explique pourquoi le diagnostic de la lèpre anesthésique est parfois si difficile, et nous explique également pourquoi certains auteurs ont rattaché à la lèpre des affections tout à fait dissemblables dans leur essence, mais y ressemblant objectivement, parce qu'elles avaient pour première cause une névrite : ainsi le mal perforant non lépreux, certaines trophonévroses mutilantes, etc. etc. Mais ce qui distingue cette névrite de la lèpre de toutes les autres, c'est sa *spécificité*. Et c'est de cette spécificité que dépend l'envahissement plus ou moins successif de la plupart des nerfs périphériques, envahissement dont la diffusion et l'évolution n'appartiennent qu'à la lèpre, d'où le cachet objectif clinique de celle-ci. Un fait que j'ai recueilli en Norvège viendra éclaircir cette discussion un peu abstraite, en montrant combien ce diagnostic peut être difficile, lorsque la lèpre anesthésique s'est localisée, s'est pour ainsi dire schématisée d'elle-même. (Voir Observation XXXVII.)

OBSERVATION XXXVII.

Lèpre norvégienne (Trondhjem).

Observation personnelle recueillie en août 1884, dans la léproserie de Trondhjem.

Lèpre systématisée nerveuse datant de deux ans, caractérisée uniquement par un mal perforant au niveau de la plante du pied gauche. — Absence de tout autre phénomène nerveux. — Cachexie. (Cette Observation est très importante ; car si ce malade n'était pas en Norvège, et né d'un père lépreux, etc., on n'aurait jamais songé à la lèpre). — Père mort de lèpre tuberculeuse. — Sa mère a vécu plus de 18 ans avec son père, elle est actuellement et a toujours été bien portante. — Elle a eu de son mari 6 enfants dont 3, âgés de 30 à 20 ans, sont encore actuellement bien portants. — Deux enfants sont morts de la lèpre.

Andréas Kristensen, 38 ans, célibataire. Bûcheron, né dans les îles Lofoden, se trouve actuellement dans la salle n° 33 de la léproserie de Trondhjem (service du docteur Sand).

Son père est mort à l'hôpital de Trondhjem de lèpre tuberculeuse. Sa mère vit encore, est parfaitement saine et a vécu au moins 18 ans avec son mari. Six enfants dans la famille, trois sont encore sains (30 ans, 26 ans et 20 ans). Les deux autres, un frère et une sœur, sont lépreux et sont venus à l'hôpital de Trondhjem où ils sont morts, le frère à 23 ans et la sœur à 20 ans 1/2. D'après le dire du sujet, la maladie aurait commencé il y a 2 ans. Elle aurait débuté par l'ulcération, qu'il porte sous le pied gauche; il ne se souvient pas avoir eu de prodromes ou d'autres phénomènes avant l'apparition de ce mal perforant plantaire.

Actuellement, toute la surface du tronc est fortement pigmentée, mais c'est une pigmentation qui ne paraît pas être en rapport avec celle de la lèpre. Pas la moindre anesthésie des membres supérieurs, du tronc et de la face. Pas de paralysie faciale. Au niveau du membre inférieur gauche, la sensibilité est conservée jusqu'au-dessous des malléoles. A partir de cet endroit, mais surtout à la face plantaire du pied et surtout au pourtour et au fond de l'ulcère plantaire, la sensibilité est très émoussée, la sensibilité au tact simple manque, la sensibilité à la douleur est très diminuée. En outre le malade ne peut pas déterminer, à 5 centimètres près et même plus, l'endroit précis où on le pique à la plante du pied. En somme, la sensibilité à la douleur est très altérée, mais elle ne manque pas complètement.

La sensibilité à la douleur est intacte partout au niveau du membre inférieur droit ainsi qu'à la plante du pied ; il en est de même de la sensibilité tactile. Il existe au niveau de la plante du pied gauche, à 4 centimètres environ en avant du talon, une ulcération allongée dans le sens antéro-postérieur du pied, longue d'environ 6 centimètres, large de 2 à 3, profonde de 5 à 6 millimètres, à fond rouge, chair musculaire, saignant facilement, entourée par un épiderme corné épais qui lui constitue des bords calleux sur une étendue de plusieurs centimètres. Le fond et les bords de cette ulcération sont anesthésiques. Quelques vestiges à peine visibles de macules érythémateuses (?) au niveau des membres inférieurs.

Les réflexes paraissent diminués, mais il faut se méfier ; car le malade ne sait pas bien placer la jambe. Léger engorgement des ganglions. Nerfs cubitaux sains. Le malade est très cachectisé, pâle ; il n'a pas de névralgies.

PÉRIODE ÉRUPTIVE OU HYPERESTHÉSIQUE.

NÉVRITE AU DÉBUT OU A SA PÉRIODE IRRITATIVE.

Après une période prodromique plus ou moins longue, pendant laquelle on peut parfois constater, comme l'a justement remarqué Neisser, que les symptômes observés présentent « un caractère plus nerveux », on voit survenir une série de phénomènes indiquant d'une façon manifeste l'envahissement du système nerveux par le virus lépreux : c'est le début de la névrite lépreuse. Elle débute souvent par des frissons et de la fièvre. Ces phénomènes fébriles reviennent de temps à autre pendant cette période, indiquant sans doute l'envahissement de nouveaux nerfs. En même temps apparaît un engorgement douloureux plus ou moins accentué, des ganglions lymphatiques, et en particulier des ganglions inguinaux.

Hyperesthésie cutanée. — Toute pression, même le plus léger attouchement, produit des douleurs plus ou moins vives, souvent excessives, et cela non seulement au niveau des taches, des ulcérations consécutives aux bulles, mais au niveau des régions cutanées avoisinantes, et même parfois sur toute la surface cutanée. Cette hyperesthésie peut demeurer limitée à certaines régions *pendant des mois et des années,* et n'occasionner qu'une légère incommodité, quand elle n'est pas trop étendue et ne se trouve pas située au niveau d'endroits soumis à des pressions quelconques.

Mais, souvent, elle occupe plusieurs régions plus ou moins étendues. Comme elle débute d'ordinaire par les membres (parfois par la face), elle peut rendre tout mouvement impossible. Les malades ne peuvent plus marcher (1) tant la pression du pied sur le sol est douloureuse ; ils croient marcher sur des aiguilles, des cailloux, du verre cassé, des clous, etc. Dans certains cas même ils ne peuvent porter leurs aliments à la bouche et succomberaient à la faim sans le secours d'autrui. (Danielssen, Hebra, Hardy.)

Ce ne sont pas seulement les extrémités qui sont le siège de ces douleurs, mais aussi le visage, le tronc. D'ailleurs chaque endroit occupé par les taches finit en général par devenir hyperesthésique. Danielssen dit même que, lorsque ces douleurs ont une certaine durée, la peau peut devenir tellement sensible que le plus léger attouchement provoque dans le corps les mêmes sensations que les secousses électriques ; le malade est obligé de garder le lit, et lorsque l'hyperesthésie est à son comble, il ne souffre même pas le contact des draps. D'ailleurs, même sans attouchement aucun de la peau, le malade éprouve sur le tégument et même plus profondément des fourmillements, des picotements, des sensations de brûlure ou de froid ; quelques malades ont accusé une sensation analogue à celle de l'eau glacée

---

1. C'est cette hyperesthésie plantaire qui, en rendant la marche difficile, a parfois fait prendre la lèpre nerveuse au début pour une ataxie locomotrice, pour une myélite centrale. Voir entre autres l'Observation de Vallin : *Un cas de lèpre hyperesthésique. (Société médicale des hôpitaux.* 1881.)

qui coulerait sous la peau (Observation XXXII); d'autres au contraire (Observation XXXV) éprouvaient sous la peau comme des jets de vapeur.

D'ailleurs ces sensations bizarres, cette hyperesthésie sont très variables comme intensité, comme caractères et comme siège. Elles peuvent existér, non seulement au niveau de la peau, mais dans la profondeur du membre.

En même temps, le malade éprouve des douleurs lancinantes, des sortes de douleurs fulgurantes le long du trajet de différents nerfs, en particulier dans les membres et à la face.

Ces *douleurs névralgiques* sont presque constantes. Elles paraissent suivre, surtout au début, le trajet des nerfs cubitaux, des sciatiques, des nerfs péroniers et tibiaux, du nerf trijumeau, mais elles peuvent suivre aussi le trajet de la plupart des autres nerfs. Pendant un certain temps elles ont paru suivre surtout le trajet du cubital (ou de ses branches), du péronier (ou de quelques-unes de ses branches); puis elles finissent par s'étendre successivement à tous les nerfs de l'avant-bras, de la main et des doigts, à toute la jambe, à tout le pied et à tous les orteils. Au visage, les névralgies siègent d'ordinaire dans toute la face; elles siègent parfois d'un seul côté ou se localisent autour des yeux, au niveau des joues et de la bouche, à la racine du nez. Le malade se plaint aussi de douleurs perçantes dans le crâne. Alors, selon la remarque de Danielssen, le visage prend une teinte entièrement jaune paille tirant sur le violet.

Ces douleurs sont paroxystiques, elles reviennent par accès surtout la nuit. Elles sont parfois atroces, épouvantables, au point de priver complètement les malades de sommeil et de faire de ces malheureux lépreux de vrais martyrs. (Nous verrons que l'on a essayé, pour faire disparaître ces douleurs, l'élongation des nerfs et même l'amputation du membre.) Elles ne manquent presque jamais; Hillis dit même les avoir observées dans tous les cas. Aussi en fait-il avec raison un symptôme caractéristique. D'ailleurs l'intensité et la fréquence de ces douleurs sont très variables.

Lorsque cette hyperesthésie a duré des mois et même des années, on conçoit que par suite des douleurs constantes, de la privation de sommeil, le visage prenne une expression de souffrance toute particulière; que le malade s'anémie profondément et perde l'appétit. Ces douleurs sont vraisemblablement une des causes majeures de cette anémie si prononcée, souvent si précoce, que présentent les malades atteints de lèpre systématisée nerveuse, et qui donne à leur visage une teinte cireuse, cadavérique.

Hillis a en outre constaté à cette époque que les malades éprouvent une certaine difficulté dans la préhension des objets, qu'ils les laissent souvent tomber. Il a constaté au dynamomètre une diminution de la puissance musculaire. Il a même observé dans certains cas du tremblement des extrémités.

Les muscles ne sont pas douloureux; ils n'ont pas diminué de volume. Il serait intéressant de connaître la réaction électrique des muscles et des nerfs à cette période, mais cette étude est à peine ébauchée.

A ce moment, on peut constater déjà un *épaississement* régulier ou fusiforme, plus rarement noueux ou moniliforme, *de certains nerfs*, surtout des nerfs cubitaux, tibiaux, parfois des péroniers, rarement des nerfs médians, radiaux, brachiaux, cervicaux, etc. C'est au niveau du nerf cubital, à son passage sur l'articulation du coude que ces lésions sont le plus caractéristiques. On peut dire que l'épaississement des nerfs, du nerf cubital en particulier, constitue un excellent symptôme de la lèpre systématisée nerveuse. Il a été d'ailleurs signalé il y a longtemps.

Si l'on examine le nerf cubital entre le condyle interne et l'olécrâne, ou plus haut, on le sent notablement épaissi sur une assez longue étendue du bras. Je l'ai vu dans quelques cas acquérir le volume d'un doigt et même davantage. Enfin, non seulement on constate cet épaississement des gros nerfs tels que le cubital, le nerf tibial, etc., mais l'on peut parfois constater que les ramifications de ces nerfs se présentent sous forme de cordes fines, comme Danielssen, Boeck, Lamblin, etc., et moi en avons vu des exemples (1). Les nerfs ainsi épaissis sont très douloureux au toucher, et leur pression provoque des douleurs vives qui s'étendent jusque dans les doigts et les orteils.

A ce moment, comme le remarque justement Neisser, les nerfs ont acquis un volume plus considérable que celui qu'ils conserveront plus tard d'une façon permanente, lorsque leur dégénérescence sera complète.

C'est à cette époque que peuvent encore survenir différents *troubles dans la sudation*, bien étudiés par Poncet (de Cluny), dans son travail sur la lèpre anesthésique au Mexique (*Archives de médecine militaire*. 1864), et dont j'ai parlé d'ailleurs déjà à propos des prodromes de la lèpre. D'après cet observateur, la diminution de la sueur atteindrait surtout les membres (au début du côté externe) et la face. « Mais, dit Poncet, pour compenser cette perte partielle des fonctions sudorifiques, le tronc est inondé de sueur au moindre travail. » D'après Poncet, les taches farineuses, qui surviennent parfois à cette époque, ne détruisent pas les fonctions sudorifiques sur les parties qu'elles occupent. L'épiderme des membres ainsi altérés devient sec, rugueux et perd toute moiteur.

J'ai observé, chez quelques lépreux, des *troubles du côté de l'ouïe* que je ne trouve pas signalés par les auteurs. Bien que ces troubles soient rares, on trouvera relatés dans plusieurs Observations de ce livre des bourdonnements d'oreilles que les malades comparent au bruit de la mer, à la chute d'une cataracte, etc. Ces bourdonnements d'oreilles étaient parfois accompagnés d'un peu de surdité.

Cette hyperesthésie, ces névralgies peuvent ainsi durer plus ou moins longtemps, des mois, des années même. Mais, à la longue, il arrive souvent que le malade, après avoir pendant quelque temps éprouvé des douleurs, se plaint d'une sensation

---

1. A. Hansen (*Etiologie et pathologie de la lèpre*. Congrès international des sciences médicales, Copenhague 1884) s'est laissé entraîner par des vues théoriques, lorsqu'il dit que les nerfs dans la lèpre anesthésique sont pris seulement là où ils passent au-dessus d'un os : « Nur wo der nerv über einen Knochen hingleitet. » Cette opinion est beaucoup trop absolue, et en contradiction avec les faits observés par Danielssen (*Traité de la lèpre anesthésique*), et d'ailleurs par la plupart des auteurs et moi-même. (Voir Leloir. *Recherches sur les affections cutanées d'origine nerveuse*. Paris. 1881, etc.)

d'engourdissement dans les membres. Ceux-ci s'endorment. Souvent une légère pression suffit pour provoquer cet état. Aussi le malade se réveille-t-il fréquemment pendant la nuit, les bras engourdis d'une façon désagréable (Danielssen). Enfin l'hyperesthésie diminue, les douleurs se calment, la santé du malade semble s'améliorer. Mais cette amélioration n'est que l'indice de la dégénérescence complète des nerfs envahis et, lentement, l'on voit apparaître tous les phénomènes consécutifs à la dégénérescence du nerf, phénomènes parmi lesquels un des plus frappants et des plus précoces est l'anesthésie. Nous en sommes arrivés à la période d'anesthésie et d'atrophie. A la névrite subaiguë interstitielle et parenchymateuse spécifique, à l'irritation, a succédé la dégénérescence complète du nerf.

III. PÉRIODE D'ÉTAT. — PÉRIODE ANESTHÉSIQUE, ATROPHIQUE. ET MUTILANTE.

DÉGÉNÉRESCENCE COMPLÈTE DES TUBES NERVEUX. — NÉVRITE DÉGÉNÉRATIVE. — TROUBLES TROPHIQUES CONSÉCUTIFS.

Cette période est caractérisée par un ensemble de symptômes que nous allons étudier successivement. Sa durée est très longue ; elle peut se prolonger presque indéfiniment si le malade n'est pas enlevé par une complication intercurrente.

Anesthésie (1).— L'anesthésie constitue un signe pathognomique, dont la valeur diagnostique est connue depuis longtemps, et sur lequel ont fortement insisté les auteurs du moyen âge : Fernel, Ambroise Paré, etc. L'anesthésie suit en général la marche de l'hyperesthésie et des douleurs névralgiques. Si par exemple les douleurs (ce qui est fréquent) ont suivi le trajet du cubital, on voit disparaître graduellement la sensibilité de la peau de la main innervée par ce nerf. Fréquemment aussi l'anesthésie se développe là où ont siégé les taches, ou les bulles de pemphigus, ou au niveau du centre achromique des taches lorsque celles-ci persistent encore.

L'hyperesthésie de l'anneau hyperchromique ou rouge qui entoure le centre achromique constitue parfois un contraste frappant avec l'anesthésie de celui-ci ; contraste d'autant plus frappant qu'en dehors de la tache la peau a parfois conservé une sensibilité absolument normale.

Souvent aussi, il est impossible d'obtenir des malades des renseignements précis sur le début et la marche de cette anesthésie. Elle s'est développée en une région cutanée ayant conservé sa coloration normale, et le malade n'en soupçonnait même pas l'existence. Il arrive souvent que l'attention du malade a été attirée vers ce phénomène parce qu'il ne sentait plus aussi bien le sol qu'auparavant. Il lui semblait

---

1. Cette anesthésie pour quelques auteurs, entre autres Hardy, pourrait n'être précédée d'aucune augmentation de la sensibilité. Ce qu'il y a de certain, c'est que l'on voit parfois l'anesthésie coïncider avec l'hyperesthésie des parties voisines. Cela se conçoit du reste, car les névrites lépreuses ne frappent pas toujours simultanément tous les nerfs périphériques.

marcher sur du coton, un tapis ; ses pieds étaient comme morts ; il pouvait marcher
pieds nus sur les rochers, les graviers, dans les broussailles épineuses, sans res-
sentir les blessures qu'il se faisait ainsi. Ou bien encore il ne sentait plus les objets
qu'il voulait saisir. L'un me racontait avoir été très surpris de ne plus sentir la
chaleur du foyer de sa pipe, soit en la tenant à la main, soit en y enfonçant avec le
doigt le tabac enflammé ; un autre était tout étonné de griller complètement les
semelles de ses bottes et même de roussir ses chaussettes sans avoir perçu aucune sensation de chaleur ; un autre fut averti de son mal, parce qu'il ne sentait plus, m'a-t-il

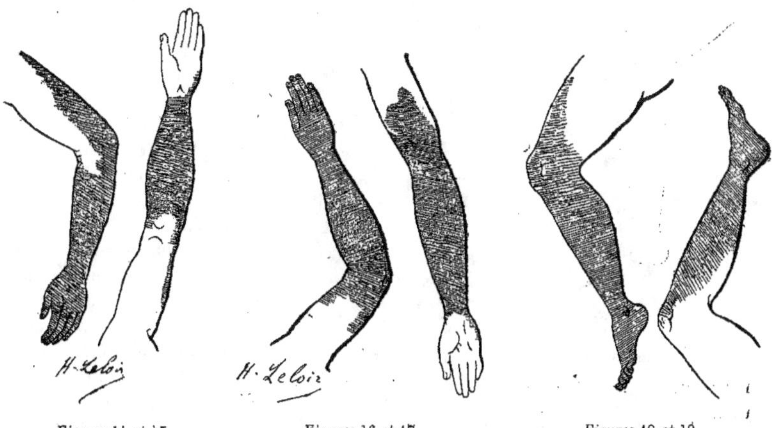

| Figures 14 et 15. | Figures 16 et 17. | Figures 18 et 19. |

dit, les estafilades qu'il se faisait en se rasant. Je pourrais multiplier ces exemples.

Quoi qu'il en soit, l'anesthésie débute le plus souvent par les pieds et les
jambes, les mains et les avant-bras, et enfin la face. Le tronc est plus rarement
atteint. Mais je ne suis pas de l'avis de mon ami Poncet (de Cluny), lorsqu'il dit :
« Le tronc est presque toujours respecté, fût-il couvert de taches. » Cependant
l'anesthésie siège le plus souvent au niveau des membres. L'anesthésie affecte
d'abord les pieds, puis surtout la portion externe des jambes et des cuisses, s'arrêtant, dans les cas moins invétérés, au tiers inférieur de la cuisse, et remontant
rarement au bassin dans les plus anciens. Aux bras, la marche de la maladie est
absolument analogue : le dos des mains, le côté externe de l'avant-bras et des bras,
sont frappés bien longtemps avant la face interne (Poncet de Cluny).

Les figures ci-jointes : 14, 15, 16, 17, 18, 19, 20, 21, 22, 23 et 24, sont la
reproduction graphique de la disposition de l'anesthésie telle que je l'ai observée
sur différents malades (les régions ombrées sont les régions anesthésiées).

A la face, l'anesthésie se montre, en général, là où ont siégé les douleurs névralgiques. Elle peut envahir les deux côtés de la face symétriquement. Bien plus souvent, elle atteint les deux côtés de la face d'une façon très inégale. Très fréquem-

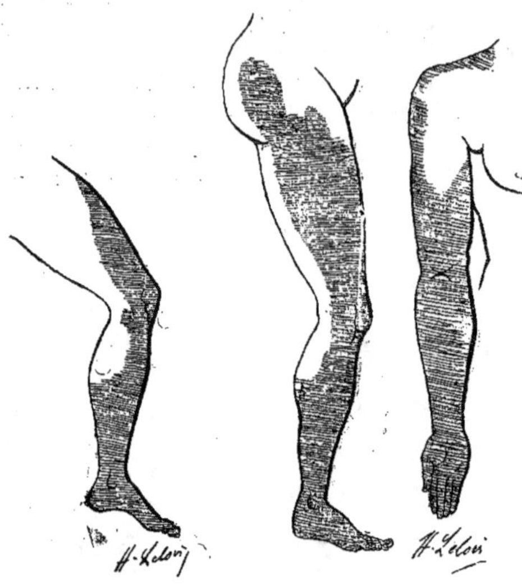

Figure 20.   Figures 21 et 22.

ment, elle se porte plus particulièrement, et d'une façon irrégulière, sur telle ou telle région. Elle est limitée en général au masque facial, et respecte souvent les 2/3 supérieurs du front; elle s'étend fréquemment en bas vers les régions inférieures du cou.

En un mot, on voit que l'anesthésie est d'autant plus complète, que l'on s'éloigne davantage du centre vers la périphérie et, d'autre part, il paraît impossible de la limiter à tel nerf plutôt qu'à tel autre.

Ce qui montre bien que cette anesthésie est liée à des lésions des nerfs périphériques, et non à des lésions centrales, ni même toujours à des lésions d'un gros tronc nerveux, c'est qu'elle est souvent disposée d'une façon irrégulière comme le remarquent Griesinger (*Arch. de Virchow*, t. V) et Hébra. Elle ne correspond pas toujours à la distribution d'un nerf cutané bien déterminé. Elle envahit à la fois le domaine de plusieurs rameaux nerveux, sans l'occuper entièrement. On trouve parfois, au niveau d'une grande surface anesthésiée, une tache irrégulière qui est restée sensible. « L'anesthésie, dit Hébra, n'est pas permanente dès le début, quel qu'ait été l'état de la peau où elle s'est développée. » Un fait important, c'est que, d'après les recherches de Griesinger (*loc. cit.*; *Archives de Virchow*) et les miennes,

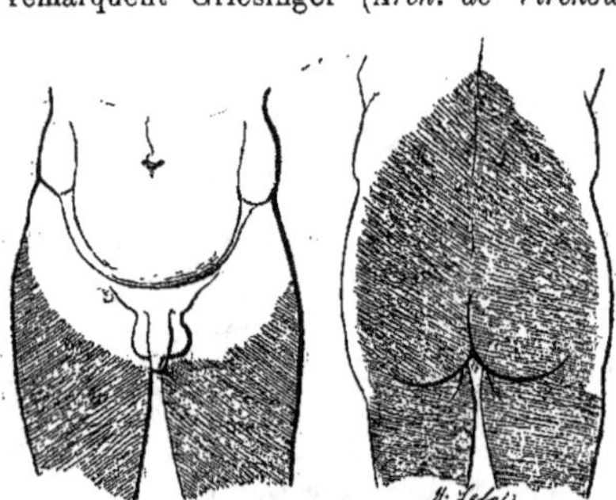

Figures 23 et 24.

les zones anesthésiées affectent souvent une symétrie remarquable.

Au début, l'anesthésie paraît atteindre surtout la peau et l'hypoderme. La sensibilité au frôlement, au tact simple, à la piqûre, au pincement, au chaud, au froid, disparaît, ou la sensation éprouvée par le malade est mal accusée; soit qu'il se trompe sur l'endroit touché, soit qu'il ne reconnaisse pas la qualité de l'instrument qui sert à explorer la sensibilité.

J'ai fréquemment observé un retard des plus manifestes dans la perception des sensations, retard d'ailleurs bien indiqué par Neisser. Il arrive aussi souvent qu'une sensation non perçue une première fois l'est à un deuxième ou à un troisième essai ou lorsque l'on a un peu frictionné la peau (Neisser). J'ai essayé, chez quelques lépreux, de réveiller la sensibilité cutanée au moyen du pinceau électrique d'après la méthode employée par mon maître le professeur Vulpian pour certaines formes d'anesthésies hystériques, ou d'origine encéphalique, etc. J'ai réussi à ramener momentanément la sensibilité disparue au niveau du point faradisé; mais j'ai aussi échoué dans les cas anciens.

A la longue, l'anesthésie s'étend aux tissus sous-cutanés et devient absolue. On peut enfoncer profondément une épingle dans les tissus, sans que les malades s'en aperçoivent (1). On peut piquer, couper, brûler les malades, sans qu'ils éprouvent aucune douleur. C'est ainsi que j'ai vu nombre de lépreux, norvégiens et autres, se faire de profondes brûlures en s'approchant des poêles rougis, n'être avertis de ces énormes brûlures que par l'odeur de chair grillée ou les cris de l'entourage (2). Aussi beaucoup de lépreux anesthésiques présentent-ils des cicatrices de brûlures, cicatrices souvent considérables et d'une certaine utilité au point de vue du diagnostic. C'est ainsi que l'on peut pratiquer chez les lépreux des opérations graves, des amputations, sans qu'ils éprouvent la moindre sensation. On trouvera dans ce recueil l'Observation de quelques lépreux, qui froidement, sans éprouver aucune douleur, se sont amputé eux-mêmes, avec un mauvais couteau, un doigt qui les gênait. (Voir OBSERVATION XLIV, *Fig.* 33 et 34 et les deux OBSERVATIONS suivantes.)

OBSERVATION XXXVIII.

Inédite, communiquée par M. Poncet (de Cluny).

Marsa Naudez de Queretaro 32 ans. — Anesthésique. — 4 ans de maladie. — Mariée à 13 ans, puis à 25 ans; le second mari mourut il y a un an. — A eu 5 enfants. — Cette femme s'est fait une amputation elle-même, elle ne l'a pas sentie. — Ce fait est le second que je rencontre. — A perdu ses enfants il y a quatre ans.

1. D'après Poncet, l'anesthésie s'arrêterait chez le plus grand nombre des sujets au tissu dermique, ce dont on peut s'assurer en faisant pénétrer une aiguille jusque sur les aponévroses musculaires qui redeviennent sensibles. Selon A. Hansen (Congrès de Copenhague, 1884), cette anesthésie s'arrêterait au périoste. D'après mes recherches personnelles, la profondeur de l'anesthésie varie notablement suivant la plus ou moins grande ancienneté du mal.

2. Un fait à signaler, c'est que, selon la juste remarque de Poncet (de Cluny), les brûlures, insensibles au moment où elles sont faites, deviennent souvent très douloureuses quand la réaction inflammatoire s'y développe.

OBSERVATION XXXIX

Inédite, communiquée par M. Poncet (de Cluny).

Marsa Petronilla. — Malade depuis la mort de son mari, en 1850. — *S'est elle-même coupé plusieurs doigts.* — Avait un fils de 20 ans, a une fille de 22 ans. — Se maria à 17 ans, resta cinq ans sans avoir d'enfants. — Son fils mourut de misère. — Maladie des yeux remontant à 5 ans. — Paralysie des paupières. — Paralysie de la figure. — Douleurs orbiculaires qui disparaissent la nuit. — N'est plus réglée depuis 1850. — Aujourd'hui, lésions osseuses aux mains. — Lésions osseuses des pieds. — Elle est de quelques lieues de Queretaro.
N'a pas d'antécédents dans la famille. — Le mari de la malade était sain.

A la face, ces troubles de la sensibilité ne sont pas moins remarquables. Non seulement, la peau et souvent les tissus sous-jacents sont privés de sensibilité, mais encore les muqueuses des joues, des lèvres, des gencives, du nez. Il en est de même de l'œil. On peut, dit Danielssen (et j'ai moi aussi souvent constaté le fait), piquer, couper ces muqueuses sans que le malade ressente la moindre douleur.

Le goût du malade est considérablement affaibli. Il préfère les aliments forts. L'odorat est notablement altéré. L'ouïe est rarement atteinte. Cependant le malade éprouve parfois des troubles de ce sens. J'en ai parlé plus haut.

On conçoit qu'une pareille altération de la sensibilité doive produire une certaine gêne dans le travail manuel, ou dans la marche du sujet. Ces troubles sont cependant moins prononcés qu'on pourrait le croire au premier abord, même lorsqu'ils sont déjà accompagnés d'un certain degré de l'atrophie musculaire que nous allons étudier tout à l'heure.

Les lépreux marchent les yeux ouverts, et même les yeux fermés. Bien que leur marche soit lourde, bien qu'ils laissent tomber souvent le pied en masse sur le sol, ils ne présentent pas plus de signes d'ataxie locomotrice au niveau des membres inférieurs que des membres supérieurs, ainsi que nous le verrons plus loin.

ATROPHIE MUSCULAIRE. — RÉTRACTIONS TENDINEUSES, FIBREUSES, ETC. — DÉFORMATIONS.

L'atrophie musculaire marche en général parallèlement avec l'anesthésie. Elle n'est pas précédée de la paralysie du muscle. La diminution de la contractilité musculaire est en rapport direct avec la diminution de la masse musculaire, de la fibre contractile. Nous avons vu, en outre, que certains troubles moteurs que présentent les malades ne sont pas des phénomènes d'incoordination motrice, qu'ils ne sont pas comparables à ceux de l'ataxie locomotrice. Ils proviennent uniquement de l'anesthésie cutanée.

Membres supérieurs. — L'atrophie débute, en général, par les muscles de l'éminence thénar (Danielssen), puis par l'éminence hypothénar. En même temps, les muscles interosseux s'atrophient. Enfin les fléchisseurs et les extenseurs de l'avant-bras, surtout les extenseurs, s'atrophient à leur tour.

Ces atrophies musculaires produisent des déformations caractéristiques de la main et de l'avant-bras. La description de la main des lépreux anesthésiques répond identiquement à celle donnée par Duchenne (de Boulogne) au chapitre : Paralysie des interosseux.

La main est aplatie, ses saillies musculaires ont disparu. Le dos de la main s'affaisse et devient concave; il y a rétrécissement du diamètre transversal, saillie des métacarpiens et des tendons des fléchisseurs dans la paume de la main ; les doigts se fléchissent les uns après les autres ; les premières phalanges sont dans l'extension forcée, les autres dans la flexion forcée. C'est la griffe d'ours (1). La main est plate et déformée en griffe, disent les médecins norvégiens. La déformation en griffe peut porter sur tous les doigts, ceux-ci affectant tous la même forme. D'autres fois, les doigts sont fléchis à des degrés divers (*Fig.* 25, page 161). Enfin, comme l'a justement remarqué Brassac (*Archives de médecine navale*, 1866), les déviations latérales peuvent être telles que les doigts s'imbriquent pour ainsi dire les uns sur les autres. Par suite de la prédominance des fléchisseurs sur les extenseurs, la main est parfois fléchie sur l'avant-bras (Danielssen) (2). On remarque quelquefois une déformation horizontale du poignet vers le côté interne. (Poncet, de Cluny.)

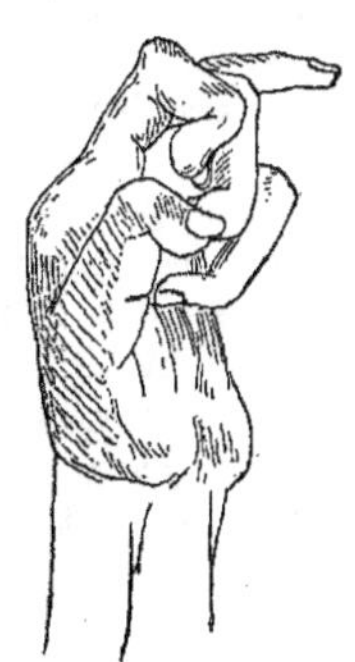

Figure 25.

Malgré ces déformations des mains, malgré l'anesthésie des extrémités, et même plus tard, malgré la chute de quelques phalanges, les malades se servent encore de leurs doigts ou de leurs moignons pour des travaux exigeant assez de précision. J'en ai vu tricoter, faire du filet, des ouvrages de menuiserie, des cordes, etc. Mais dans ces travaux où le tact joue un si grand rôle, il fallait que les malades eussent constamment les yeux fixés sur leurs mains plus ou moins déformées afin de compenser en quelque sorte par la vue la disparition de la sensibilité. Si en mettant devant leurs yeux un journal ou un objet quelconque, je leur cachais brusquement leurs mains, leur travail s'interrompait de suite.

Aux *membres inférieurs*, il se produit des lésions analogues à celles des mains. Les muscles du pied, de la jambe, et en particulier les extenseurs des orteils, les

1. La flexion n'affecte pas toujours la même forme. Il peut y avoir flexion générale de toutes les phalanges les unes sur les autres. Cette flexion est parfois tellement prononcée qu'il se produit de véritables empreintes, des ulcérations dans la paume de la main.

2. Poncet (de Cluny) a le premier remarqué que la déformation en griffe des doigts ne provient pas seulement d'une contraction des fléchisseurs; car leurs tendons, rendus saillants par l'amaigrissement, apparaissent dans le creux de la main faciles à dévier d'un côté ou de l'autre. Ils n'offrent aucune tension, et la masse des muscles de la face antérieure de l'avant-bras reste molle, malléable et mobile. En faisant l'extension peu à peu et de vive force, on parvient à rendre à quelques doigts leur direction primitive ou tout au moins à faire cesser une partie de la flexion, mais elle se reproduit aussitôt après et les phalanges reprennent leur position primitive. Il me semble en effet certain que, dans un certain nombre de cas, la déformation en griffe ne paraît pas dépendre de la contraction des fléchisseurs. Dans certains cas elle m'a semblé provenir d'une sorte de synovite tendineuse accompagnée de périsynovite.

J'ai également pu constater nettement que, dans d'autres cas, elle provenait d'une sorte de rétraction de l'aponévrose palmaire, avec formation de brides fibreuses au niveau des régions palmaires des mains et des doigts.

21

fléchisseurs du pied et les péroniers s'atrophient. Il en résulte une déformation particulière du pied, de véritables pieds bots paralytiques. En général, le pied est plat, et les orteils fortement fléchis en griffes. En un mot, on retrouve au niveau des pieds des lésions analogues à celles des mains. Lorsque ces lésions des membres inférieurs sont très accentuees, la marche peut devenir très difficile ou même impossible.

Le plus ordinairement (souvent au moyen de bottines spéciales s'adaptant à ses pauvres pieds déformés), le malade peut encore marcher, et même quelquefois avec une certaine facilité, si l'atrophie musculaire ne s'est pas trop étendue. Mais la marche est toujours plus ou moins incertaine, mal assurée, gênée, vacillante. Le malade traîne la pointe du pied, ou au contraire laisse tomber d'un seul coup, à plat, toute la plante du pied ; ou il soulève le pied, le jette en avant et le laisse retomber en masse sur le sol.

Dans d'autres cas, l'atrophie musculaire s'étend non seulement aux muscles des avant-bras et des jambes, mais aux muscles des bras, des cuisses, aux pectoraux, aux deltoïdes, aux fessiers. Comme cette atrophie se fait en général d'une façon un peu irrégulière, les malades présentent parfois une grande ressemblance avec des sujets atteints d'atrophie musculaire progressive. (Voir Observation XL, Pl. XIV et XV.) Cette ressemblance, au premier abord, peut être telle que la confusion a été faite par des médecins très distingués.

Mais l'anesthésie, la paralysie de la face, l'évolution du mal, permettront toujours d'éviter cette erreur de diagnostic.

OBSERVATION XL.

Lèpre norvégienne (Bergen).

Observation personnelle recueillie en septembre 1884, à la léproserie de Bergen (Lungegaard's Hospitalet).

Lèpre systématisée nerveuse ayant débuté, il y a 25 ans, par des macules et des bulles de pemphigus. — Disparition totale, depuis longtemps, des éruptions cutanées. — Actuellement, atrophie musculaire des muscles des membres et du tronc, déformation des mains en griffes. — Ce malade, au premier abord, pourrait être pris pour un sujet atteint d'atrophie musculaire progressive, n'étaient l'anesthésie des membres et de la face, la paralysie faciale double et les commémoratifs. (Voir Pl. photographiques XIV et XV.)

Byerte Larssen, portier du Lungegaard's Hospitalet, 34 ans, célibataire, est né à Gutbrandsalen, près de Romsdal en face de Molde.

Son hygiène était celle des paysans norvégiens ; mauvaise nourriture, mauvaise habitation, expositions fréquentes aux refroidissements. Son père, ses frères et sœurs étaient sains, mais sa mère était lépreuse. D'après les renseignements fournis par le docteur Rogge, suppléant du docteur Danielssen, sa maladie durait depuis 3 ans, quand il est entré en 1860 à l'âge de 10 ans dans le service du docteur Danielssen. Elle avait débuté, sans phénomènes généraux, par une éruption généralisée de macules. Il remarqua, pour la première fois, qu'il était malade environ 1 an avant son entrée à l'hôpital, à cause du gonflement des pieds, accompagné de fièvre et de malaise général. A son entrée à l'hôpital on constata que c'était un enfant bien fait et bien portant, ayant toute sa chevelure. Il existait sur le visage de nombreuses taches rouges, rondes, un peu saillantes, presque confluentes. Taches confluentes aux épaules, le long de la face interne des bras, aux fesses, aux cuisses, aux mollets. Le centre de ces taches est décoloré en plusieurs endroits. Au niveau du coude gauche, de la partie supérieure du bras gauche, du genou gauche et au niveau de la hanche droite, cicatrices blanches consécutives à des bulles de pemphigus ulcéré. La sensibilité est affaiblie au niveau des taches, elle a presque complètement disparu au niveau des cicatrices. Les mains étaient un peu plates et leurs muscles légèrement atrophiés surtout à droite. Pas de douleurs névralgiques. Engorgement des ganglions inguinaux. La sensibilité de la peau a disparu aux deux pieds et au tiers inférieur des deux jambes ainsi qu'au pouce de la main gauche.

.Quelque temps après son entrée à l'hôpital, d'après le dire du malade, il eut des bulles de pemphigus lépreux sur les pieds. Vers l'âge de 15 ans, les macules auraient complètement disparu et il n'en aurait plus jamais eu. C'est longtemps après son entrée à l'hôpital qu'auraient débuté, d'après lui, lentement, graduellement, et sans être précédées de douleurs névralgiques, la paralysie faciale et l'atrophie des membres supérieurs et inférieurs qu'il présente actuellement. Depuis l'âge de 12 ans, ses pieds et la partie inférieure de ses jambes seraient toujours gonflés, surtout à droite.

Etat actuel. (Voir les PL. PHOTOGRAPHIQUES XIV et XV.) — Homme grand, maigre, ne présentant pas d'aspect cachectique, un peu anémié. Au premier abord on se croirait presque en présence d'un malade atteint d'atrophie musculaire progressive, mais avec paralysie faciale double. Sur le bord externe de l'omoplate, bordant ce bord externe, il existe une bande d'un rouge fauve légèrement violacé d'une douzaine de centimètres de long, au niveau de laquelle il existe un léger degré d'anesthésie. C'est le vestige d'une ancienne macule. Les membres supérieurs rappellent tout à fait ceux d'un malade atteint d'atrophie musculaire progressive. Les mains sont fortement déformées en griffes et les doigts fléchis complètement dans les paumes des mains. Les premières phalanges sont dans l'extension forcée, les deux dernières phalanges au contraire fortement fléchies en griffes s'appliquent sur les extrémités inférieures des métacarpiens. Il y a une atrophie complète des éminences thénar et hypothénar et des muscles interosseux. Les mains sont réduites à leur squelette, à leurs tendons et à la peau qui les recouvre. Ces déformations sont absolument symétriques. Les ongles et la peau ne présentent pas d'altération notable, toutefois la peau semble un peu amincie.

Les muscles des avant-bras sont très notablement atrophiés. Mais cette atrophie est beaucoup plus prononcée à gauche. La saillie des muscles qui s'attachent à l'épicondyle a complètement disparu à gauche, tandis qu'elle n'est que notablement diminuée à droite. Les muscles épitrochléens sont presque complètement atrophiés à gauche, leur atrophie est moins prononcée à droite. Les muscles cubitaux ont complètement disparu des deux côtés.

Les muscles des bras sont notablement atrophiés, il en est de même des pectoraux. Les deltoïdes ont également diminué de volume surtout à gauche. Contractions fibrillaires fréquentes dans les pectoraux et les muscles des bras et des avant-bras. Malgré cette atrophie énorme des muscles des membres supérieurs, le malade peut encore exécuter de nombreux mouvements avec ses avant-bras et même avec les mains, à condition de regarder ce qu'il fait.

Les membres inférieurs présentent une diminution générale du volume de leurs muscles. Les pieds sont plats et les doigts de pieds tendent à se déformer légèrement en griffes à droite. Les pieds et l'extrémité inférieure des jambes sont gonflés et variqueux surtout à droite. Bien qu'il y ait une anesthésie complète de toute l'étendue des membres supérieurs et inférieurs il n'y a aucun phénomène d'incoordination du mouvement, les mouvements s'exécutent d'une façon coordonnée lorsque le malade regarde. Il n'y a pas d'oscillation du corps, lorsque le malade se tient debout les yeux fermés. Cependant la marche du malade est vacillante. Les muscles du cou sont absolument conservés.

La face présente une altération notable. Les joues sont pâles, creuses, la joue droite semble

fuir obliquement vers la région zygomatique. La bouche est un peu tirée à droite. La lèvre inférieure est pendante et découvre les dents. Le malade ne peut pas siffler. La lèvre supérieure présente à droite, entre la ligne médiane et la commissure droite une sorte d'échancrure semblant
provenir de ce qu'elle est tirée en haut par le muscle releveur de l'aile du nez et de la lèvre
supérieure. L'occlusion des paupières est incomplète des deux côtés par paralysie des orbiculaires. La paupière supérieure parvient à peine à recouvrir le tiers supérieur du globe de l'œil.
La paupière inférieure est lourde, elle s'écarte en quelque sorte du globe oculaire montrant un
peu les conjonctives ; elle est comme pendante surtout du côté de l'angle interne de l'œil. Le
malade dort les yeux ouverts. Il y a un léger écoulement continuel de larmes des deux côtés.
Anesthésie de la peau de la face.

Cependant la vue est conservée, il n'y a pas d'altération des globes oculaires sauf un peu de
congestion dans les angles des yeux. Les narines sont plutôt sèches, mais leur sensibilité semble
conservée, ainsi que celle des muqueuses buccales et gutturales. Les sourcils et le cuir chevelu
ne présentent pas la moindre trace d'alopécie, au contraire. Les cils sont conservés aux paupières supérieures, ils sont un peu tombés aux paupières inférieures. Le malade porte toute sa
barbe qui est abondamment fournie. Il se produit parfois un peu d'écoulement de salive par les
commissures labiales. Les nerfs cubitaux sont un peu gonflés, mais ne semblent pas douloureux ;
il en est de même des nerfs tibiaux. — L'état général du malade est bon ; il dort bien, mange
bien ; ses viscères paraissent sains, son intelligence est conservée.

Il arrive parfois que l'atrophie des muscles soit masquée par une sorte
d'œdème dur, consécutif aux poussées érysipélatoïdes accompagnées de fièvre que
l'on observe chez certains malades. Ces espèces d'érysipèles, assez analogues à ceux
que nous avons étudiés à propos de la lèpre tuberculeuse, se montrent sous forme
d'accès. Ils sont parfois accompagnés de phlyctènes. Après chaque poussée, on
constate soit une teinte plus brune de la peau, soit une augmentation de l'œdème
dur (surtout aux membres inférieurs et en particulier aux pieds et aux jambes).

Face. La paralysie atteint également les muscles de la face, ce qui tendrait à prouver que, non seulement le trijumeau se trouve atteint (comme l'indiquent les douleurs
névralgiques de la période hyperesthésique), mais encore le nerf facial. Cette paralysie
présente la plus grande analogie avec les paralysies faciales d'origine périphérique,
et en particulier avec les paralysies faciales frappant les rameaux terminaux du
nerf. Aussi atteint-elle presque uniquement les muscles superficiels; elle est souvent
asymétrique, irrégulière, frappant tels muscles, et respectant tels autres muscles. Ce
qui donne parfois au visage un aspect grimaçant. A mesure que l'atrophie des muscles
de la face augmente, le changement de la physionomie s'accentue davantage. Il en
résulte un aspect spécial du visage donnant à celui-ci une expression particulière,
bizarre. (Voir OBSERVATION XLI, PL. XIII.) L'aspect particulier que présente ce
masque des lépreux anesthésiques a été bien décrit surtout par Danielssen et Boeck,
Poncet (de Cluny), Danielssen. On peut par opposition avec le masque caractéristique du lépreux tuberculeux ou léonin donner à ce faciès le nom de masque de la
lèpre systématisée nerveuse.

Lorsque les douleurs névralgiques de la face qui se sont concentrées surtout
au pourtour des yeux et à la racine du nez ont duré plus ou moins longtemps, les
conjonctives s'injectent un peu, le regard devient mat, et les yeux prennent une

expression mélancolique. Tous les muscles superficiels de la peau sont paralysés et inertes. Le muscle frontal ne se contracte plus. Le muscle orbiculaire des paupières est inerte et s'atrophie, l'occlusion de l'œil est impossible (1), la paupière supérieure est tombante. La paupière inférieure devient tombante, presque en ectropion, surtout au niveau de l'angle interne de l'œil. La paupière inférieure s'écarte de plus du bulbe, l'angle interne de l'œil s'élargit encore (rotunditas oculorum), les caroncules lacrymales disparaissent et ensuite les points lacrymaux. (*Fig. 26.*) Le tarse s'amincit de plus en plus jusqu'à disparition entière. Il y a ectropion complet. Les cils sont tombés. Il survient un larmoiement continuel, une irritation chronique de la muqueuse oculo-palpébrale qui est exposée nuit et jour à l'air, à la lumière, au contact des corps étrangers, et cela sans qu'elle puisse être lubréfiée par les larmes qui s'écoulent vers les joues. Il y a parfois un certain degré de photophobie qui force les malades à porter de grandes visières vertes. Il se produit dans certains cas des paralysies des muscles moteurs de l'œil, ce qui contribue à donner au regard une expression particulière. Cette paralysie des muscles moteurs de l'œil, bien qu'elle ne soit pas décrite par les auteurs, peut s'observer assez souvent. J'en ai vu assez bon nombre d'exemples. Mes Observations concordent avec celles que le docteur de Verteuil a faites aux Antilles anglaises, sur les lépreux de ce pays. Voici ce qu'il dit dans le rapport inédit qu'il m'a envoyé sur l'état de la lèpre à la Trinidad comme réponse à mon questionnaire : « La paralysie s'étend à l'orbiculaire et même à certains muscles moteurs de l'œil. »

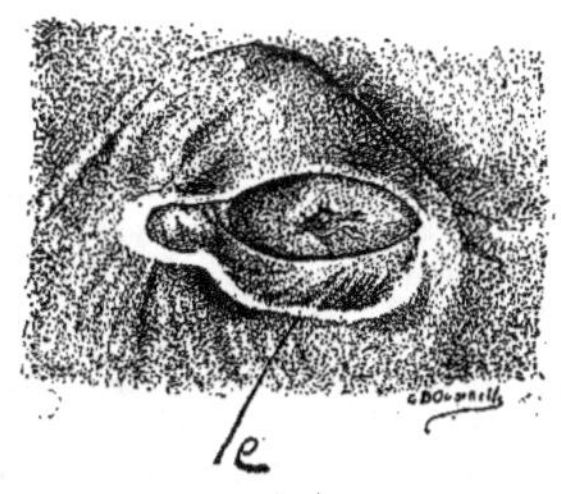

Figure 26.

La sécrétion des larmes finit souvent par se tarir. Les conjonctives oculo-palpébrales, d'abord rouges et enflammées, sont couvertes de muco-pus. Cette sécrétion muco-purulente finit à son tour par se tarir, la conjonctive prend l'aspect de la peau, il y a une véritable cutisation de la conjonctive oculaire. L'œil devient sec et sans trace de sécrétion (2). Il se produit parfois des exulcérations, des phlycténules sur la cornée ; mais il est très rare qu'il se produise des ulcérations profondes détruisant les lames de la cornée et perforant l'œil. L'iritis est également exceptionnelle. Parfois il se produit de l'achromie de l'iris, il peut perdre toute couleur. Le plus souvent, il se produit des taies, des opacités de la cornée lesquelles en s'étendant peuvent aussi rendre celle-ci complètement opaque et amener la perte incomplète ou totale de la vision (3).

1. Les mouvements de l'élévateur de la paupière supérieure sont souvent conservés.
2. Cette disparition de la sécrétion lacrymale, l'atrophie du tarse, des paupières, la chute des cils, et les phlycténules qui se montrent parfois sur le bulbe et la cornée constituent à mon avis de véritables troubles trophiques. Je les signale pour éviter des redites, bien que leur étude appartienne au paragraphe : Troubles trophiques des muqueuses dans la lèpre systematisée nerveuse.
3. Ces lésions des yeux dans la lèpre anesthésique ont été bien étudiées par Danielssen et Bœck, Hansen et Bull. (*Leprous diseases of the eye.* Christiania 1873), par Bockmann, Kaurin. Les recherches de Bockmann, celles de Kaurin (E. Kaurin, *one Oienlidelser hos de Spædalske. Tidskrifft for praktisk mede-*

La joue est devenue creuse, pâle, et ne peut plus se tendre. Il y a parfois paralysie des buccinateurs. La paralysie de l'orbiculaire des lèvres est constante. Le malade ne peut plus siffler. Les lèvres sont immobiles. La lèvre inférieure est pendante, et laisse voir les dents et une partie des gencives. Il y a écoulement continuel de la salive par la bouche, ce qui peut être une cause d'épuisement. La bouche (car la paralysie faciale est d'ordinaire irrégulière) est tirée tantôt à droite, tantôt à gauche. La prononciation des labiales est difficile.

Ces divers phénomènes observés à la face, joints à l'amaigrissement, à l'immobilité et à la teinte cadavéreuse de celle-ci, à la fixité de ces yeux grands ouverts, ternes et sans éclat, donnent au masque du lépreux anesthésique un aspect caractéristique bien rendu dans la planche XIII représentant la face du malade dont voici l'histoire. (Voir aussi la *Fig.* 2 de la Pl. VI, Observation XLII.)

OBSERVATION XLI.

Lèpre norvégienne (Bergen).

Observation personnelle recueillie en septembre 1884 à la léproserie Saint-Georges, de Bergen.

Lèpre systématisée nerveuse datant de 23 ans. — Type de paralysie faciale ancienne, d'origine lépreuse (paralysie faciale double avec anesthésie de la peau et des muqueuses, paralysie des orbiculaires ; altération des conjonctives et des cornées). — Troubles du goût, etc. — Déformation des extrémités en griffes, atrophie musculaire, résorption interstitielle de quelques phalangettes. — Anesthésie des membres. — État cachectique. — Pas d'hérédité. (Voir Planche photographique XIII.)

Hermann Thomansen Sannès se trouve, quand je le vois, à la léproserie de Saint-Georges dans le service du Dr Rogge. Il a 55 ans, est né à Loerdal près du Sognefyord ; il était pêcheur. Il est célibataire. Il prétend que tous ses parents sont sains. Il ne sait à quoi attribuer sa maladie ; son hygiène était celle des paysans norvégiens. Il a été fréquemment exposé aux refroidissements. La maladie aurait débuté vers l'âge de 22 ans par des macules qui survinrent sur les membres et la face. Presque en même temps il eut de l'anesthésie des pieds et de l'extrémité inférieure des jambes, de l'anesthésie au niveau des mains et des avant-bras. Puis survint de l'anesthésie de la face à gauche.

Vers l'âge de 29 ans, ses mains se déformèrent nettement en griffes, et devinrent plates par atrophie musculaire. Quelque temps après, il y eut résorption de quelques phalangettes des mains, d'où mutilation non par chute des phalanges, mais par résorption. Processus d'ailleurs assez fréquent et qu'il faut distinguer des mutilations par chute des phalanges. Vers 35 ans, il avait une paralysie faciale complète avec paralysie des deux orbiculaires, plus tard les cornées commencèrent à se dépolir.

cin. 1885) font voir que les deux tiers des lépreux sont affectés de maladies des yeux. D'après Kaurin, les lésions oculaires les plus fréquentes dans la lèpre systématisée nerveuse sont les suivantes : Lagophtalmus paralyticus. Xerosis corneæ, synechiæ post. cataracta, phtisis bulbi, et exceptionnellement l'obscuratio corneæ. Danielssen donne (*Beretning one Lungegaard's hospitalet Virksomhed*, p. 43 et suivantes 1877-1879), d'après Bockman, des détails et des statistiques nombreuses sur l'état des yeux chez les lépreux, détails que les ophtalmologistes pourront étudier avec fruit.

Actuellement on se trouve en présence d'un malade pâle, anémié et cachectisé. Outre la déformation en griffes des mains et pieds, plats par atrophie musculaire, outre la résorption interstitielle de quelques phalangettes, il y a de l'atrophie musculaire des avant-bras et des jambes, anesthésie des membres depuis leur racine presque jusqu'à leur extrémité. Il y a épaississement des nerfs cubitaux. Nulle part il n'y a d'éruptions cutanées.

Mais c'est surtout à cause des lésions caractéristiques de la face que j'ai recueilli l'Observation de ce malade et que j'en ai fait faire une photographie. (Voir PL. PHOTOGRAPHIQUE XIII.) C'est un type de paralysie faciale double, survenue dans le cours de la lèpre anesthésique. La face du malade est pâle et d'une couleur de cire. Les yeux sont grands ouverts ; le malade ne peut les fermer et il dort les yeux ouverts. Les paupières inférieures sont écartées du globe de l'œil. Il y a, à leur niveau, un ectropion qui montre la muqueuse de la paupière inférieure. L'angle interne de l'œil s'est élargi, les caroncules lacrymales et les points lacrymaux ont disparu, les cartilages tarses sont résorbés. Les cils et les sourcils sont complètement tombés. Les yeux ne sont plus lubréfiés par les larmes ; ils sont secs et recouverts çà et là de mucosités assez adhérentes, visqueuses, d'un blanc jaunâtre ou verdâtre. C'est en vain que le malade essaie de fermer les yeux, une grande partie de l'œil reste à découvert. Les conjonctives palpébrales sont pâles, sèches ; elles ressemblent au reste de la peau ; il en est de même de la conjonctive bulbaire ; en un mot, il y a cutisation des conjonctives. Les cornées sont sèches, blanchâtres, dépolies, et présentent assez l'aspect, par place tout au moins, d'un verre dépoli. Il y a à gauche des déformations de la pupille, vestiges d'une ancienne iritis. La vue est presque perdue. Toutefois le malade perçoit encore bien la lumière et distingue les personnes.

Le front du malade est marmoréen ; il ne s'y produit aucune ride dans les mouvements de la mimique faciale. Les joues sont flasques, pâles, creuses, sans rides, immobiles. Le malade ne peut ni rire, ni souffler, ni siffler. La bouche est très légèrement tirée à gauche. La lèvre inférieure est flasque, pendante, et laisse à découvert une grande partie des dents. Une salive visqueuse et abondante s'écoule par les commissures buccales. Le malade mange difficilement, bien qu'il ait conservé toutes ses dents, parce que les aliments s'accumulent entre les joues et les gencives. Le goût est diminué. Il aime surtout les aliments forts, et son plus grand plaisir est de sucer une chique. Il y a une insensibilité très prononcée de la muqueuse des joues, des lèvres, des gencives, surtout à gauche. La sensibilité paraît conservée au niveau de la langue. Il y a anesthésie complète de la peau de la face à gauche, mais très peu à droite. On peut traverser, avec une aiguille, la joue gauche du malade sans qu'il sente rien. Anesthésie des conjonctives oculaires et même un peu de la cornée surtout à gauche. L'ouïe est diminuée des deux côtés. La muqueuse nasale est sèche ; sa sensibilité est diminuée. Les ailes du nez s'affaissent un peu pendant la respiration. Il n'a pas d'ulcérations ni de nécroses au niveau de la cloison. D'une façon générale, la peau de la face surtout au niveau des joues est un peu amincie. Il existe encore une assez grande quantité de poils à la moustache et au menton. Il a une belle chevelure noire avec quelques cheveux blancs.

Le malade éprouve encore de temps à autre quelques douleurs névralgiques dans la face, dans la tête et dans les membres ; mais ces douleurs sont rares et ont beaucoup diminué depuis longtemps. Le malade est cachectisé, d'une pâleur cadavérique et exhale une odeur de cadavre chaud. L'appétit est peu prononcé. Il a toujours soif et éprouve une sensation fréquente de sécheresse dans la bouche. L'intelligence semble intacte. Les viscères m'ont paru sains à l'auscultation et à la percussion.

Pour terminer cette étude des troubles observés du côté des muscles, j'ai à dire quelques mots des *mouvements fibrillaires, des réflexes et de l'étude de la contractilité électrique.* Bien que le fait ne soit pas signalé par les auteurs, j'ai observé, chez trois lépreux trophoneurotiques (anesthésiques) quelques mouvements fibrillaires dans les muscles des membres en train de s'atrophier, mouvements fibrillaires absolument analogues à ceux que l'on observe dans l'atrophie musculaire progressive. La lecture des Observations de ce livre montrera également que chez un grand nombre de lépreux trophoneurotiques les réflexes tendineux rotuliens et olécraniens sont souvent diminués ou font même entièrement défaut. Dans quelques cas je les ai trouvés exagérés.

L'étude de la *contractilité électrique* des muscles des lépreux trophoneurotiques est à peine faite. Charcot (*Lèpre anesthésique. — Progrès Médical*, 1880) donne à propos du cas de lèpre anesthésique, sur lequel il a fait une clinique recueillie par Ballet, une note de R. Vigouroux. Vigouroux a noté les faits suivants : « Dans tous les muscles atteints, il y a abolition complète de toute excitabilité directe ou indirecte. En deux ou trois points seulement, on constate la réaction de dégénérescence dans cette forme : absence de toute excitabilité faradique directe ou indirecte; au courant galvanique excitabilité directe par l'accode qui à la fermeture donne une contraction lente et faible. » Au contraire Rosenthal (*Zur Klinischen Charckteristik der Lepra anesthetica. Viertelyahresschrift für Dermatologie*, 1881) a étudié la réaction électrique des muscles et des nerfs dans un cas de lèpre anesthésique. Il n'aurait trouvé en aucun point, même dans les endroits les plus atteints, de signe de réaction de dégénérescence. Ceci me paraît réellement extraordinaire. Il conclut de ses recherches que les lésions de la lèpre anesthésique (trophoneurotique) dépendent de lésions de l'axe gris de la moelle. J'ai dit plus haut et montrerai encore plus loin que cette opinion absolue est inexacte. On trouvera dans ce livre quelques Observations où l'étude de la sensibilité électrique et de la contractibilité faradique a été faite. (OBSERVATION XLII.) Mais je ne veux tirer de mes Observations aucune conclusion, car ces recherches étaient très incomplètes.

LÉSIONS TROPHIQUES SECONDAIRES DES MUQUEUSES, DE LA PEAU, DES OS
ET DES ARTICULATIONS (MUTILATIONS).

Muqueuses. — Nous avons vu plus haut qu'une partie des lésions de l'œil, globe oculaire, paupières, glandes lacrymales, etc., doivent être considérées comme des troubles trophiques. On observe parfois au niveau des fosses nasales, et en particulier de la cloison, des lésions trophiques, selon toute probabilité en relation avec des altérations des nerfs trijumeaux, etc. La cavité du nez devient sèche, la muqueuse rouge. Cet état peut durer assez longtemps, occasionnant au malade une sensation plus ou moins désagréable. A la longue, on voit survenir des ulcérations de la muqueuse nasale. Celles-ci siègent au niveau de la cloison, dont elles finissent fréquemment par amener la perforation. Le nez s'affaisse quelquefois.

Les gencives deviennent pâles, s'atrophient, et disparaissent de plus en plus. Elles finissent souvent par laisser voir le bord alvéolaire dénudé de la mâchoire inférieure. Chez une malade que j'ai observée en Italie et dont je parle dans mon travail intitulé : *Etudes comparatives sur la lèpre en Italie* (*Annales de dermatologie,*

1885), il survint à la suite de violentes douleurs névralgiques dans la face et dans la bouche une chute rapide, brusque, de toutes les dents des mâchoires supérieures et inférieures. Cette chute spontanée des dents, non signalée par les auteurs, me semble présenter une certaine analogie avec la chute des dents observée par Charcot chez les ataxiques.

Voici l'histoire de cette malade, très intéressante également pour les différentes raisons suivantes énumérées dans son titre.

OBSERVATION XLII.

Lèpre systématisée nerveuse italienne.

Observation personnelle recueillie en octobre 1885 à l'hôpital de San Remo.

Planche VI. — Figures 2, 3, 4 et 5.

Lèpre systématisée nerveuse datant de 37 ans et ayant débuté à l'âge de 10 ans. — Début par des poussées successives de bulles, et peut-être de macules érythémateuses jusqu'à l'âge de 20 ans. — Pendant cette période de 10 ans, des bulles, de la céphalée, du jetage et des épistaxis furent les seuls phénomènes lépreux observés par la malade. — J'insiste sur le fait : car si la lèpre trophoneurotique n'était pas survenue après, ou si la malade était morte avant son apparition, certains auteurs en auraient fait incontestablement une forme spéciale de lèpre (variété bulleuse ou forme dite lazarine). — Au bout de ce temps, apparition de l'hyperesthésie de la face et des membres, bientôt suivie de l'anesthésie et de l'atrophie musculaire. — Chute spontanée et brusque de toutes les dents, à la suite de névralgies faciales et buccales violentes. — Description de la paralysie faciale, des lésions oculaires, des mutilations des mains et des pieds, de l'hyperkératinisation plantaire. — Recherches sur l'état de la sensibilité et de la contractilité faradiques. — Troubles de la sudation. — Atrophie générale de la malade. — Goître. — Mémoire et intelligence intactes.

Letizia Bermondi, 45 ans. Entrée le 31 octobre 1882 à l'hôpital de San Remo. Cette malade est née à Oneglia. Elle a été élevée à Montaldo (bourgade située sur le torrent de Taggia, près de San Remo) depuis l'âge de 7 mois. Elle est née de parents inconnus.

Fait important. Le père du lépreux Rossi Antonio (Voir OBSERVATION II) *était le frère de la nourrice donnée à Letizia Bermondi, mais cette même nourrice aurait eu 8 autres enfants qui seraient demeurés sains.* La malade n'a jamais quitté les environs de San Remo, sauf pour habiter Marseille pendant 7 ans. Mais elle était déjà malade.

Son affection a débuté vers l'âge de 10 ans par des bulles survenant aux membres supérieurs et inférieurs et surtout au niveau de la face d'extension des genoux, des coudes et des poignets. Ces bulles ont laissé à leur suite des cicatrices caractéristiques. En même temps que les bulles, elle aurait eu des taches rouges sur la peau. Chaque poussée de bulles était précédée de fièvre, de douleurs dans les membres, de courbature. Ces éruptions de pemphigus lépreux persistèrent jusqu'à l'âge de 20 ans. Vers l'âge de 10 ans, elle eut en outre du coryza lépreux avec jetage, épistaxis, douleurs à la racine du nez et autour des yeux. La sueur aurait notablement augmenté au début du mal. Elle s'aperçut, il y a environ 25 ans, que ses extrémités étaient complètement anesthésiées, parce qu'elle se brûlait souvent. Plus tard ses mains et ses pieds commencèrent à maigrir (atrophie musculaire). La paralysie faciale a débuté il y a 12 ans. Environ 4 ans après le début de l'anesthésie des extrémités et de l'atrophie des muscles à ce niveau (c'est-à-dire il y a environ 21 ans), survinrent les mutilations des mains et des pieds. Elles furent accompagnées d'ulcérations à ce niveau et de l'élimination de quelques parcelles osseuses.

Etat actuel (octobre 1885). Femme petite, comme atrophiée d'une façon générale. Haute de 1 mètre 20 centimètres. Diamètre thoracique sous les mamelles (qui sont complètement atrophiées), 0ᵐ 45ᶜ. On dirait une fille de 12 ans. Elle a un goître assez prononcé. Dépression très accentuée de l'angle antérieur de l'occipital (au niveau du siège de la fontanelle postérieure) ; cette dépression est profonde de 2 centimètres et large comme deux pièces de 5 francs.

Face. — Paralysie faciale atteignant surtout les orbiculaires des paupières. La malade peut encore souffler une bougie. Ectropion des paupières inférieures, épiphora, légère cutisation des conjonctives oculo-palpébrales, muco-pus sur les globes oculaires. Photophobie intense, et très gênante lorsque je fais photographier la malade. Kératite ulcéreuse superficielle (cornées taillées en facettes). Diminution très notable de la vue. Conservation absolue des sourcils et des cils. Chevelure noire très abondante, léger degré de seborrhea sicca capitis. — Diminution notable de la sensibilité de la face, anesthésie absolue dans la moitié supérieure de celle-ci; nez légèrement écrasé ; os propres un peu douloureux à la percussion.

Membres supérieurs. — Pas de changement de la couleur de la peau. Desquamation pityriasique légère, cicatrices blanches de pemphigus avec liseré sépia. Anesthésie cutanée absolue de toute la surface des mains, des avant-bras, de la région postérieure des bras. Légère conservation de la sensibilité au niveau de la région antéro-interne des bras. Persistance de la sensibilité aponévrotique et musculaire, quand on enfonce une épingle dans les régions de l'avant-bras et du bras. A la main droite toutes les phalanges, sauf la première du pouce, se sont éliminées par ulcération et nécrose consécutive. (PL. VI, *Fig.* 4.) Il n'y a pas d'ongles sur ces espèces de moignons, qui correspondent aux extrémités des métacarpes. La main est complètement plate par atrophie musculaire.

Main gauche. (Voir PL. VI, *Fig.* 5.) Le pouce est déformé en griffe. Mais toutes ses phalanges sont conservées ; son ongle est altéré en forme de crochet corné. L'index est réduit à la 1ʳᵉ phalange ; dans ce moignon, plongé au milieu d'un tissu épais et fibreux, on sent le vestige de la première phalange qui est comme fondue, amincie, et grosse comme une épingle ; pas d'adhérences aux tissus ambiants. Le médius et l'annulaire présentent une déformation spéciale; la 1ʳᵉ phalange est directement recouverte par la 3ᵉ phalange, qui elle-même est en grande partie résorbée et est coiffée d'un ongle altéré sous forme de crochet corné ; la 2ᵉ phalange s'est totalement résorbée. Lésions analogues au petit doigt. Ces moignons sont en outre déformés en griffes. Ces lésions se sont produites par une sorte de résorption interstitielle du tissu osseux. Mais, au niveau du médius et du petit doigt, il y a eu certainement ulcération, comme l'indiquent de minces cicatrices linéaires ; des parcelles osseuses se seraient éliminées par ces ulcérations. La main est plate par atrophie musculaire. Il y a demi-luxation en masse de la main sur le bord externe du radius. Les muscles des avant-bras sont notablement atrophiés, mais leur atrophie est masquée par une adipose très prononcée.

Membres inférieurs. — Anesthésie absolue depuis l'extrémité des orteils jusqu'aux genoux. Atrophie musculaire masquée par de l'adipose sous-cutanée.

Les pieds (Voir PL. VI, *Fig.* 3) sont réduits à l'état de pilons informes. La 1ʳᵉ et la 2ᵉ phalange des gros orteils se sont complètement éliminées par nécrose et peut-être aussi par résorption interstitielle. Les 3ᵉˢ phalanges de ces gros orteils sont un peu atrophiées ; elles sont entourées d'une quantité assez notable de tissu fibreux, ce qui leur donne l'aspect d'une boule coiffée d'un ongle altéré sous forme de crochet. Cette sorte de boule est attachée à l'extrémité du métatarsien correspondant par un court pédicule cutané ; cette altération rappelle grossièrement un orteil étranglé par l'aïnhum ; en outre, cette sorte de boule, qui constitue le vestige du premier orteil, se trouve dans l'extension forcée ; elle est complètement rabattue et appliquée sur la face dorsale du pied ; enfin, par suite de la torsion de son pédicule, il s'est produit une rotation en dedans de la 3ᵉ phalange, ce qui fait que sa face plantaire est dirigée du côté du bord interne du pied. Le 4ᵉ orteil a subi une déformation analogue. Le

2ᵉ orteil est réduit à un moignon, constitué par le derme et l'hypoderme altérés de la 3ᵉ phalange ; il est coiffé d'un ongle notablement altéré. Les autres orteils sont réduits à l'état de moignons informes, par suite de la disparition des 1ʳᵉ et 2ᵉ phalanges et de la résorption partielle de la 3ᵉ ; ils présentent tous un ongle déformé. Lésions analogues à droite. Toute la plante des pieds et des moignons qui représentent les vestiges des orteils est couverte de larges écailles cornées, épaisses de 2 à 6 millimètres, larges comme des pièces de 1 ou 2 francs.

Ces écailles cornées sont séparées par des crevasses plus ou moins profondes. Il est à noter que la pression ne joue aucun rôle dans cette hyperkératinisation plantaire, d'origine évidemment trophique; car la malade ne marche jamais, elle ne peut quitter le lit.

La sudation a complètement disparu au niveau des membres supérieurs et inférieurs. — La sensibilité cutanée électrique (pinceau électrique) fait totalement défaut, tant au niveau des membres supérieurs que des membres inférieurs. En faradisant les muscles au moyen de l'éponge, je constate que les extenseurs et les fléchisseurs (membres supérieurs et inférieurs) se contractent; ces contractions sont néanmoins assez faibles au niveau des extenseurs des avant-bras, mais elles sont loin de faire complètement défaut. A la face, la sensibilité électrique est encore conservée en quelques points, mais les muscles répondent à peine.

Sommeil et appétit moyens. Parfois quelques douleurs au niveau des jointures (pieds, genoux, poignets, coudes). Sensations de courant d'eau froide sous la peau des jambes. La malade n'éprouve plus de douleurs névralgiques. — Elle n'a jamais été réglée. Elle n'a jamais eu de tubercules. La malade est très gaie. Son intelligence et sa mémoire sont en parfait état.

Peau. — A la longue, la peau qui correspond aux parties anesthésiées s'atrophie, s'amincit, se ride. Il en résulte que certaines régions limitées de la peau, une main, un bras, par exemple, prennent parfois un aspect sénile des plus accentués, et même un aspect momifié, contrastant d'une façon frappante avec les régions cutanées ambiantes, lesquelles sont fermes, lisses, fraîches, et présentent, en un mot, tous les attributs de la peau des jeunes sujets (1). A mesure que l'atrophie cutanée fait des progrès, la peau devient sèche, les follicules pilo-sébacés disparaissent. Parfois, cependant, quelques poils de la face sont conservés. La peau se décolore. Les ongles des doigts et des orteils sont fréquemment altérés. Ils peuvent s'amincir, s'exfolier, tomber par fragments et même en totalité. Plus ordinairement, ils persistent, même dans les stades les plus avancés du mal. Ils sont altérés, ils sont atrophiés ; le plus souvent, il n'en existe plus comme vestige qu'un petit appendice rudimentaire, qu'une sorte de petite corne minuscule, de petit crochet. Mais ils persistent et nous les retrouverons tout à l'heure sur la peau qui coiffe les moignons informes des extrémités.

Souvent la peau des extrémités supérieures, puis des extrémités inférieures (laquelle, par suite de la disparition des parties molles sous-jacentes, était pour ainsi dire collée aux os), s'amincit, se ratatine, semble se rétrécir au point de crever en certains endroits, et de produire par exemple, sur le dos de la main, de grandes fentes sèches. (Voir *Fig.* 27, page 172.) Mais ce phénomène s'observe surtout au niveau des saillies osseuses et, en particulier, au niveau des articulations des pha-

---

1. Dans certains cas, surtout à la face, les téguments présentent un aspect spécial, gélatiniforme, tremblotant, que l'on ne peut mieux comparer qu'à celui de la tête de veau. J'en ai parlé plus haut, à propos de la lèpre tuberculeuse, aboutissant à la lepra nervorum. (Voir Pl. XI.)

langes à demi fléchies, au niveau du poignet, du coude, de l'articulation tibio-tar-
sienne, parfois des genoux. En ces points, la peau est blanche, lisse, très atrophiée.
Son épiderme se desquame. Sous l'influence de la pression des extrémités osseuses
et des chocs extérieurs, il se produit des exulcérations, puis des ulcérations plates
parfois très étendues, qui ne manifestent aucune tendance à la guérison.

Ces ulcérations indolentes et anesthésiques gagnent en profondeur, finissent
par dénuder les extrémités *osseuses*, par pénétrer dans les *articulations ;* les
phalanges tombent, et cela lentement, sans réaction appréciable. C'est là un des
modes suivant lesquels se font les mutilations, par chute des phalanges des doigts ou des orteils, par nécrose des extrémités dénudées. La *muti-lation* se fait souvent d'une autre façon. Il se produit en un endroit quelconque du tégument anesthésié, mais surtout à la plante des pieds, un point bleuâtre, un peu fluctuant et légèrement douloureux. Son appa-rition est souvent accompagnée de fièvre, de maux de tête, etc. Ce point fluctuant crève bientôt, il s'en écoule une quantité considérable d'une humeur visqueuse, ichoreuse, et les phénomènes généraux disparaissent. (Danielssen.) On constate alors que la peau est décollée, corrodée, le tissu cellulaire et les muscles dénudés. L'ulcération s'étend et s'approfondit très rapidement. Ainsi se trouve con-stitué un ulcère irrégulier à bords

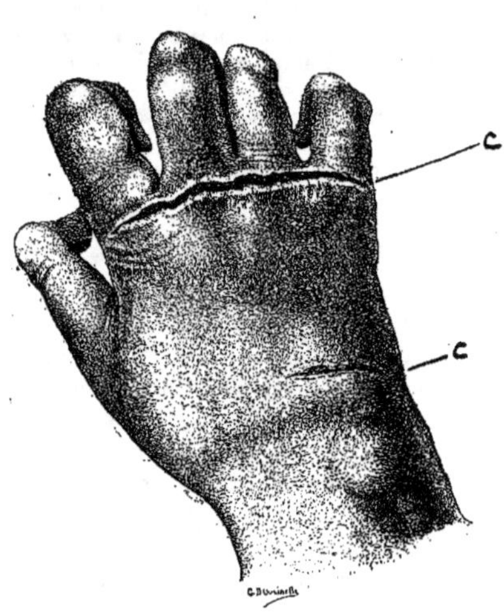

Figure 27.

calleux dont le fond est formé par les muscles. L'ulcère, continuant à gagner en
profondeur, finit par atteindre les os et les dénuder. Ces ulcères peuvent ainsi
persister des mois, des années, absolument atoniques.

A la longue, les os nécrosés du tarse, du métatarse et des phalanges finissent
par s'éliminer en s'exfoliant. L'ulcère peut alors se fermer, laissant à sa suite
une mutilation très variable, suivant le cas. (Voir Pl. VI, XVI, XVII, et les
Fig. 28, 29, 30, 32, 33, 34; pages 173, 176, etc.) D'après Danielssen, la cicatrisation hâtive des ulcères pourrait être suivie d'accidents généraux graves, et même
de la mort. Je n'ai jamais observé cette complication. Il est d'ailleurs loin d'être
prouvé que ces phénomènes dépendent de la cicatrisation hâtive de l'ulcère. Ce sont
des phénomènes pyohémiques, analogues à ceux que l'on observe chez d'autres
malades non lépreux atteints de nécroses d'origine quelconque.

Les mutilations peuvent encore se produire suivant un troisième mode, bien étudié par Pruner en Égypte, par Thomson à la Nouvelle-Zélande, par Hebra. On voit la peau, le tissu cellulaire, les tendons, les ligaments, etc., être frappés de gangrène sèche. Cet état affecte une ou plusieurs phalanges, parfois d'emblée toutes les phalanges (1). Tantôt c'est la première phalange, tantôt c'est la seconde qui se momifie. Les parties malades tombent sans douleur. La main tout entière peut se détacher au niveau du poignet, le pied vers les malléoles. (Pruner, Danielssen et Boeck.) D'autres fois, le malade se plaint d'une douleur perçante, atroce, dans les os d'un doigt ou d'un orteil. En même temps se produit une tuméfaction violette, peu sensible à la pression, qui envahit tout le doigt et s'accompagne de fièvre, de gonflement des ganglions lymphatiques, etc. (Danielssen.) Un point fluctuant ne tarde pas à se montrer. Puis la peau crève à son niveau en laissant écouler de la sanie. On constate alors que le tissu cellulaire et une partie de la substance musculaire sont détruits, la phalange complètement dénudée. Cette phalange nécrosée finit par s'éliminer, en amenant un raccourcissement notable du doigt. (Danielssen.) Comme c'est souvent la phalange du milieu qui s'élimine ainsi, la troisième se rapproche de la première, amenant des déformations variables des doigts, que l'on trouvera décrites et représentées dans les figures et Observations de ce livre. J'ai vu parfois la troisième phalange chevaucher et venir se placer à la face dorsale ou palmaire de la première. Ces lésions peuvent frapper non seulement les phalanges, ce qui est le cas ordinaire, mais les os du métatarse, du métacarpe, du tarse, du carpe. Danielssen a même vu plusieurs fois un pied entier, une fois une main entière se nécroser, puis se détacher du reste du corps. On trouvera à l'Observation XLIII un fait de chute complète d'un pied. Une fois les parties nécrosées éliminées, la cicatrisation se fait, laissant après elle des déformations et mutilations très variables qui se trouvent représentées et décrites dans les Observations et figures de ce mémoire. (Voir Pl. V, Pl. VI, Pl. XVI et XVII et les figures intercalées pages 173, 176, etc.)

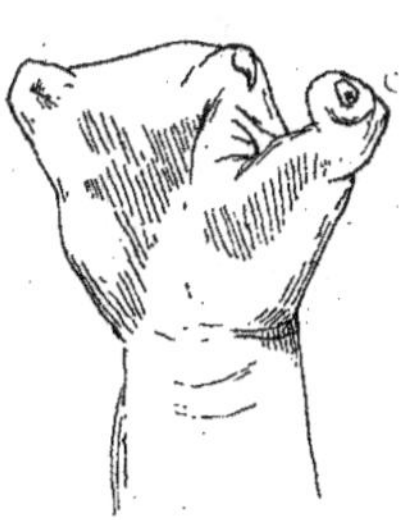

Figure 28.

Enfin dans nombre de cas, les dénudations osseuses et les mutilations qui en résultent sont consécutives à la formation d'un véritable mal perforant. Ce mal perforant lépreux a été en premier bien décrit par Poncet (de Cluny) en 1864. (*Lèpre anesthésique au Mexique. — Archives de médecine militaire.*) Il est étonnant que les auteurs qui ont ultérieurement écrit sur la lèpre (Danielssen, Hebra, Kaposi) n'aient pas fait mention de cette forme spéciale d'ulcère des lépreux anesthésiques, si parfaitement étudiée par Poncet et si analogue au mal perforant vulgaire de nos pays.

---

1. Ces gangrènes sèches, momifiantes et mutilantes, ne seraient-elles pas consécutives aux lésions artérielles si accentuées, que l'anatomie et l'histologie pathologique nous montreront (artérite et endartérite oblitérantes)? Et comme telles, ne seraient-elles pas analogues aux gangrènes sèches des extrémités observées chez les athéromateux? J'admets d'ailleurs cette hypothèse avec certaines réserves, bien qu'elle me semble plausible. Et ce qui viendrait l'appuyer, c'est que l'on a parfois observé ces mutilations (d'après Hebra) au niveau des régions dont la sensibilité était normale ou hyperesthésique.

En effet. le mal perforant lépreux n'est pas spécial à la lèpre mexicaine comme on pourrait le croire. Je l'ai observé chez nombre de lépreux en Norvège et ailleurs.

Voici ce qui se passe. L'épiderme corné se développe outre mesure en certains points ordinairement saillants (1). On voit se former aux mains (2) (Observ. XLVII Pl. V, *Fig.* 5) et aux pieds des malades, sur la face palmaire des doigts, sur les éminences thénar et hypothénar, au talon, vers les têtes des métatarsiens, des durillons volumineux. (Pl. V et XVI.) Ils peuvent être grands comme des pièces de 0 fr. 50, de 1 fr. de 5 fr. et même davantage. Ces durillons sont insensibles, leur développement est essentiellement chronique. Toutefois Poncet en a vu une fois se former un, d'une manière aiguë. Tantôt ce durillon s'ulcère lentement, progressivement, à son centre, comme les maux perforants ordinaires de nos pays. Ainsi se produit une ulcération en entonnoir, plus ou moins profonde, située au milieu du cor. Tantôt le durillon devient très douloureux, le malade a de la fièvre, et il se forme une phlycténule à la surface du durillon. Cette vésicule pleine d'un liquide sanguinolent se rompt et donne naissance à une ulcération. Quoi qu'il en soit, l'ulcère, une fois formé, présente l'aspect d'un puits corné de 1 centimètre d'épaisseur et plus, au fond duquel se trouvent des bourgeons charnus. Puis cet ulcère finit par dénuder l'os, et un stylet introduit dans son fond fera souvent découvrir un trajet fistuleux aboutissant à l'os dénudé ou bourgeonnant.

Dans d'autres cas, surtout aux régions palmaires des doigts, des mains, à la plante des pieds, on voit se produire de véritables maux perforants allongés, en crevasses parfois très étendues. (Pl. V, *Fig.* 5, Pl. XVI.) Les maux perforants peuvent ainsi persister plus ou moins longtemps, souvent pendant des années. Les dénudations osseuses qu'ils occasionnent, les nécroses et éliminations osseuses consécutives, sont l'origine de mutilations nombreuses et variées. (Voir Pl. V, VI, XVI, XVII, et les figures des pages 173, 176, etc.)

Nous avons vu plus haut que les ulcérations consécutives aux bulles de pemphigus ou aux plaques gangréneuses sèches de l'érythème ou du pemphigus lépreux escharotique peuvent (lorsqu'elles siègent au niveau des saillies osseuses, au niveau des articulations, et en particulier des articulations des doigts et des orteils) être l'origine de mutilations analogues et de déformations consécutives.

Nous avons terminé l'étude de la *lèpre mutilante par ulcération et nécroses osseuses* consécutives à ces diverses variétés d'ulcères.

La mutilation ne se fait pas toujours par ulcération. Il est des cas où la lésion osseuse n'est pas consécutive à une ulcération, mais se fait par un véritable phénomène d'absorption, ou mieux de résorption spontanée. Ce phénomène difficile à étudier a été signalé il y a longtemps par MM. Lucio et Alvarado, par Poncet (de Cluny) au Mexique.

---

1. Cette hyperkératinisation n'est pas toujours aussi localisée, bien que toujours plus accentuée au niveau des régions saillantes. J'ai, dans nombre de cas, observé une hyperkératinisation notable de toute la région palmaire ou plantaire, chez les lépreux trophoneurotiques (anesthésiques). Cette hyperkératinisation, parfois écailleuse, était dans certains cas accompagnée de la formation de crevasses entre les écailles. (Voir Pl. VI, *Fig.* 3 ; Pl. XVII.)

2. Les maux perforants palmaires ne sont donc pas aussi exceptionnels qu'on pourrait le croire, et en tous cas, lorsque l'on verra un malade atteint de mal perforant palmaire, on devra songer à la possibilité de la lèpre.

J'en ai également observé plusieurs exemples en Norvège et en Italie. On voit dans ce cas (en général après la rétraction des phalanges, la déformation des mains en griffes) se produire le phénomène suivant, qui se montre, je le répète, sans ulcérations. Les phalanges, les os du métacarpe et du métatarse s'amincissent, s'effilent, et le tissu cellulaire qui se trouve à leur face palmaire disparaît. Si l'on palpe avec soin ces os, on constate qu'ils sont comme englobés dans un tissu fibreux qui leur adhère plus ou moins. Au milieu de ce tissu fibreux, l'os a notablement diminué d'épaisseur ; il s'est aminci au point que des phalanges et des métacarpiens ne me paraissent pas plus épais que des crayons, des plumes d'oie et même des aiguilles à tricoter ou des arêtes de poisson. De même que le corps de l'os, les extrémités articulaires se sont déformées, comme fondues. (Voir Observations XLII, XLIV.) Dans certains cas, que l'os se résorbe ou non, il se produit plus particulièrement une absorption de ses éléments calcaires telle que l'on peut fléchir les doigts en tous sens. C'est une *véritable ostéomalacie lépreuse*. (Observations XLIV-XLIX.)

Ces lésions bizarres n'ont pas une marche régulière. L'absorption peut porter uniquement sur une phalange et respecter les autres. Ainsi, par exemple, la 2ᵉ phalange peut disparaître complètement, laissant la 1ʳᵉ et la 3ᵉ intactes. Ou la 1ʳᵉ et la 2ᵉ disparaître et la 3ᵉ persister, et venir s'accoler sur l'extrémité d'un métacarpien. Ou la 3ᵉ se fondre et les 2 autres persister (1).

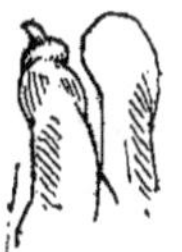

Figure 29.

Quel que soit le mode suivant lequel s'est faite la destruction des os, les lépreux trophoneurotiques (anesthésiques) arrivés à une période avancée du mal, présentent une déformation des mains et des pieds qui permet, de loin, de poser le diagnostic de leur mal (2). Après la perte osseuse, la contraction de certains muscles, les lésions tendineuses et de l'aponévrose palmaire, la rétraction de la peau mettent en rapport les unes avec les autres les parties les plus opposées.

Chose curieuse, comme l'a bien remarqué Poncet, l'ongle présente d'ordinaire une persistance remarquable. Un appendice corné, souvent déformé en crochet, vestige de l'ongle, occupe tantôt le sommet des métacarpiens correspondants après la perte de toutes les phalanges, tantôt l'extrémité de la 3ᵉ phalange, celle-ci étant en rapport avec la 1ʳᵉ. Ces moignons ainsi déformés sont ordinairement les extrémités grossies par le tissu fibreux des phalanges de la peau rétractée. En outre, le tissu fibreux semble épaissi à leur niveau ; ils sont d'ordinaire renflés, et m'ont rappelé parfois des bouts de doigts étranglés par l'aïnhum. (Oserv. XLII, Pl. VI, *Fig.* 3.) Aux pieds on observe des lésions analogues. Danielssen et Boeck ont comparé ces mains et pieds ainsi déformés, sans doigts ni orteils, aux pattes de phoques groënlandais. La lecture des Observations ci-jointes, l'examen des planches et figures

1. L'anatomie pathologique de ces curieuses lésions n'est pas faite. Je serais assez porté à en faire des troubles trophiques des os, analogues à ceux qu'a décrits Charcot chez les ataxiques, et en relation par conséquent avec la névrite lépreuse.

2. Nous avons vu plus haut que les déformations des extrémités par atrophie musculaire, etc. (mains et pieds plats et déformés en griffes), présentent également un aspect caractéristique. D'ailleurs, mutilations et déformations coïncident d'ordinaire, *bien que le plus souvent la déformation précède la mutilation.*

compléteront cette description. Il serait impossible, en effet, de décrire toutes les nombreuses variétés d'aspect que peuvent présenter ces extrémités mutilées.

Notons, en terminant, que la mutilation n'affecte pas d'autres articulations ni d'autres os que ceux des mains et des pieds (1) et exceptionnellement les os des articulations tibio-tarsiennes et du poignet.

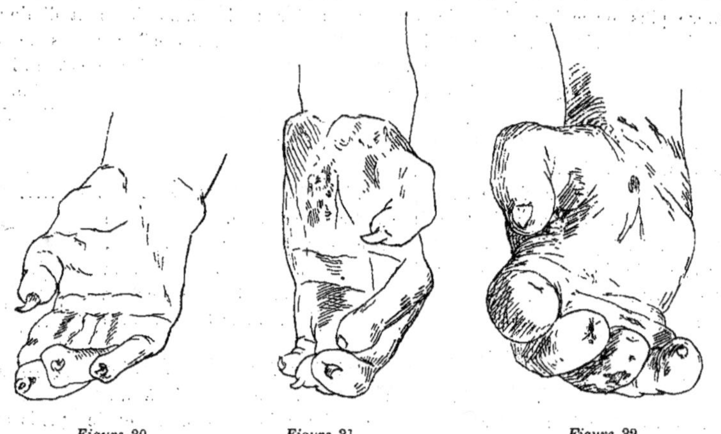

Figure 30.   Figure 31.   Figure 32.

Pour terminer cette étude de la lèpre anesthésique, je dois signaler quelques phénomènes isolés non mentionnés plus haut, parce qu'ils sont incertains dans leur apparition et peuvent même manquer complètement. Au début du mal, l'appétit peut être conservé. Plus tard, on voit souvent survenir des *crampes d'estomac*, de la cardialgie. (Danielssen.) Chez un malade que j'ai observé récemment, ces crampes d'estomac intermittentes étaient tellement intenses que leurs accès rappelaient presque les crises gastriques de l'ataxie locomotrice. (OBSERVATION XXVII.) Ces douleurs stomacales sont parfois accompagnées de pyrosis. J'ai observé ce phénomène chez un certain nombre de lépreux norvégiens. Mais il faut dire que quelques-uns de ceux ci ne dédaignaient pas l'aquavit, chiquaient constamment, et que leur nourriture n'est certes pas faite pour éviter les crampes d'estomac. Il y a parfois de la constipation. Vers la fin apparaît la diarrhée qui, d'abord intermittente, finit par devenir colliquative et entraîne parfois la mort du malade. Souvent une soif intolérable tourmente les malades dans les périodes un peu avancées de leur affection. D'après Danielssen, une fois apparue, cette sensation de soif persiste jusqu'à la fin.

---

1. On a écrit autrefois de nombreuses fables sur ce sujet. Ainsi Hasselaar (*Beschryving der in der Kolonie Suriname Elephan iasis en Lepra*. Amsterdam 1835), dit que d'après un rapport digne de foi(!! ?) un malade lépreux, s'étant frappé le front contre une porte, tomba à la renverse et qu'ainsi sa tête se détacha !!!

Dès le commencement du mal, le lépreux se plaint fréquemment d'avoir *froid*, surtout au niveau des extrémités (1). Cette sensation de froid va en augmentant avec les progrès de l'anesthésie. Elle devient alors très pénible pour les malades. Ils se tiennent constamment fourrés contre les poêles et malgré tout n'arrivent pas toujours à se réchauffer. C'est dans ces circonstances que souvent ils se brûlent horriblement sans s'en apercevoir. Danielssen a constaté dans ces conditions un abaissement de 10° Réaumur au-dessous de la normale au niveau des mains, et de 2° Réaumur dans la bouche, le rectum, au niveau des aisselles. En même temps on constate souvent que l'action du cœur s'affaiblit, et que le nombre de pulsations diminue.

Le plus souvent les *règles* sont irrégulières. Dans certains cas, elles cessent complètement. Il arrive aussi que les règles ne se montrent jamais quand le mal a débuté pendant l'enfance. D'ailleurs la lèpre trophoneurotique (anesthésique) produit souvent de l'atrophie générale, l'arrêt de développement du sujet. quand elle a débuté pendant l'enfance (OBSERVATION XLII); et ce que j'ai dit de cet arrêt de développement, à propos de la lèpre tuberculeuse, est en partie applicable à la lèpre systématisée nerveuse.

La surexcitation des *fonctions sexuelles* dont les anciens auteurs parlaient avec une certaine complaisance (satyriasis) est aussi exceptionnelle chez les lépreux trophoneurotiques (anesthésiques) que chez les lépreux tuberculeux. Je ne l'ai constatée qu'une seule fois chez l'homme ; et encore est-il difficile de dire si elle était réellement en rapport avec la lèpre. Une lépreuse anesthésique que j'ai observée à Trondhjem en 1884 était nymphomane. Mais cette malheureuse (Voir OBSERVATION XLIII) avait présenté pendant sa jeunesse des phénomènes hystériques accentués (2).

OBSERVATION XLIII.

Lèpre norvégienne (Trondhjem).

Observation personnelle recueillie en août 1884 à la léproserie de Trondhjem.

Lèpre systématisée nerveuse, datant de 44 ans, ayant débuté à l'âge de 6 ans (lèpre anesthésique mutilante). — Chute complète d'un pied. Pemphigus — Phénomènes hystériformes dans la jeunesse, puis nymphomanie, hallucinations libidineuses, et enfin monomanie mélancolique. — Père, frère et cousin morts de la lèpre.

Sofie Iensdatter Byordal, âgée de 50 ans, célibataire, née à Ladvick (près de Bergen), entre le 7 mai 1880 à la léproserie de Trondhjem, dans le service du Dr Sand. Son père et son frère sont morts de la lèpre ainsi qu'un de ses cousins.

1. Dans certains cas l'on peut même observer des phénomènes de syncope locale et d'asphyxie des extrémités. Thaon, de Nice (*Progrès médical*, 1877), a publié deux Observations intéressantes de lèpre anesthésique avec syncope et asphyxie locale des extrémités.
2. Le Dr Sand m'a dit en 1884, à Trondhjem, qu'il avait observé dans un certain nombre de cas le satyriasis et la nymphomanie au début de la lèpre anesthésique, pendant la période hyperesthésique.

Chez cette malade, la lèpre anesthésique a débuté à l'âge de 6 ans. Elle est entrée au Lungegaard's Hospitalet à Bergen en 1856, dès la fondation de cet hôpital. Elle était nerveuse et présentait des phénomènes d'hystérie. En 1870, elle fut renvoyée du Lungegaard's Hospitalet pour nymphomanie. En 1872, elle fut envoyée à l'hôpital Saint-Georges à Bergen. En 1873 on l'envoie à l'asile d'aliénées de Bergen d'où on la renvoie en 1876 comme guérie de sa folie. Mais elle était toujours atteinte de lèpre anesthésique (anesthésie des extrémités, déformation des mains en griffes), et vers cette époque il se produisit au niveau de la partie inférieure de la jambe gauche des ulcérations qui amenèrent la chute complète du pied avec élimination des extrémités inférieures des deux os de la jambe gauche. Jusqu'en 1880 elle resta chez elle et il lui survint plusieurs poussées de bulles de pemphigus, en particulier aux extrémités. C'est vers cette époque qu'elle commença à avoir pendant la nuit des hallucinations libidineuses. Elle interpellait les hommes. Elle voulait toujours demeurer couchée et non habillée. Elle était violente, malpropre, et avait des vomissements fréquents.

Depuis son entrée à la léproserie de Trondhjem — et c'est dans cet état que je l'ai vue dans la salle n° 17 — elle a eu plusieurs poussées de pemphigus ulcéreux, ayant laissé à leur suite des cicatrices caractéristiques. Elle présentait encore des bulles quand je l'ai vue. Son aspect était sombre; elle était assise sur une chaise dans un coin de la salle, nous regardant d'un œil morne et sans expression. C'était une véritable aliénée.

En général, le penchant érotique diminue à mesure que le mal se développe. Mais la fonction génésique n'est pas toujours supprimée, bien que le tégument des parties génitales ne soit pas plus épargné par l'anesthésie que le reste de la peau. Danielssen a vu plusieurs fois des lépreux anesthésiques avancés avoir des enfants avec des femmes saines en apparence. J'en ai également observé quelques exemples, et ce livre contient la relation de plusieurs de ces Observations.

En général, sauf dans les périodes ultimes du mal, *l'intelligence* demeure à peu près intacte. Dans certains cas, vers les périodes terminales, il survient un degré très accentué d'hébétude, de dépression physique et morale. La tendance au suicide est exceptionnelle; je n'en connais pas d'exemple, sauf celui relaté par Schilling. L'aliénation mentale est rare dans cette affection et, parmi les centaines de lépreux que j'ai pu étudier depuis 1878, je n'en ai observé qu'une dizaine de cas au plus (1).

Les lépreux anesthésiques sont souvent atteints d'*albuminurie*. Cette albuminurie, produite le plus souvent par la dégénérescence amyloïde des reins, paraît être consécutive aux suppurations osseuses intarissables. Aussi se rencontre-t-elle dans les périodes avancées du mal. Le foie et la rate peuvent être aussi atteints de dégénérescence amyloïde.

TERMINAISON.

Arrivé à ces périodes avancées du mal, le lépreux trophoneurotique présente un

1. Cependant le Dr Sand, de Trondhjem, m'a dit avoir assez souvent constaté la mélancolie, au début de la forme anesthésique, et la persistance de cet état mélancolique avec dépression stupide. Je n'ai pas observé la fréquence de ce fait, même à la léproserie de Trondhjem, contrairement à l'opinion de Sand. J'y ai vu seulement, sur les 166 lépreux que renfermait en 1884 la léproserie de Trondhjem, lors de mes études dans cette léproserie, trois jeunes gens atteints de mélancolie, et deux jeunes filles atteintes de mélancolie avec stupidité. Ces malades étaient au début de leur lèpre trophoneurotique (anesthésique). Enfin, j'ai vu un cas de manie chez une nymphomane. Ludwig. Dahl a publié des statistiques intéressantes sur la transmission de la folie et de l'idiotie dans les familles des lépreux. (Bidray til Kundskab om de Sindssygo Norge. — Christiania 1859.) On trouvera dans ce travail des tableaux généalogiques très remarquables.

aspect lamentable. — L'anesthésie peut occuper le corps tout entier. En tous cas, elle a envahi les membres supérieurs et inférieurs dans toute leur étendue, la face, etc. Tout le masque facial est immobilisé par la paralysie et l'atrophie musculaire. Et dans ce masque immobile, jaune cire, cadavérique, amaigri et déformé, on voit deux yeux grands ouverts, fixes, mais blancs, ternes, sans éclat, car le malheureux est aveugle. La salive s'écoule constamment par les coins de la bouche paralysée. Le nez est parfois déformé, l'odorat a disparu en partie ou en totalité ainsi que le goût. Les poils du visage sont tombés.

Les mains, les pieds sont horriblement déformés et mutilés, et n'ont plus rien d'humain. Les muscles des membres sont atrophiés ; des ulcérations plus ou moins vastes ont dénudé les os des membres et sécrètent une humeur intarissable. Le malade exhale une odeur douce, fade, analogue à celle du cadavre chaud. Il est dans un état de dépression profonde. Privé d'appétit, tourmenté par une soif intarissable, parfois encore par d'affreuses douleurs névralgiques, il demeure couché ou assis des journées entières sans s'occuper de ce qui se passe autour de lui. On est obligé de le faire manger, de le coucher, de le porter. Il paraît plongé dans une profonde stupeur, et assiste indifférent à la mutilation progressive de son corps. Et néanmoins, si on l'interroge, on constate que son intelligence et sa mémoire sont plutôt émoussées que disparues.

Enfin, dans les dernières périodes, l'intelligence disparaît presque complètement. Comme l'a dit Danielssen, « le corps est mort longtemps avant que le malade soit arrivé au terme de ses jours. C'est comme si toutes les parties s'atrophiaient et la vie s'éteint insensiblement. » La *mort* survient dans le *marasme ;* elle peut être hâtée parfois par des *convulsions tétaniques*, souvent par l'*albuminurie* et ses complications. D'autres fois, c'est la *diarrhée* colliquative qui emporte le malade. **Enfin** une *maladie intercurrente* : pneumonie, pleurésie, infection purulente, fièvre intermittente, etc., vient dans certains cas hâter la terminaison fatale. Contrairement aux lépreux tuberculeux, et chose étrange, qui doit porter à réfléchir (1), les lépreux trophoneurotiques (anesthésiques) ne meurent presque jamais phtisiques.

La lèpre systématisée nerveuse suit toujours une marche excessivement chronique. — La *durée* moyenne est de 18 ans, pour Danielssen et Boeck. Elle peut être plus courte. Mais souvent elle dure bien plus longtemps, 20 ans, 30 ans et même plus. (Danielssen, Poncet, Brassac, Leloir, etc.) J'ai vu des sujets atteints de lèpre systématisée nerveuse depuis 20 ans, 25 ans, 30 ans, *44 ans*, et ne paraissant pas encore près du terme fatal, devant mettre une fin à leurs souffrances. (Voir Observation XLII, XLIII, XLIV, etc.)

Quant à la durée des périodes de la lèpre systématisée nerveuse, elle est très variable suivant les cas : et d'ailleurs on voit parfois coïncider, par suite de leur

---

1. On se demande involontairement, en songeant à ce contraste, si les tubercules riches en bacilles, que l'on trouve dans les poumons des lépreux tuberculeux, et qui occasionnent une phtisie, cause fréquente de la mort chez les sujets, ne sont pas de véritables léprômes et non des tuberculômes comme le pense A. Hansen. Cette question importante sera discutée plus loin au chapitre : Anatomie pathologique.

réapparition ou non, les phénomènes des premières périodes avec ceux de la dernière période (1).

Voici plusieurs Observations détaillées de lèpre systématisée nerveuse de pays différénts. Leur lecture attentive et l'examen des planches et figures compléteront la description précédente.

OBSERVATION XLIV.

Lèpre norvégienne (Bergen).

Observation personnelle recueillie en septembre 1884 dans le pays de Bergen.

Type de lèpre systématisée nerveuse, datant de près de 30 ans. — Pemphigus lépreux. — Paralysie faciale. — Anesthésie de la face et des membres. — Diminution de la sueur. — Seborrhea capitis. — Déformations remarquables des extrémités. — Mains: atrophie des muscles déformation en griffes, mutilations et lésions osseuses par résorption interstitielle des phalanges ; luxations et chevauchements des phalanges sur les phalanges supérieures, ongles rudimentaires en rapport avec les 2es phalanges, ostéomalacie lépreuse; etc. — Rétraction de l'aponévrose palmaire, lésions des tendons des fléchisseurs, amputation volontaire d'un doigt par le malade lui-même avec un mauvais couteau et cela sans aucune douleur. — Pieds: atrophie des muscles, pieds plats et déformés en griffes, mutilation par résorption interstitielle des phalangettes et des 2es phalanges. — Hyperkératinisation plantaire — Deux énormes maux perforants plantaires, avec trajets fistuleux atteignant l'os dénudé; aspect sec et couleur jambon de ces ulcérations. — Disparition des réflexes rotuliens. — Névralgies. — Le malade croit marcher dans de la pâte. — Absence de contamination de sa femme, malgré une vie conjugale très prolongée — Un neveu lépreux. (Voir *Fig.* 33 et 34, page 182.)

Sjur P. Fimreite ; 56 ans fermier et pendant 5 ans pêcheur de harengs, est né sur les bords du Sognefyord à environ 30 milles de Bergen. *Il n'y aurait pas d'antécédents lépreux chez aucun de ses parents et grands-parents, ni chez leurs collatéraux.* Il est le frère jumeau d'une sœur bien portante, qui a mis au monde un grand nombre d'enfants bien portants. *Son frère a un fils actuellement âgé de 30 ans, qui est atteint de lèpre tuberculeuse et anesthésique, et qui habite le Sognefyord chez son père fermier. Chez cet homme, qui est célibataire, la lèpre aurait commencé vers l'âge de 17 ans. Il paraît qu'il y avait, pas loin de chez eux, un autre homme, un peu leur parent, atteint de la lèpre, qui venait souvent les voir.*

Sjur P. Fimreite aurait commencé à être malade vers l'âge de 26 ans. Il prétend n'avoir jamais eu de rapports avec des lépreux (sauf le précédent,) *et ne veut pas croire à la contagion de la lèpre.* Il est marié depuis près de 35 ans, et sa femme que j'ai vue, avec laquelle il a constamment vécu, est bien portante ainsi que ses enfants. Il dit que, au point de vue de la nourri-

---

1. Avant d'arriver à son développement complet, la maladie (lorsqu'elle suit sa marche ordinaire) alterne entre les différents endroits du corps (membres, visage), et n'atteint pas son entier développement dans une partie isolée avant que les autres ne soient également attaquées. Cependant dans des cas exceptionnels, comme l'a justement remarqué Danielssen, et comme j'en ai vu aussi quelques rares exemples, la maladie semble parfois se restreindre, et pendant des années, à un seul membre. Cela constitue-t-il un temps d'arrêt comme nous l'avons vu pour les taches? Cela indique-t-il la guérison? En tous cas, ce temps d'arrêt peut durer des années. Ces faits suffiraient à eux seuls pour nous porter à rejeter l'opinion des auteurs, qui font dépendre les lésions de la lèpre trophoneurotique d'altérations du système nerveux central.

ture et de l'habitat, les conditions hygiéniques dans lesquelles il se trouvait étaient bonnes. Il se nourrissait surtout de poisson, mais il mangeait en outre fréquemment de la viande séchée, du bon pain, buvait du lait qui, il est vrai, était assez aigre. Son logement n'était pas trop humide. Il n'avait jamais été malade avant de devenir lépreux. Mais son métier l'exposait fréquemment à de brusques changements de température. Il veut faire remonter l'origine de sa lèpre à un refroidissement considérable survenu dans les conditions suivantes :

Un jour, après avoir été à la pêche aux harengs, il dut revenir chez lui en passant par Vossevangen avec des bottes excessivement mouillées qui étaient complètement gelées à ses pieds. Rentré chez lui, il dut encore attendre pendant plusieurs heures avant de pouvoir enlever ses bottes gelées. Sa maladie aurait débuté deux ans après ce grand refroidissement. Il ne peut nous dire, d'une façon précise, si, au début de son mal, il a eu de la fièvre, des maux de tête, etc. Mais ce qui est certain, c'est que pendant plusieurs semaines il a éprouvé de la courbature et des douleurs dans les membres supérieurs (en particulier dans les bras) et dans les membres inférieurs. Quelque temps après, il s'aperçut qu'il était malade parce qu'il avait perdu toute sensibilité au niveau des mains et des pieds, et qu'il se brûlait fréquemment sans le savoir. Presque en même temps, il survint une série de poussées de bulles de pemphigus sur la face dorsale des mains et des pieds. Puis il perdit quelques phalanges des doigts. Pendant un voyage qu'il fit en Amérique, il s'amputa lui-même avec un mauvais couteau, et cela sans aucune douleur, un doigt de la main droite qui l'ennuyait parce que sa raideur le gênait dans 'emploi de sa main. Vers 1863, il fut soigné à la léproserie de Bergen, par le Dr Sinholf, qui posa le diagnostic de lèpre anesthésique. A cette époque, il perdit successivement plusieurs phalanges des doigts et des orteils, et il survint aussi une paralysie des orbiculaires des paupières.

État actuel. — C'est un homme de grande taille, mais pâle, amaigri, cachectisé ; sa face a une couleur de cire, son haleine est fétide, et il exhale, d'une façon générale, une odeur de cadavre encore chaud. Il est atteint de paralysie faciale, portant surtout sur les orbiculaires. Les mouvements de la peau du front ont presque complètement disparu, on ne voit ni on ne sent se contracter les fibres musculaires du frontal. Il y a paralysie des deux orbiculaires des paupières ; le malade dort les yeux ouverts, il y a un peu d'ectropion de la paupière inférieure. Il y a de l'inflammation des conjonctives bulbaires et palpébrales. Le regard est fixe, triste, les yeux larmoyants, cependant la vue est presque intacte. Elle n'est que légèrement diminuée par une sorte d'opacité sablonneuse ayant envahi la circonférence des cornées sur une étendue de 2 à 3 millimètres environ et leur donnant à ce niveau l'aspect d'un verre dépoli. Les joues sont un peu paralysées, les rides et les traits paraissent tous dirigés vers la partie inférieure de la face. La commissure buccale est un peu tirée à gauche. Toute la figure, depuis le dessus des sourcils jusqu'au menton, constitue un masque immobile. Le malade ne peut pas siffler, mais il parle facilement. Le goût, l'ouïe et l'odorat paraissent intacts. Presque toute l'étendue du masque paralysé nous donne des signes d'anesthésie cutanée absolue. Il n'y a pas d'anesthésie au niveau de la calotte cranienne. La sensibilité des muqueuses est conservée. Le malade ne sue plus. Il a perdu cils et sourcils, mais a conservé une bonne partie de ses cheveux. Séborrhée sèche du cuir chevelu. Les membres supérieurs sont complètement insensibles à la piqûre, au pincement, au chaud, au froid, etc., depuis les coudes jusqu'à l'extrémité des doigts. Au niveau des avant-bras et des mains, cette anesthésie paraît s'étendre jusqu'aux os. La peau des avant-bras est un peu amincie et sèche, rugueuse. Les muscles interosseux, les muscles des éminences thénar et hypothénar sont très notablement atrophiés ; il n'en reste plus pour ainsi dire que des vestiges. Il y a un degré assez prononcé d'atrophie des muscles des avant-bras.

Les déformations et mutilations des mains sont très remarquables. Les mains sont plates par atrophie des interosseux. Les deux premières phalangettes des pouces à droite ou à gauche sont dans l'extension forcée. Les phalangettes des pouces sont, au contraire, dans la flexion forcée. Ces lésions sont symétriques. On ne trouve aucune trace de tension des muscles fléchisseurs, ni aux avant-bras, ni aux poignets, ni dans la paume de la main. Si l'on cherche à étendre ces pouces ainsi déformés en crochets, on parvient à peine à étendre très légèrement les phalanges. On observe des lésions analogues au niveau des petits doigts ; les phalanges des auriculaires présentent, en effet, à droite et à gauche une déformation en griffes tout à fait semblable à celle des pouces. Seulement, à la main droite, la phalangette a presque entièrement disparu par résorption. (*Fig.*33.N.) Cette déformation particulière en griffes des doigts ne provient pas de la contraction des fléchisseurs ; ceux-ci ne sont nullement contractés : j'aurais plutôt de la tendance à faire de ces déformations dans le cas actuel des déformations consécutives à des

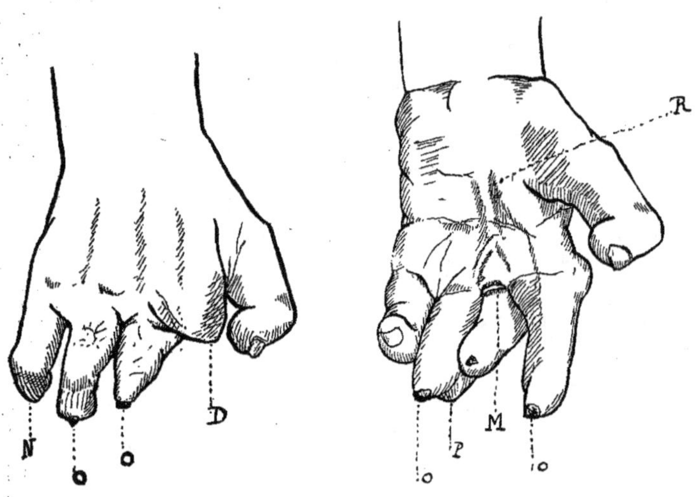

Figure 33.   Figure 34.

rétractions de l'aponévrose palmaire, rétractions qui étaient très accentuées à la paume des deux mains chez notre malade et parfaitement perceptibles à la vue et au toucher. Il paraît probable aussi qu'il faut tenir également compte, dans le cas actuel, de lésions portant sur les tendons des fléchisseurs, surtout à leurs régions digitales et palmaires. Si j'ai un peu longuement insisté chez ce malade sur l'aspect et la cause apparente des déformations en griffes, c'est que j'ai bien pu constater sur lui que ces déformations en griffes provenaient non pas de la contraction des fléchisseurs, mais bien de la rétraction de l'aponévrose palmaire et de rétractions tendineuses. Mais, outre ces déformations,, les mains présentent un aspect tout à fait particulier dû à des mutilations consécutives à la résorption partielle ou totale de certaines phalanges. Les figures 33 et 34, page 182, donnent une bonne idée de l'aspect que présentent ces mains ainsi déformées.

Main droite. — Les métacarpiens sont intacts. De l'index, il ne reste plus qu'un moignon (c'est ce doigt dont le malade a enlevé les trois phalanges en Amérique parce qu'elles le gênaient). Le médius est réduit à un moignon conique ; ici la 2ᵉ phalange, elle-même résorbée, est en rapport direct avec la tête du métacarpien, car la 1ʳᵉ phalange a complètement disparu par résorption. La phalangette est presque complètement résorbée ; elle est effilée, conique. Il existe à la pointe de ce cône un rudiment d'ongle, tordu, déformé, gros comme un grain de blé. La première phalange de l'annulaire s'est un peu résorbée; il en est de même de la phalangette. Au sommet de l'extrémité libre, renflée, de ce doigt transformé en un moignon, il existe encore un ongle rudimentaire, constituant un crochet corné minuscule. La phalangette de l'auriculaire est complètement résorbée, ainsi qu'une partie de la 2ᵉ phalange. Au sommet de ce doigt ainsi déformé en moignon, c'est à peine s'il existe un vestige d'ongle rudimentaire.

Toutes ces lésions se sont produites sans ulcérations aucunes. Il y a ici un véritable travail de résorption interstitielle du tissu osseux, qui fait involontairement songer aux résorptions des extrémités osseuses, décrites par Charcot, chez les ataxiques. Le tissu cellulaire que l'on rencontre à la face palmaire des doigts a complètement disparu au niveau de ces doigts ainsi altérés. Lorsque l'on palpe ces doigts mutilés, on sent parfaitement que ce qui reste des os est intimement fusionné avec un tissu fibreux au milieu duquel les phalanges se sont pour ainsi dire partiellement fondues.

En outre, au niveau du médius, le moignon qui en représente le vestige a subi une altération bizarre. L'os est plus mou qu'à l'état normal ; il semblerait que la substance calcaire de l'os des phalanges se soit presque complètement résorbée comme dans un os que l'on aurait plongé pendant quelque temps dans l'acide chlorhydrique. Aussi peut-on ployer ces phalanges dans différents sens, et même renverser complètement ce moignon sur la face dorsale de la main. *Ces lésions, qui rappellent celles de l'ostéomalacie*, existent à un degré beaucoup moins prononcé au niveau de l'annulaire. En outre, il n'est presque pas besoin de le dire, les extrémités articulaires des phalanges ne présentent plus leur forme normale ; elles sont comme fondues.

Fait remarquable. Malgré l'anesthésie, malgré ces déformations considérables, les mouvements de flexion et d'extension sont encore conservés dans ces espèces de moignons. Le malade peut encore mettre ses bottines, se servir de ses doigts pour manger, pour lacer ses cordons de souliers. Il n'y a que les mouvements de latéralité (écartement et rapprochement) qui soient nuls par suite de la paralysie des muscles interosseux. Ce phénomène s'observe d'ailleurs chez la plupart des lépreux.

Main gauche. — La main gauche présente des déformations assez analogues celles à de la main droite ; mais on y constate en outre des déformations particulières et rares dues aux *luxations* de quelques phalanges et à leur glissement sur les phalanges supérieures. La 1ʳᵉ phalange de l'index présente une extrémité supérieure (tête articulaire) un peu épaissie. En outre, il y a subluxation en dehors de cette phalange sur l'extrémité inférieure du 2ᵉ métacarpien, dont la tête elle-même est un peu déformée. La phalangette de l'index est luxée sur la 2ᵉ phalange et a glissé presque en totalité le long de la face antéro-externe de celle-ci. Cette phalangette est en partie résorbée, adhérente au tissu fibreux qui l'entoure, un peu renflée à son extrémité, au sommet de laquelle se trouve un ongle rudimentaire, sous forme de crochet corné.

Au médius, la phalangette est complètement résorbée, de sorte que la peau qui la recouvre, avec l'ongle rudimentaire qui y est attaché, se trouve en rapport avec l'extrémité inférieure de la 2ᵉ phalange qui est elle-même en partie résorbée. Le sommet de ce moignon présente une extrémité renflée, due à une sorte d'accumulation de tissus fibreux sous la peau rétractée. La consistance des phalanges a ici diminué ; il y a certainement tendance à *l'ostéomalacie*, et l'on peut renverser légèrement sur la face dorsale de la main le moignon qui représente le médius. Au niveau de l'annulaire, la phalangette en partie résorbée, s'est complètement luxée et a glissé le long de la face dorsale de la 2ᵉ phalange, à laquelle elle est accolée. La 2ᵉ phalange est en partie résorbée; son extrémité inférieure constitue un moignon renflé par le tissu fibreux sous-jacent à la peau rétractée. Au sommet de ce moignon, et par conséquent à l'extrémité inférieure de la 2ᵉ phalange, se trouve un ongle rudimentaire corné, grand comme une lentille.

Je n'ai pas à insister ici sur la *rétraction de l'aponévrose palmaire*, qui est très prononcée. Je signalerai seulement au niveau de l'articulation métacarpo-phalangienne du médius, à sa face palmaire, une callosité siégeant au niveau du pli articulaire, longue de 1 centimètre environ, large de 3 millimètres ; c'est une callosité cornée, plane, de couleur jaunâtre, un véritable durillon, dont le centre commence à se crevasser.

Les muscles des jambes sont atrophiés surtout à droite. Il y a une anesthésie absolue des membres inférieurs, depuis les genoux jusqu'à l'extrémité des orteils. Les pieds sont plats par atrophie des muscles. Les premières phalanges de tous les orteils sont dans l'extension forcée et fortement relevées en l'air, surtout pour les troisièmes phalanges du médius et du gros orteil des deux côtés. Les deuxièmes phalanges sont au contraire dans la flexion forcée ; mais, au niveau du gros orteil, du médius et de l'annulaire des deux pieds, il y a résorption partielle de la deuxième phalange, qui présente, ainsi résorbée partiellement, des caractères analogues à ceux que nous avons décrits, à propos des phalanges des mains. Au niveau de ces trois doigts, les troisièmes phalanges ont complètement disparu, de sorte qu'un ongle rudimentaire, sorte de petit crochet corné, se trouve planté dans la peau qui recouvre directement l'extrémité inférieure de la deuxième phalange. Au niveau des autres orteils, il y a résorption presque complète de la troisième phalange. Tous ces orteils présentent une extrémité un peu renflée en boudin.

La peau de l'extrémité inférieure des jambes est amincie, sèche, un peu écailleuse. Il y a une *hyperkératinisation* notable de tout l'épiderme de la plante des pieds, mais surtout au niveau de l'avant-pied et du talon. Mais en outre, sous chaque pied, au niveau de l'avant-pied, à sa partie moyenne, on trouve un énorme *mal perforant*. Au niveau du pied gauche, cet ulcère est grand comme une pièce de cinq francs, à peu près rond ; son bord antérieur correspond à peu près à la tête des métatarsiens. Les bords de ce mal perforant, entourés par un épiderme corné très épais, sont très saillants, calleux, abrupts et légèrement inclinés en pente douce vers le fond de l'ulcère. Cette ulcération est profonde de 1 centimètre, son fond couleur jambon est sec et paraît ne sécréter aucune humeur. Il est lisse et nullement bourgeonnant. Lorsque j'explore le fond de cet ulcère avec un stylet pour y chercher des trajets fistuleux, il saigne très difficilement. En un point, je trouve un petit trajet fistuleux, qui se dirige vers le premier métatarsien, lequel paraît dénudé.

Au niveau du pied droit, à la région de l'avant-pied, il existe une ulcération plantaire analogue à celle que nous venons de décrire au niveau du pied gauche, mais beaucoup plus grande (large comme la paume de la main), de forme un peu triangulaire, à sommet dirigé en avant et à bords plus saillants, plus calleux. Il n'est pas besoin de dire que ces ulcérations, de même que tout le pied d'ailleurs, sont absolument insensibles à la pression, aux piqûres, etc. Le malade marche sans souffrir dans des bottines de forme spéciale, qu'il s'est fait faire avec un cuir très épais. Et ses ulcérations plantaires sont à peine protégées par quelques lambeaux de chiffons sales.

Le malade peut marcher les yeux fermés et, s'il éprouve une certaine difficulté dans la marche, cela tient aux déformations de ses pieds. Les *réflexes* rotuliens ont presque totalement disparu. Depuis quelque temps, il dit que ses jambes s'affaiblissent, il ne les sent presque plus et il lui semble qu'il marche dans de la pâte. Le malade éprouve encore, de temps en temps, quelques douleurs névralgiques dans les membres et dans la tête, mais elles sont bien moins fortes qu'au début de sa maladie. Il mange bien, il dort bien, il n'a pas d'œdème, il ne tousse pas et tous ses viscères paraissent intacts à la percussion et à l'auscultation. Il n'a pas d'albumine dans l'urine. Les ganglions inguinaux sont un peu engorgés, la rate paraît de volume normal.

OBSERVATION XLV.

Lèpre norvégienne (Christiania)

Observation personnelle recueillie en ville.

Lèpre systématisée nerveuse (macules, anesthésie, mutilations, atrophie, cachexie) chez un Norvégien de Trondhjem (pays lépreux), habitant Christiania (pays non lépreux). — Début de la mala-

die il y a vingt ans. — Cohabitation pendant 17 ans avec sa femme, dont il a eu 8 enfants. Sauf les deux premiers morts sous forme de fausse couche, le quatrième mort de méningite, le sixième mort de fluxion de poitrine, tous les autres enfants sont bien portants ainsi que la mère. — Absence de contamination de l'entourage. — Les parents du malade étaient sains, sauf un oncle paternel, mort lépreux. — Mauvaises conditions hygiéniques.

Le 17 août 1884, je vais voir dans le quartier pauvre de Christiania, avec le Dr Hiorth, assistant de Biedenkap, le nommé Gabrielsen. Cet homme âgé de quarante ans habite avec toute sa famille dans une petite maison de bois à un étage, située dans le quartier pauvre de Christiania. Gabrielsen est né aux environs de Trondhjem, où il exerçait la profession de pêcheur et de paysan. Ses parents étaient sains, il a un frère et une sœur sains tous les deux. Il a eu un oncle paternel lépreux et mort lépreux.

Gabrielsen vivait aux environs de Trondhjem dans de très mauvaises conditions hygiéniques : mauvaise habitation (cabane des paysans des fyords), humidité, nourriture composée surtout de poisson très souvent putréfié, de pain de mauvaise qualité, de lait aigre, presque jamais de viande, soins de propreté presque nuls (le malade se lavait très rarement). Exposé très fréquemment à des refroidissements très considérables, le corps étant en pleine sueur.

Gabrielsen a vu débuter sa maladie à l'âge de vingt ans, par des douleurs névralgiques dans le bras droit. Il était encore alors à Trondhjem. Un médecin consulté trouva, dès le début, une assez grande quantité de macules sur la peau. Le malade n'a jamais eu de tubercules. On l'envoya en 1866 à l'hôpital de Christiania. Il était alors atteint de lèpre maculeuse et anesthésique. Il séjourna neuf mois dans cet hôpital. Deux mois après son entrée à l'hôpital, il fut atteint d'ulcérations au niveau des extrémités digitales, suivies de périostite et de nécrose des dernières phalanges. Il perdit ainsi la phalangette, plus la moitié de la deuxième phalange de chaque doigt, sauf le pouce, où il ne perdit que la moitié de la phalangette. En outre de ces déformations de lèpre mutilante, il est survenu des rétractions ayant déformé ses pouces en griffes. Il y a atrophie des muscles des éminences thénar et hypothénar. Je constate une anesthésie absolue au niveau des mains, des avant-bras, des pieds et des jambes, la disparition presque complète des *réflexes* patellaires. Nulle part je ne trouve de tubercules. C'est un homme maigre, pâle, cachectique. Il a de l'albumine dans l'urine. Les membres inférieurs sont légèrement œdématiés. Il tousse un peu. Il est marié depuis dix-sept ans. Il avait beaucoup de macules anesthésiques, quand il s'est marié. Sa femme que j'ai vue est bien portante, n'a jamais eu la lèpre ni aucun phénomène approchant. Elle a eu 8 grossesses. Les deux premières ont été deux avortements, le premier au troisième, le deuxième au sixième mois ; la troisième, enfant de quinze ans, vivant et bien portant (albinos) ; la quatrième, enfant mort à trois ans d'une méningite ; la cinquième, garçon de neuf ans, vivant et bien portant ; la sixième, enfant d'un an et demi, mort de bronchite ; la septième, garçon de cinq ans et bien portant ; la huitième, fille de trois ans et demi, vivante et bien portante.

J'ai vu tous ces enfants ainsi que la mère. Tous habitent avec le père, dans une maison en bois à un étage (composée de trois chambres, petites, étroites) et sont en communication et contact continuels les uns avec les autres. Tous sont bien portants, bien qu'ayant toujours vécu avec leur père. Seule la mère a eu, il y a un an, une légère albuminurie dont elle semble guérie actuellement.

OBSERVATION XLVI.

Lèpre systématisée nerveuse mexicaine.

Observation inédite communiquée par M. Poncet (de Cluny).

Antonio Vasquez, 22 ans, de Salamanca (hacienda voisine). Laboureur, non marié ; ne connaît pas d'antécédents lépreux dans sa famille. Il n'a pas d'antécédents syphilitiques. Malade depuis 4 ans. Il eut sur les bras et sur tout le corps des taches blanches que le malade indique sous le nom de ptyrisis. Ensuite paralysie des bras, puis des cuisses et des jambes. La sueur n'est supprimée dans aucun des points du corps. Je constate moi-même la sueur sur les points anesthésiques. Rétraction des doigts de la main. Depuis 1 an, la figure est paralysée du côté gauche et les yeux depuis 2 ans.

Etat actuel. — Cheveux, sourcils, cils et barbe intacts. Les yeux ne peuvent se fermer complètement. Légère conjonctivite et larmoiement. Œdème sous-conjonctival. On sent bien les cartilages palpébraux. Plis sous-orbiculaires. Paupière inférieure tombante. La figure **tout** entière, à partir des sourcils jusqu'au menton, creux sous-maxillaire compris, est paralysée. Ne peut siffler ; la bouche est tordue, surtout déviée à gauche. Les deux yeux sont égaux. Autres sens intacts. Les bras sont partout anesthésiques. Les jambes et les cuisses aussi. Le tronc est **sensible**, on ne trouve plus de taches.

Etat des mains. — Droite. — Pouce, 3ᵉ, 4ᵉ et 5ᵉ doigts réduits à des moignons des 1ʳᵉˢ phalanges. Pouce et 5ᵉ avec ongles (ulcérations guéries laissant à peine une légère crevasse). Les ulcérations restent 2 ou 3 mois à se cicatriser. Il se forme une ampoule à eau claire, puis ulcération et ensuite pus. Index : se résorbe peu à peu, il est très douloureux. — Gauche. — Pouce et index se résorbant, mains douloureux. Pli de l'index se fléchit en sens contraire, on ne sent presque plus l'os. 3ᵉ 4ᵉ et 5ᵉ doigts réduits à la 1ʳᵉ phalange avec deux ulcérations que nous examinerons demain. *Aux pieds.* — Doigts intacts. Insensibles seulement. Larges crevasses aux talons.

OBSERVATION XLVII.

Lèpre norvégienne (Bergen).

Observation personnelle recueillie à Bergen en octobre 1884 à la léproserie Pleiestiftelsen. N° 1.

Lèpre systématisée nerveuse ayant débuté à l'âge de 8 ans. — Début par douleurs dans les orteils. — Pas de pemphigus. — Déformation des extrémités par atrophie musculaire, mutilations par nécroses ou résorption interstitielle des phalanges ; aspect renflé des moignons représentant le vestige des doigts, altération des ongles. — Hyperkératinisation palmaire et plantaire. — Déformation en griffe des pouces. — Mal perforant en crevasse au niveau de l'extrémité inférieure des métacarpiens à leur face palmaire. — Durillons (début de maux perforants) palmaires. — Macules pigmentaires et érythémateuses, avec anesthésie presque inappréciable. — Diminution des réflexes rotuliens. — Epaississement des nerfs cubitaux. — Père mort de la lèpre tuberculeuse, il y a 14 ans. — Absence de contamination de la mère, qui vit encore et a mis au monde deux autres garçons bien portants. (Voir PLANCHE PHOTOGRAPHIQUE *XVI et* PLANCHE V, *Fig. 3.)*

Jacob Friborg, 28 ans, sellier, célibataire, se trouve à la léproserie de Bergen, Pleiestiftelsen n° 1, dans le service du docteur Nicoll. Il est né dans le Sondfyord, à Forde. Son père est mort de la lèpre tuberculeuse, il y a environ 14 ans ; mère bien portante vit encore. 2 frères bien portants, qui habitent encore Forde. Nourriture et hygiène ordinaires des paysans norvégiens.

Début de la maladie, à l'âge de 8 ans, par des douleurs et des courbatures dans tous les membres. Au début ces douleurs siégeaient surtout dans les orteils, et en particulier dans les gros orteils. Quelque temps après ces douleurs, il survint une grande quantité de bulles de pemphigus sur les membres inférieurs, et quelques-unes sur les membres supérieurs et les épaules. Ces bulles ont laissé à leur suite des cicatrices blanches, entourées d'un liseré bistre, lisses, superficielles, caractéristiques. En même temps, apparition de macules violacées ¡en différents points du corps. Peu de temps après, début de l'anesthésie au niveau des mains et des pieds. Il entra à l'hôpital en 1871. En 1876, début des nécroses, résorptions, etc., et des mutilations consécutives des doigts des mains.

État actuel. — Homme un peu amaigri, anémié. Atrophie musculaire assez prononcée des éminences thénar et hypothénar. Les doigts des mains sont tous mutilés, (sauf les pouces qui sont déformés en crochets). (Voir Pl. PHOTOGRAPHIQUE XVI.)

Tout l'épiderme palmaire est un peu épaissi, surtout si l'on tient compte de ce fait que le malade ne travaille plus. A la main droite, les 1ʳᵉ et 2ᵉ phalanges ont disparu par nécrose et élimination consécutive, et sur les têtes des métacarpiens, sauf au niveau du 5ᵉ, il n'existe plus que des espèces de mamelons renflés, déformés, sans ongles. Au niveau de l'auriculaire, au contraire, il y a eu résorption interstitielle presque totale des phalanges, et l'on trouve encore à l'extrémité du moignon, qui représente ce doigt, une phalangette en grande partie résorbée avec un vestige d'ongle altéré. L'ongle du pouce droit est notablement altéré et a presque totalement disparu. Quelques petits durillons au niveau des éminences thénar et hypothénar. (Voir Pl. PHOTHOGRAPHIQUE XVI.)

A la main gauche (Voir Pl. V, *Fig.* 5 et Pl. PHOTOGRAPHIQUE XVI), le pouce et l'auriculaire sont déformés en griffes. Les phalangettes de l'index et de l'auriculaire sont éliminées, par nécrose consécutive à des ulcérations. Au médius, c'est la 2ᵉ phalange qui s'est ainsi éliminée par nécrose, et la 3ᵉ phalange en partie résorbée et coiffée encore d'un ongle altéré se trouve en rapport avec la 1ʳᵉ phalange. A la main gauche (Voir Pl. V, *Fig.* 5) il existe, au niveau de l'articulation des phalanges des doigts avec le métacarpe, une crevasse s'étendant de la base de l'auriculaire jusqu'à la racine de l'index, crevasse large de 5 millim. environ, profonde de quatre à 5 millim., à fond d'un rouge chair musculaire. Cette crevasse est bordée par un épiderme épaissi, hyperkératinisé, saillant comme celui d'un durillon épais. En somme, il s'agit ici d'un mal perforant, allongé sous forme de longue crevasse, lequel en pénétrant dans les articulations finira par amener la chute de ce qui reste des doigts de la main gauche : deux petits durillons au niveau de la région thénar.

Anesthésie des 3/4 des avant-bras et des mains. Quelques petites macules brunâtres, à la face antérieure des avant-bras, surtout aux poignets. Symétriquement sur les deux omoplates (régions sus-scapulaires) deux taches larges comme deux pièces de 5 francs, à bords un peu saillants, d'un rouge fauve légèrement violacé à centre un peu blanchâtre. Pas d'anesthésie au niveau de ces taches. Anesthésie des jambes et des pieds. Pas de paralysie faciale. Plus de névralgies. Sommeil et appétit bons. Pas d'atrophie musculaire bien appréciable au niveau des membres. Réflexes rotuliens un peu diminués. Épaississement des nerfs cubitaux.

OBSERVATION XLVIII.

Lèpre norvégienne (Molde).

Observation personnelle recueillie en août 1884 à la léproserie de Molde.

Lèpre systématisée nerveuse très ancienne. — Paralysie des orbiculaires. Anesthésie, atrophie et déformation des extrémités. — Mal perforant ancien, ayant amené la dénudation et la nécrose consécutive des os du tarse. — Absence de contamination de la femme et des enfants, malgré une cohabitation de longue durée. Pas d'hérédité dans les antécédents. (Voir Pl. V, Fig. 4.)

Ole Domesteen, paysan, âgé de quarante-sept ans et demi, est né dans le Nordfyord. Est entré à la léproserie de Molde, le 14 novembre 1868. Sa lèpre aurait débuté bien longtemps avant son entrée à l'hôpital et, d'après les renseignements que m'a donnés le Dr Kaurin, le mal perforant représenté dans la figure 4 de la planche V aurait débuté quatre ans après son entrée à l'hôpital. Chez cet homme, le début de la lèpre anesthésique semble être bien antérieur à son mariage. Il aurait éprouvé au début, dans les orteils, des douleurs très violentes, surtout dans les gros orteils. Il n'y a pas de lépreux chez les ascendants et les collatéraux de la famille de cet homme. Il est marié depuis l'âge de vingt-cinq ans et a constamment habité avec sa femme, dont il a eu deux enfants. La mère et les enfants vivent encore et n'ont jamais eu la lèpre.

Actuellement, c'est un homme fortement cachectisé, anémié ; la peau de sa face a la teinte de la cire. Il a une paralysie double des orbiculaires, avec prolapsus des paupières inférieures, etc. Anesthésie des membres supérieurs, depuis l'extrémité des doigts jusqu'aux épaules, anesthésie également absolue des membres inférieurs depuis les orteils jusqu'aux hanches. Les mains sont plates par atrophie des muscles interosseux, et les doigts sont déformés en griffes. La phalangette des médius s'est nécrosée et a été éliminée. Les deux pieds sont un peu luxés en dedans ; les orteils sont dans l'extension forcée avec phalangettes fortement fléchies en griffes.

Il existe, à la face externe du pied droit, au niveau des articulations du tarse, un mal perforant ayant débuté quatre ans après son entrée à l'hôpital, et qui se trouve représenté dans la figure 4 de la planche V. Comme on le voit sur cette figure, ce mal perforant ancien est entouré d'un épiderme cornifié très épais. Il a pénétré profondément dans les tissus et a dénudé les os du tarse qui se sont éliminés en partie, contribuant ainsi à la déformation particulière du pied, qui est représenté dans la figure. Le stylet pénètre profondément entre les os du tarse nécrosés. Inutile de dire que ce mal perforant est complètement anesthésique, comme tout le membre inférieur d'ailleurs.

OBSERVATION XLIX.

Lèpre norvégienne (Bergen).

Observation personnelle recueillie en septembre 1884 à la léproserie de Pleiestiftelsen. N° 1.

Lèpre systématisée nerveuse, datant de dix-sept ans. — Début par de l'érythème lépreux et de l'anesthésie des extrémités. — Disparition de l'exanthème. — Paralysie faciale double ; intégrité de la vue et des cornées, malgré l'ancienneté de la paralysie des orbiculaires. — Déformation des mains en griffe, avec résorption interstitielle des dernières phalanges (patte d'ours). — Déformations et mutilations remarquables des pieds. — Nécrose et élimination du tarse, etc., par suppuration osseuse (mal perforant ?). — Résorption interstitielle des phalanges. — Léger degré d'ostéomalacie lépreuse. — Synovites et péri-synovites des extenseurs des orteils, avec adhérences périphériques amenant l'extension forcée de ce qui reste des orteils sur le dos du pied, etc. (pied pilon). — Marche encore possible avec des bottines spéciales. — Possibilité de marcher les yeux fermés. — Sensation d'enfoncement dans l'édredon en marchant. — Réflexes rotuliens presque disparus. — Atrophie cutanée, léger état ichthyosique. — Hyperkératinisation plantaire. — Douleurs névralgiques. (Voir PLANCHE PHOTOGRAPHIQUE XVII*) (à regarder à la loupe).*

Elling Kjellevold, 31 ans, maçon, célibataire, né à Evenvig, dans le Sognefyord, se trouve au Pleiestiftelsen n° 1, dans le service du docteur Nicoll.

Il prétend que tous ses parents étaient sains. Il ne sait à quoi attribuer sa lèpre, si ce n'est peut-être d'après lui à des refroidissements fréquents. Sa vie était celle des paysans norvégiens des fyords. Sa maladie a débuté vers l'âge de 14 ans 1/2 par des macules d'érythème lépreux sur les membres. Presque en même temps, il eut de l'anesthésie des extrémités. Les déformations des mains et des pieds, que je vais décrire en insistant surtout sur les déformations des pieds, car celles des mains sont analogues à peu près à celles que j'ai décrites à propos du malade de l'Observation XLIV, débutèrent rapidement par de l'atrophie des muscles des mains et des pieds avec déformation des extrémités en griffes. Plus tard survinrent les mutilations.

Actuellement, le malade est pâle, anémié ; la peau de sa face a la teinte de la cire. Il est atteint depuis l'âge de 15 ans de paralysie des 2 orbiculaires des paupières. Actuellement, cette paralysie est complète, le malade ne peut fermer les yeux, il dort les yeux ouverts ; il a un degré assez prononcé d'ectropion des paupières inférieures, avec cutisation de la conjonctive palpébrale, etc, etc. Malgré cela, malgré l'ancienneté de cette paralysie des orbiculaires, les deux cornées sont absolument transparentes, et la vue du malade est intacte. Les sourcils et les cils sont tombés, les cheveux sont conservés ; il y a un léger degré de paralysie faciale des deux côtés, avec anesthésie de la face dans une région correspondant assez exactement au masque désigné sous le nom de loup. Il n'y a pas d'anesthésie des muqueuses, le goût et les autres sens spéciaux paraissent intacts, les narines sont fort sèches. Il y a un léger état de séborrhée sèche au niveau du cuir chevelu.

Les membres supérieurs sont anesthésiques d'une façon absolue, depuis le 1/3 inférieur des bras jusqu'à l'extrémité des doigts. La peau y est sèche, amincie, dépourvue de poils ; elle présente un aspect légèrement ichthyosique, surtout du côté de la face postérieure des membres supérieurs. La sudation a beaucoup diminué chez ce malade, au niveau des extrémités. C'est d'ailleurs là un phénomène assez fréquent chez les lépreux anesthésiques.

Les muscles des avant-bras sont légèrement atrophiés. Les muscles interosseux sont complètement atrophiés, les mains sont déformées en griffe et, comme toutes les phalangettes de tous les doigts ont presque entièrement disparu par résorption interstitielle, il en résulte que ces mains et ces doigts ainsi déformés, et présentant à leurs extrémités un ongle altéré comme une sorte de petite griffe, rappellent assez bien d'une façon générale la patte de l'ours. Mais c'est surtout à cause des déformations des pieds que j'ai recueilli l'Observation de ce malade. (Voir PLANCHE PHOTOGRAPHIQUE XLII).

Les muscles des deux jambes sont atrophiés ; mais cette atrophie est masquée en grande partie par un degré assez accentué d'adipose sous-cutanée. La peau des jambes est entièrement anesthésique depuis le dessus des genoux jusqu'à l'extrémité des orteils. La peau des jambes est amincie et un peu écailleuse, surtout au niveau de l'extrémité inférieure des jambes et des pieds. Il existe quelques taches pigmentaires brunâtres, à la face antérieure des jambes, surtout au niveau de leurs tiers supérieur et inférieur. Ces taches paraissent être consécutives à des bulles de pemphigus, survenues il y a longtemps.

Le *pied gauche* présente des altérations toutes spéciales. Il n'existe plus de voûte plantaire à ce pied ; au contraire, d'une façon générale, le pied a plutôt la forme d'un pilon à convexité inférieure. Il y a eu, en effet, affaissement de cette voûte, par suite de la nécrose et de l'élimination consécutive d'une partie du calcanéum. On trouve en dessous de la malléole externe une cicatrice profonde, vestige d'une ulcération (mal perforant ?) par laquelle s'est éliminé dans le temps le calcanéum nécrosé. En outre, le pied est notablement raccourci dans le sens antéropostérieur, par suite de la résorption partielle des os du tarse et du métatarse. Contrairement à l'élimination du calcanéum, cette résorption partielle du métatarse s'est faite d'après le processus de la résorption interstitielle. Les os du métatarse, ainsi partiellement résorbés, présentent une déformation notable de leurs extrémités articulaires et ces os adhèrent d'une façon intime au tissu fibreux ambiant. Toutes les phalanges des 3e et 4e orteils ont complètement disparu par résorption interstitielle. Le gros orteil et le 2e orteil sont dans une extension forcée et relevés à angle droit sur la face dorsale du pied. Mais les 3e et 2e phalanges de ces deux premiers orteils sont en partie atrophiées par résorption interstitielle.

La consistance du tissu paraît y avoir diminué ; il y a ici un léger degré d'ostéomalacie lépreuse. Les ongles de ces deux orteils ainsi déformés offrent l'aspect de petits crochets cornés. Quant au 5ᵉ orteil, il n'en reste plus qu'une espèce de petit moignon, constitué uniquement par la phalangette, elle-même résorbée à moitié et recouverte par un tissu fibreux qui donne à cette extrémité un aspect un peu renflé. Cette espèce de mamelon rudimentaire, vestige du 5ᵉ orteil, est fortement relevé dans l'extension vers la face dorsale du pied et présente à son extrémité libre un petit ongle racorni et recourbé. La partie antérieure du calcanéum ayant complètement disparu, ainsi que vraisemblablement tout l'astragale, il en résulte que le tibia et le péroné ont glissé pour ainsi dire en avant et s'articulent par leurs bords antérieurs avec les os cuboïdes et cunéiformes, leur face articulaire proprement dite reposant sur une sorte de coussin fibreux de nouvelle formation. La partie postérieure du calcanéum et la peau qui la recouvre ont été attirées en arrière et en haut, de sorte que le talon occupe une situation bien plus élevée et postérieure qu'à l'état normal.

Toute la peau du pied est notablement hyperkératinisée ; cette hyperkératinisation est surtout accentuée dans toute l'étendue de la face plantaire de ce pied déformé. Cependant, malgré cet épaississement notable de l'épiderme corné, il n'y a pas de maux perforants, ni sous forme de durillons, ni sous forme de crevasses. Au niveau du cou-de-pied, de la face dorsale du pied et de la partie postérieure des deux premiers orteils, il y a adhérence intime entre la peau amincie, les tendons des extenseurs et une espèce de tissu fibreux englobant ces tendons. Il y a eu ici évidemment une espèce de synovite, ayant amené la rétraction des tissus et l'extension forcée des orteils, ou de ce qui en reste vers la face dorsale du pied. A ce niveau, cette peau adhérente au tissu fibreux sous-jacent est plus brune, plus mince et couverte d'une grande quantité de plis radiés. — Le *pied droit* présente des déformations assez analogues à celles du pied gauche.

Malgré cette énorme déformation des pieds, le malade peut encore marcher au moyen de bottines spéciales. Et, bien que sa marche soit difficile, il se tient debout, et marche même les yeux fermés. Quand il marche, il lui semble qu'il s'enfonce dans des édredons. Cependant il n'y a pas la moindre incoordination du mouvement.

Les réflexes rotuliens ont disparu presque entièrement. Le malade éprouve encore de temps à autre quelques douleurs névralgiques dans la tête et dans les membres, mais bien moins qu'auparavant. Je ne trouve nulle part d'efflorescences cutanées ; celles-ci ont disparu depuis longtemps. Le malade est pâle, anémié, cachectique ; son haleine est fade, il exhale une odeur générale de cadavre encore chaud. Cependant il dort bien, il mange bien, il n'a pas d'albumine dans l'urine, et ses viscères m'ont paru sains à l'auscultation et à la percussion.

APPENDICE A LA LÈPRE SYSTÉMATISÉE NERVEUSE.

QU'EST-CE QUE LA LÈPRE TACHETÉE ET BULLEUSE DÉNOMMÉE LÈPRE LAZARINE PAR CERTAINS AUTEURS?

Valeur nosologique et Description.

J'ai déjà dit plus haut que la lèpre maculeuse (et ceci est surabondamment démontré par les recherches de Robinson, Danielssen et Boeck, Danielssen, Rayer, Bazin, A. Hansen, Neisser et les miennes) ne peut être considérée comme une forme spéciale de lèpre au même titre que la lèpre tuberculeuse ou la lèpre systématisée nerveuse. On ne peut pas plus faire de ces macules une forme spéciale de

lèpre, que l'on ne peut considérer le pemphigus lépreux comme une forme particulière de cette affection.

La lèpre maculeuse n'est autre chose qu'une *période de début* (pouvant durer
parfois très longtemps il est vrai) de la lèpre systématisée nerveuse ou de la lèpre
tuberculeuse. Cette durée parfois très longue de la période maculeuse explique
comment il se fait que quelques auteurs aient pu décrire celle-ci comme une forme
à part. Mais c'est surtout en confondant la lèpre avec la morphée et la sclérodermie que Hebra, Kaposi et quelques autres auteurs ont contribué à la légende
des lèpres maculeuses locales. L'erreur de ces dermatologistes est surabondamment
démontrée et reconnue par tous actuellement. Je n'ai donc qu'à la rappeler ici au
point de vue historique et diagnostique.

Dans certains cas, avons-nous vu en étudiant le début de la lèpre systématisée
nerveuse, l'éruption bulleuse ou l'éruption maculeuse, qui existent isolément ou
simultanément, peuvent durer très longtemps. Et en outre, dans certains cas,
ces macules érythémateuses ou ces bulles tendent à se compliquer de sphacèle,
d'eschares survenant à leur niveau. L'érythème ou le pemphigus lépreux est devenu
escharotique. Les eschares, en se détachant, laissent à leur suite des ulcérations
plus ou moins étendues, plus ou moins profondes, de durée souvent assez longue.

Lorsque ces lésions sont multiples, étendues, lorsque les poussées d'érythème
ou de pemphigus escharotique lépreux se répètent, deviennent pour ainsi dire
subintrantes, elles constituent un exanthème très grave. Ce n'est plus ici une éruption bénigne (en tant qu'éruption), comme le sont les macules et même les bulles,
survenant au début de la lèpre systématisée nerveuse. C'est un exanthème grave,
car il amène la sphacèle, la destruction et l'ulcération des tissus. On conçoit donc
que cette éruption, lorsqu'elle est étendue, lorsqu'elle se répète fréquemment,
puisse au bout d'un temps plus ou moins long amener la mort du sujet, *avant*
l'apparition de la lèpre systématisée nerveuse et peut-être de la lèpre tuberculeuse.

Mais ce qui montre bien qu'il ne s'agit pas ici d'une forme spéciale de lèpre,
mais d'une *variété* dans l'exanthème maculeux et bulleux, qui précède souvent, et
parfois pendant longtemps, la lèpre et en particulier la lèpre systématisée nerveuse,
c'est que, souvent, l'on voit au bout d'un temps plus ou moins long survenir les
phénomènes de la lèpre trophoneurotique ou de la lèpre tuberculeuse. Cette variété
dans l'exanthème du début a été décrite par Lucio et Alvarado, et par Poncet (de
Cluny), comme une forme spéciale de lèpre.

Tout en rendant justice et hommage à la description qu'ont faite en premier de
cette éruption les auteurs précités, je me refuse à considérer cette variété dans
l'éruption comme une forme spéciale de lèpre. Aussi n'en donnerai-je qu'une courte
description. Je renvoie le lecteur pour plus de détails : 1º Au travail de Lucio et
Alvarado ; 2º à mon mémoire sur les affections cutanées d'origine nerveuse (1881).
On trouvera, dans ce mémoire, une description de la lèpre dite lazarine faite au point
de vue du diagnostic comparatif entre cette affection et un cas de plaques gangre-
neuses multiples de la peau d'origine nerveuse. (Voir l'Observation XXX de mon

mémoire précité, ainsi que les pages 124 et suivantes.) Ce cas de plaques gangréneuses de la peau simulait tellement la lèpre dite lazarine qu'il fut considéré par Poncet comme un cas de lèpre lazarine. Je ne fus pas de cet avis et renvoie pour la discussion aux pages 124 et suivantes de mon mémoire. J'ai fait reproduire dans la planche IV à la figure 3 le bras de la malade en question (1). Si l'on compare cette figure à la figure 1 de la même planche IV laquelle représente un beau cas de lèpre tropho-neurotique avec exanthème dit lazarin (ulcérations lépreuses consécutives à des bulles de pemphigus escharotique ou non, ulcérations consécutives à l'élimination d'eschares dermiques), que j'ai observé en novembre 1880 dans le service du docteur Olivier à l'hôpital Saint-Louis (Voir OBSERVATION LXIII), on verra quelle ana-logie il existe entre le cas de ma jeune fille et celui de la lépreuse de Saint-Louis. Or cette lépreuse, Jésus A...., âgée de 42 ans, née près de Caracas (Venezuela), pouvait être considérée comme un beau type de lèpre dite lazarine. J'ajouterai en passant que cette malade présentait aux mains des ulcérations ayant une certiane analogie avec des engelures ulcérées. 3° On trouvera dans le mémoire de Campana (*Sulla lepra*. Milan 1881) une Observation (la quatrième et dernière) intitulée : *Lepra tuberculare ed anestesica* (tumore splenico leproso, recorrente penfigo leproso, lepra mutilante dermica, consequente icoremia, morte), dans laquelle se trouvent signalées, à la page 18, des lésions escharotiques du derme, absolument analogues à celles que Lucio et Alvarado, Poncet (de Cluny) et moi avons décrites à propos de la lèpre dite lazarine. Cette Observation est importante ; car son titre et sa lecture suffisent à montrer que les lésions escharotiques de la lèpre dite lazarine ne constituent pas une forme de lèpre, mais une variété éruptive (2). 4° Dans une thèse passée en juillet 1882 à Lyon et intitulée : « Etude sur les léproïdes à type lazarin », M. Royer donne une description de la lèpre dite lazarine, d'après Lucio et Alvarado, Poncet (de Cluny) et d'après mon mémoire. Cet essai intéressant est rendu malheureusement presque inintelligible par suite de la confusion que son auteur a faite entre la lèpre dite lazarine d'une part, et la morphée et la sclérodermie d'autre part. Ce travail renferme une Observation inédite (OBSERVATION II) due au docteur Quinquand, dont la lecture montrera que, dans ce cas de lèpre dite lazarine, il y avait déjà des phénomènes bien nets de lepra nervorum (lèpre systématisée nerveuse).

Cette étude rétrospective et historique prouvera au lecteur, qui voudra recourir aux sources précitées, que la lèpre dite lazarine ne constitue pas une forme spé-ciale de lèpre, mais une variété dans l'exanthème maculo-bulleux de cette affection. C'est un érythème souvent bulleux, parfois un pemphigus, devenant escharotiques.

---

1. On trouvera résumée au chapitre « Diagnostic » l'Observation de cette jeune fille. Mon maître le professeur Vulpian, qui a soigné cette malade, m'a dit que les lésions cutanées avaient complètement disparu depuis quelque temps.

2. Il est regrettable que le professeur Campana n'ait pas eu connaissance du mémoire de Lucio et Alvarado, des travaux de Poncet (de Cluny) et des miens sur la lèpre lazarine. Car, s'il n'avait pas considéré comme nouvelle la description excellente qu'il a faite (pages 26 et 27) de cette variété éruptive, il aurait certainement comme moi constaté l'analogie qui existe entre cet érythème pemphigoïde escharotique et la lèpre dite lazarine.

Je propose de lui donner le nom d'*érythème-polymorphe lépreux, bulleux et escharotique.*

Son étude appartient au début de la lèpre systématisée nerveuse et au début de la lèpre mixte. C'est pour éviter la confusion et les redites , et pour bien établir la valeur clinique de cette éruption, que je l'ai étudiée dans un appendice. Je lui ai d'ailleurs déjà plus haut (Voir Lèpre systématisée nerveuse, page 145) assigné sa place et sa valeur nosologique.

Voici comment les choses se passent. Après des prodromes variables, et ne différant en rien de ceux que j'ai décrits plus haut à propos de la période prodromique de la lèpre en général, on voit survenir de l'alopécie sourcilière et ciliaire, des troubles de la sensibilité (Lucio et Alvarado), des troubles de la sudation. Puis, souvent à la suite de phénomènes fébriles plus ou moins accentués, surviennent des troubles prononcés de la sensibilité : hyperesthésie, anesthésie (Lucio et Alvarado). En même temps, l'on voit apparaître des macules rouges, parfois tellement hyperesthésiques que le moindre contact provoque d'atroces douleurs. D'autres fois au contraire, il y a anesthésie absolue au niveau de la tache. Vingt-quatre ou trente-six heures après le début, la rougeur est bien limitée. La tache a pris la couleur du sang veineux un peu aéré. (Poncet, de Cluny.)

A ce moment, la tache est en général absolûment anesthésique. On peut traverser le derme avec une épingle, sans que le malade éprouve aucune douleur. Si la tache ne se résorbe pas (la résorption peut se faire avec ou sans desquamation consécutive), la peau à son niveau prend une teinte grise, gris jaunâtre, gris brunâtre, assez comparable à celle du parchemin. (Pl. IV, *Fig.* 3.) Souvent l'on distingue dans la tache des capillaires sanguins comme injectés. (Poncet, de Cluny.) C'est une véritable eschare superficielle du tégument, présentant assez bien l'aspect d'un morceau de parchemin enchâssé dans l'épaisseur de la peau ou un peu soulevé par de la sérosité. Puis l'eschare se soulève lentement, se détache, et il reste un ulcère de la largeur de celle-ci, taillé à pic, entamant les parties supérieures du derme, et rappelant les ulcères consécutifs à certains rupias syphilitiques. Cet ulcère dure longtemps. (Voir Pl. IV, *Fig.* 1.)

D'autres fois, il se produit une bulle remplie de sérosité roussâtre, parfois franchement rouge, véritable phlyctène hémorragique. (Poncet, de Cluny.) La bulle envahit peu à peu toute la tache, ou bien la même tache est envahie par plusieurs bulles qui finissent par se fusionner. (Poncet, de Cluny.) Les phlyctènes s'ouvrent, et il se produit un ulcère (Poncet, de Cluny), dont le fond est souvent grisâtre, diphthéroïde comme celui de certains vésicatoires couenneux. Petits et assez distants les uns des autres au début, ces ulcères finissent par s'étendre en profondeur et en largeur. Ils se fusionnent, suivent souvent une marche serpigineuse, présentent parfois des contours polycycliques. Ils laissent entre les ulcères ronds ou à contours polycycliques des espaces de peau saine souvent moins étendus que les ulcères eux-mêmes. (Voir Pl. IV, *Fig.* 1.) Enfin parfois, quand le mal dure depuis 7 ou 8 ans, il ne se produit plus de phlyctènes. (Poncet, de Cluny.)

On voit en quelques jours de vastes plaques rouges se sphacéler. L'eschare peut avoir un centimètre et plus d'épaisseur et à sa chute elle donne naissance à une plaie affreuse. Poncet (de Cluny) a vu ces plaies envahies par la pourriture d'hôpital. Lorsque ces plaques gangréneuses siègent aux extrémités digitales, elles peuvent dénuder les os et amener la chute des phalanges. C'est une variété de lèpre mutilante, semblable à celle qui succède parfois au pemphigus lépreux ordinaire, et que j'ai décrite plus haut.

A la longue, après 1 mois, 2 mois, 4 mois et plus pour les grandes ulcérations, ces ulcères finissent par se cicatriser. La cicatrice, d'abord rose, devient ensuite blanche, lisse, nacrée. C'est une cicatrice, en somme, absolument analogue à celle que nous avons étudiée plus haut à propos de l'éruption bulleuse de la lèpre systématisée nerveuse. Comme celle-ci, elle est entourée d'un liseré sepia, que Poncet (de Cluny) désigne sous le nom de liseré café. Ces cicatrices, comme celles du pemphigus lépreux ordinaire, peuvent devenir kéloïdiennes (kéloïdiennes vasculaires ou non. Voir Pl. IV, *Fig.* 3), contrairement à ce que dit Poncet dans ses notes.

Comme le pemphigus leprosus vulgaris, ces lésions siègent surtout aux membres, et en particulier du côté de l'extension et à la région externe, surtout au niveau des jointures. Le tronc et la face sont également d'ordinaire respectés. Cette variété éruptive évolue lentement, chroniquement, irrégulièrement, par poussées successives plus ou moins abondantes et souvent intermittentes. Ces poussées sont en général précédées de phénomènes fébriles. Le mélange des taches et des lésions consécutives à leurs différentes périodes d'évolution donne aux lazarinos (Lucio et Alvarado, Poncet de Cluny) un aspect spécial.

Ces malades sont souvent emportés par la diarrhée, au bout de plusieurs années(1). Ou bien la maladie subit un temps d'arrêt, le malade semble même guéri. Mais, au bout d'un temps plus ou moins long, on voit apparaître des phé nomènes de lèpre systématisée nerveuse à la 2e ou 3e période, ou bien encore des éruptions de tubercules lépreux.

La coïncidence des lésions de cet érythème polymorphe lépreux, bulleux et escharotique (lèpre dite lazarine) avec les lésions de la lèpre tuberculeuse constitue une des variétés de la forme mixte. Nous étudierons cette variété au chapitre suivant : Lèpre mixte ou complète.

Voici trois belles Observations de *lèpre mexicaine tachetée* (lèpre dite lazarine), qui m'ont été communiquées, en 1880, par mon ami le professeur-docteur Poncet (de Cluny) (lequel les a recueillies en 1863 au Mexique), et qui m'ont servi de type dans le court chapitre que j'ai consacré à la lèpre lazarine dans mon Mémoire sur les affections cutanées d'origine nerveuse. (Paris 1881.) Leur lecture attentive, l'examen des figures 1 et 3 de la planche IV, l'étude comparative de l'Observation XXX de mon Mémoire sur les affections cutanées d'origine nerveuse et des Observations LXI, LXII, LXIII du chapitre : Lèpre mixte de ce Traité de la Lèpre, constitueront le complément nécessaire de ce que j'ai écrit dans l'appendice précédent sur cette variété d'érythème polymorphe escharotique et bulleux de la lèpre (lèpre dite lazarine ou lèpre tachetée mexicaine).

1. Cette diarrhée colliquative rappelle la diarrhée que l'on observe parfois comme phénomène ultime du pemphigus (non lépreux) diutinus ou autre.

OBSERVATION L.

Observation communiquée par M. Poncet (de Cluny).

Jose Maria Gottelo, 19 ans, de Culiacon (Sonore). — *Père et mère sains — Deux frères et deux sœurs sains.* — Son père est mort d'une maladie de poitrine.

En 1855, il quitta sa famille pour venir exercer la profession de platero ; il arriva en 1856 à Salamanca. Il devint malade en 1857 près de Leon. La maladie s'annonça par des douleurs générales de tout le corps, un accablement, un sentiment de fatigue dans tout le corps. En même temps, les cils et les sourcils tombaient ; les narines devenaient sèches et se bouchaient, les os devenaient très douloureux. Peu de temps après, il sortit du nez du pus et du sang, et actuellement l'affection nasale n'est pas encore guérie, les ailes du nez sont encore couvertes d'une croûte à chaque angle du sillon naso-labial. La déformation spéciale existe à un haut degré ; pas d'ulcération au palais ; pas de gêne dans la respiration.

A Leon, avec les premiers symptômes (1857), la première tache parut au coude droit ; son apparition fut précédée de douleurs très vives à l'endroit même, de frissons et de fièvre générale. Bientôt les bras furent envahis, ainsi que la figure. Nous retrouvons en effet sur celle-ci, et ce fait est important, des cicatrices avec perte de substance, mais sans liseré café spécial. Les capillaires de la peau sont très développés en certains points, quoique le sujet soit pâle et anémique : sur le côté gauche, nous trouvons encore une tache à peu près lenticulaire et deux autres un peu plus grandes. Pas de ganglions engorgés sous le cou. Aux deux bras, aspect ordinaire de cicatrices moins brillantes avec liseré café, mélangé à des taches et des ulcères de mauvaise nature, petits, le tout à la partie interne. Le dos des mains est le siège, vers l'articulation métacarpo-phalangienne, d'ulcères assez profonds avec des taches qui sont en général assez petites, brunes, nous remarquons aussi un état variqueux très prononcé des veines superficielles. Il faut noter aussi le caractère des croûtes, se formant sur des taches ulcérées. A Mexico, je n'ai pu noter ce symptôme, parce que l'ulcère était immédiatement soigné avec du diachylon. Mais, où la plaie est abandonnée à elle-même, j'ai vu les croûtes naturelles ; elles sont épaisses et d'un gris verdâtre granuleux, mais ordinairement sans point noir, indiquant une légère quantité de sang. Les jambes du malade sont couvertes d'ulcères non soignés avec croûtes, ou à vif simplement, aspect de mauvaise nature. Cicatrices blanches caractéristiques. La partie inférieure des pieds et des jambes est couverte de squames larges et épaisses. Varices ulcérées sur les doigts des pieds.

Ce jeune homme ne souffre pas des autres organes ; il a souvent cependant de la diarrhée. Des accès de fièvre arrivent avec les éruptions de taches. Au point de vue de la sensibilité, nous avons vu que le tact était un peu émoussé, sans qu'il y ait cependant aucune lésion de la peau ; aux jambes, il ne sent pas très bien le sol, cependant il perçoit parfaitement s'il y a du gravier entre ses sandales et la peau. En fermant les yeux, il marche, mais il lève les pieds et les pose d'une façon indécise, sans trébucher cependant. Ne doit-on pas attribuer cette lésion tout simplement à l'altération du derme ou des papilles du derme? La paralysie date de quatre ans à peu près. Notons avec la fièvre une altération de la peau, un psoriasis(?) à démangeaisons très vives, presque générales. Cette maladie, que l'on retrouve presque chez tous les lépreux, consiste d'abord en un épaississement de la peau par plaques et en inégalités indurées, avec desquamation légère et qui donne parfois un aspect rosé, tranchant sur la teinte foncée de la peau. Cette maladie donne lieu à des démangeaisons, elle occupe les deux faces des membres, le dos et la poitrine.

OBSERVATION LI.

Lèpre (variété lazarine) datant de six ans. — Début par la chute des cheveux, des sourcils et des cils, de la fièvre, des douleurs vives avec sensation de brûlure aux genoux. — Apparition des taches. — Description des taches : taches rouge vin ; ces taches sont très douloureuses au début, le moindre contact produit une douleur excessive. Ces taches évoluent de deux façons différentes. — Ou bien les taches deviennent moins douloureuses, s'affaissent, se desquament, deviennent roses et laissent à leur suite une macule rose, entourée d'un cercle brun. — Ou bien il se forme sur les taches des bulles pleines d'une sérosité rougeâtre, qui, en se rompant, laissent à leur suite des ulcérations grisâtres, à bords taillés à pic. — Ou bien il se forme sur le centre des taches une eschare mince, sèche, d'aspect spécial, qui en se soulevant ensuite laisse apparaître sous elle une ulcération. — Les cicatrices consécutives à ces diverses espèces d'ulcérations sont nacrées et entourées d'un cercle café. — Malgré l'hyperesthésie énorme, il n'y a aucune anesthésie en aucun point du corps. — Chute et altération spéciale des cheveux. — Lésions du nez. — Engorgements ganglionnaires. — Amincissement général de la peau de la malade ; aspect bigarré spécial. Cette Observation inédite m'a été communiquée par le professeur Poncet (de Cluny) qui l'a recueillie en 1863, pendant son séjour au Mexique.

Josepha Crucada, âgée de 48 ans, née à Guamavaia (un peu au sud de Mexico). Brodeuse, non mariée.

Son père et sa mère sont morts du choléra en 1833, *n'étaient pas malades de la lèpre ; dans sa famille n'a pas connu de parents atteints de cette affection.* Cette femme grande et bien constituée n'a pas fait de graves maladies antérieures ; elle a toujours été réglée bien régulièrement jusqu'au début de la lèpre, époque coïncidant chez elle avec l'âge ordinaire de la ménopause. C'est à 42 ans, en effet, qu'elle s'aperçoit des premiers symptômes (par conséquent de 1857 à 1858).

L'humidité, la mauvaise nourriture, les fatigues, sont les causes auxquelles elle attribue le développement de la lèpre ; nous retrouvons du reste cette étiologie banale à peu près dans toutes les Observations. Dès le début de la maladie, les cheveux, les cils et les sourcils ont commencé à tomber, les sourcils du côté externe, les cheveux sur le frontal et les tempes. Peu de temps après il survint une fièvre continue qui dura trois jours, avec douleurs, sentiment de brûlure aux genoux, et les premières taches apparurent. Elles étaient très douloureuses au toucher, les unes formées par de simples plaques livides, sans eau ; les autres ayant une vésicule, qui en s'ouvrant faisait naître une ulcération. Les deux premières parurent aux jambes vers la malléole interne. Depuis cette époque, la maladie a suivi ses périodes ordinaires. Cet état dure depuis 5 ans, sans avoir entraîné un amaigrissement considérable, ni beaucoup de prostration.

État actuel. 10 juillet 1863. — La figure est complètement glabre; il ne reste aucun vestige des sourcils ni des cils. Les yeux sont sains sans conjonctivite. Les cheveux du frontal et des tempes ont disparu et ceux qui restent, longs encore de 2 centimètres, sont fins, cassants, ce qui n'est point dans la nature des cheveux indiens, durs, épais et forts. Ils n'ont pas changé de couleur.

Le nez est déformé. La ligne des os propres est parfaitement intacte, mais celle du cartilage a disparu, et la partie correspondante s'est affaissée. Il existe donc une forte dépression de la moitié inférieure du nez. Les cartilages des ailes et de la cloison n'existant pas davantage, il en résulte que les mains et le lobule sont sur un même plan bien postérieur à celui des os du nez. Toutes ces parties ont, sous la main, la consistance de la peau sans qu'on y retrouve l'élasticité cartilagineuse. La malade perçoit bien toutes les odeurs, elle ne se souvient pas d'avoir eu les narines sèches, ni d'ulcérations dans l'intérieur. La langue, la bouche et le voile du palais sont sains et n'ont jamais souffert. Il y a 5 ans, il est survenu un engorgement considérable des ganglions sous-maxillaires, dont les émollients eurent raison. La suppuration n'arriva point, et aujourd'hui on n'en retrouve aucune trace.

La peau du visage, du cou et du tronc est intacte, lisse, glabre, un peu mince et ridée, mais de la couleur normale chez les Indiennes, et d'un poli qui contraste avec la peau des membres. Ceux-ci, en effet, présentent un mélange de taches rouge vin, violacées, de plaques blanches cicatricielles, sur un fond brun café, entourant ordinairement les cicatrices.

Aux bras, la peau est mince, sèche, luisante, ayant l'aspect, moins la couleur, d'une pelure d'oignon. La partie externe, surtout, est parsemée de taches. Quelques-unes, vers le coude, ont une couleur rose foncé, mais elles sont très bien limitées sur la teinte jaune de la peau ; le tégument sous-jacent est un peu épaissi ; elles sont larges comme une pièce de 2 francs, un peu saillantes, rugueuses, à desquamation squameuse. Ce sont d'anciennes taches non ulcérées, s'effaçant peu à peu sous l'influence du traitement.

Le 10 juillet 1863, la malade a été prise d'un mouvement fébrile très intense, qui a persisté 3 jours ; céphalalgie, chaleur, langue blanche, etc. De nouvelles taches ont paru aux mains et bras. Elles ont une couleur vineuse un peu foncée, se rapprochant beaucoup de la couleur du purpura ; mais elles sont plus larges, très bien circonscrites, sans ecchymose sur les bords, sans teinte jaune ou bleue annonçant une diffusion du sang avec résorption. Leur contour est irrégulier, déchiqueté, et elles ont une largeur de 1 à 2 centimètres. On trouve, sous elles, un peu d'induration de la peau ; elles sont mobiles, sans lésion du tissu cellulaire correspondant. Il n'y a pas de maladie des os chez cette femme dont la sensibilité est intacte sur tout le corps. A côté de cette éruption nouvelle, nous en reconnaissons une plus ancienne. Là ce sont des espèces de squames assez épaisses, pouvant passer pour une eschare ; en les enlevant, la peau paraît encore tachée, mais non ulcérée. Cette terminaison par la desquamation nous paraît devoir être attribuée au traitement par la friction d'éther et les applications de collodion. Une seule plaque s'est ulcérée au bras droit ; il se forme sur la tache même une bulle pleine d'une sérosité rougeâtre. L'épiderme, en se rompant, a laissé sous lui un ulcère de la même grandeur que la bulle, à bords taillés à pic, à fond grisâtre, d'aspect peu satisfaisant. Il existe depuis un mois et n'a pas beaucoup de tendance à se cicatriser, bien qu'assez superficiel. Les pieds, les jambes et les cuisses sont couverts de taches anciennes. Sur le dos du pied, les taches se recouvrent d'eschares tout à fait noires, intéressant une partie de la peau et formant des squames particulières, écailleuses, entremêlées avec des taches rosées de peau nouvelle, ou blanches ou cicatricielles.

La maladie a débuté par les jambes, aussi trouvons-nous là les plus beaux types de ces cicatrices. Les ulcères y ont atteint leur plus grande dimension, et se sont étendus sur une largeur de 5 centimètres à peu près en tous sens, mais d'une façon tout à fait irrégulière. Ces cicatrices blanches, nacrées, minces, ne sont ni adhérentes ni douloureuses et ne se rouvrent pas facilement. Signalons tout autour de ces plaques un cercle ou auréole gris café, de 1 centimètre de large, à peu près indélébile, si on en juge par la date des ulcères et qu'il faut examiner avec un certain soin. Car il est constant dans ce genre d'ulcérations. A côté de ces cicatrices nacrées d'ulcères, nous avons déjà signalé d'autres plaques moins larges en général, plus régulières, roses, provenant aussi de taches dont le mode de guérison est différent. Ici, pas de bulles, pas d'ulcérations ; les taches deviennent moins douloureuses, s'affaissent, se desquament et, sous la croûte, vous trouvez une peau nouvelle, fraîche, couleur rosée, mais toujours nous voyons le cercle brun caractéristique.

Si on réunit les différents aspects que nous avons essayé de décrire, en les groupant les uns à côté des autres sans laisser d'intervalles de peau saine, mêlant les marbrures blanches, rouges de sang, noires, rosées ; si on se rappelle que la peau de cette malade est d'une minceur anormale, ridée, mais tendue vers les cicatrices, on aura l'aspect des membres inférieurs jusqu'à la moitié de la cuisse. D'autre part: sensibilité intacte partout et toujours. Sens intacts. Organes internes sains. et fonctions normales.

25 juillet. — Cette femme voit apparaître des taches nouvelles aux mains et aux avant-bras. Elles s'accompagnent de douleur et de fièvre. Elles sont rouges, vineuses, irrégulières, non ecchymotiques comme les précédentes, mais très douloureuses aussi. On les traite par le collodion, qui semble empêcher la croûte de se former et les fait exfolier insensiblement.

26 juillet. — Quelques taches occupent les bras, l'avant bras et les mains, elles ont paru, à la suite d'une fièvre de 24 heures ; les plus récentes et les plus larges sont entourées d'une auréole rosée parfaitement distincte de la tache elle-même, mais toutes ces parties sont extrêmement douloureuses au toucher, le plus petit contact fait jeter des cris à la malade.

27 juillet. — Cette nuit, une tache, qui s'était montrée indolente, a occasionné un peu de fièvre. Cette tache était large comme une pièce de 5 francs, violette avec points rouges sanguins ou plutôt arborisation de cette couleur. Elle avait un peu pâli, la peau était un peu indurée sous elle. Dans toute cette tache on aperçoit les petits vaisseaux, dont la couleur rouge plus foncée apparaît au milieu de la teinte générale ; on dirait que le sang s'y est arrêté et qu'elle a été frappée de gangrène sèche. Il s'est formé aujourd'hui un soulèvement irrégulier de l'épiderme avec épanchement de sérosité rougeâtre sous-jacent. Cette tache avait 12 jours de date. Nous trouvons encore deux autres taches analogues au genou où l'ulcère s'est déjà formé. Odeur infecte.

31 juillet. — Les ulcères de la main et du genou deviennent de plus en plus profonds. D'autres taches se déclarent ainsi que des ulcères sur tous les membres. Ardeurs intolérables ; perte de sommeil et d'appétit. Il survient un peu de diarrhée.

5 août. — Les ulcères ont un mauvais aspect et une odeur repoussante, et la gangrène humide avec couenne blanche les envahit, pour peu qu'on néglige les soins de propreté. Fièvre et diarrhée.

25 août. — Pas de taches nouvelles ; l'état des ulcères est plus satisfaisant ; les plus petits se sont presque cicatrisés, les grands sont en bonne voie. La fièvre a cessé ainsi que la diarrhée. Sommeil et appétit rétablis.

3 septembre. — État général bon ; les ulcères sont presque tous guéris ; pas de nouvelle éruption. Période de mieux.

24 septembre. — Le mieux se maintient. Rien de nouveau.

OBSERVATION LII.

Observation communiquée par M. le docteur Poncet (de Cluny).

Bruna Dray, 44 ans, fabricante de cigares, née à Guadalupe, près Mexico. — Veuve. — — A une fille de 13 ans bien portante. — Parents : père mort de mort violente; mère morte de fièvres. — *Ne connaît pas de lépreux dans sa famille.*

Date de l'invasion, 1856 (7 ans). Cette femme, d'une constitution robuste autrefois, fait remonter le commencement de sa maladie à l'hiver de 1856, où il tomba de la neige. Obligée par ses occupations de faire un long trajet, exposée au froid, elle fut prise de douleurs dans les genoux et les coudes, qui lui causèrent un peu de fièvre, puis quelque temps après apparurent les taches. Elles étaient peu nombreuses, trois ou quatre à la fois, ne s'accompagnant pas toujours de fièvre. Ces taches ne contenaient pas d'eau, elles étaient sèches et produisaient une ulcération qui durait 2 mois à peu près. Depuis cette époque les taches ont continué à apparaître à intervalles plus ou moins longs ; elles apparaissent encore souvent. Nous en voyons qui remontent à 1 ou deux mois, d'autres à 15 jours, 8 jours, enfin l'une d'elles a paru hier.

État actuel. 13 juillet 1863. — Pouls à 95 un peu fort ; soif légère, douleur de tête ; pas de chaleur à la peau. La malade n'a pas dormi depuis deux nuits, elle ressent des douleurs très vives dans toute la main gauche et surtout au petit doigt. Le toucher le plus doux sur la main est impraticable, tant est grande la douleur qu'on provoque. Tous les doigts sont légèrement empâtés, enflés ; ils sont gros à leur base et très effilés à leur extrémité, ce qui leur donne un peu l'apparence de griffes. Le petit doigt est le siège principal de la souffrance. A son sommet, on aperçoit une tache violacéé vineuse, qui occupe surtout la 3ᵉ phalange, elle s'étend ensuite moins foncée sur la 2ᵉ et apparaît à peine sur la 1ʳᵉ. Sur le dos du petit doigt notons deux capillaires sous-cutanés, qui ont pris un développement assez considérable et qu'on voit violets sous la peau.

Si nous passons à l'examen des membres, nous voyons que les deux bras sont le siège, à la partie externe beaucoup plus qu'à la partie interne, d'une éruption de taches plus ou moins anciennes mêlées de cicatrices et de quelques ulcères. Ces taches s'arrêtent en général au coude, qui est ici leur siège de prédilection ; elles sont plus rares sur les bras, où elles existent cependant : nous en avons compté quatorze sur le bras droit.

C'est à l'avant-bras du même côté qu'ont poussé les premières taches ; la première un peu au-dessus du pli du coude. A côté, nous en trouvons qui datent de 15 jours où nous voyons une croûte rougeâtre épaisse. Une autre date de 8 jours, celle-ci ne semble point devoir se terminer par une eschare. Elle a déjà pâli, n'est plus douloureuse ; elle est très limitée et sans engorgement sous-jacent. Aux coudes, deux petits ulcères peu profonds, à fond rouge grisâtre de la longueur des taches à peu près, amenant un peu d'inflammation et d'induration du voisinage. La cicatrisation est toujours très longue à se faire, 1 ou 2 mois. La main est tachetée également de la même manière. Il y a 18 mois, le pouce a été le siège d'un accident identique à celui du petit doigt gauche. Il en est résulté une eschare avec ulcération, qui a entraîné la perte d'une petite partie de la 3ᵉ phalange.

Le bras gauche est dans le même état que le bras droit : cicatrices peu larges ou d'autres fort étendues, siégeant surtout au coude, peu adhérentes. Taches nouvelles, ayant une écaille large comme une pièce de 50 centimes ; en la soulevant, je fais sortir du pus ; il existe un ulcère dessous.

Les jambes présentent le même aspect avec plus d'intensité dans les phénomènes : les taches cicatricielles sont plus grandes, irrégulières, entourées d'un cercle gris plus large. Les cuisses ont quelques taches vineuses, douloureuses. Les deux genoux portent de tous côtés des ulcères cicatrisés ; ces cicatrices ont encore des saillies à leur centre, formées par du tissu de nouvelle formation qui ne s'est point encore affaissé. Sur la jambe gauche, nous trouvons quelques taches vineuses, nouvelles, sans bulles.

La jambe droite présente deux ulcères qui datent de deux mois. Ces taches nouvelles se sont montrées sur d'anciennes taches guéries depuis deux ans, ce qui explique en partie la largeur des ulcères. Ils sont séparés par une épaisseur de peau égale à leur grandeur. Ils ont encore aujourd'hui un mauvais aspect ; leur fond est grisâtre, il exhale une odeur spéciale, infecte, malgré le charbon et la poudre de quinquina.

La sensibilité est intacte chez cette femme, les yeux sont intacts. Le nez s'est affaissé par la perte du cartilage médian. L'odorat est intact, peu de sécheresse des narines. La voix est claire, non rauque. Jamais de maladies de poitrine ; ne souffre pas des hypochondres. Digestion et appétit à l'état normal. Pas de diarrhée. — Rien à noter du côté de l'utérus ni de la vessie.

20 juillet 1863. — La tache rouge qui existait au petit doigt s'est limitée à la troisième phalange. La teinte violette a disparu dans les deux autres. Mais la douleur est continue et très vive dans tout le côté de la main.

25 juillet. — La tache noire est devenue franchement gangréneuse, elle est aujourd'hui noir charbon, et on attend sa limitation. En même temps que la teinte noire augmente, la tache devient plus dure et plus insensible. Quelques taches nouvelles ont paru aux bras et aux mains. L'autre main est très douloureuse ; les téguments sont quelquefois un peu tendus, épaissis, non rouges cependant.

26 *juillet.* — La gangrène est limitée à un petit point noir au sommet du petit doigt. La partie violacée qui occupait la 2me et la 3me phalange est devenue le siège d'une ampoule, qui s'est crevée et a laissé une ulcération superficielle. — La fièvre a diminué, nouvelles taches.

31 *juillet.* — Mobilité de la portion nécrosée avec crépitation. L'ulcère voisin va mieux. Des taches sortent sur tout le corps, entourées d'une zone inflammatoire. Ces taches se recouvrent, à leur centre, sur un centimètre de diamètre, d'une eschare qui, en se détachant, laisse des ulcères.

5 *août.* — Même état, pas de sommeil, inappétence. Apparition de nouvelles taches se recouvrant, soit de croûtes escharotiques immédiatement, soit d'une vésicule irrégulière, extrêmement douloureuse, et qui va donner un ulcère. La dernière phalange du petit doigt s'est nécrosée ; elle est noire à sa partie supérieure, entourée de tissus en putréfaction à sa base ; elle est mobile, mais adhérente encore.

3 *septembre.* La phalange est tombée et la cicatrice complète. — État général meilleur, période de mieux ; il ne sort plus de taches et les ulcères se cicatrisent.

CHAPITRE IV.

Lèpre mixte ou Lèpre complète.

Après l'étude détaillée que je viens de faire de la symptomatologie des lèpres systématisées: lèpre tuberculeuse ou systématisée tégumentaire, lèpre systématisée nerveuse ou trophoneurotique, dans leurs diverses variétés, je serai bref sur la description de la lèpre mixte. Cette forme, très fréquente, ne devrait pas en somme être étudiée à part. Si l'on a bien compris ce qui précède, elle devrait au contraire être considérée comme le type véritable de la lèpre, au point de vue de la pathologie générale de cette affection, les autres formes ne constituant que des variétés atypiques, provenant de la prédominance de localisation du virus sur tel ou tel tissu, sur tel ou tel système. Mais, laissant de côté ces considérations sur lesquelles j'ai suffisamment insisté dans les chapitres précédents, j'ai cru nécessaire de faire de la lèpre dite mixte une étude spéciale, car l'étude de cette lèpre dite mixte suffit à elle seule pour démontrer cliniquement l'unité de la lèpre.

J'ai dit (page 9 et page 104) que la lèpre doit être considérée comme une maladie infectieuse frappant le tégument (interne et externe), le système lymphatique, le système nerveux et certains viscères.

Lorsque le virus envahit plus ou moins simultanément les différents tissus et viscères, il en résulte un ensemble de phénomènes constituant un tableau complet de la lèpre à laquelle (c'est la lèpre type) on pourrait donner le nom de *lèpre complète d'emblée*. Nous étudierons au paragraphe I la lèpre mixte d'emblée, ou lèpre complète dès le début.

Si le virus envahit surtout le tégument (cutané et muqueux), les ganglions lymphatiques et certains viscères, il en résulte une des formes de lèpre systématisée, que nous avons étudiée sous le nom de lèpre tuberculeuse ou systématisée tégumentaire. Dans ce cas, si le virus, après s'être localisé dans le tégument, tend à envahir le système nerveux, le mélange des phénomènes de la lèpre systématisée nerveuse ou trophoneurotique en train d'apparaître, avec ceux de la lèpre tégumentaire en train de disparaître, constituera un deuxième groupe de lèpres dites mixtes : groupe de *lèpres tuberculeuses devenant trophoneurotiques ou anesthésiques.* Nous l'avons étudié aux pages 104, 105 (1).

Lorsque le virus envahit surtout le système nerveux, il constitue une deuxième variété de lèpre systématisée, la lèpre systématisée nerveuse ou lèpre trophoneurotique, que nous venons d'étudier. Mais si le virus, après avoir produit les phénomènes de la lèpre systématisée nerveuse, concentre ultérieurement son action sur le tégument, pour donner lieu à la production de tubercules, nous avons un troisième groupe de lèpres dites mixtes auxquelles on pourrait donner le nom de *lèpres systématisées nerveuses ou trophoneurotiques devenant tuberculeuses.*

En résumé, dans l'étude de la lèpre mixte ou complète, nous aurons à étudier les types suivants :

1° *Lèpre mixte d'emblée,* ou *lèpre complète dès le début.*

2° Les lèpres systématisées pouvant à leur tour (si le malade n'est pas emporté par les accidents dépendant de cette localisation du virus) devenir des lèpres complètes ou mixtes, auxquelles on pourrait donner le nom de *lèpres mixtes secondaires* ou *lèpres complètes secondaires.*

Nous aurons à étudier dans ce deuxième groupe. — A. Les lèpres tuberculeuses devenant trophoneurotiques (anesthésiques) — B. Les lèpres anesthésiques ou trophoneurotiques devenant tuberculeuses.

Nous avons étudié à propos de la lèpre tuberculeuse le groupe A des lèpres mixtes secondaires, appelé lèpre tuberculeuse devenant trophoneurotique ou systématisée nerveuse. (Page 104.)

Il ne reste plus qu'à étudier :

I. Les lèpres mixtes d'emblée ou complètes dès le début.

II. Les lèpres systématisées nerveuses ou trophoneurotiques devenant tuberculeuses.

Je me bornerai à relater quelques Observations bien nettes, dont la lecture attentive est nécessaire à la compréhension de tout ce qui précède. Elles constituent le complément de notre longue étude symptomatologique, en nous montrant combien le groupement des phénomènes observés chez les lépreux est variable *suivant la prédominance ou la précocité plus ou moins grande de telle ou telle localisation.*

I. LÈPRE MIXTE OU COMPLÈTE D'EMBLÉE.

J'ai eu l'occasion de voir en 1880, dans le service du docteur Ernest Besnier, un cas de lèpre mixte d'emblée ou lèpre complète d'emblée. Il ne s'agit pas ici en

1. La coïncidence ou la succession des éruptions tégumentaires de la lèpre dite lazarine, avec les lésions tégumentaires de la lèpre tuberculeuse, doit être comprise de la même façon. Pour plus de facilité cependant j'étudierai ces mélanges dans un *Appendice* à la lèpre mixte.

effet d'une lèpre systématisée nerveuse encore accompagnée de macules, mais bien d'une lèpre mixte d'emblée systématisée nerveuse et tuberculeuse. Les petits tubercules lépreux que M. Besnier compare aux tubercules de récidive du lupus se produisant au niveau des cicatrices lupiques ; la présence de bacilles, constatée dans quelques taches par Balzer (on ne trouve pas de bacilles lépreux dans les taches de la lèpre maculeuse-anesthésique pure), me paraissent être des raisons péremptoires pour faire de ce cas un bel exemple de la variété à laquelle je donne le nom de *Lèpre mixte ou complète d'emblée.*

OBSERVATION LIII.

Lèpre observée sur un sujet né en Italie dans une province où on ne connaît pas de lépreux, et n'ayant habité que l'Italie et la France. — Bacilles lépreux.

Observation inédite communiquée par M. Ernest Besnier (hôpital Saint-Louis,
salle Saint-Léon n° 23. — 12 avril 1880).

Tebaldi, maçon, 23 ans. Homme vigoureux, alcoolique, non syphilitique. Ses parents ont vécu vieux sans aucune maladie analogue à la sienne; ils n'ont jamais quitté le pays. Il est né à Bocolo, campagne de Plaisance (pays où la lèpre est inconnue) (enquête récente et précise). — Venu à Paris, à l'âge de 20 ans, habite depuis plusieurs années Boulogne-sur-Seine. Il y a 12 ans (4 ans après l'arrivée à Paris), il a constaté la première tache fauve sur le haut de la cuisse.

Etat à l'entrée. — Homme vigoureux ; cheveux blonds. Les marques des lésions cutanées, leur développement à la face l'amènent à l'hôpital Saint-Louis, mais il ne se considère pas comme malade.

Détail des lésions. Membres inférieurs. — Plante des pieds, épiderme corné assez épais, sans lésion de la sensibilité. — Dos du pied à droite : teinte maculeuse de toute la demi-circonférence externe. Medius et annulaire hypertrophiés et érythémateux. — A gauche, macules érythémateuses et maculeuses occupant particulièrement la zone médiane laissée libre sur l'autre pied. — Rien ou presque rien aux orteils. Aucune plaie, ni cicatrice, ni paralysie musculaire, ni atrophie, ni rétraction; sensibilité intacte sur toute la plante, sur le dos des pieds, très notablement altérée au niveau de tous les placards maculeux et érythémateux. L'anesthésie est très nettement dermique. Quand l'aiguille a dépassé l'hypoderme, c'est-à-dire quand elle rencontre la 2ᵉ résistance, la sensibilité apparait.

Jambes. — Les deux jambes présentent irrégulièrement disposés des placards érythémateux ou maculeux, les uns irréguliers, les autres irrégulièrement arrondis avec centre libre, dont les caractères sont assez frustes pour ne pas éveiller par eux-mêmes dans ce climat l'idée de l'affection réelle. — Quelques-uns ressemblent absolument à des placards d'eczéma nummulaire lichénoïde. Il faut un examen attentif pour reconnaître au milieu du réseau squameux formé par les plis exagérés de la peau de petites masses fauves ne faisant pas de saillie au-dessus du niveau de la peau, assez analogues aux foyers de récidive des cicatrices lupiques. Ces surfaces sont absolument sèches, conservant leur couleur fauve après la pression et ne perdant par celle-ci que leur nuance érythémateuse. Aucune symétrie absolue, aucune régularité non plus dans les cercles érythémato-maculeux, qui sont cependant notablement plus nets à la partie postérieure qu'à la partie antérieure. L'examen de cette région au point de vue de la sensibilité montre que ces altérations sont absolument gouvernées par l'altération cutanée dans tous les points où il n'y a pas de macules. Sensibilité normale, sauf au niveau de toutes les macules. Sensibilité altérée sur une échelle très variée en degrés et en profondeur du tissu.

Cuisses. — Partie postérieure. — Mêmes caractères que pour les jambes. Région postérieure. — Quelques placards beaucoup plus nettement érythémateux que ceux des autres régions, mais ne disparaissant pas davantage sous la pression du doigt. Dans ces régions, la vascularité, plus considérable que dans les autres, s'accompagne d'une conservation de la sensibilité plus prononcée; les piqûres senties sont saignantes, les autres ne le sont que quand l'aiguille est menée à une grande profondeur.

Région trochantérienne droite, occupée par une immense plaque, dont la dimension est rapportée plus haut, à bords très irrégulièrement festonnés, présentant les caractères des plaques maculeuses fauves, décrites pour la jambe, et présentant aussi les caractères, que nous venons d'indiquer, d'anesthésie ; au centre de la grande plaque sur la bosse trochantérienne elle-même, il faut que l'aiguille soit menée par une percussion jusqu'au tissu osseux lui-même pour produire une douleur, bien que la piqûre ait été faite avec une aiguille lancéolée de près de trois millim de diamètre. On n'obtient, et encore par pression, qu'une gouttelette de sang ne représentant pas une goutte réelle. La région homologue ne présente que de petites plaques annulaires, semblables à celles qui sont disséminées sur d'autres points.

Cuisses. Face antérieure. — Très peu de chose : 10 à 12 petites plaques annulaires, inégales en dimension, en couleur, et disséminées, sans aucune symétrie.

Organes génitaux. — Bien conformés, absolument normaux. — *Abdomen.* Région sousombilicale, absolument rien. — *Région diaphragmatique.* Une ceinture de plaques généralement ovalaires à grand diamètre perpendiculaire à l'axe du corps, rangées sans symétrie et présentant d'une manière encore beaucoup plus accentuée l'infiltrat jaune fauve déjà décrit. — *Région thoracique antérieure.* Deux ou trois toutes petites plaques. — *Région dorsale.* — Une quinzaine de disques de petites dimensions, pleins ou libres au centre, variant du diamètre d'une pièce de 20 centimes à une pièce de 2 francs au maximum.

Membres supérieurs. — Fortement et vigoureusement musclés.

Droit. — Généralement sur la face externe, mais aussi sur la face interne, une douzaine de disques de dimensions petites et moyennes, irrégulièrement disséminés et sans ordre. — La main présente une teinte livide générale avec des placards diffus très obscurs, n'existant guère d'une façon accentuée que sur le dos du pouce, et dans lesquels les caractères sont tellement peu marqués qu'il serait absolument impossible, s'ils existaient seuls, de les rapporter à leur véritable nature ; ils ressemblent, encore beaucoup plus que ceux des jambes, à des plaques d'eczéma vulgaire.

Gauche. — L'aspect en est tout à fait différent. — A la main presque rien. Au niveau de l'extrémité inférieure du radius comme centre, existe un très grand placard analogue au placard trochantérien, décrit plus haut et qui mesure 15 centimètres de haut sur 6 de large. Un placard de même nature, ayant pour centre le sommet de l'olécrâne, existe au niveau du cou, de même dimension dans ces deux régions, de même que sur toute l'étendue des membres supérieurs. Sa coloration érythémateuse est à peu près égale à la coloration maculeuse. On y observe également, à un degré moins prononcé que sur les membres inférieurs, une desquamation pityriasique légère.

Face. — La face est occupée, dans un très grand nombre de ses points, par des plaques d'une couleur parfaitement érythémateuse d'un rouge sombre rappelant la coloration du lupus érythémateux.

Ces plaques occupent surtout le front dans sa partie gauche, les deux régions sourcilières, la région de la barbe dans son entier y compris la moustache, quelques plaques sur la région malaire. Rien sur le nez, une petite plaque sur la paupière droite, une grande sur la région mentonnière gauche. Ces plaques ont toutes les mêmes caractères, elles ne sont que très irrégulièrement arrondies, elles forment une saillie plus appréciable à la vue encore qu'au toucher, tout à fait comparable à celle des érythèmes polymorphes. A leur niveau, la peau est lisse, non squameuse ou au moins fort peu : les orifices des glandes sébacées y sont toujours visibles. Sur les régions de la barbe, les poils y paraissent normaux, mais sur la moitié externe des arcades sourcilières une alopécie incomplète est manifeste. Pour le cuir chevelu, pas d'alopécie, pas de plaques autant qu'on en peut juger, le malade ayant les cheveux longs. Autant que permet d'en juger la vascularité des plaques de la face, on n'y trouve de l'anesthésie que dans la région papillaire du derme avant d'avoir dépassé cette couche.

Le malade perçoit très désagréablement les piqûres, et celles-ci saignent presque comme des piqûres sur une peau normale. Au membre supérieur et à la face, de même que sur le reste du tronc, il n'y a nulle atrophie musculaire. Enfin les yeux, les fosses nasales, le pharynx, la langue et toutes les parties accessibles ne présentent aucune lésion.

Cou. — Presque rien. — Quelques petites plaques.

Verge. — Sur le fourreau de la verge, dans la région préputiale, quelques plaques non anesthésiques.

Le produit du grattage à la curette de quelques plaques du visage, examiné dans mon laboratoire par Balzer, a permis de constater, de la manière la plus nette, des bacilles de la lèpre. — Le *traitement* a consisté surtout dans l'emploi de l'acide phénique à haute dose (1 gramme par 24 heures) à l'intérieur, et dans les applications phéniquées externes. Amendement assez marqué pour que le malade se soit dérobé à une observation aussi prolongée. — Malade perdu de vue.

OBSERVATION LIV.

Lèpre norvégienne (Bergen).

Observation personnelle, recueillie en septembre 1884, au Pleiestiftelsen. N° 1.

(Voir PLANCHE PHOTOGRAPHIQUE n° XI.)

Lèpre mixte ou complète d'emblée, datant de 41 ans. — L'exanthème ici a été un exanthème tuberculeux. Il a disparu depuis 28 ans. — Paralysie faciale double, perte de la vue, destruction du nez, déformations hideuses de la face datant de 30 ans. — Aspect spécial de la face : aspect tête de veau. — Atrophie considérable des muscles des membres supérieurs et inférieurs. — Déformation des mains en griffes, des pieds en pilons. — Anesthésie absolue des membres et de la face datant de 30 ans environ. — Conservation de l'intelligence, de l'appétit, de l'amour de la vie. Le malade est né d'un père lépreux ; sa mère qui est morte indemne de la lèpre a mis au monde 7 enfants dont 5 lépreux.

Niels Saethre, âgé de 54 ans, se trouve au Pleiestiftelsen n°1, dans le service du docteur Nicoll. Il est né à Finaas-Prestgel dans le Sonhaarland, à 7 lieues de Bergen. Il est célibataire, son père est mort de la lèpre. Sa mère est morte, il y a longtemps, mais elle n'aurait pas eu la lèpre. *Elle aurait eu de son mari lépreux 7 enfants (4 garçons et 3 filles). Cinq de ces 7 enfants furent lépreux, et parmi ces cinq 3 sont déjà morts de la lèpre.*

La lèpre a commencé, chez cet homme, vers l'âge de 13 ans. Elle semble, d'après le dire du malade tout au moins, avoir débuté par de l'insensibilité au niveau des membres supérieurs et inférieurs et au niveau de la face. Vers l'âge de 15 ans survinrent des tubercules de lèpre sur les membres et sur la face. — D'après lui, c'est vers la même époque que serait apparue la paralysie faciale double, avec paralysie des orbiculaires, qui ont amené, consécutivement à des lésions de la cornée, la perte de la vue, il y a 23 ans. Vers la même époque, seraient survenues les lésions du nez qui ont amené sa destruction et les affreuses déformations de la face représentées dans la planche photographique XI. L'atrophie musculaire des mains et des pieds, leur déformation en griffes, etc., auraient débuté il y a environ 30 ans et c'est il y a environ 28 ans que les tubercules auraient complètement disparu.

Actuellement, on se trouve en présence d'une espèce de cadavre ambulant, d'un aspect hideux et affreusement déformé par la lèpre. Nulle part, on ne trouve de tubercules ou de macules. Mais il y a une insensibilité complète de toute l'étendue des membres supérieurs et inférieurs. Il y a une atrophie généralisée de tous les muscles des membres inférieurs et supérieurs; au niveau des avant-bras et des jambes cette atrophie est excessive, et jambes et avant-bras sont presque réduits à leur squelette et à la peau. Les muscles des mains sont complètement atrophiés, les mains sont déformées en griffes. Les muscles des pieds sont atrophiés, les orteils déformés en griffes et les pieds, d'une façon générale, présentent plutôt l'aspect de pilons, comme dans la planche photographique XVII, que de pieds humains. La face présente les hideuses déformations qui sont représentées dans la planche photographique XI.

La peau de la *face* est pâle, terreuse, morbide, molle et flasque. Le derme et l'hypoderme ont subi une sorte de dégénérescence, qui donne à toute cette peau de la face un aspect mou, tremblotant, assez comparable à celui d'une tête de veau. Tous les muscles de la face sont atrophiés, secondairement à une paralysie faciale double et complète. Aussi la lèvre inférieure est-elle pendante et le malade est obligé de la maintenir au moyen d'une bandelette de caoutchouc qu'il attache derrière sa tête pour empêcher l'écoulement continuel de la salive, qui se fait malgré tout. Les joues immobiles et flasques pendent, tremblotantes comme celles d'une tête de veau, et quand le malade ouvre ou ferme la bouche (il a perdu toutes ses dents) son faciès présente un aspect impossible à décrire. Toute la portion cartilagineuse du nez et une partie de la portion osseuse avec un léger vestige de la cloison ont disparu, et le nez est remplacé par un trou unique. Les yeux demeurent toujours ouverts par suite de la paralysie des orbiculaires et les paupières ne peuvent masquer les profondes altérations des globes oculaires, qui, en partie fondus, à cornée complètement opaque, ont entraîné depuis 23 ans la perte absolue de la vue. Il existe sur la peau de la face et des membres une assez grande quantité de petites cicatrices, les unes un peu rondes, les autres radiées, blanchâtres et brunâtres. Ce sont les cicatrices des tubercules disparus depuis 30 ans. Les sourcils, les cils et la barbe ont complètement disparu. Le malade a au contraire conservé une riche chevelure brune qui couvre sa tête hideuse comme une perruque coiffant une tête de mort. L'insensibilité de la peau de la face est complète et généralisée sauf en un espace limité de la partie moyenne de la lèvre supérieure. L'ouïe est intacte, le goût et l'odorat paraissent complètement intacts.

Le malade est très anémié, faible; toute sa peau présente une teinte terreuse. — Les viscères m'ont paru sains à l'auscultation et à la percussion. Les nerfs cubitaux sont épaissis. L'appétit est conservé. — L'intelligence est intacte. Et ce pauvre homme se prête bien complaisamment à mon examen et accepte avec reconnaissance le kroner que je lui donne pour acheter quelques chiques de tabac consolatrices. Certes, malgré l'affreux état dans lequel il se trouve depuis plus de 30 ans, le malade ne songe pas un seul instant à mourir et accepte sa situation avec une résignation calme des plus étonnantes. Voilà ce que certains médecins norvégiens considèrent comme une lèpre guérie.

OBSERVATION LV.

Lèpre italienne (*forme mixte ou complète d'emblée*).

Observation personnelle, recueillie le 4 octobre 1885, à l'hôpital de San Remo.

Pas d'hérédité. — Pas de contamination de l'entourage, malgré une cohabitation intime depuis le début du mal. Description des lésions et de l'évolution de ce beau cas de lèpre mixte. Examen histologique de la peau (bacilles). — (Voir PLANCHE VI, *Fig.* 1 et PLANCHE VII, *Fig.* 3.)

Michel Puppo, 48 ans. Paysan. Né à Triora, environ de Taggia, près San Remo. — Entré à l'hôpital le 15 mai 1885.

Son père, sa mère, sa grand'mère et son grand-père étaient sains. Tous ses autres parents étaient sains, sauf un de ses cousins maternels éloignés (4ᵉ génération) qui est mort de la lèpre mixte, il y a 12 ans, âgé de 38 ans. Ce cousin avait une fille, qui est morte de la lèpre à l'âge de 20 ans. Un de ses cousins, plus proche, est lépreux également ; il vit encore, habite San Faustino (environs de Taggia), près San Remo ; il a environ 40 ans, et une ulcération sous le pied.

Il y a 4 ans, il est mort de la lèpre, à Gavano, près San Remo, un de ses cousins maternels, vers l'âge de 48 ans. Il y avait dans le même village une femme qui est morte de la lèpre. Il ne connaît pas d'autres lépreux dans la région. Il n'a jamais cohabité avec les lépreux précités. Lui a toujours été bien portant (sa maladie a commencé il y a 7 ans 1/2) et il s'est marié à l'âge de 24 ans. *Sa femme et ses enfants sont bien portants ;* j'ai vu sa femme dans un sombre appartement d'une sombre maison d'une triste ruelle de San Remo (via Santa Brigida, n° 15) ; ils ont habité avec lui jusqu'il y a 4 mois (il est entré à l'hôpital le 15 mai 1885). Il est resté tout le temps chez lui au sein de sa famille ; sa femme bien portante a un peu de blépharite ciliaire, etc. Son fils, Bartholomeo Puppo, 23 ans ; marié depuis 2 ans ; ayant de sa femme bien portante un enfant de 10 mois bien portant. Tous, je les ai vus, sont bien portants.

Michel Puppo a eu, il y a 17 ans environ, outre son fils Bartholomeo, 2 enfants, dont l'un est mort à 23 mois ; l'autre est mort à 5 ou 6 jours. L'hygiène de Michel Puppo est celle du paysan de la côte : pâtes, vermicelles, châtaignes, pommes de terre, nourriture surtout végétale, rarement de la viande. Pas de poisson, huile d'olive ; comme boisson de l'eau surtout.

Outre son métier de paysan, il était chasseur ; il ne souvient pas avoir été exposé aux refroidissements, n'a jamais quitté les environs de San Remo à quelques lieues. Il attribue sa maladie à une peur qu'il a eue, il y a 8 ans, peur d'un serpent, peur violente. Il y a 7 ans 1/2, il a eu des « chiavello » et des bulles sur les jambes qui ont duré 8 jours ; depuis mal de tête, chute des sourcils, sécheresse du nez, puis jetage nasal (un mouchoir ne lui durait pas un jour), épistaxis, sueurs intenses. Tout ceci dura environ 1 an. Puis apparurent les tubercules de la face, des jambes, etc. Les jambes devinrent gonflées, pesantes, lourdes. Il y a 3 ans, les orteils commencèrent à se placer dans l'extension forcée, et il fut obligé de faire confectionner des souliers spéciaux, comme ceux des paysans norvégiens. La vue fut fort atteinte dès la première année ; la voix commença à s'enrouer il y a 6 ans.

Etat actuel. — Homme de taille et corpulence moyennes pour un Italien. Cheveux conservés, sourcils et cils disparus. Sa barbe, qui était abondante, est tombée en bonne partie (moitié de la moustache, du fer à cheval, surtout à droite, etc.). Tubercules lépreux peu saillants bruns, de toute la face et des oreilles (léontiasis lépreux peu accentué) ; l'oreille droite a un lobule fortement agrandi par les tubercules qui le couvrent. Les tubercules de la face sont peu anesthésiques ; anesthésie au tact conservée, à la douleur disparue. Ces tubercules saignent facilement. — Nez écrasé. — Perte de la cloison. — Nez bouché. — Tubercules de la face ulcérés. Quelques tubercules lenticulaires sur le cou. — Narines un peu gonflées, avec varicosités des capillaires cutanés.

Léger état ichthyosiforme de la peau des membres. — Quelques grands tubercules plats, hypodermiques, violacés, dont un ou deux exulcérés à la face dorsale des mains, des poignets, des coudes. Pas d'altération appréciable de la sensibilité palmaire au tact simple ; cependant les éminences thénar et hypothénar sont fort atrophiées. Epaississement des nerfs cubitaux. — Le malade ne sent pas les brûlures. Il peut mettre les mains au-dessus du feu, sans rien sentir. Il s'est brûlé la main droite avec de l'eau bouillante (cicatrices) sans le sentir.

Les jambes sont gonflées ; elles sont couvertes à leur face antérieure, postérieure et à la face dorsale du pied d'ulcérations profondes, à fond rappelant celui des ulcères variqueux, à bords saillants, fort calleux. Entre elles, cicatrices un peu kéloïdiennes.

Tous les orteils, sauf le gros, sont fortement renversés sur la face dorsale des pieds. Il est difficile de dire si c'est par atrophie des fléchisseurs ou par rétraction des extenseurs ; car tout le derme et l'hypoderme sont épaissis et ne forment plus qu'une masse à cause de l'œdème dur (aspect pseudo-éléphantiasique). — Anesthésie des membres inférieurs jusqu'au genou. — Douleurs, élancements et picotements dans les jambes.

Le malade sue beaucoup de la tête et du corps (tronc). Il y a eu exagération notable de la sueur à ce niveau, surtout au début du mal. Les membres inférieurs ne suent plus. Nombreuses cicatrices à centre blanc, grandes comme des pièces de 1 fr., etc., sur les membres inférieurs, cicatrices entourées de cercles bruns (cicatrices de pemphigus). Laryngite lépreuse. — Pas de paralysie faciale ni orbiculaire. Perte de la vue à droite (leucôme complet de la cornée). — A gauche conservation partielle de la vue, mais iritis lépreuse. — Ganglions inguinaux, cubitaux, cruraux, etc., fort engorgés, gros comme des noix ou des noisettes. — Les poils des aisselles, du corps, sont tombés et aussi presque tous ceux du pubis. — Quelques ongles des mains sont légèrement rayés longitudinalement à leur face dorsale.

Intelligence intacte. — Bon appétit, — Dort bien. — A eu 20 jours de diarrhée en août. — Rien de bien appréciable à la bouche, à la langue ou à la gorge. Pas de trouble du goût.

En somme, lèpre mixte : ulcérations des jambes, œdème des jambes, anesthésie des extrémités. Laryngite lépreuse ; perte de la vue ; troubles de la sudation ; chute des poils, etc. — Intégrité de l'entourage. J'ai excisé, avec l'aide du docteur Onetti, un morceau de la peau de la jambe voisin des vastes ulcérations lépreuses ; il contenait de nombreux bacilles.

OBSERVATION LVI.

Lèpre mexicaine (*forme mixte*).

Observation inédite communiquée par M. Poncet (de Cluny).

Joachim Medina, de Salamanca, 40 ans. Père et mère sains. — Frères sains aussi. — Marié ; femme saine. Malade depuis plusieurs ans. — A trois enfants très sains de 20 à 15 ans. Fut très souvent mouillé. La sueur s'est supprimée aux jambes depuis 10 ans. Le tronc sue beaucoup depuis 5 ans. Anesthésie des jambes, des bras, anesthésie à la partie interne et externe, mais limitée à la peau. Aux muscles la sensibilité revient. L'anesthésie des jambes est bornée aussi à la peau, car il marche très bien. Sensation des graviers entre ses sandales. — Ne distingue pas le chaud du froid, avec pieds dans l'eau. Sensation conservée à l'épingle pour la plante des pieds, elle est même exagérée dans cet endroit ; en touchant avec le doigt il éprouve la sensation d'une piqûre d'épine. Depuis 3 ans douleur et sécheresse des narines avec issue de matière. La cloison existe ; tubercules ramollis, ulcérés. Le nez n'est pas encore déformé.

Bouche. — *Palais :* quelques tubercules mous, cicatrices d'ulcérations. Figure. — Depuis 3 ans (le premier au nez) tubercules caractéristiques (front, oreilles). — Tubercules nombreux, petits aux bras, indolents ; parfois sensation de picotements. N'a pas d'érysipèles. L'apparition de tubercules n'est pas douloureuse.

Le côté externe de la jambe, et surtout aux genoux, est garni de masses tuberculeuses en plaques. Au genou surtout, il existe d'énormes tubercules de 2 à 3 centimètres de large sur 1/2 de haut, très bien limités. — Le soleil le fatigue beaucoup. Douleurs rhumatismales aux genoux. Tubercules aux testicules. — Cet homme avoue plus de désirs vénériens qu'avant sa maladie : 2 chaudepisses, 1 chancre, il y a 10 ans. — Engorgement des ganglions.

•

II. LÈPRE D'ABORD SYSTÉMATISÉE NERVEUSE

OU LÈPRE TROPHONEUROTIQUE (ANESTHÉSIQUE) DEVENANT ENSUITE TUBERCULEUSE.

LÈPRE MIXTE. VARIÉTÉ SYSTÉMATISÉE NERVEUSE TUBERCULEUSE.

OBSERVATION LVII.

Lèpre norvégienne (forme mixte).

Observation personnelle, recueillie en août 1884, à la léproserie de Molde.

Lèpre systématisée nerveuse datant de 34 ans. Anesthésie, atrophies, déformations des extrémités. — Paralysie faciale double, lésions de l'œil consécutives à la paralysie des orbiculaires. — Pemphigus lépreux, brûlures dues à l'anesthésie, etc. Depuis un an cette lèpre systématisée nerveuse pure se complique de lèpre tuberculeuse : tubercules des membres, de la face, de la conjonctive. Kératotomie. — État cachectique. Deux frères lépreux. — Trois cousines maternelles lépreuses. — Absence de contamination du mari et des 7 enfants, malgré une vie commune de très longue durée. — Les 7 enfants ont à leur tour mis au monde 17 enfants sains. (Voir PLANCHE IV, *Fig. 4.*)

Gyertrud Skorgen est entrée dans le service de mon ami le docteur Kaurin à la léproserie de Molde, le 22 juin 1883. *Son père et sa mère étaient sains. Elle a deux frères qui sont lépreux. Trois de ses cousines maternelles étaient lépreuses.*

C'est une paysanne âgée de 67 ans, qui est née à Vestnas, en face de Molde. Elle est mariée depuis l'âge de 22 ans. *Son mari et ses 7 enfants, âgés de 45 à 32 ans, sont sains malgré une vie commune de longue durée. Tous ses enfants (7) sont mariés et ont eu ensemble à leur tour 17 enfants bien portants.* Elle est atteinte de lèpre systématisée nerveuse *datant de 34 ans.*

Actuellement, c'est une femme pâle, cachectisée. — Elle présente sur la peau, surtout aux membres du côté de l'extension, quelques macules d'un brun fauve, et des cicatrices blanches entourées d'une aréole couleur café, de pemphigus lépreux. Il y a anesthésie des membres supérieurs dans toute leur étendue et je puis enfoncer profondément une aiguille en différents points des membres supérieurs, sans que la malade sente rien. Anesthésie des membres inférieurs, depuis le tiers inférieur de la cuisse jusqu'à l'extrémité des orteils. Les mains sont plates (par atrophie musculaire) et les doigts sont déformés en griffes. Les pieds sont un peu plats et les orteils légèrement déformés en griffes. — Nombreuses cicatrices de brûlure (à cause de l'inconscience résultant de l'anesthésie) sur les membres supérieurs en

27

particulier. La malade est atteinte de paralysie faciale double complète, avec anesthésie. La paralysie des orbiculaires avec ectropion de la partie inférieure (e) a amené au niveau de chaque œil un certain degré d'opacité de la cornée (leucôme). (Voir *Fig.* 4, PLANCHE IV en C.) Les cils sont tombés en partie. Les yeux sont secs. Il y a un léger degré de cutisation de la conjonctive oculaire.

Telles étaient les lésions de lèpre systématisée nerveuse très ancienne que la malade présentait lorsqu'elle est entrée le 22 juin à la léproserie de Molde. Mais, fait intéressant, depuis un an, il est survenu d'autres phénomènes ; des poussées de tubercules du côté de la peau, etc. En un mot, cette lèpre systématisée nerveuse ancienne est en train de se compliquer de lèpre tuberculeuse. Il est survenu sur les deux avant-bras, sur le bras gauche, sur la figure, des macules un peu saillantes qui n'ont pas tardé à prendre l'aspect de tubercules congestifs qu'ils présentent actuellement. Ces tubercules sont conglomérés de chaque côté du menton. Il y a anesthésie absolue au niveau de ces tubercules. Il s'est montré sur les conjonctives, il y a environ six mois, des tubercules qui envahissent la cornée, et pour lesquels le docteur Kaurin a pratiqué la kératotomie à droite. — A gauche, comme le montre très bien la figure 4, planche IV, il existe en t un tubercule lépreux grisâtre, gros comme une forte tête d'épingle. — Ce tubercule, à peu près à cheval sur la conjonctive bulbaire et le bord de la cornée, est vascularisé assez fortement par des vaisseaux venus de la conjonctive. Si la marche envahissante de ce tubercule n'est pas arrêtée par sa destruction (kératotomie ou cautérisation) il amènera finalement la perte totale de la vision.

L'on peut donc constater sur cet œil gauche (*Fig.* 4, PLANCHE IV) *les lésions oculaires de la lèpre systématisée nerveuse* : ectropion E, taies de la cornée C, etc., *et de la lèpre tuberculeuse* (tubercule t).

OBSERVATION LVIII.

Lèpre norvégienne (Trondhjem).

Observation personnelle recueillie, en août 1884, à la léproserie de Trondhjem.

Lèpre variété mixte systématisée nerveuse, puis tuberculeuse. — Nombreuses bulles et cicatrices de pemphigus lépreux disposées d'une façon symétrique sur les membres du côté de l'extension et surtout au niveau des articulations. — Ulcérations des mains consécutives à ces bulles de pemphigus et pénétrant dans les articulations des doigts (début de lèpre mutilante). Cicatrices kéloïdiennes. — Etat squameux des membres inférieurs. — Paralysie des orbiculaires. — Atrophie musculaire et déformation des extrémités en griffes. — Glossite lépreuse (type végétant lobulé). Bacilles nombreux dans la salive du malade. Tubercules de la gorge et du larynx. Cicatrices horribles de la face consécutives à des tubercules. Etat de cachexie profonde (pseudocadavérique). — Conservation de l'intelligence. — Douleurs névralgiques violentes dans les membres. Lèpre ayant débuté, il y a 10 ans, chez un malade qui n'avait pas de lépreux dans sa famille. Intégrité de la femme et des enfants. (Voir Fig. 1 et 2, PLANCHE V.)

Nils Kristian Olsen Bo, âgé de 52 ans, pêcheur, né à Namdal, se trouve à la léproserie de Trondhjem dans le service du docteur Sand, salle n° 32.

L'hygiène de ce malade était celle des pêcheurs norvégiens, c'est-à-dire mauvaise, et il était en outre exposé à de fréquents refroidissements. Il n'y aurait *jamais eu de lépreux dans sa famille*, et ses parents étaient absolument sains. *Il s'est marié à 32 ans et sa femme, qui vit encore, est bien portante.* Elle lui a donné 2 enfants, l'un actuellement âgé de 20 ans, l'autre de 16 ans, également bien portants tous les deux.

La maladie a commencé, *il y a environ 22 ans*. Il éprouva des douleurs névralgiques très violentes dans les membres, surtout dans les membres inférieurs. En même temps apparurent quelques macules sur le corps. Ce n'est qu'il y a 5 ans environ que seraient apparus les tubercules, sur le dos des mains et la *face*. Il a perdu la vue il y a 4 ans.

Actuellement, on se trouve en présence d'une espèce de cadavre ambulant affreusement défiguré et mutilé par la lèpre. Sa *face*, dont le docteur Georges Dubar a fait un bon dessin (Voir *Fig*. 35, page 211), est en quelque sorte atrophiée et couturée par de nombreuses cicatrices consécutives à des tubercules lépreux ulcérés. Son nez est réduit à un moignon ; ses oreilles sont

déchiquetées, découpées sur le bord, comme à la suite d'une syphilide tuberculo-ulcéreuse perforante. Sa *langue*, surtout à sa face dorsale (la face inférieure est intacte), est couverte de gros tubercules lépreux grands comme de grosses lentilles, saillants de 1 à 2 millimètres et plus, végétants, grisâtres, légèrement exulcérés à leur sommet. — Ainsi altérée, cette langue présente une certaine analogie avec une langue atteinte de plaques muqueuses végétantes et légèrement exulcéreuses. La salive de ce malade et les produits de râclage de cette glossite lépreuse végétante, étalés sur des lamelles, desséchés, m'ont montré à mon retour en France de nombreux *bacilles*.

Quelques tubercules ulcérés ou non à la face interne des lèvres (il faut noter que la division de la lèvre supérieure, représentée dans la figure 35, est due à un bec-de-lièvre congénital). Au niveau de l'isthme du gosier, sur la paroi postérieure du pharynx, assez grande quantité de tubercules plus ou moins saillants, grands comme des lentilles, de teinte livide, et d'ulcérations rondes ou à contours polycycliques, peu profondes, à fond grisâtre. Aphonie presque complète.

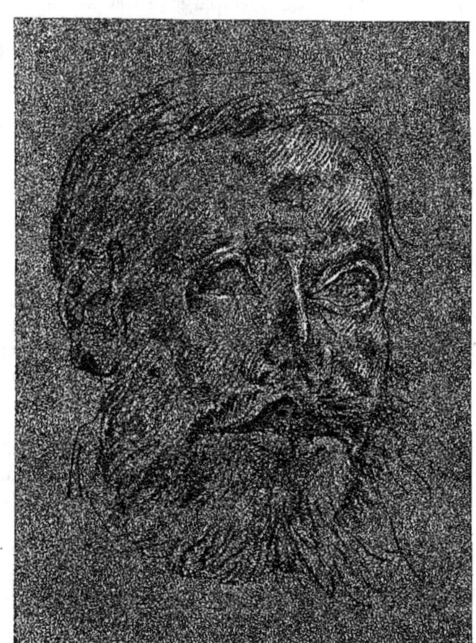

Figure 35.

Les yeux, comme le montre la figure 35, sont pour ainsi dire fondus ; ils sont réduits à deux masses molles, putrilagineuses, puantes, qui ne peuvent cacher les paupières, par suite de la paralysie des orbiculaires. Anesthésie absolue de la face et presque absolue des muqueuses.

Les mains sont plates (par atrophie des muscles interosseux) ; la main droite est très légèrement déformée en griffe, la déformation en griffe est bien nette à la main gauche. Il y a de l'anesthésie complète des extrémités, depuis la partie moyenne des bras jusqu'au bout des doigts. Les mains, surtout la droite, sont couvertes à leur face dorsale d'ulcérations rondes ou ovalaires, grandes comme des pièces de 50 centimes, quelques-unes même comme des pièces de 1 fr., profondes de 1 millimètre ou deux, quelques-unes polycyliques à fond grisâtre, d'apparence un peu lardacée, et consécutives à des bulles de pemphigus ulcérées. Au niveau de la main gauche (Voir *Fig*. 1, PLANCHE V) les ulcérations dorsales des mains sont un peu plus rouges. Il existe au niveau de la tête du cubitus une ulcération correspondant exactement à cette saillie osseuse, et ayant presque dénudé sa moitié externe. La main droite présente des lésions analogues. — A la main gauche, comme le montre la figure 1, planche V, il existe au niveau de toutes les articulations des 1res et 2es phalanges des ulcérations rondes ou ovalaires grandes comme des pièces de cinquante centimes. Ces ulcérations présentent des bords nettement tracés, leur fond est rouge et couvert par place d'un léger exsudat diphthéroïde. Au niveau du médius et de l'index gauche, on aperçoit déjà la saillie osseuse des extrémités des phalanges sur le point de se dénuder. Ces ulcérations vont donc pénétrer et ont même déjà pénétré dans les articulations, et c'est ainsi que se produira fatalement chez ce malade l'amputation des doigts et la nécrose des phalanges restantes ainsi dénudées. Ces ulcérations paraissent être pour la plupart consécutives à des bulles de phemphigus ulcérées ; il est à noter qu'aux deux mains ces ulcérations correspondent aux saillies osseuses exagérées elles-mêmes par l'état d'atrophie considérable des muscles des mains, des avant-bras et par la tendance des doigts à se déformer en griffes.

L'on trouve, chez ce malade, des ulcérations analogues au niveau des articulations métacarpo-phalangiennes des deux mains et au niveau des têtes des cubitus. Ces ulcérations, comme les extrémités des membres d'ailleurs, sont complètement anesthésiques. Cependant le malade éprouve de temps à autre, dans les bras et surtout dans les mains, des douleurs névralgiques très violentes ; ces douleurs ont été beaucoup plus vives il y a quelques mois.

A la face dorsale des mains, surtout de la main droite, il existe quelques cicatrices kéloïdiennes longues de 2 à 3 centimètres sur 1 centimètre de large environ, cicatrices légèrement radiées, de teinte violacée, et finement vascularisées par de petits capillaires serpentant sous leur mince couche épidermique.

Sur les bras et les avant-bras, on trouve 2 ou 3 ulcérations grandes comme des pièces de 50 centimes recouvertes par des croûtelles verdâtres, consécutives à des bulles de pemphigus desséchées. Au niveau de la face postérieure des coudes, on trouve quelques croûtelles minces, grandes comme des pièces de 1 franc, très légèrement adhérentes à des ulcérations superficielles sous-jacentes : ce sont des bulles de pemphigus lépreux en train de se dessécher. On trouve en outre, à la face postérieure des coudes, à la face postérieure des avant-bras et des bras des cicatrices superficielles, rondes, lisses, grandes comme des pièces de 50 centimes ou des lentilles, de teinte violacée, ou au contraire à centre blanc nacré entouré par un mince liseré bistré : ce sont des cicatrices de pemphigus lépreux plus ou moins anciennes. Toutes ces bulles de pemphigus présentent une disposition nettement symétrique.

Les membres inférieurs, de même que les membres supérieurs, sont atrophiés d'une façon générale : anesthésie absolue à leur niveau, depuis la moitié inférieure des cuisses, jusqu'au bout des orteils. La peau des membres inférieurs est sèche, atrophiée, recouverte de lames épidermiques en train de s'exfolier ; sous ces lamelles épidermiques, on trouve ci et là une certaine quantité de macules roussâtres. Au niveau de la région antérieure des genoux, sur les cuisses, il existe des bulles de pemphigus desséchées, ou des cicatrices de bulles analogues à celles que nous avons décrites à propos des membres supérieurs. (Voir PLANCHE V, *Fig.* 2.) Les muscles des pieds sont atrophiés, les pieds sont plats et les orteils tendent à se déformer en griffes. L'épiderme de la plante des pieds, surtout au niveau de l'avant-pied et des talons, est notablement épaissi et cornifié.

Le malade est dans un état de cachexie profonde ; il est émacié, pâle comme un mort, il exhale une odeur de cadavre encore chaud, il n'a plus de cils ni de sourcils, il est presque chauve. Toux rauque, éructante, survenant par des accès, aphonie presque complète. — A l'auscultation, les poumons me paraissent sains. La rate à la percussion présente une augmentation assez considérable de sa matité. Les ganglions inguinaux axillaires, sous-maxillaires, sont un peu engorgés. Les nerfs sont gros comme des plumes d'oie et un peu moniliformes. — Inappétence, un peu de diarrhée. — Insomnie, due surtout à de violentes douleurs névralgiques que le malade éprouve de temps à autre dans les membres, et à la gêne de la respiration. — L'intelligence est en grande partie conservée, j'oserai même dire entièrement conservée, et le malade répond nettement, bien que difficilement, aux questions qu'on lui pose. Enfin un peu de fièvre le soir. — Réflexes rotuliens un peu diminués.

OBSERVATION LIX.

Lèpre norvégienne (Bergen)

Observation personnelle, recueillie en septembre 1884, dans le Lungegard's Hospitalet,
service du docteur Danielssen.

Lèpre systématisée nerveuse, puis tuberculeuse, enfin (après disparition des tubercules par sup-
puration) systématisée nerveuse pure (beau type de lèpre variété mixte). — Phénomènes
curieux de retour de la sensibilité par excitation cutanée au niveau de certaines macules. —
Exagération des réflexes. — Lésions des testicules. — Lèpre ayant débuté à l'âge de 9 ans.
La mère était lépreuse.

Rasmus, 23 ans, célibataire. — Salle n° 1, lit n° 1. Est né à Haugesund (environs de Bergen).
Sa mère était lépreuse (forme tuberculeuse); elle est morte, il y a environ 4 ans. Son père était
sain. Une sœur unique bien portante. Il ne se souvient pas avoir eu de rapports avec d'autres
lépreux qu'avec sa mère. Son hygiène était celle des paysans norvégiens des fyords. La maladie
aurait débuté, sans fièvre ni malaise général apparent, vers l'âge de 9 à 10 ans. Elle débuta par
des taches rouges siégeant à la face, aux membres et surtout aux cuisses. Peu de temps après
l'apparition de ces macules, il constata une diminution de la sensibilité et ensuite de l'anesthésie au niveau des mains et des pieds. Trois ans après, il survint à la face, aux membres
supérieurs et surtout aux membres inférieurs, une poussée de tubercules caractéristiques. Les
mains commencèrent à se déformer en griffes il y a environ 6 ans. Cette déformation commença
par la main gauche. Il y a environ 4 ans, il commença à perdre la vue. Il y a 4 ans les pieds ont
commencé à se déformer. Il y a environ 3 ans, les tubercules qu'il présentait sur la face, le tronc
et les membres, ont disparu par suppuration, laissant à leur suite des cicatrices profondes.

État actuel. — Homme d'aspect très anémique et cachectique. Cicatrices assez profondes
semblables à des cicatrices de gommes cutanées ulcérées, disséminées irrégulièrement sur la
face. 5 cicatrices analogues sur le tronc; 3 ou 4 sur les bras. Sur les membres inférieurs,
assez grande quantité de cicatrices disséminées, peu profondes, grandes comme des pièces de
50 centimes ou des lentilles. Toutes ces cicatrices présentent une teinte d'un brun légèrement
violacé, quelques-unes sont blanchâtres et entourées d'un cercle bistré. Toutes ces cicatrices
sont anesthésiques.

Anesthésie complète des membres supérieurs, depuis la partie moyenne des bras jusqu'aux
extrémités digitales. Déformation des mains en griffes ; tous les doigts sont fortement fléchis
dans la paume des mains. Paralysie et atrophie des extenseurs des avant-bras, masquée par de
la graisse. Impossibilité de relever la main sur le poignet. Les nerfs cubitaux, au niveau du tiers
inférieur des bras et de la gouttière radiale, sont gros comme des crayons : ils sont indolores
à la pression. Atrophie complète des muscles des éminences thénar et hypothénar. Quelques
petites plaques d'anesthésie disséminées sur le tronc d'une façon assez symétrique. Sur le tronc
quelques petites plaques d'hyperesthésie assez symétriquement situées.

On trouve, sur le tronc, quelques plaques de lèpre maculeuse de teinte un peu rougeâtre,
quelques-unes un peu roussâtres grandes comme des pièces de 20 centimes. Sur le flanc gauche,
on trouve une grande macule affectant une disposition circinée, de la largeur de la paume de la
main, et constituée par une bande fauve, circinée, à peine saillante, large de 1/2 centimètre,
constituant les 3/4 d'un cercle un peu irrégulier. Au niveau du centre de ce cercle, la peau est
un peu plus blanche qu'à l'état normal, mais ne paraît pas atrophiée. La sensibilité est conservée
au niveau de la bande fauve. Au niveau de la région centrale blanchâtre, il y a de l'anesthésie.

—Fait intéressant : après avoir excité cette partie blanche centrale en la piquant avec une épingle, l'anesthésie disparaît, et la sensibilité revient au point de permettre de sentir le tact simple le plus léger. Ganglions inguinaux engorgés.

Sur les membres inférieurs, du côté de l'extension, assez grande quantité de macules violacées, disposées d'une façon symétrique. Un tubercule unique, gros comme une lentille, au niveau de la région antérieure de la cuisse droite. — Anesthésie absolue depuis la moitié inférieure des cuisses jusqu'à l'extrémité des orteils. Pieds plats avec déformation des orteils en griffes. — Exagération des réflexes rotuliens, qui sont brusques, saccadés, surtout à droite. Pas de paralysie appréciable de la face. — Kératite, avec iritis ayant fait disparaître complètement les pupilles, et couvert les cornées de taches. Il semblerait que le malade ait eu dans le temps un peu de coryza lépreux, mais en tous cas actuellement son nez et ses muqueuses paraissent intacts. Il ne tousse pas, il n'a pas d'enrouement

Le testicule gauche est gros comme une petite mirabelle ; il est mou, mais quand on le comprime fortement on sent qu'il est farci de plusieurs nodosités grosses comme des petits pois. — Le testicule droit est gros comme une grosse prune bleue, un peu lobulé, et d'une dureté presque ligneuse dans toute son étendue. On dirait un testicule syphilitique. — L'appétit est bon, le sommeil conservé, pas de névralgies.

APPENDICE A LA LÈPRE MIXTE.

LÈPRE DITE LAZARINE MEXICAINE (ÉRYTHÈME LÉPREUX PEMPHIGOÏDE, ULCÉREUX OU ESCHAROTIQUE) MÉLANGÉE A LA LÈPRE TUBERCULEUSE.

J'ai observé dernièrement à l'hôpital Saint-Louis un beau cas de lèpre mixte : lèpre tuberculeuse mélangée d'érythème pemphigoïde escharotique et de pemphigus leprosus ulcéreux. Cette Observation constitue un exemple intéressant de lèpre dite lazarine (érythème bulleux, ulcéreux et escharotique) accompagnant les phénomènes ordinaires de la lèpre tuberculeuse. Je crois devoir aussi relater l'histoire de cette lépreuse originaire de Caracas (Venezuela), parce que cette malade a présenté des bulles de pemphigus lépreux à la face, ce qui est excessivement rare, et que chez elle les bulles apparaissent en grande quantité à la fois, ce qui n'est pas ordinaire non plus. Voici l'histoire de cette malade d'après les renseignements fournis par mes amis MM. Quinquaud et Hallopeau, médecins de l'hôpital Saint-Louis.

OBSERVATION LX.

Lèpre mixte de l'Amérique du Sud (Venezuela).

La nommée And... J..., âgée de 41 ans, est entrée en 1879 et est couchée à la salle Eymeri (hôpital Saint-Louis), service de M. Quinquaud.

26 *décembre* 1885. — Son père paraît avoir succombé à une lésion cérébrale en foyer ; un

de ses frères âgé de 45 ans est bien portant ; une sœur, âgée de 55 ans, est en bonne santé, une autre est morte en quelques jours à l'âge de 48 ans.

And... J... a été atteinte d'une fièvre typhoïde à l'âge de 15 ans. — Réglée à l'âge de 13 ans. — Mariée à 16 ans. — A eu 6 enfants, 3 filles et 3 garçons ; une de ses filles est morte d'une coqueluche, une autre mariée est en bonne santé, une troisième plus jeune est bien portante. — Ses garçons n'ont aucune maladie. — Ses grossesses et ses accouchements ont été normaux. — A 26 ans, érysipèle ambulant ayant débuté par la tête, puis ayant envahi le tronc et les membres ; depuis lors érysipèles à répétition qui auraient guéri sans laisser de lésions dont elle ait gardé le souvenir.

Sa maladie a débuté en 1871 par des picotements, des fourmillements sans vraies démangeaisons, puis apparurent des taches qui s'atténuaient, puis disparaissaient ; à cette époque elle vint en France se faire soigner par M. Hardy, qui l'a soumise à un traitement arsenical, puis par M. Hillairet qui lui fit prendre des toniques et des arsenicaux. Elle avait déjà du gonflement de la face, des lobules de l'oreille, des pieds, avec des ulcérations nasales ; la voix était devenue rauque. Puis M. Olivier lui donna des soins, la face était couverte d'ulcérations, de croûtes, se gonflait de temps à autre : ce gonflement disparaissait en 2 jours environ.

A partir du 1er janvier 1884, M. Hallopeau la traita. Vers cette période, sur les joues, on voyait des ulcérations et l'on sentait à la palpation de petites lentilles (tubercules) enchâssées dans le derme : croûtes dans les sourcils. Les paupières sont œdématiées, privées de cils et offrant un tubercule. Sur toute la face cicatrices et macules. — Le nez présentait une dépression profonde en coup de hache au-dessous des os nasaux. — Le cou est normal. A la voûte palatine, ulcération médiane d'aspect blafard de 2 centimètres d'étendue environ, à bords irréguliers.

Sur la main gauche tubercules et ulcérations. Les ongles sont déformés, renflés, en dos d'âne à leur partie moyenne et cannelés dans le sens transversal et longitudinal : l'extrémité libre de l'ongle est épaissie ; la pulpe des doigts offre de petites cicatrices et est renflée. — La sensibilité est conservée. Les mouvements des doigts sont très limités pour l'indicateur et le petit doigt de la main gauche. La région dorsale des mains est le siège de cicatrices multiples, quelques-unes kéloïdiennes ; dans l'intervalle la peau est sèche et rugueuse.

Jambe droite. — Sur la région inférieure on voit des macules brunâtres et des cicatrices ayant 2 à 3 centimètres de diamètre, lisses et minces, décolorées ; sur le dos du pied la peau est tendue, difficile à plisser. — A la face interne du cinquième métatarsien on remarque une ulcération à fond bourgeonnant et fongueux, précédée de quelques élancements qui ont duré quelques jours, ulcération consécutive à une escharification d'emblée du derme. La peau des autres orteils est lisse ; les mouvements du pied et du gros orteil sont seuls faciles. — La sensibilité est diminuée dans toute la zone malade. — Chute complète des ongles, qui ont repoussé assez rapidement. — Desquamation scarlatiniforme de la plante des pieds. A la partie supérieure de la jambe, cicatrice consécutive à une ulcération qui date de 1881.

Jambe gauche. — Sauf la région postérieure, toute la jambe est le siège de surfaces brunâtres, vestiges de cicatrices anciennes. — La base du petit orteil est le siège d'une ulcération.

Menstruation irrégulière. Les ulcères ont été traités par l'eau phéniquée par M. Hillairet, par le baume de gurgum, par le sublimé par M. Hallopeau.

1er *mars* 1885. — La malade est prise, sans cause connue, d'un grand frisson de 20 minutes de durée, avec douleurs vives à la gorge, qui est le siège d'une simple hyperémie à 40 ; le lendemain la douleur de gorge a disparu, mais on voit un œdème unilatéral de la face avec rougeur et douleur à droite ; en même temps on constate l'apparition de bulles de la grosseur d'un œuf de perdrix ; l'oreille est volumineuse et lisse. Les deux yeux sont tuméfiés, la malade ne peut clore les paupières qui sont couvertes d'une bulle de la grosseur d'une noisette ; autres bulles sur le dos du nez, sur le front, sur le menton, sur le poignet droit ; œdème considérable des mains avec quelques bulles et des élancements analogues à ceux du panaris. Le lendemain quelques nouvelles bulles sur la face ; l'état fébrile continue, insomnie.

5 *mars*. — Démangeaisons, douleurs au pied gauche, apparition de bulles : nouvelles ulcérations aux mains.

10 *mars*. — L'œdème facial a diminué ainsi que la température ; l'épiderme qui recouvrait les bulles est enlevé et laisse voir des ulcérations.

13 *mars*. — La température axillaire est à 38 degrés ; l'œdème facial a disparu.

15 *mars*. — On voit à la place de la bulle du gros orteil une eschare superficielle. —

20 *mars*. — Nouvelle poussée de bulles aux pieds.

25 *mars*. — La fièvre a cessé, l'appétit renaît. — Les ulcérations du nez sont en voie de cicatrisation ; les autres sont persistantes.

2 *avril*. — Nouveau soulèvement de bulles au niveau des orteils. — Les ulcérations de la face et des pieds sont recouvertes les unes de croûtes épaisses, noirâtres ; les autres de croûtes d'un vert sale. Bientôt quelques-unes des ulcérations se cicatrisent tandis que les autres persistent. — A deux travers de doigt au-dessous de la rotule on voit une ulcération à grand diamètre transversal, à fond jaunâtre, à bords épaissis mollasses, d'une coloration violacée, et un peu ecchymotique.

3 *mai*. — La plupart des ulcérations sont cicatrisées, pas de nouvelles bulles ; apparition d'un nouveau tubercule à la région frontale.

15 *juin*. — Frisson, céphalalgie. Etat fébrile qui persiste les 16, 17 et cesse le 18 ; on n'aurait pas constaté de nouvelles poussées à cette époque. A la prise du service par M. Quinquaud le 26 décembre 1885, la malade était dans une période d'accalmie, présentant 5 à 6 ulcérations faciales, superficielles, à fond jaunâtre, dépourvues de croûtes, qui existent à la racine des cheveux et des sourcils. — Les mains et les pieds présentent 8 ulcérations croûteuses ; la sensibilité est intacte en dehors des ulcérations, mais à leur niveau la sensibilité a diminué notablement sans être atteinte. La malade est restée 6 mois sans éruption nouvelle de léproïdes.

Du 10 au 12 janvier, nouvelle poussée fébrile, qui s'étend rapidement ; à la même date apparition d'un gonflement inflammatoire douloureux d'abord de la main droite, puis le lendemain de la main gauche ; nouvelle éruption de phlyctènes au niveau des doigts ; le 3ᵉ jour nouvel œdème inflammatoire siégeant aux paupières et au front ; mais dans ces régions la douleur est beaucoup moins vive. — En ces points nouvelles phlyctènes, qui sont suivies d'ulcérations multiples. Le 4ᵉ jour la fièvre avait cessé, et l'appétit reparaissait. Depuis cette époque jusqu'à ce jour, 19 janvier, pas de nouvelles poussées ; la malade se lève, dort et mange comme d'ordinaire.

OBSERVATION LXI.

Voici une Observation de *lèpre mexicaine*, qui mérite d'attirer l'attention par les particularités suivantes, que je résume rapidement dans son titre.

Lèpre tuberculeuse mexicaine datant de sept ans. Début par de l'anesthésie des membres. — Rhinite. Léontiasis lépreux. — Description des tubercules. — Ramollissement et ulcération de quelques-uns d'entre eux, d'après un processus rappelant celui de certaines gommes cutanées (décollement au niveau de la partie inférieure des tubercules ainsi ramollis). Mode de cicatrisation des diverses ulcérations consécutives à l'inflammation des tubercules lépreux par accolement, par bourgeonnement. Lymphangites réticulées. — Adénites. — Laryngite. — Diarrhée. — Cette lèpre tuberculeuse est en outre compliquée de lèpre maculeuse mexicaine (lèpre lazarine de Lucio et Alvarado, et de Poncet). — Grand-père mort de la lèpre tuberculeuse. — Père sain. — Frère mort de la lèpre tuberculeuse. — (Cette Observation inédite m'a été communiquée par M. Poncet (de Cluny) qui l'a recueillie en 1863, pendant son séjour au Mexique.)

Jésus Viagonas de Santiago, à 19 heures de Mexico, 19 ans, non marié, cultivateur. Son grand-père était atteint de lèpre tuberculeuse. Son père n'eut rien. — Son frère mourut de la lèpre tuberculeuse. — Date de l'invasion à l'âge de 12 ans.

Ce jeune homme affirme que la maladie débuta chez lui à l'âge de 12 ans, par une tache au coude, dont nous retrouvons, en effet, la cicatrice étoilée, irrégulière, foncée. (Cette tache ainsi dénommée par M. Poncet (de Cluny), n'est pas analogue évidemment aux macules de début de la lèpre tuberculeuse ; c'est une tache de lèpre lazarine.)

Après cette première atteinte, il resta longtemps sans autre symptôme, quand les bras d'abord, puis les jambes s'endormirent, il y a 5 ou 6 ans. — Après l'anesthésie des bras et des jambes, apparurent les premiers tubercules, il y a 3 ans à peu près, accompagnés de taches dans d'autres régions. Depuis 3 ans aussi, il a vu disparaître les cils et les sourcils, le nez s'est aplati après les phénomènes de sécheresse et de jetage habituels.

État actuel. — Malade pâle, anémique, ce qui tient au moins autant au genre de vie de l'hôpital qu'à la maladie elle-même. Pas d'antécédents syphilitiques. — Le visage a l'aspect particulier aux tuberculeux, le nez est écrasé, dévié par la destruction du cartilage principal. — Pas de cils ni de sourcils. — Cheveux intacts. — Les joues sont labourées de cicatrices irrégulières, dures ; à côté nous trouvons des points de la grosseur d'un pois, indurés, non douloureux, faisant relief, et qui donnent au visage une ressemblance avec celui marqué de petite vérole ; sur les joues, nous voyons aussi des ulcérations taillées à pic, grandes comme une lentille, à orifice quelquefois plus petit que la partie inférieure, où existe un décollement d'un centimètre de large. Ces ulcérations nous paraissent produites par l'inflammation des tubercules petits, isolés, qui s'enflamment, se ramollissent, et s'ulcèrent.

Rien à la bouche ni au pourtour. La voix est rauque, nasonnée cependant. Il y a sortie continuelle de sang et de pus par le nez. Rien aux paupières. Sur les oreilles, nous apercevons une ou deux croûtes purulentes. Les bras présentent un aspect particulier. — La peau de la partie externe du membre supérieur est plus foncée, comme si elle avait subi l'action du soleil. Au toucher, elle est insensible, elle est de beaucoup épaissie, à larges nodosités ; celles-ci ne font pas relief ; cependant on peut en suivre le contour avec les doigts. Cet état existe sur le dos de la main et des doigts, les tubercules étant placés les uns près des autres. Dans les endroits où l'on ne sent pas le tubercule, on reconnaît cependant un épaississement notable de la peau. A la partie interne au contraire des 2 membres, à la paume des mains, à la face palmaire des doigts, on retrouve l'état normal de la peau, sa sensibilité, son épaisseur ordinaires, un peu de sécheresse. Deux taches seulement apparurent au bras gauche.

Les jambes présentent un mélange de deux lésions. Au genou gauche, nous rencontrons, sur toute la partie externe des articles et à la face antérieure de la rotule, des taches brunes avec arborisation vasculaire sanguine, couleur de purpura ressortant parfaitement sur la teinte café léger des taches ; elles forment au nombre de 4 ou 5 une couronne sur le genou. — En somme, ces taches sont de couleur moins intense que les taches des Observations précédentes ; elles montrent peut-être le mode de formation de cette teinte vineuse, qui se produirait par une vascularisation plus compacte. Elles sont pour le moment indolores, mais le malade y éprouve des cuissons insupportables qui le forcent à se gratter. Nous trouvons sur la jambe des cicatrices très larges, rosées, à cercle brunâtre extérieur. Ce sont des ulcères cicatrisés depuis peu de temps, il en existe d'autres sur les deux bras. Des ulcérations existent sur des parties faisant relief au-dessus du niveau de la peau ; elles affectent la forme elliptique, se rejoignent, et donnent ainsi une vaste surface purulente d'odeur infecte.

Le malade nous affirme que ces ulcérations se montrent à la suite d'une ampoule qui se crève. Il dit aussi que ces vésicules surviennent sur des tubercules, ce qui paraît difficile à croire ; je crois qu'il confond les tubercules avec des taches enflammées, épaissies, indurées, où se forme une vésicule comme nous en avons vu des exemples. Le pied droit est le siège d'un érysipèle général, peu douloureux, qui déforme les parties, en les augmentant de volume, leur donne une teinte rouge et luisante, date d'un mois, et ne présente pas encore l'exfoliation ordinaire.

Toute la peau des jambes (partie externe, mais aussi au côté interne) est indurée, épaisse, parcourue de cicatrices plus ou moins grandes. L'anesthésie existe jusqu'au genou, plus marquée au dehors qu'au creux du jarret et au mollet. — Ganglions engorgés, un peu douloureux à la cuisse. — Pas au cou ni au menton.

31 juillet. — Erysipèle suivant une marche lente et chronique. — Nous avons essayé une inoculation du pus de ces ulcères sur le mollet. Il est survenu une petite pustule qui s'est affaissée et a disparu, trois jours après l'inoculation, ne laissant pas de trace. — *5 août.* — Les inoculations n'ont rien produit.

Le visage est parsemé d'ulcères assez étroits, primitivement ronds, creusés à pic, mais dont la réunion en plusieurs points forme des ulcères de formes différentes offrant les caractères de petits tubercules isolément ulcérés (non pas des plaques tuberculeuses). Si on les laisse évoluer, il se forme une croûte d'un jaune blanc, qui n'est que du pus concret. En dessous de cette croûte, il se forme un ulcère. Sous l'influence du diachylon, le même effet se produit jusqu'à ce que la suppuration ait détruit le tubercule par fonte purulente.

Les cicatrices qui en résultent sont linéaires, quand elles proviennent d'un ulcère irrégulier, dont nous avons décrit la formation, ou bien forment un petit point ; mais, dans les deux cas, elles sont disséminées, profondes, formant des plis dans les parties voisines. Il n'y a pas beaucoup de tissu nouveau reproduit ; on dirait que les bords se réunissent par rapprochement, plutôt que par production d'un tissu nouveau. — La voix devient rauque. Rien au palais qui soit visible. — Diarrhée. — *3 septembre.* — Le mode de cicatrisation que j'ai observé pour les petits tubercules ulcérés, simples et isolés, n'est pas le même au niveau d'ulcères un peu plus étendus provenant et de la fonte du tubercule et de l'ulcère de la peau voisine ; l'ulcère s'aplanit par bourgeonnement. Ses bords taillés à pic sont nivelés par les nouvelles chairs et la cicatrice se fait comme dans les autres plaies. — Les doigts de pied (côté gauche) qui étaient garnis de petits tubercules sont couverts d'ulcères analogues à ceux du visage. — *3 septembre.* — Diarrhée.

OBSERVATION LXII.

Voici une Observation de *lèpre mexicaine* (forme tuberculeuse compliquée de la variété lazarine) qui présente à noter les particularités suivantes, que je résume rapidement dans ce titre : *Lèpre tuberculeuse et lazarine.*

Lèpre tuberculeuse et tachetée (forme maculeuse mexicaine ou lazarine). Cette lèpre mixte tuberculeuse et lazarine date de 12 ans. — 1° Description des taches, eschares, croûtes et ulcérations (lèpre lazarine). Apparition de taches suivies d'ulcérations, à la surface des plaques tuberculeuses (mélange in situ de tubercules et de taches lazarines). Description des cicatrices. — Taches des organes génitaux. — Teinte bistre et aspect écailleux de la peau. — Adénopathies multiples et suppuration des ganglions cruraux. — 2° Léontiasis lépreux, précédé de vives démangeaisons. — Pas d'hérédité dans sa famille. — Observation inédite communiquée par M. Poncet (de Cluny) qui l'a recueillie en 1863, pendant son séjour au Mexique.

Rogne Saldivar, de Santa Anita, 25 ans ; jardinier. — Pas d'enfants. Pas d'hérédité dans sa famille.

Date de l'invasion : 1851. — Cet homme est donc malade depuis 12 ans. — Il se rappelle peu les débuts de son infirmité ; cependant le mal a commencé par l'apparition de taches aux extrémités supérieures, par une sensation de sécheresse dans les narines avec coryza purulent. Il y a 7 ans, il eut une maladie de poitrine, pour laquelle il vint à l'hôpital. C'est après cette maladie pour laquelle on lui plaça des ventouses que les cils disparurent et que se montrèrent les premiers tubercules à la figure. Leur évolution était toujours précédée de démangeaisons très vives. Il n'a pas d'antécédents syphilitiques. Jusqu'ici il n'y a pas d'altération dans les fonctions et son existence est partagée entre l'apparition de tubercules, de taches et d'ulcères. Aujourd'hui, cet homme a bon appétit et dort modérément ; n'a pas de diarrhée. — Le pouls est normal. Nous commencerons la description de son corps par les extrémités inférieures.

Cuisse gauche. — A la partie externe, large ulcère d'aspect gangréneux dans certaines parties, cicatrisé par places dans d'autres points, non profond, rosé par plaques, noir avec détritus spécial dans les parties qui paraissent s'étendre encore. Il occupe une superficie analogue à la main d'un adulte. Près de cet ulcère, nous trouvons des cicatrices dont la teinte rosée tranche nettement sur le fond noir général de la peau, d'autant plus qu'elles sont entourées d'une auréole brune d'un centimètre de large et dont nous avons déjà parlé en d'autres Observations.

Mollet gauche. — Enorme ulcère un peu moins grand que le précédent, mais d'aspect et d'odeur moins satisfaisants, noir et gangréneux. Au pied, un peu d'infiltration sous-cutanée. — Peau sèche, écailleuse, bistre, un peu rouge avec petites écailles et crevasses superficielles blanches. A la jambe et au pied, taches rosées de cicatrices, au milieu d'un fond bistre, brillant, écailleux. C'est l'aspect de la cuisse mais plus prononcé encore. Amaigrissement des masses musculaires.

En recherchant avec soin au milieu des taches qui sont actuellement en voie de s'ulcérer ou de se sécher par la formation d'une croûte épaisse (ce qui donne lieu dans ce dernier cas aux plaques rosées où n'existe pas du tissu cicatriciel bien visible comme pour les ulcères), nous trouvons sous la plaie un tubercule, ou plutôt une plaque tuberculeuse. — Mais ici, cette plaque s'est recouverte d'une tache rouge, d'aspect moins livide que les taches isolées, mais rouge tranché et très douloureuse. C'est d'après le dire du malade le mode par lequel se forment depuis quelque temps ses nouveaux ulcères. Taches apparaissant après 5 à 6 jours sur une plaque tuberculeuse. — A la fesse gauche nous rencontrons une douzaine de ces petites plaques tuberculeuses en certains points même des éléments isolés.

Jambe droite. — Vaste ulcération au milieu de la cuisse à sa partie inférieure. — Bon aspect. — Même aspect que le membre gauche. — Taches avec croûtes. — Cicatrices rosées. — Pas de tubercules de ce côté. — Taches et ulcères cicatrisés sur le scrotum et la verge. Le malade n'est pas syphilitique.

A l'avant-bras gauche un énorme ulcère à la partie externe. — Mauvais aspect dans certains points. — Le malade dit que cet ulcère, provenant d'une tache petite au début, s'est étendu peu à peu, par la sortie de nouvelles taches voisines survenues sur des cicatrices anciennes. A côté de cet ulcère, nous trouvons en effet, mais séparée de lui par un intervalle à peu près sain, une rougeur naissante limitée nettement au centre, où le fond de la teinte est plus accentué, et se limitant par une aréole d'inflammation. C'est une tache sèche sur une plaque tuberculeuse. — Sur le reste du bras, croûtes d'un centimètre de large sur des taches non ulcérées. — Partie interne du bras saine.

Bras droit. A la partie externe, quelques tubercules, plaques tuberculeuses datant de 4 à 5 jours, surmontés déjà d'une tache très douloureuse. — *Main droite.* Ulcère sur le sommet du 5e métacarpien. — *Main gauche.* Teinte bistre ; cicatrices.

Les ganglions cruraux, sous-axillaires, sont fortement engorgés, mais non douloureux. — A droite, les ganglions du creux crural ont suppuré il y a 7 ans, — L'affection générale du corps paraissait surtout se rapporter à la forme tachetée ; nous trouvons le visage entièrement couvert de tubercules soit isolés, soit en plaques. Cicatrices linéaires, irrégulières, profondes. Déformation du front par les plis caractéristiques. Affaissement du nez. — Déformation des lèvres. — Oreilles agrandies. — En un mot le masque du léonin. — Les cheveux sont conservés.

16 août. — Les taches qui s'étaient développées sur les tubercules se détruisent par élimination desquamative superficielle, laissant en dessous le tubercule ou la plaque tuberculeuse. — Rien autre ; même état.

4 septembre. — Les ulcères sous l'influence du traitement ont un meilleur aspect, et tendent à se cicatriser mais très lentement. — Eruption de quelques taches nouvelles. — Etat général bon.

OBSERVATION LXII *bis*. — Il se trouve en ce moment dans le service de mon maître M. le Dr Lailler, à l'hôpital Saint-Louis, un jeune homme de 16 ans atteint de lèpre tuberculeuse compliquée de lèpre dite lazarine. Chez ce jeune homme dont je relaterai en quelques mots l'Observation (qui m'a été communiquée par M. Engelbach, interne de service), les eschares du pemphigus escharotique étaient des plus nettes. C'étaient de véritables eschares *parcheminées*. Ce jeune Français né dans les Vosges de parents français (n'ayant jamais quitté la Lorraine et morts en 1871) partit en 1873 à Cayenne. Revenu de Cayenne en 1878, il fut placé au collège de Remiremont en 1881. Sa lèpre mixte a débuté en 1883, *c'est-à-dire 5 ans après son retour en France*, par des bulles de pemphigus hémorrhagique. Comme phénomènes intéressants, il présentait en outre de l'*exagération des réflexes du côté droit :* un abaissement de la température au niveau des extrémités avec aspect cyanotique, des plaques plantaires rappelant par leur aspect la morphea alba plana, et enfin de la diarrhée.

CHAPITRE V.

Pronostic de la lèpre.

Il résulte de tout ce que j'ai dit plus haut que le pronostic de la lèpre n'est qu'une affaire de durée, qu'en général la mort est fatale. Celle-ci peut être hâtée par une complication. La durée de la « lèpre tuberculeuse pure » est de 8 à 12 ans en moyenne. Le malade peut être enlevé beaucoup plus rapidement, en un an à peine. « Lèpre galopante. » Dans d'autres cas, il peut vivre beaucoup plus longtemps.

La durée de la « lèpre systématisée nerveuse pure » est très longue. Sa durée moyenne est de 17 ans à 20 ans. Elle peut durer beaucoup plus longtemps, s'il ne survient pas de complications intercurrentes. J'ai vu des lépreux anesthésiques (trophoneurotiques) malades depuis 25, 30, 40 et 44 ans même! et paraissant encore éloignés du terme fatal.

La durée de la « lèpre mixte » est variable. Elle semble être d'autant plus courte que la systématisation tégumentaire (lèpre tuberculeuse) l'emporte sur la systématisation nerveuse. (Lèpre anesthésique ou trophoneurotique.)

J'ai vu cette durée s'élever à 41 années chez des lépreux tuberculeux, devenus trophoneurotiques, sans que la mort parût encore prochaine. En un mot, si je ne craignais d'émettre des phrases un peu paradoxales, je dirais : Ce qui peut arriver de pis à un lépreux trophoneurotique (anesthésique), c'est de devenir lépreux tuberculeux. Ce qui peut arriver de mieux à un lépreux tuberculeux, c'est de devenir un lépreux trophoneurotique (anesthésique).

Donc la lèpre est une affection incurable dans l'immense majorité des cas ; sa terminaison presque fatale, après une longue série de souffrances, est la mort. Cependant le milieu dans lequel se trouve le malade, les soins hygiéniques et curatifs bien dirigés semblent pouvoir sinon guérir le malade, au moins enrayer la marche du mal, et cela pendant un temps parfois très long. D'ailleurs, il semblerait, avons-nous vu, que, dans des cas très exceptionnels il est vrai, la guérison absolue puisse être obtenue.

Je reviendrai sur cette question au chapitre « Thérapeutique », mais je dois dire de suite qu'une des conditions les plus favorables à la prolongation de la durée de la vie chez les lépreux, c'est le changement de climat. Le malade doit quitter le foyer lépreux et se rendre autant que possible dans un climat tempéré. (Bazin, Hardy, Besnier, Vidal.) Les lépreux étrangers qui viennent en France éprouvent en général une amélioration notable, et l'on constate souvent chez eux une atténuation très prononcée des phénomènes observés, surtout lorsqu'ils sont encore aux premières périodes du mal. J'ai vu, dans ces conditions, se produire des améliorations vraiment extraordinaires.

CHAPITRE VI.

Complications de la lèpre.

L'étude des *complications* de la lèpre ne nous arrêtera pas longtemps après tout ce qui a été dit plus haut. Les lépreux (comme on le verra dans plusieurs Observations de ce livre) sont parfois atteints de dermatoses diverses : eczémas, lichens, gale, prurigo parasitaire, prurigo de Hebra, psoriasis. favus. Ces dermatoses ne paraissent d'ailleurs pas plus fréquentes chez les lépreux que chez les individus indemnes de cette affection. Même en Norvège, où d'après Danielssen et Boeck (1848) « la spedalskhed était presque constamment compliquée d'une maladie cutanée chronique quelconque », je n'ai pas trouvé en 1884 que les lépreux fussent plus souvent atteints de dermatoses que les autres sujets. Cela tient évidemment aux grands progrès de l'hygiène dans ce pays et à la disparition presque complète de la gale dite norvégienne, laquelle compliquait si fréquemment la lèpre, il y a plusieurs années.

Les dermatoses prurigineuses précédant dans certains cas la lèpre, il est possible que les excoriations tégumentaires qui en sont la conséquence puissent jouer le rôle de portes d'entrée au virus lépreux. La disparition graduelle de ces dermatoses en Norvège (grâce à l'hygiène) serait peut-être une cause plus ou moins accessoire de la diminution de la lèpre en ce pays. La fréquence des dermatoses dues au mauvais climat (dans les pays chauds) serait peut-être une des causes adjuvantes de la propagation de la lèpre dans certaines régions du globe. On pourrait même se demander si les moustiques ne seraient pas des agents de transport du virus lépreux, comme ils le sont certainement pour l'éléphantiasis des Arabes, ainsi que l'ont montré les belles recherches du regretté Crevaux.

L'Observation des lépreux italiens (famille Ranzo Merlo) que j'ai observés en 1885 à San Remo m'a fait involontairement songer à la possibilité de l'inoculation du virus au niveau des foramina contagiosa produits par le prurigo de Hebra dont quelques-uns d'entre eux étaient atteints. Peut-être en était-il de même chez la malade suivante dont l'Observation inédite m'a été communiquée par Poncet (de Cluny).

OBSERVATION LXIII.

Lèpre tuberculeuse mexicaine compliquée de gale.

Observation inédite communiquée par M. Poncet (de Cluny).

La nommée Philippa, âgée de 38 ans, couturière, est née en 1821 à Salamanca. — Père, mère, 3 frères sains. — Mariée à dix-sept ans; elle a eu 7 enfants qui tous sont sains. — L'un d'eux a 20 ans. Elle est malade depuis huit ans, et veuve également depuis cette époque. Elle tomba malade le 1ᵉʳ mai 1856, et était enceinte quand son mari mourut, le 11 novembre 1856. L'enfant est venu au monde bien portant et est demeuré tel.

La malade fut mouillée au moment de ses couches; son affection débuta par des douleurs dans tout le corps, des maux de tête, de la fièvre. — Puis alopécie ciliaire et sourcilière, douleurs dans le nez, écoulement sanieux, rhinite lépreuse. Les tubercules survinrent dès la 1ʳᵉ année. — Les règles persistèrent jusqu'à 3 ans après le début du mal. Elle est atteinte depuis longtemps d'une gale pustuleuse et d'une éruption psoriasique.

Etat actuel, 1864. — Léontiasis lépreux. — Sur les joues 3 ulcères recouverts de croûtes ostracées qui durent depuis 3 ans. La figure est le siège de démangeaisons très fortes. — Quelques tubercules très douloureux au sein, près du mamelon. — Prurigo sur le dos et la poitrine. — Tubercules au niveau des membres supérieurs.

La lèpre peut aussi se compliquer de pian (yaw ou frambœsia) et d'éléphantiasis des Arabes. Brassac (les *Eléphantiasis. — Archives de médecine navale.* 1866) en a publié plusieurs exemples.

Les fièvres éruptives exercent toujours une certaine influence sur la marche de la lèpre. Danielssen et Boeck nous ont donné une relation intéressante (*loc. cit.* page 323) d'une épidémie de variole qui fit en 1845 de grands ravages chez les lépreux de Bergen (1). Hardy (article : Lèpre du *Dictionnaire de Jaccoud*) a au contraire publié un cas de lèpre tuberculeuse dont la marche a été très heureusement influencée et peut-être même enrayée par une variole intercurrente. Danielssen et Boeck ont observé que certaines inflammations viscérales (pneumonies, pleurésies, etc.) avaient aussi une influence heureuse sur le développement des tubercules qu'elles faisaient disparaître souvent pour longtemps. L'érysipèle semble également influencer parfois heureusement l'évolution des tubercules lépreux. J'ai constaté plusieurs fois, entre autres chez le malade de l'Observation II, que l'apparition d'une phtisie pulmonaire à marche rapide faisait disparaître plus ou moins les tubercules tégumentaires. Le docteur de Verteuille m'a envoyé une Observation analogue où l'apparition d'une phtisie à marche rapide semble avoir arrêté et rendu stationnaire pendant quelque temps une lèpre mutilante.

D'après Gordon, la lèpre et la fièvre quarte seraient antagonistes. Cette

1. Il y a quelques années il survint dans le service de lépreux dirigé à Bergen par le docteur Nicholl. une épidémie de *rougeole*. L'épidémie fut très meurtrière, bien que ce service de lépreux (Pleiestiftelsen n° 1) ne renfermât que des adultes. (Docteur Nicholl. — Communication orale. — 1884.)

opinion est absolument inexacte. Bien plus la fièvre intermittente semblerait même prédisposer à la lèpre (peut-être en affaiblissant l'organisme), si l'on s'en rapporte aux recherches d'Oldekop, sur les lépreux des environs d'Astrakhan. D'après cet auteur (*Lepra capisca. — Archives de Virchow,* — tome XXVI, 1863) : « Tous les lépreux de ces régions *sans exception* ont été atteints avant de tomber malades de phénomènes d'impaludisme. »

Nous voyons donc qu'il existe parfois une espèce d'antagonisme entre certaines maladies aiguës fébriles d'origine parasitaire (variole, tuberculose aiguë, pneumonie, érysipèle) et l'évolution des tubercules lépreux.

Il semblerait que les microbes des maladies précédentes gênent plus ou moins le développement et la multiplication des bacilles de la lèpre. Sans nous lancer trop avant dans le domaine de l'hypothèse, je me demande s'il n'y aurait pas là peut-être une indication thérapeutique. Ne serait-on pas autorisé à chercher s'il n'existe pas un microbe pathogène pouvant détruire le micro-organisme de la lèpre ou tout au moins enrayer son développement; si, en un mot, le microbe gendarme du bacille lépreux, n'existe pas?

La syphilis complique parfois la lèpre (on en trouve de nombreux exemples dans ce mémoire). C'est toujours un accident fâcheux, car les lépreux supportent très mal le mercure. Lorsqu'elles se montrent sur le même individu, ces deux affections semblent évoluer d'une façon absolument indépendante. D'après Oldekop les lésions tertiaires de la syphilis seraient exceptionnelles chez les lépreux des environs d'Astrakhan dont un très grand nombre cependant seraient syphilitiques. Le Dr de Verteuille me dit avoir souvent trouvé la syphilis dans les antécédents héréditaires (chez les père et mère) des lépreux. Rappelons à ce propos que les habitants des îles Sandwich étaient infestés de syphilis avant la terrible épidémie de lèpre qui éclata dans leur pays.

Oldekop a constaté en outre la fréquence (8/10) du scorbut chez les lépreux, d'Astrakhan où d'ailleurs le scorbut est très répandu. Cette affection exerce une certaine influence sur l'évolution des tubercules lépreux qui prennent une « apparence scorbutique ».

Les lépreux sont en outre fréquemment atteints de maladies chroniques ayant précédé, souvent *pendant longtemps*, leur affection. J'ai été étonné de l'énorme quantité de scrofulo-tuberculeux, d'anémiques, de chlorotiques, etc., qui existent sur les côtes de Norvège, et en particulier dans les environs de Bergen, de Molde, de Trondhjem (1). En ces régions, la pléthore, le tempérament sanguin semblent ne pas exister chez le peuple. Dans le rapport inédit qu'il m'a envoyé sur la lèpre aux Antilles, le Dr de Verteuille m'écrit avoir également remarqué la fréquence de la scrofule, de la tuberculose dans les antécédents personnels ou héréditaires des lépreux. Il a souvent constaté la coïncidence de la phtisie pulmonaire et de la lèpre dans les familles. « Dans une famille européenne de huit enfants (m'écrit-il en outre à ce pro-

---

1. En 1884, mon ami le docteur Kaurin (de Molde) m'a montré des cartes statistiques de ces maladies établies par lui avec un soin méticuleux. Ces cartes confirmaient complètement les Observations précédentes.

pos) deux jeunes gens meurent atteints de la lèpre. Un troisième et deux sœurs succombent à la phtisie pulmonaire. »

J'ai été frappé de la grande coïncidence du goître avec la lèpre, en Italie. Ainsi, sur 12 lépreux italiens que j'ai pu observer dans le nord de la Péninsule, 6 étaient goitreux.

SECONDE PARTIE.

CHAPITRE VII.

Anatomie et physiologie pathologique de la lèpre.

L'*anatomie pathologique* de la lèpre a été l'objet de nombreux travaux. Dans une première période, avant la découverte du bacille de la lèpre, Danielssen et Boeck, G. Simon, Pruner, Virchow, furent les premiers à étudier d'une façon précise les lésions macroscopiques et microscopiques du mal. Ils furent suivis dans cette étude par une série d'anatomo-pathologistes dont les travaux vinrent éclairer et préciser davantage la nature des lésions observées par leurs devanciers : Kobner, Bergmann, Hansen, Neumann, Hebra, Kaposi, Cornil et Ranvier, Grancher, Lamblin, H. Leloir, Déjérine, Thoma, Monastirski, Kozlowski, Tschiriew, Steudner, etc., etc. (1). Ces observateurs étudient le siège, la disposition, la structure des lésions observées chez les lépreux. Ils reconnaissent tous, après Virchow, que les tubercules de la lèpre (que je désignerai dorénavant sous le nom de *léprômes*) sont constitués par un tissu de granulations (granulômes de Virchow), très semblable à celui des produits lupeux, tuberculeux, syphilitiques, mais évoluant en général beaucoup plus lentement vers la nécrose ou la résorption que les léprômes, tuberculômes, syphilômes, et n'étant pas ordinairement comme ceux-ci réuni en foyers nettement séparés les uns des autres. Ils cherchent l'élément spécifique du léprôme, comme on cherchait alors l'élément cellulaire spécifique du tuberculôme, du carcinôme, du syphilôme. Ils ne trouvent pas, et pour cause, cette fameuse cellule spécifique, mais ils décrivent dans certains léprômes des masses cellulaires ou de grosses cellules d'aspect spécial. Ce sont les cellules lépreuses de Virchow. Nous verrons

1. Voir la Bibliographie à la fin de l'ouvrage.

tout à l'heure ce qu'il faut penser de ces « cellules » lépreuses. Ils décrivent aussi des masses jaunes granuleuses (Hansen), qui ne sont autre chose que des amas de bacilles et de spores comme on l'a reconnu plus tard. Ils insistent sur les lésions ner-veuses observées dans la lèpre et, s'ils n'arrivent pas tous à des résultats concordants au point de vue des lésions des centres nerveux, tous sont d'accord pour reconnaître la constance des lésions nerveuses périphériques dans cette affection. Les névrites périphériques de la lèpre sont dès lors maintenant étudiées.

La découverte d'un micro-organisme dans les produits lépreux, du bacille de la lèpre, ne tarde pas à produire une véritable révolution. Et sous l'influence des idées de Pasteur et de ses élèves, sous l'influence de la découverte du bacille de la tuber-culose par Koch, la lèpre est désormais considérée par la plupart des médecins comme un des types des maladies produites par un microbe pathogène. Elle est rangée immédiatement à côté de la tuberculose et de la syphilis. Nous verrons plus loin sur quelles données s'appuie cette opinion. Signalé en 1871, mais réellement décrit en 1874, par A. Hansen de Bergen (Norvège) (*Norsk Magazin vor Loege Videnskab*, 1874, fasc. 9, et *Archives de Virchow*, tome LXXIX), ce bacille ne tarde pas à être décrit de nouveau et coloré par Neisser (de Breslau). Les travaux ultérieurs de Carter, Eklund, de Cornil et Suchard, de Besnier et Balzer, de Hillairet et Gaucher, Hillis, Kobner, Atkinson, Majocchi et Pellizari, Thin, Cornil et Babès, H. Leloir, Lang, Unna, etc., etc. (1), vinrent confirmer les résultats obtenus par A. Hansen et Neisser et démontrer la constance de ce bacille dans les produits de la lèpre tuberculeuse et de la lèpre mixte des pays les plus divers. Enfin, tout récemment, ce bacille, longtemps et inuti-lement cherché dans la lèpre trophoneurotique (anesthésique) ou lèpre systé matisée nerveuse, a été trouvé et décrit dans cette forme : par A. Hansen dans un ganglion lymphatique, par Cornil et Babès dans un tendon et dans le névrilemme d'un nerf épaissi, par Arning dans les nerfs de deux lépreux anesthésiques. La recherche des bacilles spécifiques venait donc confirmer d'une façon éclatante l'unité de la lèpre démontrée par la clinique. Les bacilles de la lèpre existent donc dans tous les pro-duits lépreux, quelle que soit la forme de la lèpre à laquelle on a affaire et quel que soit le pays dont ils proviennent. Tous les produits de la lèpre tuberculeuse en sont farcis dans une proportion incroyable. Ces bacilles sont très rares, très peu abondants, dans la lèpre systématisée nerveuse.

On ne possède pas d'éléments suffisants pour dire quand les bacilles quittent l'économie. Il serait cependant très important de savoir s'il existe des bacilles dans les cas très anciens de lèpre systématisée nerveuse. Car, si la lèpre est produite par un microbe pathogène infectant l'économie d'une façon plus ou moins complète, la constatation de sa disparition absolue dans certains cas démontrerait la possibi-lité de la guérison de la lèpre. Mais l'on conçoit combien de pareilles recherches sont difficiles, et combien il serait hasardeux d'affirmer la disparition complète et entière des bacilles hors de toute l'économie, parce que l'on n'a pas trouvé de bacilles dans quelques produits lépreux. Il suffirait, en effet, d'un seul foyer bacil-

1. Voir la Bibliographie à la fin de l'ouvrage.

laire, quelque localisé qu'il soit, pour amener de nouveau l'infection plus ou moins généralisée de l'individu et de nouvelles poussées de léprôme, bien que le mal semble endormi depuis longtemps. Or des foyers aussi localisés ont été constatés par différents auteurs, entre autres par A. Hansen, chez des sujets indemnes depuis des années de toute éruption lépromateuse du côté du tégument ou des nerfs. (A. Hansen, Congrès de Copenhague, etc.) De très longues et minutieuses recherches dans ce sens sont donc absolument nécessaires, avant de pouvoir affirmer quoi que ce soit.

Abordons maintenant l'étude de l'*Anatomie* et de la *Physiologie pathologique* de la lèpre. Je fais cette description en m'appuyant : 1º Sur les travaux des auteurs précités ; 2º sur l'examen d'un très grand nombre de produits lépreux, que j'ai recueillis dans mes voyages, ou à l'hôpital Saint-Louis, etc., ou qui m'ont été envoyés de différents côtés. Ces produits lépreux provenaient de lépreux norvégiens, italiens, français (niçois), turcs, grecs, espagnols; de malades de la Guadeloupe, de l'île Bourbon, de la Guyane, du Brésil, du Venezuela, du Mexique, de Cochinchine, etc., etc.

Avant d'étudier les lésions observées dans les différents tissus et organes, je dois dire quelques mots de la structure du léprôme et de l'aspect du bacille lépreux en général. Je prends pour type le léprôme nodulaire du derme et de l'hypoderme, ayant eu l'occasion d'en examiner un grand nombre à l'état frais, en pratiquant des biopsies sur le vivant. Au début de son développement, un léprôme nodulaire fendu en deux présente à l'œil nu l'aspect d'une gomme syphilitique crue, mais sa surface de section est plus rouge, plus brune, et à la pression il s'en écoule un liquide plus abondant, d'ordinaire sanguinolent et légèrement visqueux. En outre on constate à son niveau des vestiges plus nets de la structure de la peau que dans la gomme. Ceci tient à ce que le léprôme n'est jamais aussi bien limité que le syphilôme. Plus tard la surface de section est brunâtre ; on distingue à peine les vestiges de la structure de la peau, le liquide séro-sanguinolent que la pression fait écouler est beaucoup moins abondant. Quand le léprôme est en train de se nécroser, il présente à la coupe un aspect gris jaunâtre légèrement granuleux. Autour de ce centre gris jaunâtre, il existe une zone brunâtre entourée elle-même souvent par une zone rougeâtre. Si l'on examine au microscope le liquide que la pression fait sourdre au niveau de la surface de section ou celui que l'on obtient en râclant légèrement cette surface, on trouve :

A. Des globules rouges plus ou moins déformés, d'autant plus abondants que le tubercule est plus jeune, plus congestif. Ils manquent au niveau du centre nécrobiotique gris jaunâtre.

B. Des cellules lymphatiques très abondantes, plus ou moins granuleuses.

C. Un certain nombre de cellules rondes qui contiennent de petits bâtonnets. Ces bâtonnets existent aussi à l'état libre. On les trouve en grand nombre flottant dans le liquide. Ces bacilles deviennent beaucoup plus apparents, surtout dans les cellules rondes, lorsque l'on ajoute une gouttelette d'eau distillée à la préparation.

— 230 —

Ces bâtonnets sont agités de mouvements spontanés. Si une partie de leurs mouvements
dépend évidemment des courants qui se font dans le liquide de la préparation, des
oscillations imperceptibles du sol, etc., il est incontestable que ces bacilles présentent cependant des mouvements propres. Comme Hansen, Cornil, etc., je les ai vus
se plier, se retourner, se tordre.

Si l'on fait sécher rapidement la mince couche de liquide étalée sur la lamelle
couvre-objet, et qu'on la colore ensuite d'après le procédé de Ehrlich, les bacilles
lépreux apparaissent nettement avec leurs caractères ordinaires.

Une *coupe* du tubercule lépreux, pratiquée d'après les procédés ordinaires,
montre (Voir PLANCHE XVIII) que ce tubercule est constitué par une infiltration du
derme, par une grande quantité de cellules embryonnaires sphéroïdes, ou un peu
aplaties ou fusiformes qui dissocient les fibres du tissu conjonctif, lequel disparaît
en partie. Ces amas de cellules embryonnaires ont une grande tendance à se grouper sous forme de manchons autour des vaisseaux. Une assez grande quantité de
ces cellules lymphatiques sont beaucoup plus volumineuses qu'à l'état normal. Elles
peuvent acquérir un volume double et même sextuple du volume normal, elles contiennent parfois plusieurs noyaux. Dans les tubercules anciens, ces grandes cellules
à plusieurs noyaux sont plus fréquentes, on dirait des cellules géantes. Je n'ai que
très rarement trouvé, même dans les tubercules anciens, les vacuoles que décrit
Neisser, dans les « cellules lépreuses » (Virchow). Nous verrons d'ailleurs que ces
« cellules lépreuses » sont loin d'être toujours des cellules, mais ne sont souvent
autre chose que des amas zoogloéiques de bacilles. Les vaisseaux sanguins, autour
desquels les cellules embryonnaires ont une grande tendance à se grouper, sont
dilatés, souvent variqueux; leurs parois sont épaissies. Cet épaississement des parois
peut ne porter que sur leur tunique externe, mais il atteint aussi parfois leur tunique
interne; dans ce cas, au lieu d'être dilatée, la lumière des vaisseaux est rétrécie. Ces
lésions vasculaires expliquent en partie les troubles si prononcés de la circulation,
que l'on observe au niveau des tubercules lépreux, en particulier des extrémités des
membres. Il est à remarquer que les léprômes sont souvent fortement vascularisés
par des vaisseaux dilatés, variqueux, remplis de matière colorante du sang. A la
longue, en même temps qu'une partie du léprôme se résorbe ou s'élimine, il se produ-
duit une transformation scléreuse d'une partie de cette tumeur ou plutôt des tissus
ambiants irrités. La formation du tissu scléreux est surtout accentuée au pourtour des
nerfs. Les lésions vasculaires prédécrites expliquent la fréquence les taches ecchymotiques au niveau des léprômes, et la teinte brunâtre que présente la peau à leur
niveau lorsque le léprôme s'est résorbé sans ulcération.

En résumé, bien que quelques-uns des caractères histologiques précités soient,
communs aux différentes tumeurs de granulations : lupôme, tuberculôme, syphilôme,
on remarquera qu'il existe certaines différences histologiques entre le léprôme et les
néoplasmes précités, y compris le lupôme, avec lequel cependant le néoplasme de
la lèpre présente l'analogie la plus grande (1). Des néoplasmes précités, c'est le

1. Voir Leloir et Vidal. *Anatomie pathologique du lupus.* — *Société de biologie*, 1882. — Leloir :
Nature du lupus vulgaire. — Congrès international de Copenhague, 1884.

léprôme qui suit la marche la plus lente, la plus chronique, qui présente le moins de tendance à la nécrobiose, qui est le moins nettement limité, qui s'accompagne des lésions vasculaires et nerveuses les plus accentuées.

Si, au lieu de colorer les coupes de léprôme avec le picro-carmin, on les colore d'après le procédé de Cornil, ou mieux d'après le procédé d'Ehrlich ou de Babès ou encore d'après la méthode de Unna, on constate alors que ce néoplasme est infiltré partout également, bourré, farci, d'une quantité prodigieuse de bacilles. Le nombre colossal de ces bacilles donne à la coupe un aspect spécial, caractéristique qui permettra toujours de distinguer le léprôme des autres tumeurs de granulations précitées, et même de reconnaître immédiatement que l'on a devant les yeux une coupe de tissu lépreux. (Voir PLANCHES XIX et XX.)

Examiné dans les préparations colorées, au moyen d'un fort objectif à immersion, et en éclairant avec le concentrateur, le *bacille lépreux* se présente sous l'aspect d'un mince bâtonnet, dont les extrémités sont parfois un peu amincies, long comme la moitié ou les trois quarts du diamètre d'un globule rouge, large comme un huitième ou même un quinzième du diamètre d'un globule rouge. On voit donc que ce bacille présente une très grande analogie avec celui de la tuberculose (1). Comme l'ont montré Neisser, Hansen, Cornil, etc., il existe parfois sur les bacilles des sortes de renflements noueux. Ces nœuds siègent, en général, à l'une ou aux deux extrémités du bacille (ce sont des spores). En général, les bacilles qui portent trois ou quatre nœuds sont deux fois plus longs que les bacilles ordinaires. On trouve aussi parfois de longs filaments, comme articulés, paraissant constitués par des bacilles unis bout à bout, en série. (Hansen, Cornil, Neisser.) En outre, ou trouve aussi des point ronds disposés en chapelets ou en groupes qui ne paraissent être autre chose que des spores provenant de la transformation des bacilles (Hansen) (*Archives de Virchow*, 1882). Neisser et Cornil signalent aussi, outre les bacilles noueux et les chapelets précités, des bacilles contenant des vacuoles claires dans leur intérieur. Je ne les ai jamais rencontrés. Neisser décrit, en outre, une sorte d'enveloppe mucilagineuse autour des bacilles, très nette surtout lorsqu'on colore avec de la fuchsine des préparations sèches. J'ai remarqué que cette enveloppe était surtout accentuée au niveau des bacilles réunis en groupes, que j'ai étudiés dans des coupes de langue et de peau lépreuse. Cette substance mucilagi-

1. Les bacilles de la lèpre se distinguent surtout de ceux de la tuberculose, parce que dans les coupes colorées les léprômes contiennent toujours une quantité prodigieuse de bacilles, tandis que les tuberculômes n'en renferment toujours que beaucoup moins, et le plus ordinairement qu'en très petit nombre. Il faut chercher patiemment le bacille de la tuberculose dans les coupes colorées ; les bacilles de la lèpre au contraire sautent aux yeux par leur nombre colossal. La grandeur des bacilles de la lèpre est plus uniforme et ils sont plus rectilignes que ceux de la tuberculose (Cornil). Ils sont plus courts, plus minces et moins pointus que ceux de la tuberculose (A. Hansen).

Les bacilles de la lèpre se colorent aussi plus facilement que ceux de la tuberculose. Ainsi, par exemple, ils se colorent avec la fuchsine de Poirier, qui en simple solution ne teint pas les bacilles de la tuberculose. Ils résistent aussi plus longtemps à la décoloration par l'acide azotique (Babès). Le bacille de la tuberculose ne se colore que dans les liquides colorants alcalins, celui de la lèpre se colore aussi dans les liquides colorants neutres ou acides : gentiane, fuchsine (Neisser). Pour distinguer par exemple les bacilles de la lèpre de ceux de la tuberculose, s'ils siègent ensemble dans un organe, on colorera les coupes par la fuchsine simple, pendant une demi-heure, puis on décolorera avec un acide. Les bacilles de la lèpre seront seuls colorés par ce procédé (Cornil et Babès).

neuse me semble jouer un rôle important dans le groupement des bacilles en boules et en amas zoogloéiques. On voit donc que le micro-organisme de la lèpre est constitué non seulement par un bacille, mais par des spores provenant de ce bacille. Ce sont peut-être ces spores que Eklund avait prises pour le micrococcus de la lèpre (1).

Il faut avoir soin de ne pas confondre ces spores avec les granulations irrégulières qui proviennent de la désagrégation des bacilles. Les bacilles de la lèpre sont cultivables sur le sérum humain gélatinisé et sur l'albumine de l'œuf comme l'ont montré Neisser, Hansen et d'autres auteurs. C'est dans ces cultures pures que l'on peut le mieux étudier la formation des spores aux dépens des bacilles. La culture se fait dans une étuve portée à la température normale du corps humain. Les spores sont surtout abondantes dans les viscères (foie, rate), dans le testicule et dans les ganglions lymphatiques. J'ai remarqué que les bacilles de ces régions étaient en général plus courts que les bacilles des léprômes tégumentaires.

La résistance des bacilles lépreux est des plus remarquables. Köbner a trouvé des milliers de bacilles dans un fragment de nodule lépreux qui s'était desséché dans une enveloppe de papier où il avait été oublié depuis 10 ans. Cornil a retrouvé des bacilles dans des préparations histologiques colorées au picro-carmin et conservées pendant des années entre deux lames de verre dans la glycérine. J'ai observé la même chose et, comme cet auteur, j'ai retrouvé des bacilles dans des fragment des léprômes que j'avais insérés sous la peau de cobayes en vue de les inoculer. J'en ai trouvé aussi une grande quantité dans des nodules lépreux, que j'avais introduits depuis deux ans et demi dans la cavité péritonéale de cochons d'Inde. (Voir plus loin page 237.) J'ai dans un cas fait sécher pendant douze jours dans une étuve à 39° un tubercule lépreux rapporté de Norvège dans de l'alcool ; les bacilles très abondants y étaient encore parfaitement visibles sur des coupes colorées d'après le procédé d'Ehrlich.

DISPOSITION DES BACILLES DANS LES TISSUS.

(Voir PLANCHES XIX et XX).

Les bacilles et spores sont souvent contenus dans les cellules lymphatiques, dans les grandes cellules à plusieurs noyaux, dans les cellules lépreuses de Virchow, dans les cellules du tissu conjonctif, dans les cellules hépatiques, etc., etc. (Voir page 240.) En un mot les bacilles sont fréquemment contenus dans les éléments cellulaires des tissus malades. C'est là un fait évident, bien mis en lumière par les recherches de Hansen, Neisser, Cornil, Baumgarten, Leloir, etc. Mais les bacilles et les spores sont aussi très fréquemment situés en dehors des éléments cellulaires qui constituent les tissus lépreux. Et ils peuvent s'y trouver à l'état isolé où en groupes, en amas. Comme je l'avais montré en 1881 (*Affections cutanées d'origine nerveuse.* Paris 1881), l'infiltrat lépreux siège fréquemment

---

1. Dans bien des cas les prétendus bacilles ne paraissent être autre chose que des grains (micrococci), réunis en chapelets et entourés par une sorte de substance mucilagineuse.

dans l'intérieur des espaces lymphatiques lacunaires du derme. Le léprôme dilate ces espaces lymphatiques étoilés. (Planche XVIII, *Fig.* 3.)

En octobre 1884, j'ai déposé au ministère de l'Instruction publique un rapport sur la lèpre en Norvège. Dans ce rapport (dont le résumé a été publié en juin-juillet 1885 à la *Société de biologie*, en juillet et août 1885 à l'Académie des sciences), j'ai montré, avec présentation de préparations et planches à l'appui, que dans la peau, les muqueuses, les ganglions, les bacilles de la lèpre se réunissaient souvent sous forme d'amas globulaires, n'ayant aucun rapport avec les éléments cellulaires : « Je remarquerai cependant, disais-je, que les masses cellulaires considérées par Virchow comme de grosses cellules (cellules lépreuses) ne sont autre chose que des amas de bacilles, *sans aucun rapport avec les éléments cellulaires.* Ce sont des amas zoogloéiques de bacilles et spores de lèpre disposés sous forme de boules. » (Voir Planche XIX.) Presque simultanément, un histologiste excellent, le Dr Unna de Hambourg (*Monatshefte für Dermatologie*, juillet 1885. *Leprastudien separat. Abdruck*) est arrivé aux mêmes conclusions que moi.

Unna est arrivé à ces résultats en employant ce qu'il appelle la « méthode sèche », méthode dont je conseille de lire attentivement la technique dans les travaux sur la lèpre publiés par l'éminent dermatologiste de Hambourg dans les *Monatshefte für Dermatologie*, 1885-86. Je préfère cependant (après essais comparatifs) l'ancienne méthode, laquelle présente le grand avantage de ne pas trop altérer les tissus (1).

Quoi qu'il en soit, nous sommes arrivés en même temps à cette conclusion que : les grosses masses jaunes de Hansen, les cellules lépreuses de Virchow, les « globi » de Neisser, ne sont autre chose le plus souvent (moi), toujours (Unna), que des amas zoogloéiques de bacilles et de spores réunis en boules et en quelque sorte englobés dans la substance mucilagineuse qui entoure le bacille isolé, substance décrite par Neisser. On conçoit que l'espèce de halo formé par cette substance mucilagineuse englobant la boule ait pu être prise pour une paroi cellulaire. On conçoit d'autre part que, lorsque ces boules se développent dans les espaces lymphatiques étoilés du derme, le noyau des cellules endothéliales qui tapissent ces espaces ait pu être pris pour le noyau des prétendues cellules lépreuses de Virchow, etc.

Nos recherches simultanées et faites avec des procédés techniques différents montrent donc que le bacille de la lèpre ne se rencontre pas uniquement dans les cellules, comme l'ont dit Neisser, Kobner (*Archives de Virchow*, tome LXXXVIII), Hansen, Baumgarten (*Monatshefte für praktische Dermatologie*), Guttmann (*Berliner Klinische Wochenschrift*), Thïn (*Med. Chir. Trans.*, volume 66, 1883) et que ce siège unique dans les cellules que l'on avait cru constituer un caractère distinctif entre le bacille de la tuberculose et celui de la lèpre ne doit plus être admis. Mais que

---

1. Depuis la publication de mes travaux sur ce sujet en juillet 1885 à l'Institut, Neisser et Hansen (*Archives de Virchow*, 1886. — Fasc. 2 du t. 103) ont publié chacun une note sur l'histologie des bacilles de la lèpre ou ils attaquent la « méthode sèche » de Unna, qu'ils considèrent comme très défectueuse. Je suis pas entièrement de leur avis. Mais je regrette qu'ils n'aient pas eu connaissance de mes travaux faits sur des préparations obtenues au moyen des procédés ordinaires, lesquels m'ont donné les résultats précités.

l'on ne se méprenne pas sur mon opinion ; j'ai vu (comme je l'ai dit plus haut) des bacilles dans de grosses cellules, analogues aux cellules lépreuses de Virchow, Neisser, Cornil, etc., et dans bien d'autres éléments cellulaires. L'opinion de Unna me paraît donc un peu trop absolue. Enfin, les bacilles se trouvent assez fréquemment en petits groupes, en traînées, ou même isolés dans les espaces intercellulaires, entre les fibres du tissu conjonctif, entre les cellules hépatiques, cartilagineuses, nerveuses (tubes nerveux), etc. (Voir PLANCHES XIX et XX.)

Si l'on trouve des bacilles dans le sang que l'on obtient en piquant un tubercule lépreux, il n'en résulte pas pour cela que l'on trouve des bacilles dans le sang de la circulation générale. Contrairement à Kobner (*Archives de Virchow,* tome LXXXVIII), qui a signalé des bacilles contenus dans les globules blancs du sang et même libres dans le serum sanguin, Hansen, Neisser, etc., disent n'avoir jamais vu de bacilles dans le sang et dans les vaisseaux. Cependant Cornil (*Société médicale des hôpitaux.* 1881) a signalé de nombreuses spores faisant en quelque sorte des infarctus dans certains capillaires, et des bacilles à la face interne des cellules endothéliales des vaisseaux sanguins. Cornil et Babès (les *Bactéries.* Paris, 1885) ont trouvé des bacilles dans quelques cellules endothéliales des vaisseaux du poumon, du rein, dans un fait de lèpre tuberculeuse survenue chez un enfant. Majocchi et Pellizari auraient aussi trouvé des bacilles dans le sang. Si Hansen n'a pas vu de bacilles dans le sang, il a néanmoins pu cultiver ce sang et cette culture lui a donné des bacilles. Nous avons signalé plus haut la grande tendance que présentent les léprômes, et partant les bacilles, à se grouper en manchons autour des vaisseaux. Pour ma part, je n'ai trouvé que très exceptionnellement des bacilles dans l'intérieur des vaisseaux sanguins, mais j'en ai vu.

J'ai déjà dit qu'il serait important de savoir d'une façon certaine si, oui ou non, le sang des lépreux contient des bacilles, et à quel moment il en renferme. Une série de recherches minutieuses entreprises dans ce sens, aux différentes périodes d'évolution de la lèpre, pourrait peut-être éclairer ces questions majeures au point de vue thérapeutique : La lèpre peut-elle être considérée, à un moment de son évolution, comme une maladie parasitaire locale, analogue au lupus, par exemple ? Les bacilles de la lèpre envahissent-ils l'organisme uniquement par les voies lymphatiques comme certains faits cliniques et anatomiques (lymphangites lépreuses, adénites, etc.) pourraient le faire croire ?

J'ai entrepris dans ce sens, depuis 1882, une série de recherches ayant porté sur cinq lépreux. Je recueillais le sang, au moyen de piqûres pratiquées dans un endroit très éloigné de toute infiltration lépromateuse ancienne ou récente. J'étalais le sang sur une lamelle porte-objet, faisais sécher et colorais ensuite, soit d'après le procédé de Cornil, soit d'après le procédé d'Ehrlich. Chacun de ces malades m'a ainsi permis de préparer à plusieurs reprises une vingtaine de lamelles. Voici les résultats que j'ai obtenus :

Dans *un* cas seulement (OBSERVATION LXXIV), j'ai trouvé *trois* bacilles sur *vingt* préparations. Le sang avait été recueilli par piqûre au niveau de l'extrémité digitale, aussi loin des tubercules que possible. Mais le malade présentait sur presque toute la surface cutanée des tubercules disséminés. Il était dans la troisième année de sa lèpre tuberculeuse. Dans les quatre autres cas, je n'ai trouvé aucun bacille dans le sang. Dans un de ces cas seulement, j'ai trouvé de petits amas jaunâtres, granuleux, sur la nature desquels j'hésite à me prononcer.

INOCULATIONS EXPÉRIMENTALES.

Nous voyons donc qu'il existe constamment, dans toutes les productions pathologiques de la lèpre, un bacille extrêmement abondant, très résistant, et que ce micro-organisme peut être cultivé et obtenu à l'état de culture pure. Comme je le disais à propos de la syphilis (*Leçons sur la syphilis*, professées à l'hôpital Saint-Sauveur, 1ᵉ leçon. — *Progrès médical.* Mars 1885, n° 12) : « Il faut, pour avoir le droit d'affirmer qu'une maladie est d'origine parasitaire et produite par l'introduction dans l'organisme d'un microbe pathogène, démontrer : 1° Que cette maladie est inoculable ; 2° qu'il existe dans les produits d'inoculation un microbe spécial ; 3° que ce microbe cultivé, obtenu à l'état de culture pure, et inoculé dans de bonnes conditions expérimentales, reproduit toujours la maladie spécifique. »

Comme exemple de maladie, voisine de la lèpre, où les trois termes de cette proposition ont été démontrés d'une façon complète, je citerai la tuberculose. Villemin prouve qu'elle est inoculable. Koch en trouve le bacille et montre que des inoculations de cultures pures de ce bacille reproduisent toujours la tuberculose. Ici la démonstration est absolue comme pour le charbon (Davaine, Pasteur), le choléra des poules (Pasteur), etc. Mais, pour la lèpre, la démonstration complète, absolue, est loin d'être faite, car le premier terme de la proposition n'est pas établi. *Jusqu'ici (je me place sur le terrain expérimental, sur le terrain de la physiologie-pathologique) personne n'a réussi à inoculer la lèpre, soit à l'homme, soit aux animaux* (1).

A. *Inoculations aux animaux.* — C'est en vain que, avec des produits lépreux remplis de bacilles (Voir Congrès de Copenhague, 1884. *Viertelyahresschrift für Dermatologie*, 1885), A. Hansen a essayé d'inoculer des chats, des lapins, des singes ; que Kobner (*Archives de Virchow*, tome LXXXVIII) a inoculé des singes, des grenouilles, des poissons divers ; que Hillairet et Gaucher, E. Vidal ont inoculé quelques porcs. Il est vrai que Neisser (*Archives de Virchow*, tome LXXXIV, et *Art. de Ziemssen*, 1881) en inoculant des chiens et des lapins et Otto Damsch (*Archives de Virchow*, tome LXXXII 1883) en inoculant des lapins, des souris, des chats, ont cru produire des lèpres locales ; c'est-à-dire qu'ils ont vu les tissus très voisins du nodule d'inoculation envahis par les bacilles. Mais la lecture attentive des Observations de ces auteurs montrera que leurs expériences d'inoculation, bien que très intéressantes, sont loin d'être démonstratives.

J'ai également inoculé, dans la cavité péritonéale et sous la peau, cinq

1. Comme je le disais dans mes *Leçons sur la syphilis*, ce qu'il faut établir pour la lèpre (contrairement à la syphilis), ce sont les 1ᵉʳ et 3ᵉ termes de la proposition. Ce qu'il faut établir pour la syphilis, ce sont les deux derniers termes de la proposition.

cobayes avec des parcelles de tissu lépreux (tubercules cutanés) recueillies sur quelques malades de l'hôpital Saint-Louis. Je n'ai jamais obtenu d'inoculations satisfaisantes, bien que j'aie conservé trois de ces cobayes pendant *deux ans et demi* avant de les sacrifier. Les deux autres ont été sacrifiés au bout de six mois.

Des deux cobayes sacrifiés au bout de six mois d'inoculation, le premier avait été inoculé sous la peau du dos ; chez le deuxième, j'avais accolé au morceau de tubercule lépreux glissé sous la peau du ventre un lambeau d'epiploon hernié destiné à le nourrir et à l'empêcher de se nécroser (d'après le procédé expérimental que j'ai indiqué en 1884 pour le lupus. Voir ma communication sur la nature du lupus vulgaire. *Congrès international des sciences médicales*, Copenhague, août 1884, et *Progrès médical*, décembre 1884). Chez le premier cobaye, dans les coupes comprenant à la fois le morceau de léprôme introduit sous la peau du dos et l'hypoderme ambiant, j'ai trouvé une grande quantité de bacilles dans le nodule d'inoculation, mais aucun bacille dans les tissus ambiants.

Chez le deuxième cobaye, le nodule d'inoculation se trouvait ratatiné et caséifié dans le tissu cellulaire sous-cutané, entouré de tous côtés et fixé à la peau par un tissu de nouvelle formation de couleur un peu acajou. Ce tissu brunâtre ne s'étendait guère en hauteur, mais il filait dans l'hypoderme et s'étalait sous le derme en s'étendant à 3 millimètres du nodule d'inoculation. Ce tissu brunâtre, mou, s'étendait aussi à 3 ou 4 millimètres sur le lambeau épiploïque que j'avais accolé au nodule d'inoculation. Les ganglions de voisinage, et d'ailleurs tous les autres tissus, paraissent sains. Je pratique des coupes d'ensemble portant sur le tissu brunâtre qui englobe le nodule d'inoculation et sur le nodule d'inoculation lui-même. Dans le nodule d'inoculation, je trouve encore une grande quantité de bacilles. Des coupes du tissu brunâtre ambiant colorées avec le picro-carmin me montrent que ce tissu présente la structure du tissu embryonnaire, d'un tissu de bourgeons charnus. Mais un grand nombre de ces cellules présentent des granulations brunâtres. Et à mon grand étonnement, en colorant avec le procédé de Ehrlich un certain nombre de coupes de ce tissu brun, je constate qu'il existe beaucoup de bacilles dans un grand nombre des cellules de ce tissu de nouvelle formation. Ces cellules contenant des bacilles lépreux sont surtout abondantes le long des vaisseaux. Elles étaient d'autant plus abondantes et d'autant plus riches en bacilles qu'elles siégeaient dans un endroit plus rapproché du nodule d'inoculation. Cependant il existait des espèces de bandes de cellules pleines de bacilles, filant en quelque sorte le long du lambeau épiploïque accolé et sous le derme, jusqu'à 4 à 5 millimètres environ du nodule d'inoculation.

Ce fait est très intéressant, mais je me garderai bien d'en tirer une conclusion absolue et d'affirmer que j'ai dans ce cas produit une lèpre locale. Il se pourrait, en effet, que les bacilles que j'ai trouvés dans le tissu de nouvelle formation entourant mon nodule d'inoculation ne soient autre chose que des bacilles provenant de la désagrégation du léprôme d'inoculation, que ce soient des bacilles recueillis par les cellules embryonnaires du tissu de nouvelle formation, de la même façon que les cellules embryonnaires, lymphatiques, englobent certaines poudres inertes (carmin, poussières colorées, etc.) et qu'en un mot il ne s'agisse pas ici de bacilles en voie de multiplication (1).

Il se pourrait d'ailleurs, aussi, qu'il s'agisse réellement dans ce cas d'une culture locale des bacilles du léprôme inoculé. De nouvelles recherches en ce sens sont absolument nécessaires.

J'ai tué, il y a quelques mois, les 3 cobayes que j'avais inoculés dans la cavité péritonéale avec des léprômes cutanés nodulaires, deux ans et demi auparavant. J'ai trouvé dans un coin de la cavité péritonéale, chez ces 3 cobayes, un petit noyau entouré d'une sorte de coque grisâtre de tissu de nouvelle formation. Le noyau fendu présentait un centre caséeux, qui n'était autre vraisemblablement que le léprôme d'inoculation. J'ai examiné ces noyaux en pratiquant dans eux une série de coupes colorées par le procédé de Ehrlich. Seul le centre caséeux renfermait des bacilles encore très nets, mais la plupart fragmentés. La coque de tissu de nouvelle formation ne renfermait aucun bacille. Chez ces animaux, tout le reste de la cavité péritonéale, les ganglions, les tissus ambiants étaient demeurés absolument sains.

Nous voyons donc que jusqu'ici, pour ne nous en tenir qu'à la rigoureuse constatation des faits observés, les inoculations de lèpre tentées chez les animaux n'ont donné aucun résultat. Les inoculations au moyen de cultures pures de bacilles faites par Hansen ont été également négatives. Donc, jusqu'ici, nous pouvons dire que l'animal susceptible d'être rendu lépreux nous manque. Il semblerait qu'il en soit de la lèpre comme de la syphilis, et que jusqu'ici l'on doive admettre également pour la lèpre qu'elle n'est pas transmissible aux animaux. (Voir mes *Leçons sur la syphilis. — Progrès médical.* 1885.) Ainsi donc, malheureusement, l'animal réactif nous manque.

B. *Inoculations de produits lépreux à l'homme.* — On conçoit que, il y a longtemps, des médecins poussés par l'amour de l'art, convaincus de la non contagiosité de la lèpre, aient pu (après s'être eux-mêmes inoculés plusieurs fois), aient pu, dis-je, inoculer leurs semblables avec le consentement de ceux-ci. Ces essais seraient absolument condamnables aujourd'hui, et comme l'a dit, en 1881, M. Besnier : « Quel est le médecin qui oserait aujourd'hui s'inoculer la lèpre? » (Besnier. *La lèpre est-elle contagieuse? — Gazette hebdomadaire.* 1881.)

Il y a de cela près de 30 ans, le vénérable X..., cherchant la cause de la lèpre qu'il étudiait avec cet acharnement qui nous a valu ses magnifiques travaux, persuadé

1. Ce qui pourrait porter à admettre cette opinion est l'expérience que j'ai instituée il y a un an. J'inocule deux cobayes absolument de la même façon que mon cobaye n° 2. Mais au lieu d'un léprôme frais, j'emploie comme matière d'inoculation des morceaux de tubercules lépreux cutanés, très riches en bacilles, mais que je conservais depuis plus de trois ans dans l'alcool absolu. Pour plus de sûreté, je fais sécher pendant une heure mes morceaux à inoculer dans une étuve sèche à 48°. Je replace dans l'alcool absolu frais pendant quelques jours avant l'inoculation. J'ai sacrifié ces deux cobayes il y a six mois. Par conséquent ces deux cobayes avaient été inoculés absolument de la même façon et pendant le même temps que le cobaye n° 2. Mais, au lieu d'employer pour l'inoculation un léprôme contenant des bacilles vivants, j'avais employé un léprôme contenant des bacilles certainement morts depuis longtemps.

Eh bien, chez ces deux cobayes, j'ai obtenu des résultats presque identiques à ceux que je viens de décrire chez le cobaye n° 2. Les nodules d'inoculation se sont ratatinés, caséifiés ; ils ont été entourés d'un tissu brunâtre composé de cellules embryonnaires ; et quelques-unes de ces cellules embryonnaires renfermaient des bacilles très nettement colorables. Il est vrai que, chez ces deux cobayes, il y avait beaucoup moins de cellules contenant des bacilles et que ces bacilles étaient beaucoup moins abondants.

en outre de la nature non contagieuse du mal (mais ne voulant pas néanmoins faire aux autres ce qu'il n'aurait pas voulu qu'on lui fît à lui-même), X... s'inocula des produits de lèpre tuberculeuse (parcelles de tubercules, sang, pus, etc.). X... répéta ces expériences, ne réussit qu'à se donner quelques lymphangites septiques et, persuadé que la lèpre n'était pas plus inoculable que le cancer, il se décida à inoculer quelques sujets sains (avec leur consentement). Il inocula ainsi 20 individus sains avec du sang, des parcelles de tubercules, du sang ou du pus recueillis au niveau des tubercules. Ces inoculations déterminèrent seulement quelques lymphangites septiques peu graves, mais dans aucun de ces 20 cas il ne se produisit, même localement, quoi que ce soit ayant rapport avec la lèpre. Tous les inoculés furent suivis pendant des années et des années. Tous demeurèrent absolument sains. Le résultat négatif de ces inoculations, faites il y a près de 30 années, connues de tous les médecins scandinaves et d'un certain nombre de malades, a contribué pour beaucoup, comme je l'ai constaté dans mes voyages en ces pays, à répandre l'opinion que la lèpre n'est ni contagieuse ni inoculable. L'importance de ces expériences absolument inédites m'a porté à en parler ici. Elles ne sauraient être plus longtemps passées sous silence (c'est de ces expériences que je parle dans mon mémoire intitulé : *La lèpre de Norvège. — Semaine médicale. 1885).*

Quant aux inoculations de A. Hansen, dont on a fait tant de bruit il y a quelques années, elles ne présentent aucune valeur ; car A. Hansen avait inoculé avec des produits de la lèpre tuberculeuse des individus atteints de la lèpre systématisée nerveuse.

Profeta (*Sur l'Éléphantiasis des Grecs. — Giornale intern. dell. sc. med.* 1884) a inoculé 2 femmes de 25 et 31 ans, et 8 hommes parmi lesquels l'auteur en première ligne, puis le Dr Cagnina et 6 autres sujets âgés de 35, 47, 29, 44, 25 et 43 ans, tous prévenus du danger possible et résolus à l'affronter. Mais, soit qu'il ait insinué du pus d'ulcère ou du sang sur des plaies de scarification ou des surfaces dénudées par le vésicatoire, soit qu'il ait injecté au moyen d'une seringue de Pravaz du sang pris au centre même du tubercule lépreux ou dans les points où l'anesthésie était le mieux constatée, le résultat fut toujours le même. Toutes ces expériences, dont la 1re série remonte à 1868, donnèrent des résultats négatifs.

A ces inoculations entreprises dans un but expérimental, on pourrait ajouter la longue série des inoculations accidentelles : médecins, infirmiers, etc., se piquant en soignant ou opérant des lépreux, ou en pratiquant des autopsies de lépreux, et qui ne furent pas pour cela atteints de la lèpre. (Voir Lucio et Alvarado, Danielssen et Boeck.)

En résumé nous voyons que jusqu'ici les inoculations de produits lépreux tentées sur l'homme et les animaux n'ont donné aucun résultat. Le premier terme de la proposition établie plus haut fait donc entièrement défaut. Faut-il en conclure que la lèpre n'est pas inoculable ? Nous reviendrons sur cette question de contagiosité et d'inoculabilité. En tous cas ces expériences (si elles ne démontrent pas d'une façon absolue que la lèpre n'est pas inoculable) prouvent tout au moins que la lèpre est très peu contagieuse (inoculable) d'individu à individu. Si donc la lèpre est inoculable, elle semble l'être infiniment moins que la syphilis, et peut-être même que la tuberculose (1).

ÉTUDE ANATOMIQUE DES LÉSIONS SYSTÉMATIQUES ET ORGANIQUES DE LA LÈPRE.

(Voir Planches XVIII, XIX, XX et les figures intercalées pages 240 et suivantes.)

Il n'est pas prouvé que les bacilles de la lèpre envahissent tous les tissus du corps. J'étudierai successivement les lésions des tissus et organes où le léprôme et le bacille ont été démontrés d'une façon incontestable (2). Ce sont : la *peau*, certaines *muqueuses*, les *nerfs*, le *tissu conjonctif sous-tégumentaire*, les *ganglions lymphatiques*, le *foie*, la *rate*, le *testicule*, l'*œil*, les *cartilages*, les petits *vaisseaux* sanguins et lymphatiques.

1° *Peau* (Voir Planche XVIII, *Fig.* 3 et Planche XIX, *Fig.* 1 et 2). A. *Epiderme.* — Dans les tubercules récents, crus, non excédents, on constate que l'épiderme est intact. Cependant, parfois, ses prolongements interpapillaires sont hypertrophiés. Lorsque le tubercule est plus ancien, plus volumineux, les prolongements épidermiques interpapillaires sont aplatis et même disparaissent complètement. A cette période, l'épiderme est en somme relativement intact. Bien qu'il contienne une assez grande quantité de cellules migratrices, je n'ai jamais trouvé de bacilles dans ces cellules migratrices ayant filé entre les cellules du corps de Malpighi. Dans un seul cas, j'ai pu trouver quelques rares bacilles dans un follicule pilo-sébacé, et vérifier ainsi l'exactitude de ce qu'a dit Babès à cet égard.

Dans les tubercules plus anciens tendant à s'ulcérer, à se couvrir de squames, de croûtes, ou à présenter à leur surface des vésicules ou des phlycténules purulentes, j'ai pu constater une analogie frappante entre ces lésions épidermiques siégeant à la surface des tubercules lépreux et celles que j'ai décrites à la surface des tubercules du lupus. C'est-à-dire : ou bien des lésions de desquamation (diminution ou disparition de la couche granuleuse et de l'éléidine, persistance de la vitalité des cellules de la couche cornée dans sa moitié ou son tiers inférieur); ou bien des lésions de vésico-pustulation (formation d'un réticulum épithélial d'après le processus que j'ai décrit sous le nom d'altération cavitaire) (Voir *Fig.* 36, page 240) ou bien des lésions

1. L'argument tiré des inoculations accidentelles ne présente pas une bien grande importance. Il n'est pas nécessaire d'insister longtemps sur ce point. Je rappellerai même à ce propos que les mêmes auteurs, qui n'admettent pas la nature tuberculeuse et partant inoculable du lupus, appuyant une partie de leur argumentation sur ce fait qu'eux-mêmes ou leurs élèves se sont souvent piqués en scarifiant ou traitant des lupeux sans devenir pour cela atteints de lupus, retournent complètement la question lorsqu'il s'agit de la lèpre (s'ils sont partisans de sa nature contagieuse inoculable). Ils disent alors que ces inoculations accidentelles ou autres ne présentent aucune valeur scientifique quand elles sont ce qu'ils appellent négatives (Lisez : ne donnent pas de résultats conformes à leur opinion). Chose étrange, on voit des médecins éminents discuter et nier encore actuellement la nature tuberculeuse inoculable du lupus (suffisamment démontrée par des séries de faits positifs cependant) ; et affirmer la nature inoculable de la lèpre, affection où les faits positifs d'inoculation expérimentale, même sur l'homme, nous font encore absolument défaut.

2. Voir en outre mes travaux sur l'*Anatomie pathologique de la lèpre* in : *Affections cutanées d'origine nerveuse.* Paris, 1881. *Rapport sur les dermatoses et les affections du système nerveux,* etc. (*Revue des sciences médicales* 1882). Article Trophonévrose du *Dictionnaire Jaccoud.* 1883.— *Recherches sur l'anatomie pathologique de la lèpre. Société de biologie,* juin 1885. Institut, août 1885, etc., etc.

de phlycténisation(formation de phlyctènes superficielles ou profondes par clivement des couches épidermiques). Fait intéressant, j'ai pu, dans deux cas, constater la présence de bacilles dans le liquide et les leucocytes contenus dans la cavité : 1° D'une phlycténule ; 2° d'une vésico-pustule non crevées. A ce propos, je remarquerai que la présence de bacilles dans la sérosité des bulles de pemphigus lépreux, signalée par F. Müller (*Archiv. für Klin med.* XXXIV) ne me paraît pas prouver qu'il existe des bacilles dans le pemphigus de la lèpre systématisée nerveuse pure : car le lépreux de Müller était atteint de lèpre systématisée nerveuse devenue tuberculeuse. En somme, la présence de bacilles dans l'épiderme, même malade, est tout à fait exceptionnelle, et les lésions de l'épiderme à la surface des léprômes sont évidemment secondaires aux lésions du derme, de l'hypoderme et des vaisseaux et nerfs qui y sont contenus.

B. *Derme*. — Le léprôme (infiltrat cellulaire et bacilles) siège dans le derme, surtout dans ses couches moyennes et inférieures ; mais il envahit aussi fréquemment les couches supérieures du derme et la couche papillaire. Fait curieux, et constaté par la plupart des auteurs, il respecte toujours une mince bande du derme immédiatement sous-jacente à l'épiderme. (Voir *Fig.* 36.)

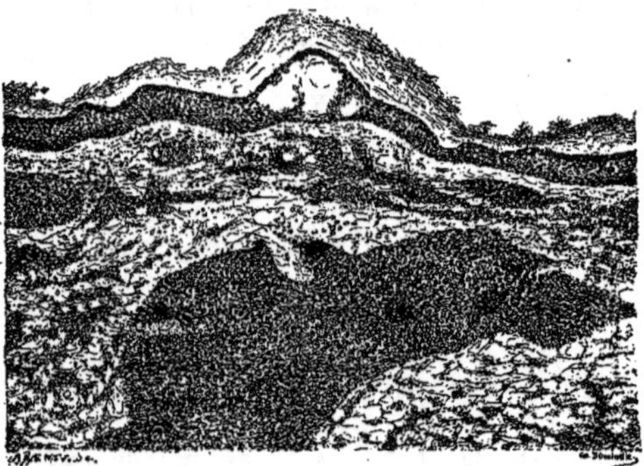

Figure 36. — Coupe d'un morceau de peau infiltrée par le léprôme avec lésions de vésico-pustulation dans l'épiderme. La vésico-pustule représentée dans cette figure renfermait des bacilles et des spores de la lèpre.

D'après une judicieuse remarque de Unna, l'intégrité de cette bande étroite tiendrait à ce qu'elle ne renferme pas de vaisseaux sanguins.

Le léprôme présente dans sa distribution topographique une certaine analogie avec le lupôme. De même que dans le lupus tuberculeux, le derme est infiltré par des masses de cellules, tendant à se grouper en manchons, principalement autour des vaisseaux et des glandes, et à suivre (comme je l'ai montré en 1881) les trajets et fentes lymphatiques du derme. (Voir PLANCHE XVIII. *Fig.* 3.) Il y a de véritables lymphangites lépreuses, comme il y a des lymphangites lupeuses. Les bacilles se trouvent très souvent à l'état libre dans les fentes lymphatiques du derme. J'ai montré plus haut comment ils se réunissaient en amas, en boules, pris pour des cellules lépreuses par différents auteurs, et n'étant autre chose que des amas zoogloéiques de bacilles et de spores, nullement contenus dans un élément cellulaire quelconque et entourés d'une substance mucilagineuse, comme je l'ai montré avec Unna. Mais en outre les léprômes ont une grande tendance à se grouper autour des nerfs du derme et de l'hypoderme. D'ailleurs, dans d'autres cas, l'infiltrat lépromateux se fait d'une façon diffuse, sans affecter la disposition nodulaire.

Le léprôme envahit fréquemment l'hypoderme, et au début on constate sa tendance à se masser autour des glandes de la peau, des nerfs, des vaisseaux. Il arrive parfois que le derme soit presque intact, alors que l'hypoderme est envahi d'une façon diffuse par le léprôme. Dans ces cas, la lèpre tuberculeuse pourrait être prise au premier abord pour une lèpre maculeuse brune.

Les glandes sudoripares et les follicules pilo-sébacés sont peu à peu étouffés par le léprôme ambiant et finissent par disparaître. Hebra, Neumann, Kaposi ont signalé l'hypertrophie des muscles arrectores pilorum dans certains cas. Peut-être cette hypertrophie expliquerait-elle l'aspect chair de poule que présentent parfois au début les léprômes en nappe. D'après Cornil, la multiplication des noyaux des cellules, des glandes sudoripares pourrait donner lieu à des apparences simulant les cellules géantes. Pas plus que Cornil et Babès, je n'ai jamais trouvé de bacilles dans les glandes sudoripares.

Les vaisseaux sanguins présentent une série d'altérations, dont j'ai parlé plus haut. En général, les artères sont atteintes de périartérite et d'endartérite oblitérantes. On observe des bacilles en grande quantité dans les cellules aplaties et concentriques de la tunique adventice des vaisseaux et, comme Cornil, j'en ai trouvé dans les cellules de leur tunique interne.

J'ai longuement insisté, dans mon Mémoire sur les affections cutanées d'origine nerveuse (Paris 1881), sur les altérations des nerfs cutanés dans la lèpre, et montré le rôle majeur que joue la névrite parenchymateuse. (Voir PLANCHE XVIII, *Fig.* 5 et 6.) Le résultat de mes recherches de 1881 a été vérifié par M. Hoggan et d'autres histologistes. Je dois faire remarquer, cependant, que, ainsi que je l'ai dit dans mon article TROPHONÉVROSE du *Dictionnaire de médecine et de chirurgie pratiques* (1883), les lésions de névrite parenchymateuse paraissent être secondaires à l'action directe des bacilles lépreux et de leurs spores (que l'on trouve exister en grande abondance entre les tubes nerveux, soit à l'état libre, soit renfermés dans les cellules lymphatiques qui dissocient les tubes nerveux) et non pas primitives comme je le pensais en 1881.

Donc, les lésions des nerfs cutanés tiennent en partie à la périnévrite lépreuse étudiée par Virchow (Voir *Fig.* 41. — Page 246) et en partie à l'action directe du virus lépreux sur le tube nerveux. Il faut noter que les bacilles sont très abondants autour du faisceau nerveux et dans son épaisseur (entre les tubes nerveux dans la lèpre tuberculeuse et dans la lèpre mixte. (Voir PLANCHE XIX, *Fig.* 3.) Ils sont au contraire très peu abondants dans les nerfs de la lèpre trophoneurotique pure. A la longue, la dégénérescence du nerf devient complète et le nerf se trouve transformé en un véritable cordon fibreux. Grancher, Lamblin, Carter ont signalé l'atrophie et la disparition des corpuscules du tact.

Le léprôme cutané subit parfois la transformation fibreuse et sous cet aspect rappelle beaucoup une coupe de la variété de lupus que j'ai décrite avec

E. Vidal sous le nom de lupus scléreux. (*Société de biologie* 1883.) Il contient encore des bacilles, même lorsqu'il a subi une dégénérescence fibreuse complète; mais ces bacilles sont moins abondants, souvent fragmentés. Dans les tubercules anciens, les glandes de la peau ont complètement disparu. L'épiderme est très aminci. Quand les tubercules lépreux s'ulcèrent, on constate une grande quantité de bacilles dans le liquide qui s'écoule à la surface de ces ulcérations. Lorsque le liquide est purulent, il m'a semblé contenir moins de bacilles que lorsqu'il est transparent ou opaque : en un mot le nombre des bacilles m'a paru être en raison inverse du nombre des globules de pus ; la purulence m'a paru être opposée à la virulence. Donc, le derme et l'hypoderme (ainsi que les muqueuses de la bouche et du pharynx comme nous le verrons) constituent un excellent terrain de culture pour le bacille, qui y pullule sous forme de bâtonnets et de spores. (Notons cependant que les spores sont moins abondantes dans le tégument que dans les ganglions et les viscères.) Quant à l'épiderme il est un détestable terrain de culture, sans doute à cause du peu de cellules lymphatiques qu'il contient, et peut-être de l'insuffisance de la température (1).

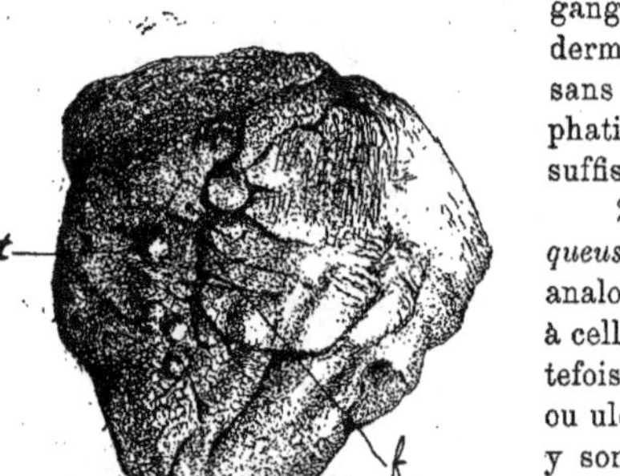

Figure 37.

2° *Muqueuses.* — A. Les lésions des *muqueuses labiales, buccales, gutturales*, sont très analogues, sauf quelques légères différences, à celles que l'on observe dans la peau. Toutefois, les tubercules semblent s'y exulcérer ou ulcérer plus facilement; aussi les bacilles y sont-ils plus superficiels et constituent-ils parfois à la surface des exulcérations et érosions des cultures presque pures ; en général, leur pus est bien plus riche en bacilles que le pus sécrété par les tubercules ulcérés de la peau. Dans deux cas, j'ai été réellement étonné de la prodigieuse quantité de bacilles contenus dans la salive de lépreux atteints de lésions tuberculeuses de la bouche.

B. Je dois ici insister un peu sur les lésions de la *langue* (Voir Planche XVIII, *Fig.* 1 et 2 et Planche XIX, *Fig.* 4 et 5) dans la lèpre tuberculeuse, car elles ne sont pas ou à peine signalées par les auteurs. J'en ai décrit plus haut les caractères cliniques principaux. Nous avons vu que, dans un premier type, la langue ressemblait grossièrement à une glossite syphilitique superficielle lobulée comme dans la figure 37 ci-jointe qui représente une langue lépreuse que j'ai rapportée de Norvège. — On y remarquera, en *t*, les tubercules lépreux; en *f*, les crevasses qui donnent à cette langue l'aspect d'une langue syphilitique lobulée.

---

1. Cependant comme l'ont montré Cornil et Babès, il résulte de la présence des bactéries de la lèpre dans l'appareil pilo-sébacé et dans l'épiderme cutané que les parasites de la lèpre peuvent être éliminés à la surface de la peau. C'est peut-être aussi par cette voie qu'ils pénètrent dans l'épaisseur de la peau.

On peut très bien constater cette analogie également au point de vue histologique sur ces préparations et planches. Le derme muqueux dans toute son épaisseur est infiltré en masse et d'une façon étendue par le léprôme, lequel pénètre jusque dans la portion musculaire de l'organe, dissociant les fibres musculaires dont il amène la destruction. Ce léprôme est constitué par une grande quantité de cellules

embryonnaires ; il ne renferme que très peu de grosses cellules lépreuses. Il est peu vascularisé, tend en nombre de points à subir la dégénérescence fibreuse, et d'une façon générale rappelle très bien une coupe de glossite scléro–gommeuse. Il est relativement peu riche en bacilles. Les papilles de la langue ont disparu, ou sont aplaties. L'épiderme est très notablement atrophié et n'est plus représenté que par 2 ou 3 couches de cellules.

Dans une autre variété, au contraire (Voir la *Fig.* 38 qui rappelle plutôt une langue couverte de plaques muqueuses confluentes et végétantes, ou de tubercules syphilitiques), l'infiltrat lépreux est plus superficiel ; il n'a pas subi de dégénérescence fibreuse, il est constitué par des cellules embryonnaires au milieu desquelles on aperçoit une grande quantité de grosses boules constituées uniquement par des bacilles et des spores. Toutes les cellules sont très riches en bacilles et en spores.

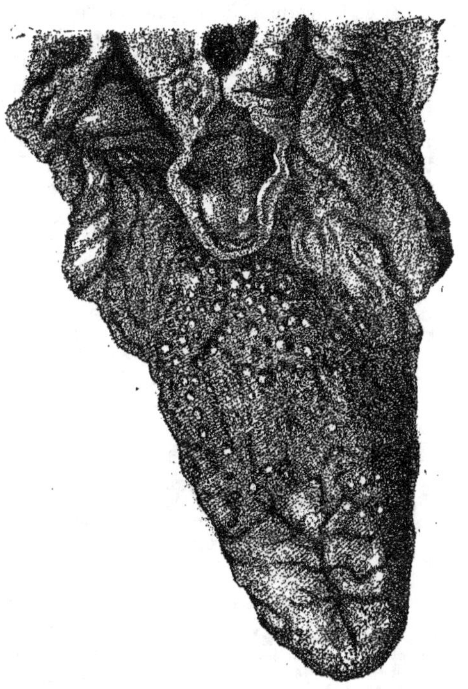

Figure 38. — Langue et larynx couverts de tubercules lépreux isolés d'après une pièce que j'ai rapportée de Norvège.

En certains points de la coupe, comme le montrent ces préparations, les bacilles sont tellement abondants que l'on dirait une culture pure de bacilles, on ne voit plus que des bacilles. Les vaisseaux sont çà et là dilatés. Les papilles du derme muqueux sont hypertrophiées, végétantes, pleines de bacilles. L'épiderme et ses prolongements interpapillaires sont hypertrophiés comme dans certaines plaques muqueuses végétantes. En quelques points l'épiderme a disparu, il y a une érosion, et à ce niveau les tissus bourrés de bacilles sont directement baignés par la salive. Jamais, dans aucun tissu lépreux, je n'ai autant vu de bacilles que dans cette dernière variété de glossite lépreuse.

3° *Larynx* (Voir PLANCHE XVIII, *Fig.* 6 et PLANCHE XIX, *Fig.* 6). — Le larynx est très souvent altéré d'une façon notable dans la lèpre tuberculeuse. Sa muqueuse est épaissie, surtout au niveau de l'épiglotte, des cordes vocales supérieures et inférieures et des ventricules. Dans certains cas, il y a une sorte d'hypertrophie éléphantiasique, d'œdème dur spécifique constitué par l'infiltration diffuse du léprôme et pouvant amener des accidents semblables à ceux de l'œdème de la glotte. D'ordinaire, le léprome y est à l'état diffus. (On l'y trouve cependant aussi à l'état nodulaire.) Il y a une infiltration étalée de léprôme dans tout le derme muqueux du larynx, de l'épiglotte en particulier. Une coupe de ce léprôme présente assez bien les caractères histologiques d'une laryngite scléro-gommeuse, et sous cet aspect il rappelle de très près le léprôme, tel qu'il se montre histologiquement dans notre première variété de glossite lépreuse. Dans d'autres cas le léprôme subit par îlots une dégénérescence caséeuse qui aboutira à la formation d'ulcérations superficielles de la muqueuse laryngée, très analogues à celles qu'on a observées dans certaines variétés de tuberculose laryngée. A la surface de la muqueuse laryngée, il existe souvent une grande quantité de petites végétations pédiculées qui donnent à la muqueuse un aspect villeux. L'épiderme est en général très atrophié ou même tombé dans les stades plus avancés. Dans d'autres cas, l'infiltration lépreuse de la muqueuse se faisait par îlots, et l'épaississement était dû à une sorte d'œdème dur ambiant. J'ai parfois pu constater des bacilles, dans l'intérieur des vaisseaux sanguins ou des lymphatiques dilatés du larynx ainsi affecté.

J'ai plusieurs fois trouvé des bacilles dans le périchondre. Ils s'y montraient en petits groupes, soit à l'état libre, soit renfermés dans des cellules rondes. Ces petits amas de bacilles situés entre les fibres du tissu conjonctif étaient souvent disposés en bandes, en traînées, ou encore en chaînettes dont les articles, placés bout à bout et séparés par un espace clair, prenaient au premier abord l'aspect d'un long filament. Neisser a signalé des bacilles dans les cartilages du larynx ; ces bacilles se trouvaient isolés ou groupés entre les cellules cartilagineuses, et jusque dans l'intérieur de la capsule cartilagineuse, à côté du noyau. Il y avait aussi des bacilles dans le tissu conjonctif qui sépare les fibres musculaires du

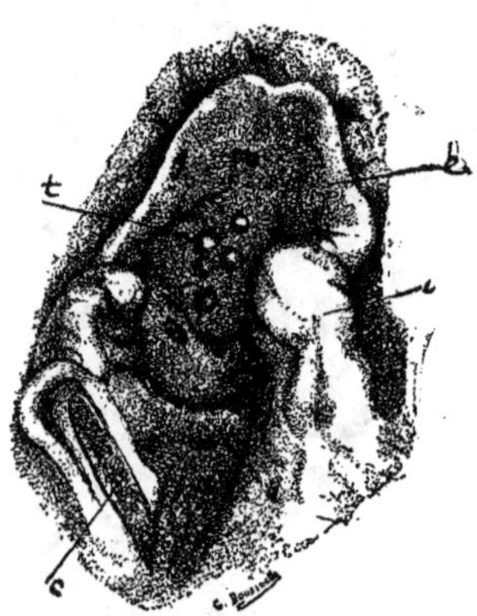

Figure 89. — Représente un larynx lépreux que j'ai rapporté de Norvège ; en *é*, épiglotte infiltrée d'une façon diffuse par le léprôme ; en *i*, muqueuse infiltrée de léprôme ; en *t*, tubercules lépreux (léprômes nodulaires) situés sur l'épiglotte ; en *c*, coupe du cartilage thyroïde que j'ai fendu pour montrer les ventricules du larynx recouverts d'une muqueuse infiltrée.

larynx. Je n'ai jamais trouvé de bacilles dans les cartilages du larynx. (J'ai examiné 4 larynx lépreux.)

4° *Œil.* — Je n'ai eu l'occasion d'examiner histologiquement qu'un seul léprôme de l'œil; il s'agissait d'un petit léprôme situé à l'union de la cornée et de la sclérotique. Comme l'a montré Cornil (*Société médicale des hôpitaux.* 1881), le nodule conjonctival présentait des cellules lymphatiques pleines de bactéries. Entre les fibres du tissu conjonctif de la sclérotique, entre les lames conjonctives de la cornée et de la sclérotique on trouvait une assez grande quantité de bâtonnets et de grands filaments constitués par des bâtonnets placés bout à bout. En somme les bacilles s'y trouvaient renfermés dans des cellules lymphatiques ou à l'état libre.

L'épithelium de revêtement de la cornée était intact.

Les lésions de l'œil chez les lépreux ont été bien étudiées par Hansen et Bull. (*Leprous deseases of the eyes.* Christiania 1869.) On trouvera dans cet excellent travail la description détaillée des lésions de la chambre antérieure et postérieure de l'œil, de l'iris, etc., et chez les lépreux.

5° *Vaisseaux.* — Nous avons parlé plus haut des lésions des veines et des artères, au niveau du derme et de l'hypoderme. Nous avons vu qu'elles sont souvent des plus accentuées, et que la périartérite et l'endartérite, la périphlébite et l'endophlébite lépreuses peuvent aboutir à l'oblitération complète du vaisseau. On peut observer des lésions analogues au niveau de vaisseaux plus éloignés. Danielssen et Boeck ont signalé des périphlébites localisées au niveau de la veine saphène, avec dilatation considérable du calibre de cette veine.

Lucio et Alvarado (*loc. cit.*), Poncet (de Cluny) (mal perforant et lèpre antonine. *Gazette hebdomadaire* 1872), ont signalé des épaississements notables des artères des membres, avec diminution et même

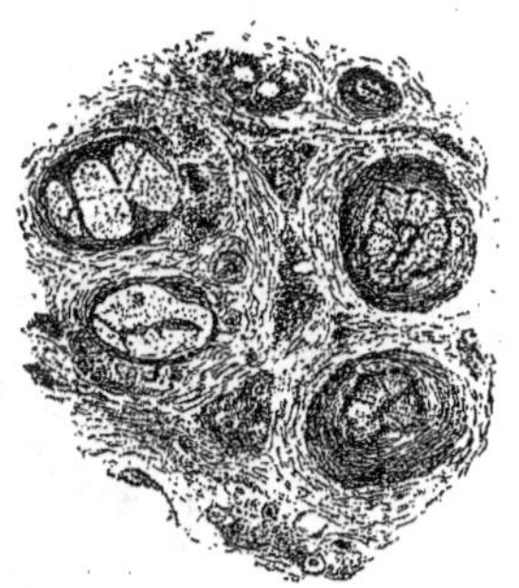

Figure 40. — Coupe d'hypoderme dans lequel on voit: à droite, deux artères atteintes d'artérite et d'endartérite oblitérantes ayant complètement bouché leur lumière; à gauche, deux nerfs atteints de périnévrite et de névrite parenchymateuse. Cette figure est tirée de mon mémoire de 1881 : *Sur les affections de la peau d'origine nerveuse.*

disparition de la lumière vasculaire. Ces altérations des troncs artériels moyens proviennent évidemment de lésions de périartérite et d'endartérite analogues à celles que nous avons étudiées au niveau du tégument. Lucio et Alvarado considèrent ces lésions artérielles comme constantes dans les trois formes de lèpre qu'ils décrivent : « Esta alteration la hemos encontrado fremomente en la aorta, en las subclavias, en las iliacas, etc., y constamente en las arteries de los mienbros..., estas atrofia del sistema arteriel es lesion constante... » (Lucio et Alvarado, page 35.) Depuis lors les lésions des grosses artères n'ont pas été signalées par les auteurs (peut-être n'ont-elles pas été suffisamment cherchées dans tous les cas).

Rappelons enfin, au point de vue historique, les recherches de Danielssen et

Boeck sur la composition chimique du sang des lépreux. Il serait très important de savoir : si les cellules de la tunique interne des gros vaisseaux renferment des bacilles et des spores, comme cela a été observé (très rarement il est vrai) au niveau des cellules de la tunique interne des petits vaisseaux.

6° *Nerfs.* — Lorsque la lèpre est trophoneurotique pure (lèpre systématisée nerveuse ou lèpre anesthésique pure), ou bien lorsque la lèpre est complète d'emblée (lèpre mixte d'emblée), ou enfin lorsque la lèpre tuberculeuse (ma lèpre systématisée tégumentaire) devient trophoneurotique, on constate à l'autopsie : que le léprôme a envahi non seulement les nerfs tégumentaires, mais encore qu'il a atteint les nerfs périphériques (comme d'ailleurs les phénomènes cliniques prédécrits, et la palpation des nerfs dans les régions où ils sont superficiels devaient le faire prévoir). Ces lésions constituent la lepra nervorum (1). Lorsque l'éruption lépromateuse se dépose autour des nerfs d'une façon diffuse, ceux-ci peuvent devenir gonflés dans presque toute leur étendue. Cet épaississement peut aller jusqu'à doubler et même quintupler le volume normal du nerf.

Si l'infiltrat lépromateux est plus localisé, on constate, sur le trajet des nerfs, des renflements fusiformes plus ou moins allongés, ou des renflements ronds ou aplatis encore plus limités. Ce sont de véritables léprômes qui se sont développés sur le trajet des nerfs. Virchow et surtout Danielssen (*Traité de la forme anesthésique de la spedalsked,* in *Recueil d'observations sur les maladies de la peau,* par Boeck et Danielssen, 1874) ont donné une description très complète au point de vue macroscopique de ces lésions des nerfs qu'ils ont

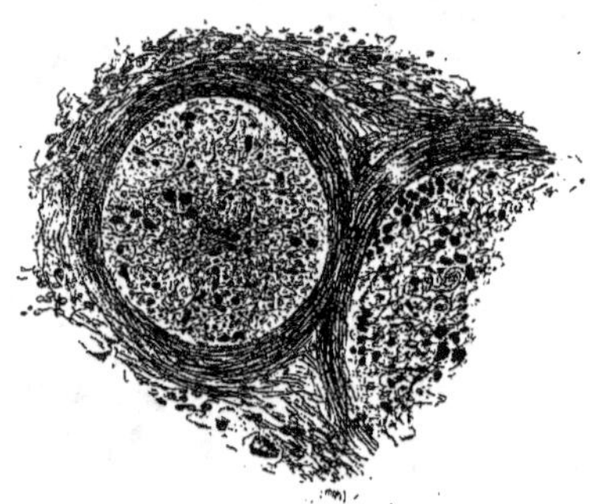

Figure 41. — Représente une coupe de nerf collatéral du doigt après séjour de 24 heures dans l'acide osmique (gross. 200 D.). Il existe autour des faisceaux nerveux une infiltration lépromateuse (périnévrite lépreuse). Les faisceaux nerveux ne renferment plus que quelques tubes sains dont la myéline est colorée en noir. Tous les autres tubes sont complètement dégénérés. Cette figure est extraite de mon travail de 1881 : *Sur les affections cutanées d'origine nerveuse.* Ce nerf provient du malade de l'Observation LXIV.

appelées : périnévrite lépreuse ; mauvaise expression d'ailleurs, au point de vue histologique, car elle qualifie seulement une partie des lésions que permet de constater le microscope.

D'après les recherches anatomiques de Danielssen, ces lésions commencent par les nerfs cutanés des membres. « Le nerf cutané palmaire est ordinairement le premier attaqué, et l'on y voit que quelques ramifications peuvent être fortement changées, tandis que les ramifications voisines restent intactes, et en ce cas les taches de la partie de la peau qui est pourvue de nerfs des ramifications malades ont

---

1. Si elles existent seules indépendamment de toute infiltration lépromateuse dans le tégument externe ou interne, on dit que la *lepra nervorum* est pure : c'est la lèpre anesthésique pure de Robinson, Danielssen et Boeck, ma lèpre trophoneurotique pure, ou ma lèpre systématisée nerveuse.

toujours été décolorées et anesthésiques... A mesure que l'anesthésie cutanée se développe, le nerf se trouve attaqué dans tout son parcours... Les nerfs cutanés des extrémités inférieures sont dans les mêmes circonstances attaqués de la même façon... On trouve aussi les grands nerfs dans un état anormal qui n'est pas moins digne de remarque. » (Danielssen.) Un des gros nerfs qui se prennent en premier est le nerf cubital. Il est, en général, attaqué immédiatement au-dessus du condyle interne de l'humérus. La lésion débute par une tache rouge sur la gaine du nerf laquelle envahit une partie plus ou moins grande de son épaisseur. C'est le léprôme à la période congestive. Puis la rougeur prend une teinte de plus en plus brune et pénètre tout le tronc nerveux dont les fascicules se tuméfient fortement, ce qui augmente considérablement le volume du nerf. « Ces changements, dit Danielssen, se restreignent d'abord à une petite partie du nerf, à une étendue de quelques pouces sur le condyle interne, mais ils s'étendent continuellement en attaquant toujours de nouvelles parties du tronc des nerfs, ou en continuant à suivre la direction du nerf... » Le nerf médian, le nerf radial sont pris également, mais en général, après le nerf cubital.

Les renflements, fusiformes ou non, de ces nerfs se produisent souvent au niveau de leur passage sur une surface osseuse (région du coude, du poignet). Mais ils peuvent être renflés dans toute leur longueur, jusqu'à leurs dernières ramifications au niveau des extrémités digitales. Danielssen les a rarement vus subir un changement à la sortie du plexus axillaire; d'après lui le changement ne commencerait en général qu'à 3 ou 4 pouces au-dessous de l'aisselle, la partie supérieure restant complètement saine.

Les nerfs des membres inférieurs sont également pris. La lésion commence le plus souvent par le nerf péronier et le nerf cutané postérieur externe, qui en sort. Le nerf tibial est également le siège d'épaississements bruns considérables, surtout au ni- veau de sa partie inférieure. Danielssen n'a jamais trouvé le nerf sciatique attaqué, à moins que les nerfs péroniers et tibiaux n'aient été considérablement gonflés; « mais il arrive alors que ce nerf (le nerf sciatique) se trouve tellement épaissi qu'on a de la peine à croire que c'est véritablement un nerf. Dans ces circonstances, on trouve aussi plusieurs fascicules du plexus sacré gonflés et bruns. » Les nerfs de la face sont aussi atteints. Danielssen a plusieurs fois trouvé des ramifications de la cinquième ainsi que de la septième paire de nerfs épaissies et décolorées, même sur de grandes étendues. Carter (*Transactions of the pathol. Society of London*. 1862) a bien montré en 1862 que les lésions des extrémités sont en rapport direct avec la névrite du nerf ou des nerfs affectés aux régions atteintes (1).

Ces lésions macroscopiques des nerfs si bien étudiées à l'œil nu par Carter, Danielssen, présentent une importance considérable. Elles nous permettent de suivre

1. J'ai publié en 1881, dans les *Archives de physiologie*, en collaboration avec le docteur Déjérine, un cas de lèpre où le nerf récurrent était fortement atteint de névrite parenchymateuse et interstitielle., Je n'ai trouvé de fait analogue signalé dans aucun auteur. Depuis cette époque, j'ai pu deux fois encore (sur trois autres larynx examinés) constater des lésions accentuées de névrite parenchymateuse et inter-

le scalpel à la main les lésions nerveuses de la lèpre, et nous donnent l'explication anatomique des phénomènes cliniques de la lèpre systématisée nerveuse (trophoneurotique) que nous avons étudiés plus haut. Nous voyons en somme que les autopsies démontrent ce que j'ai dit plus haut à propos de la symptomatologie générale de la lèpre systématisée nerveuse. « Les phénomènes cliniques observés sont en relation directe avec les névrites des nerfs périphériques. L'étude de la lèpre trophoneurotique ou lèpre systématisée nerveuse est réductible schématiquement à l'étude d'une névrite. » (Voir pages 150 et 151.)

Je n'ai pas à insister ici sur l'histologie pathologique de cette névrite. J'en ai déjà parlé plus haut. Il s'agit en somme de lésions de névrite parenchymateuse et de névrite interstitielle. (Voir *Fig.* 41.) J'ai montré en 1881 que les auteurs qui s'étaient occupés de l'étude de ces névrites lépreuses, depuis Virchow, avaient (ayant continué à jurer *per verba domini*) fait jouer un rôle trop exclusif à la névrite interstitielle dans la pathogénie du mal. J'ai insisté alors sur l'importance trop méconnue de la névrite parenchymateuse, et j'ai montré que cette névrite parenchymateuse n'était pas uniquement sous la dépendance de la névrite interstitielle de Virchow, Poncet (de Cluny), Carter, Neumann, etc. Les recherches ultérieures de M. et Mme Hoggan, parues en 1882 dans les *Archives de physiologie*, sont venues confirmer absolument les travaux sur la névrite lépreuse, que j'avais publiés en 1881.

En 1882, j'ai publié dans la *Revue des sciences médicales* un travail sur les affections cutanées d'origine nerveuse, travail dans lequel je considérais la névrite parenchymateuse des nerfs périphériques comme secondaire à l'action locale du virus, du micro-organisme de la lèpre sur l'élément nerveux. Les recherches histologistes de Neisser, de Hansen et les miennes ont montré qu'il existait en effet entre les tubes nerveux des bacilles libres ou renfermés dans les cellules d'endonévrite interstitielle dissociant les tubes nerveux. Mais, contrairement à Neisser, je ne crois pas que les bacilles situés entre les nerfs soient contenus toujours dans de grosses cellules (cellules lépreuses de Virchow). Je les ai souvent trouvés entre les tubes nerveux à l'état libre, soit disséminés, soit groupés, soit sous forme de grosses boules, d'amas zoogloéiques nullement contenus dans un élément cellulaire quelconque. (Voir PLANCHE XVIII, *Fig.* 5 et 6, et PLANCHE XIX, *Fig.* 3.) Je n'ai jamais pu constater avec netteté la présence de bacilles dans l'intérieur des tubes nerveux dégénérés.

Telles sont les lésions histologiques de la névrite lépreuse. (Lepra nervorum.) Elles se résument de la façon suivante : névrite parenchymateuse, pouvant aboutir à la des-

---

stitielle avec présence des bacilles dans les nerfs, non seulement au niveau des nerfs récurrents (laryngés inférieurs), mais au niveau des nerfs laryngés supérieurs. Ces lésions non décrites des nerfs laryngés me paraissent présenter une certaine importance. Il est évident en effet qu'elles doivent jouer un grand rôle dans les troubles de la phonation observés chez les lépreux. Il se pourrait même que, dans certains cas, l'aphonie des lépreux ne dépende pas ou ne dépende que peu de l'infiltration lépromateuse de la muqueuse laryngée, mais soit uniquement ou presque uniquement paralytique. Ces considérations sont donc d'une certaine importance pronostique.

truction totale du tube nerveux. Cette névrite parenchymateuse, à laquelle je fais jouer un rôle très important, provient selon moi d'une part, et surtout, de l'action directe du virus lépreux (micro-organisme de la lèpre) sur l'élément nerveux. Elle dépend aussi de la névrite interstitielle décrite par Virchow, etc. (Périnévrite lépreuse.) Elle peut aboutir à la dégénérescence complète du tube nerveux.

Les lésions des nerfs sont les mèmes dans la lèpre systématisée nerveuse d'emblée (lèpre trophoneurotique ou anesthésique pure) que dans la lèpre mixte (lèpre complète et lèpre tuberculeuse trophoneurotique). Toutefois, et fait très intéressant, il semblerait d'après les recherches faites par Cornil et Babès, Arning (*Archives de Virchow* 1884), sur les nerfs de la lèpre systématisée nerveuse (lèpre trophoneurotique pure) que, dans cette forme, les nerfs altérés contiennent beaucoup moins de bacilles que dans la lèpre complète (la lèpre mixte d'emblée) ou dans la lèpre tuberculeuse devenant ensuite trophoneurotique. D'ailleurs de nouvelles et nombreuses études des nerfs malades, dans la lèpre trophoneurotique pure, sont absolument nécessaires.

Telles sont les lésions des nerfs périphériques, décrites dans la lèpre; elles sont incontestables et paraissent avoir été démontrées d'une façon constante dans les différents cas de lèpre dont l'examen histologique a été pratiqué d'une façon sérieuse.

Danielssen et Boeck, les premiers, ont signalé des altérations de la moelle et de ses enveloppes (scléroses et méningites), consistance plus dense de la moelle avec atrophie, aspect jaune sale de la substance grise et raréfaction des cellules ganglionnaires, etc. Dans certains cas, l'atrophie était si marquée que la moelle n'était pas plus grosse qu'un crayon. Les mèmes auteurs ont également rencontré dans l'encéphale, surtout au niveau de l'origine des nerfs craniens, ces exsudations méningitiques, dont ils ont constaté la fréquence assez grande, au niveau de la partie postérieure de la moelle. Steudner, vingt ans après, décrivit dans un cas de lèpre mutilante une altération considérable (transformation colloïde) de la substance grise de la moelle, surtout dans les cornes postérieures et la commissure correspondante. Neumann aurait trouvé également des altérations colloïdes des vaisseaux de la moelle épinière et de la substance grise. Langhans aurait constaté, outre le ramollissement des cornes postérieures et de la commissure grise, un ramollissement des colonnes de Clarke ; ces lésions siégeaient surtout dans la moelle cervicale et dorsale supérieure. La substance médullaire entourant ces foyers de ramollissement était infiltrée de cellules embryonnaires comme dans la myélite. Les cordes postérieures et latérales présentaient un aspect grisâtre et une consistance plus dense, surtout dans la moelle cervicale.

Tschiriew, sur une moelle de lépreux examinée après quatre ans de durcissement et dont il n'a pas publié l'Observation clinique, décrivit à la région cervicale, dans les substances grise et blanche et surtout dans la substance gélatineuse des cornes postérieures, de petits corps allongés et se colorant fortement par la purpurine et l'hématoxyline, une injection des veines médullaires, de petites hémorrhagies siégeant dans la partie antérieure de la corne postérieure gauche. Les gaines lymphatiques des vaisseaux, en particulier des vaisseaux centraux, étaient plus ou moins épaissies et infiltrées de cellules lymphatiques. Les cornes antérieures ne montraient aucune altération appréciable. Dans les cornes postérieures, on pouvait constater une diminution dans le nombre des cellules qui étaient plus ou moins altérées, disparition des prolongements, limites moins nettes, réduction du protoplasma de la cellule, mais conservation du noyau et du nucléole. Par place, la substance grise elle-même des cornes postérieures ne présentait aucune trace d'organisation et était transformée en une masse plus ou moins opaque, granuleuse, plus colorée que la substance saine. Toutes ces lésions étaient symétriques. Les racines spinales étaient saines.

Les altérations médullaires décrites dans la lèpre par les auteurs précités peuvent dans certains cas, du reste, être soupçonnées cliniquement par suite de la présence de phénomènes spinaux (atrophie musculaire progressive, phénomènes ataxiques, etc.) présentés par quelques lépreux comme l'ont montré Danielssen et Boeck, Durand Fardel, Carter, Lamblin, Breuer, Rosenthal, etc. Mais si l'existence de névrites périphériques dans les nerfs de lépreux est aujourd'hui admise par tout le monde, il n'en est pas de même pour les lésions du système nerveux central, que l'on peut rencontrer chez ces malades. Dans les cas avec autopsies positives que j'ai rapportés plus haut, on trouve des altérations de la moelle et en particulier de la substance grise spinale. Mais il existe un certain nombre d'Observations avec autopsie, où l'examen histologique, pratiqué avec toute la rigueur désirable, n'a révélé aucune altération médullaire ; tels sont les cas de Danielssen et Boeck, de Grancher, de Leyden, et celui que j'ai publié dans les *Archives de physiologie* en commun avec le docteur Déjérine, dans lesquels la moelle ne présentait aucune espèce d'altération.

Voici l'Observation des lépreux, dont j'ai étudié la moelle avec le docteur Déjérine. (Voir Leloir et Déjérine. *Lésions nerveuses dans les gangrènes cutanées et dans la lèpre. — Archives de physiologie* 1881. Voir Leloir. *Affections cutanées d'origine nerveuse.* Paris 1881).

Ce lépreux est mort en 1879, à l'hôpital Saint-Louis, dans le service du docteur Vidal, que je tiens à remercier ici de sa grande obligeance.

OBSERVATION LXIV.

Lèpre mixte ou complète contractée en Cochinchine par un Français né dans le département de Meurthe-et-Moselle. — Séjour de 3 ans en Cochinchine. — Affaiblissement de l'économie par l'alcoolisme et les fièvres intermittentes de Cochinchine. — La lèpre semble avoir débuté vers 1868 (c'est-à-dire après environ un à deux ans de séjour dans cette colonie. — Début par des macules rappelant l'herpès circiné et par des macules blanchâtres. — En 1874, éruption de tubercules lépreux. — Cachexie. — Broncho-pneumonie. — Pleurésie. — Mort en 1879. — Autopsie et examen histologique.

Pi..... Nicolas, âgé de 34 ans, couvreur, entré à l'hôpital Saint-Louis le 19 septembre 1878. Jusqu'en 1865, le malade a toujours habité Aunetz (Meurthe-et-Moselle); il était d'une santé excellente et, dans sa famille, personne n'était atteint d'affection diathésique. En 1865, il a dû satisfaire à la loi militaire et fut placé dans l'infanterie de marine. Il séjourna d'abord 6 mois à Toulon et pendant ce temps sa santé fut parfaite. Puis il partit pour la Cochinchine, où il est arrivé le 4 septembre 1866. Il buvait alors une certaine quantité d'absinthe.

Dans cette colonie, il fit son service militaire dans l'intérieur des terres, changeant fréquemment de résidence. Au bout de 6 mois, il gagna les fièvres intermittentes, qui depuis ne l'ont jamais quitté, et qui reparaissent surtout au moment des fortes chaleurs. Pendant son séjour en Cochinchine qui a duré 3 ans, jamais il n'a eu de dysenterie. Pendant les deux dernières années, il a eu des plaques de forme circinée à bords saillants recouverts de squames et occasionnant de vives démangeaisons, et qui d'après la description qu'en a faite le malade ressemblaient à l'herpès circiné. Ces plaques étaient d'une sensibilité très prononcée, surtout après le grattage. Il se nourrissait surtout de poisson et de charcuterie. Il aurait eu également des *plaques blanchâtres ou brunâtres* dont on n'a jamais exploré la sensibilité.

Rentré en France le 13 juillet 1869, bien portant, il a fait la campagne de 1870 à Paris, et il a supporté le siège sans trop de souffrances. C'est seulement à cette époque qu'il a remarqué sur la joue droite une plaque rouge de coloration persistante et plus colorée par la chaleur; cette plaque était sensible. C'est le seul accident que le malade ait remarqué. Après le siège, il est retourné dans son pays, la plaque de la joue droite n'a pas disparu ; il s'en est formé de nouvelles sur la joue gauche et sur les bras, Il n'a pas remarqué alors de plaques anesthésiques et, somme toute, à part quelques accès de fièvre intermittente, il était bien portant.

En 1874, il s'est développé sur la face et en différents endroits de nombreux tubercules plats de la grosseur d'une amande, de couleur bistrée et qui tranchent sur la coloration habituelle de la figure. Le malade n'a pas su quelle était leur sensibilité ; quelques mois après, des tubercules se sont développés sur les doigts des pieds et des mains, et ils ont été précédés d'œdème de la main. En même temps, la teinte générale de la peau s'est foncée et est devenue, petit à petit, de couleur brune, avec marbrures blanchâtres. Les sourcils sont tombés, il y a 3 ans; le nez s'est effondré il y a 15 mois environ ; la voix est éteinte depuis 1 an. Depuis près de 3 ans, il a des ulcérations aux mains et aux pieds. Insensiblement sa force et son agilité ont beaucoup diminué.

Actuellement, la teinte générale de la peau est jaune, bronzée, plus foncée sur les parties découvertes que sur les autres parties du corps ; sur le thorax, la coloration est moins prononcée, la pigmentation moins uniforme ; il y a des points qui sont de couleur normale. Les cheveux, de coloration naturelle, ne sont pas tombés ; ils sont seulement un peu plus clairs sur les tempes. Les sourcils et les cils sont tombés les premiers ; le malade avait une moustache assez forte, qui n'existe plus. Sur le menton il y a encore quelques poils glabres.

La peau du front et des sourcils est épaissie, sillonnée de rides profondes, analogues à l'éléphantiasis. La peau des joues est très rouge, chaude, épaisse, sensible au toucher, recouverte çà et là de tubercules peu surélevés, rouges, qu'on peut traverser avec l'épingle sans déterminer la moindre douleur. La peau de la figure est en général plus épaisse, ridée. Le nez est aplati, effondré. A l'union du cartilage et des os propres, il y a des ulcérations à l'extrémité du lobule. La cloison est perforée, un stylet passe facilement d'une narine dans l'autre. Ozène. La muqueuse des lèvres est très facilement saignante, de coloration pâle. Pas de pigmentation de la langue ni des muqueuses. La langue est épaisse, sèche, parsemée de tubercules sur les bords, légèrement fendillée transversalement au centre. — Le sens du goût est bien conservé ; mais le malade ne peut prendre que des aliments mous, sous peine de ne pouvoir avaler.

Les piliers du voile du palais sont infiltrés de tubercules, les piliers antérieurs sont presque entièrement disparus ; les postérieurs sont tendus comme des brides cicatricielles qui rétrécissent le larynx et qui empêchent l'examen laryngoscopique. On peut cependant voir que l'épiglotte est ratatinée d'au moins 3 ou 4 millimètres, et qu'elle cache en partie l'orifice de la glotte, ne permettant pas de voir les cordes vocales. La voix est rauque, presque éteinte, la respiration pénible, la toux fréquente, quinteuse, expectoration de crachats muqueux parfois striés de sang. L'examen des poumons révèle une bronchite généralisée (râles sibilants ronflants). Rien aux sommets. La peau du corps de coloration brunâtre est plus pâle en certains endroits, et sur les parties supérieures, il y a de nombreux tubercules d'origine récente. (1 mois environ.) Sur les bras, il n'y a rien de particulier ; les avant-bras et les mains sont œdémateux les doigts sont épaissis, durs, en forme de fuseau. Ils sont très douloureux et les mouvements sont limités. On remarque des troubles trophiques et de légères ulcérations aux extrémités et dans la paume de la main. Mêmes phénomènes aux pieds et aux jambes ; seulement, là, les ulcérations sont plus profondes et ont l'aspect de maux perforants. Rien au cœur. Le foie, la rate, ne sont pas augmentés de volume ; pas d'albumine, ni de sucre dans l'urine. Rien à la verge. État général très faible, le malade ne peut se lever ni marcher. Température 39,5 ; pouls fréquent.

4 janvier 1879. Baume de Gurgum (intus et extra).

30 janvier. Cicatrisation d'une partie des ulcérations des avant-bras. État général très faible, pas de fièvre.

10 février. Le malade se plaint d'un point de côté à gauche. Oppression légère, submatité tiers inférieur gauche, diminution du murmure vésiculaire.

15 février. Quelques râles fins dans l'aisselle. Crachats un peu gommeux. Broncho-pneumonie superficielle.

25 février. Etat général assez bon, pas de râles dans l'aisselle.

2 mars. L'épanchement augmente ; matité dans toute la hauteur en arrière. L'oppression a considérablement augmenté depuis la veille à droite.

3 mars. Cœur manifestement dévié à droite. Matité en arrière dans toute la hauteur de l'aisselle, en avant, jusqu'au 4ᵉ espace intercostal au-dessus. Ponction avec l'aspirateur de Potain. On retire 1.500 grammes d'un liquide séro-sanguinolent. Quelques accès de toux pendant la sortie du liquide qui dure 1 heure 1/2. Le malade se trouve mieux après l'opération.

4 mars. L'épanchement s'est reformé en partie.

5 mars. Mort à 5 heures du matin par syncope, sans agonie.

Autopsie. — *Cerveau.* — Rien de particulier. — *Larynx.* — Tubercules ulcérés sur les cordes vocales, en ayant amené la destruction partielle. — *Plèvre droite*— Rien à noter. — *Plèvre gauche.* — Deux litres de liquide séro-sanguinolent, quelques tubercules au sommet du poumon. — *Poumon gauche.* — Atélectasie à la partie inférieure, pas de pneumonie. — *Poumon droit.* — Un peu de congestion à la base. — *Foie et reins* normaux. — *Cœur petit, graisseux ;* au-devant du péricarde, à la partie inférieure, masse jaunâtre dans le tissu cellulaire rétro-sternal, analogue comme aspect aux tubercules de la peau. (D'après l'interne, M. Colson, qui a recueilli cette Observation dans le service de M. Vidal.)

Moelle épinière. — A l'œil nu la moelle épinière n'offre aucune espèce d'altération appréciable ; rien à noter du côté des méninges. Les racines antérieures et postérieures ne présentent rien de particulier. Sur des coupes pratiquées à différentes hauteurs, on ne constate rien d'anormal, soit du côté de la substance blanche, soit du côté de la substance grise. Après durcissement pendant 2 mois dans l'acide chromique la moelle a été examinée au microscope suivant les méthodes ordinaires.

Examen microscopique.— Un grand nombre de coupes ont été pratiquées dans les différentes régions de la moelle (cervicale, dorsale et lombaire), et il ne m'a pas été donné de constater la moindre altération, soit de la substance blanche, soit de la substance grise, soit de la pie-mère. Les différents faisceaux blancs se présentaient partout avec leurs caractères normaux, les faisceaux postérieurs et en particulier les faisceaux radiculaires internes n'offrent rien de particulier. De même pour la substance grise : les cellules des cornes antérieures sont parfaitement saines ; les cornes postérieures, la substance gélatineuse de Rolando, les cellules de la colonne vésiculaire sont dans un état complet d'intégrité. Je n'ai pas non plus constaté d'altération des parois vasculaires. Les ganglions-spinaux n'ont pu malheureusement être examinés.

Nerfs périphériques. — Les nerfs ont été étudiés à l'état frais et après durcissement.

1ᵉ Examen à l'état frais après l'action de l'acide osmique et du picro-carmin. (Pl. XVIII, *Fig.* 6.) *Nerf récurrent droit.* — Ce nerf présente à un degré très prononcé les altérations de la névrite parenchymateuse. Presque tous les tubes nerveux sont altérés. — On constate, sur chaque préparation, que tous les tubes sont altérés. Aspect moniliforme du tube nerveux par suite de la transformation de la myéline en boules et en gouttelettes, disparition du cylindre-axe, multiplication des noyaux de la gaine de Schwann et végétation du protoplasma de la gaine. On peut suivre sur chaque préparation les différents stades du processus, depuis le tube nerveux dans lequel l'altération est à son début, jusqu'à la gaine de Schwann complètement vidée de son contenu. Le tissu connectif intertubulaire contient un grand nombre de corps granuleux avec un noyau très net, coloré par le picro-carmin. Ces nombreux corps granuleux font supposer que l'on a eu affaire, dans ce cas, à une névrite parenchymateuse à marche rapide ; on sait en effet qu'on les rencontre souvent dans ces conditions. Les *nerfs collatéraux des doigts* présentent des altérations sensibles, avec un plus grand nombre de gaines vides.

2° Examen des coupes faites après action de l'acide osmique et durcissement par les méthodes ordinaires. (*Fig.* 41, page 246.) L'existence d'une périnévrite très accusée se constate au premier abord. Le tissu conjonctif interfasciculaire est épaissi et infiltré de noyaux ; les vaisseaux de ce tissu sont très dilatés et leurs parois sont épaissies (périartérite et périphlébite). Quant aux tubes nerveux, la plupart sont réduits à l'état de gaines vides, et il n'y en a qu'un petit nombre qui soient colorés en noir par l'acide osmique. Ce sont surtout des lésions de névrite parenchymateuse avec multiplication des éléments conjonctifs du tissu interfasciculaire ; mais l'existence d'une névrite interstitielle (intertubulaire) ne peut pas être niée, quoiqu'elle soit incontestablement moins marquée que la périnévrite. Quant au tissu conjonctif engainant (gaines lamelleuses de Ranvier), il est épaissi d'une façon assez notable.

Pour le reste de l'examen histologique, etc., voir mon Mémoire sur les affections cutanées d'origine nerveuse, 1881.

Hillis, Neisser, ont également examiné un certain nombre de moelles de lépreux. Ils les ont toujours trouvées saines. A mon dernier voyage en Norvège A. Hansen m'a dit avoir examiné plus de vingt moelles de lépreux et les avoir toujours trouvées saines. Il en était de même des *cerveaux*. Il a cependant dans quelques cas constatés de l'hydrocéphalie. Jamais, sauf une fois, il n'a vu de lépreux ataxiques ou atteint de myélite quelconque.

Enfin, Hansen et Neisser n'ont jamais trouvé le moindre bacille dans les moelles qu'ils ont examinées. L'existence de ces nombreux faits négatifs prouve que, jusqu'ici du moins, il est difficile d'édifier une théorie sur l'origine centrale de la lèpre. Comme je l'ai dit en 1881, les lésions médullaires sont inconstantes et, quand elles existent, on pourrait se demander si elles sont primitives, *ou si elles ne sont pas plutôt la conséquence de l'altération des nerfs périphériques* (1).

D'ailleurs, il faut encore remarquer que, dans tous les examens de moelle de lépreux publiés dans ces derniers temps, les racines spinales postérieures ont été constamment trouvées saines. C'est là un point de la question qui présente cependant une grande importance ; et malheureusement, dans aucun cas, l'examen des racines postérieures n'a été pratiqué à l'état frais au moyen des procédés techniques d'histologie que j'ai indiqués en 1881. Or, tant que ce désidératum ne sera pas comblé, il paraît impossible d'émettre une opinion sérieuse sur la nature des lésions du système

---

1. Il s'agirait alors de lésions spinales, analogues à celles que MM. Vulpian et Charcot ont signalées à la suite de lésions nerveuses périphériques. Voir en outre un travail que j'ai publié en 1881, sur les atrophies musculaires d'origine spinale secondaires à des lésions nerveuses périphériques. (*Société anatomique*, mars 1881, et *Progrès médical*, 1881.)

nerveux central dans la lèpre. Car, ainsi que je l'ai montré, cette soi-disant intégrité des racines postérieures que l'on n'a d'ailleurs aucune raison de récuser, mais qui ne paraît pas suffisamment établie, s'accorde difficilement avec une lésion du système spinal postérieur, primitive ou secondaire. Je me suis permis, en 1882, l'hypothèse suivante qui pourrait peut-être interpréter la diversité des lésions du système nerveux observées dans la lèpre. Les parasites de la lèpre en se portant de préférence, tantôt seulement sur les nerfs cutanés et les nerfs périphériques (ce qui paraît être le cas ordinaire sinon constant), tantôt également sur les centres nerveux, produiraient tantôt des névrites périphériques, tantôt au contraire, outre ces névrites périphériques, des altérations diverses des centres nerveux. Mais jusqu'ici, il faut bien le savoir, personne n'a trouvé de micro-organismes de la lèpre dans le cerveau et la moelle.

Il en résulte que je m'en tiens toujours à mon opinion de 1881. La constance des lésions nerveuses périphériques, l'inconstance des lésions centrales dans la lèpre, semblent prouver que la lèpre systématisée nerveuse doit être considérée comme une affection des nerfs périphériques, *comme une névrite spécifique*.

7° *Ganglions lymphatiques*. — Les ganglions lymphatiques correspondant aux régions tégumentaires malades sont, avons-nous vu, toujours engorgés, hypertrophiés. Cet engorgement ganglionnaire semble pouvoir atteindre les ganglions mésentériques (carreau lépreux de Larrey), bronchiques, etc.

Les recherches histologiques n'ont guère porté que sur les ganglions inguinaux, cervicaux et axillaires. Ces ganglions sont hypertrophiés, souvent ils sont sclérosés et présentent en outre çà et là des points caséeux. L'histologie de ces ganglions lépreux a été parfaitement faite par Cornil, dont je ne puis que confirmer les recherches à cet égard. On constate sur les coupes de ces ganglions que le tissu adénoïde a plus ou moins disparu et se trouve remplacé par des faisceaux épais de tissu conjonctif. « La lumière des vaisseaux, dit Cornil, était oblitérée par des masses rondes colorées par l'aniline ; on y trouvait des groupes de bacilles très courts, agglomérés au milieu d'une substance homogène faiblement colorée (1). » De même que Neisser, j'ai toujours trouvé des bacilles dans tous les ganglions lymphatiques (inguinaux, myloïdiens, sous-maxillaires, voisins du larynx, etc.) que j'ai examinés. A. Hansen a montré que les ganglions lymphatiques de la lèpre anesthésique pure (ma lèpre systématisée nerveuse) renfermaient des bacilles (2).

8° *Testicule*. (Voir Pl. XX, *Fig. 4*.) — Le testicule est très souvent atteint. Le léprôme s'y trouve fréquemment à l'état fibreux. Le tissu conjonctif est rempli de cellules plasmatiques ou de cellules rondes qui contiennent un grand nombre de bacilles. Ceux-ci peuvent aussi se trouver à l'état libre, isolés ou groupés, entre les fibres du tissu conjonctif. De même que Cornil, Neisser, Hansen, j'ai trouvé des bacilles dans les tubes séminifères. Dans les 3 cas que j'ai observés, les bacilles se

---

1. Fait curieux : jusqu'ici on n'a pas encore trouvé de bacilles dans les macules de la lèpre anesthésique.

2. Cette substance homogène n'est autre chose selon moi que la matière mucilagineuse qui englobe les bacilles et les amas zoogloéiques, et dont l'importance a été indiquée surtout par Unna et par moi.

trouvaient ou bien dans les cellules tuméfiées des conduits séminifères, ou bien dans des espèces de masses d'apparence colloïde. Mais le plus souvent, les bacilles paraissaient vivre dans les cavités des tubes séminifères, et s'y trouvaient isolés ou groupés. Un assez grand nombre de ces bacilles contenus dans les tubes séminifères présentaient à leurs extrémités des renflements (spores). D'ailleurs, outre les bacilles, ces tubes séminifères renfermaient une assez grande quantité de spores.

Enfin dans un cas (il s'agissait d'un testicule de lépreux qui me fut envoyé en 1885, par mon ami le docteur Kaurin de Molde), j'ai trouvé une grande quantité de bacilles dans les conduits de l'épididyme. Neisser a publié un cas semblable, en 1883 dans son article : LÈPRE, de l'*Encyclopédie de Ziemssen*. J'ai cherché également, dans mon cas, s'il n'existait pas de bacilles dans un petit bout de canal déférent. Je n'en ai pas trouvé. Il est vrai que je n'ai pu examiner qu'un bout minime de ce canal déférent.

9° *Foie*. (Voir PL. XX, *Fig*. 1 et 2.) — Dans le foie le léprôme ne paraît pas se déposer sous forme de nodules, contrairement à ce qu'ont écrit Danielssen et Boeck, lesquels ont vraisemblablement pris pour des « tubercules lépreux » du foie (léprôme nodulaire) des tubercules véritables (de la tuberculose), et peut-être des gommes syphilitiques, etc. En tous cas, le léprôme dans le foie paraît se déposer le plus souvent sous forme d'infiltration diffuse, et produire une sorte d'hépatite interstitielle diffuse peu accentuée. Au microscope, on constate que les bacilles se trouvent dans tout le tissu conjonctif de nouvelle formation qui sépare les îlots, et entre les cellules hépatiques dans toute l'étendue de l'îlot.

En somme, comme le montrent ces dessins et préparations, les bacilles existent : 1° En amas dans les espaces interlobulaires et en particulier dans le tissu conjonctif qui entoure les espaces portes. Les rameaux de la veine porte contiennent parfois des bacilles enfermés ou non dans les leucocytes. Les espaces lymphatiques qui se trouvent dans les espaces interlobulaires renferment souvent des bacilles. 2° Dans le lobule, entre les cellules hépatiques plus ou moins altérées, on trouve des bacilles libres ou renfermés dans les cellules migratrices plus ou moins groupées ou disséminées. Les cellules hépatiques renferment aussi parfois des bacilles, groupées surtout, comme je l'ai montré, dans l'espèce de zone hyaline centrale périnucléaire qui entoure le noyau de la cellule.

10° *Rate*. (Voir PL. XX, *Fig*.3.) — Dans la rate, comme le montrent ces préparations, le bacille existe à l'état disséminé dans les cellules lymphatiques de cet organe, ou plus souvent libre à l'état isolé ou groupé. De tous les viscères, c'est peut-être la rate dont les cellules lymphatiques renferment le plus de spores. Elles y forment souvent des masses brunâtres granuleuses. Ne pourrait-on supposer que le bacille de la lèpre venu du tégument est résorbé par les veines et les lymphatiques ; qu'il arrive ainsi d'une part aux ganglions inguinaux, puis aux ganglions rétro-péritonéaux (constituant alors le carreau lépreux de Larrey), et d'autre part (d'une façon difficile à déterminer) aux branches de la veine porte. Ainsi se produirait l'envahissement diffus du foie et peut-être de la rate par le bacille. L'envahissement se ferait non par l'intestin, mais par la peau.

Il est à noter que, d'après A. Hansen, le *tube digestif*, *le poumon*, *les bronches*, tous les viscères en un mot, sauf le foie et la rate, seraient intacts chez les lépreux, ou du moins qu'ils ne paraissent pas pris spécifiquement, puisqu'ils ne contiennent pas de bacilles. Je n'ai pu vérifier si cette opinion est absolument exacte dans tous les cas. Cette opinion de A. Hansen (1) indiquerait donc que les lésions du poumon, des bronches, de l'utérus, des plèvres, du cerveau, de la moelle, etc., etc., sur lesquelles s'étendent si longuement Danielssen et Boeck et dont ils ont publié dans leur atlas de très belles planches, ne seraient autre chose que des lésions de la tuberculose : tuberculose pulmonaire, intestinale, péritonéale, etc.

Cependant j'ai parlé plus haut (Voir pages 98 et 102) d'un cas de Goldschmidt, de Madère, où l'œsophage était envahi par le léprôme. Cornil et Babès dans leur livre (les *Bactéries*) disent que : « Dans un fait de lèpre tuberculeuse il y avait des bacilles caractéristiques dans tous les tissus, même dans ceux qui paraissaient tout à fait sains. Il existait des bacilles dans quelques cellules endothéliales des vaisseaux du poumon, dans l'endothélium tuméfié des vaisseaux du rein, surtout dans les glomérules. » Pas plus que A. Hansen, Neisser, etc., je n'ai jamais trouvé de bacilles dans le poumon et le *rein* des lépreux. Il est vrai que je n'ai eu l'occasion d'examiner que trois morceaux de rein (qui étaient amyloïdes) et deux morceaux de poumon (dans un cas il s'agissait d'une tuberculose pulmonaire ; dans l'autre d'une broncho-pneumonie). Pas plus que Kobner, je n'ai jamais trouvé de bacilles dans l'urine des lépreux.

Les *lésions osseuses* ne paraissent être que secondaires aux ulcérations et à la dénudation de l'os qui en résulte. Ce sont des lésions de nécrose. Les os malades ne paraissent pas renfermer de bacilles. Quant aux lésions osseuses, qui aboutissent à l'absorption spontanée de l'os, et à ce que j'appelle l'ostéomalacie lépreuse , leur histologie n'est pas faite.

Les *muscles* présentent des signes plus ou moins accentués de myosite interstitielle, que l'atrophie de la fibre musculaire rend encore plus frappante. Lamblin, contrairement à Neisser, a signalé la dégénérescence graisseuse de la fibre musculaire. Les muscles ne paraissent pas renfermer de bacilles. La clinique nous a montré d'ailleurs que le léprôme y est très rare. Les lésions musculaires sont évidemment secondaires aux lésions du système nerveux.

Le foie, la rate, les ganglions mésentériques, l'intestin, les reins, subissent parfois une *dégénérescence amyloïde* très accentuée. Le rein des lépreux trophoneurotiques est presque toujours atteint de néphrite et de dégénérescence amyloïde. En revanche, et c'est là un fait curieux qui porte beaucoup à réfléchir, les lépreux anesthésiques (trophoneurotiques) présentent très rarement des lésions de tuberculose

1. A mon voyage de 1884, en Norvège, A. Hansen m'a dit avoir examiné plus de cent poumons lépreux, et les avoir toujours trouvés indemnes de lésions lépreuses, de même que le tube digestif, les séreuses, les reins, etc., etc.

pulmonaire, tandis que les lépreux tuberculeux (ma lèpre systématisée tégumentaire) présentent le plus souvent des lésions accentuées de tuberculose pulmonaire. La phtisie est une cause puissante de mort chez les lépreux tuberculeux.

En somme les lésions *spécifiques bacillaires* de la lèpre semblent atteindre surtout, sinon uniquement (dans l'état actuel de la science tout au moins) :

<table>
<tr><td>Les nerfs cutanés et périphériques et peut-être les ganglions lymphatiques.</td><td>Lèpre systématisée nerveuse ou
Lèpre anesthésique ou trophoneurotique.</td><td rowspan="2">Lèpre
complète
ou
mixte.</td></tr>
<tr><td>La peau et les muqueuses buccales, gutturales, nasales, laryngées. Le tissu cellulaire, les cartilages et les ganglions lymphatiques. Les yeux. Le testicule. Le foie, la rate.</td><td>Lèpre tuberculeuse
ou
systématisée tégumentaire.</td></tr>
</table>

CHAPITRE VIII.

Diagnostic.

Après la description détaillée que je viens de faire de la lèpre, tant au point de vue clinique qu'au point de vue anatomo-pathologique, on m'excusera de ne pas m'étendre longuement sur le diagnostic différentiel de cette affection. Non pas que j'aille, avec Kaposi, le considérer comme facile et dire qu'il ne présente pas de difficultés sérieuses, même pour le médecin peu expérimenté (Kaposi, traduct. Besnier et Doyon, page 305) (1).

Je suis absolument de l'avis de MM. Besnier et Doyon, quand ils disent, s'élevant contre l'insuffisance du diagnostic de Kaposi : « En fait, dans les pays où la lèpre ne s'observe qu'à titre accidentel, si vous présentez à une réunion de médecins, d'ailleurs très instruits, un malade atteint d'érythème, de macules, de bulles, et même de paralysies et de mutilations lépreuses, c'est la minorité seulement qui sera en mesure de se promener sûrement.» (Besnier et Doyon. Traduct. de Kaposi, 1882.) Comment en serait-il autrement, d'ailleurs? Non seulement le public, mais une bonne partie du monde médical, considèrent la lèpre comme une maladie préhistorique ou disparue. Il y a quelque temps, un docteur occupant une haute situation médicale ne me demandait-il pas : « Est ce que vraiment cela existe, la lèpre? Y en a-t-il encore? Est-ce réellement une maladie spéciale? » Bien plus, dans certains pays lépreux, l'ignorance des médecins à l'égard de la lèpre est parfois extraordinaire. Munro (*Leprosy*, 1879, page 48) nous apprend que, dans les Indes Anglaises, où il y a plus de 100.000 lépreux, la lèpre n'est pas étudiée. « As in India, where, the disease is not studied, and a medical man may spend years without having more than a passing glance at a few cases, unless he searches them out. » Carter confirme l'opinion de Munro à l'égard des Indes Anglaises, Manget à l'égard de Demerara, Regnaud pour l'île Maurice, etc. Comme exemple typique de cette incroyable ignorance, je rappellerai le cas rapporté par Erasmus Wilson : un médecin militaire de

1. Tous les dermatologistes s'étonneront avec moi de l'extrême facilité avec laquelle Kaposi parle du diagnostic de la lèpre. On croit entendre un médecin quelconque, n'ayant pu se rendre compte des difficultés de ce diagnostic par suite d'une Observation insuffisante, et non l'éminent professeur de l'Université de Vienne.

l'armée anglaise aux Indes, atteint lui-même de la lèpre, méconnut complètement la nature du mal dont il était atteint. D'autres médecins des Indes Anglaises qu'il consulta méconnurent aussi la nature du mal de leur confrère. Ce médecin de l'armée Anglaise des Indes (pays où existent, je le répète, plus de 100.000 lépreux) n'avait jamais vu un cas de lèpre!!! Je pourrais multiplier ces exemples, mais je crois inutile d'insister davantage sur ce point.

Après la longue description précédente, j'ai suffisamment fait en passant (par analogie et par comparaison) le diagnostic différentiel de la lèpre, pour que je puisse me permettre d'écourter mon chapitre « Diagnostic ».

Le diagnostic de la lèpre tuberculeuse (systématisée tégumentaire), à la période néoplasique, facile en général, peut cependant dans certains cas présenter une certaine difficulté. Aussi conçoit-on très bien que, avant la découverte du bacille lépreux, des médecins très instruits aient pu hésiter et même se tromper. Comme je l'ai dit plus haut, le phénomène dysesthésie ou anesthésie (signe d'une importance diagnostique majeure) pouvant manquer dans quelques cas (exceptionnels il est vrai), d'autre part certains néoplasmes tégumentaires non lépreux (lupômes, syphilômes, sarcômes, etc.) pouvant dans certaines circonstances être dysesthésiques, le diagnostic dans les cas un peu anormaux devait être forcément réservé, difficile. Il fallait chercher les éléments du diagnostic différentiel dans les seuls phénomènes objectifs présentés par les lésions élémentaires du tégument, dans l'évolution de ces lésions élémentaires, dans les phénomènes subjectifs, dans les phénomènes concomitants, dans les antécédents du malade, etc. Il arrivait même que, les médecins les plus éclairés ne pouvant s'entendre sur le diagnostic, les uns penchant pour la syphilis par exemple, d'autres pour la lèpre, on soumettait le patient au traitement antisyphilitique pour trancher la question. Passe encore pour la syphilis, bien que dans le doute il ne soit pas toujours prudent d'administrer l'iodure et le mercure à un malade supposé lépreux. Mais que devenait le diagnostic, appuyé sur le traitement pierre de touche, quand il s'agissait de distinguer la lèpre du lupus, du sarcôme, de la lymphadénie, etc.? Il arrivait d'ailleurs assez souvent que, dans les cas douteux, quand on ne pouvait s'entendre, quand personne ne semblait avoir raison, on donnait à la maladie innommée le nom de léproïde (mot qui doit être rejeté maintenant) ou qu'on lui accolait l'étiquette : Problème (qualification en tout cas beaucoup plus sage).

C'est ainsi que le *lupus* pouvait parfois être confondu avec la lèpre (j'en ai vu des exemples même en Norvège, entre autres chez un enfant de quinze ans); que la *syphilodermie*, et cela non seulement dans ses formes anormales (si bien étudiées et spécifiées par Boeck, en Norvège, sous le nom de Radesyge; par Arnould, en Algérie, sous le nom de lèpre kabyle), mais même dans ses variétés papuleuses, tuberculeuses, etc., presque ordinaires, pouvait être confondue avec la lèpre (1).

---

1. En 1884, le docteur Thaon, de Nice, de passage à Lille, me raconta le fait suivant : « J'eus à soigner, il y a quelques années, un lépreux tuberculeux chez lequel il n'y avait pas d'anesthésie au niveau des tubercules. Je pensais à la syphilis et le considérais même comme atteint de syphilide tuberculeuse. Ce n'est qu'après avoir modifié trois fois mon diagnostic que je reconnus enfin avec certitude la lèpre tuber-

Il fallait insister sur le diagnostic différentiel entre la lèpre et le *sarcôme*, surtout le *sarcôme mélanique* qui présente dans certains cas une grande analogie objective avec la lèpre. (J'ai montré à ma clinique, en 1885, un cas de sarcôme où cette analogie était frappante. J'en ai vu, également en 1885, un cas à San Remo, lequel aurait pu faire hésiter, et cela d'autant plus que le malade se trouvait en pays lépreux.)

Les dermatologistes les plus éminents pouvaient hésiter entre la lèpre et la *lymphadénie cutanée*, et récemment encore E. Vidal me disait que le cas présenté par lui en 1875 à la Société médicale des hôpitaux de Paris comme un cas de lèpre nostras lui semblait actuellement n'être autre chose qu'un cas de lymphadénie cutanée.

Enfin j'ai montré plus haut que la lèpre tuberculeuse pouvait être parfois confondue dans ses formes atypiques avec le *psoriasis* (j'ai vu plusieurs fois commettre cette erreur), avec le *lichen plan*, l'*eczéma lichénoïde*, l'*acné*, le *sycosis*, les *comédons*, *certains miliums* colloïdes ou non, le *molluscum fibreux* et le *molluscum contagiosum*, de simples *verrues*, l'*éléphantiasis* des Arabes, etc., etc. Je renvoie le lecteur à la description que j'ai faite plus haut de la lèpre tuberculeuse (systématisée tégumentaire à la période néoplasique); il concevra la possibilité et même parfois la fatalité de ces erreurs, dans les cas difficiles, bien entendu.

Sous l'influence bienfaisante des travaux de Davaine, de Pasteur, de Koch, etc., on cherche le micro-organisme spécifique de la lèpre. Le médecin norvégien A. Hansen le trouve, Neisser le colore. Bientôt cette découverte est confirmée par tous les histologistes. Aussitôt (quand il s'agit de cas difficiles bien entendu, car d'ordinaire, nous l'avons vu, le léonin présente un faciès caractéristique), aussitôt, dis-je, tous ces caractères différentiels que l'on essayait de trouver dans les phénomènes objectifs, évolutifs, etc., du léprôme tégumentaire, rentrent dans l'arrière-plan. Il est démontré que le léprôme renferme toujours un micro-organisme spécial d'une abondance extrème, et que nulle autre affection tégumentaire ne renferme un micro-organisme présentant ces caractères. Peu importe, au point de vue du diagnostic, de savoir si ce bacille est la cause ou non du mal. Ce qui est certain, c'est que dans aucune autre affection on ne trouve un parasite présentant des caractères semblables. Donc, dans les cas douteux, le médecin n'a plus qu'à chercher s'il retrouve un micro-organisme avec les caractères que nous lui avons assignés à l'anatomie pathologique. L'ablation d'une parcelle minime du néoplasme devant lequel il hésite et son examen histologique lui donnent un moyen de diagnostic d'une précision mathématique.

Tout autre est le diagnostic quand on ne peut voir le bacille, soit que celui-ci siège dans des tissus profonds ou dont l'excision serait trop dangereuse pour que le médecin soit autorisé à pratiquer la biopsie (lèpre systématisée nerveuse), soit que la bacille manque à ce moment ou plutôt que nous ne sachions pas encore le trouver

culeuse. » Je pourrais citer encore plusieurs faits analogues, mais celui-ci, par suite de la haute capacité du médecin traitant, et de ses connaissances toutes spéciales en fait de lèpre, méritait une mention particulière. On trouvera d'ailleurs dans ce livre plusieurs Observations de lépreux considérés comme atteints de syphilis et traités comme tels par des médecins.

(lèpre à la période d'invasion, éruptions maculeuses ou bulleuses). Ici les antécédents, l'anamnèse, l'étude minutieuse des phénomènes objectifs, de l'évolution, etc., etc., reprennent le premier rang.

Il est extrêmement difficile de reconnaître la lèpre *à sa période d'invasion*, alors qu'elle ne se traduit que par des phénomènes généraux et même par des éruptions de bulles de pemphigus. Nous avons vu que dans ces cas (Voir page 10 et suivantes) on devra chercher avec le plus grand soin si le malade a séjourné dans des pays lépreux, ou s'il a eu des rapports avec des lépreux. Mais encore faut-il que l'attention ait été attirée vers la *possibilité* de la lèpre ; or ceci arrivera rarement, à moins que le médecin, ayant une connaissance approfondie du mal, n'ait son attention attirée par le groupement de certains symptômes (Voir page 22). Lorsque l'éruption des taches ou des bulles apparaît et s'installe, il semblerait que le diagnostic soit facile. Il est loin d'en être toujours ainsi.

Taches. — L'étude détaillée que j'ai faite des taches montrera qu'il n'est pas inutile (comme le croient certains médecins peu familiarisés avec la lèpre) de signaler la possibilité de la confusion des *macules lépreuses érythémateuses ou congestives* avec les différentes affections cutanées suivantes : les *différentes variétés d'érythème* (érythème polymorphe, papuleux, marginé, etc.); l'érythème solaire, l'érythème pellagreux (Voir à propos de la pellagre l'excellent article de mon collègue Arnould dans le *Dictionnaire encyclopédique des sciences médicales*), les érythèmes médicamenteux ou produits par l'ingestion de certains aliments (1) etc.; la roséole syphilitique, l'érysipèle et certaines lymphangites, le purpura, etc., etc. ; et quand les taches sont un peu plus jaunes, plus chamois, avec le pityriasis versicolor, le pityriasis rosé de Gibert, certains eczémas secs, etc., etc.

Le diagnostic différentiel s'appuiera surtout sur l'anesthésie ou la dysesthésie au niveau des macules (elle peut manquer) ; sur les troubles dans le fonctionnement des glandes cutanées ; sur ce fait auquel j'attache une grande importance diagnostique : c'est que les macules érythémateuses pures de la lèpre ne desquament pas ou à peine et qu'en tous cas leur desquamation quand elle existe est toujours beaucoup moins accentuée que dans quelques-unes des affections avec lesquelles on pourrait les confondre ; sur la localisation des macules et leur longue durée dans certains cas ; enfin sur les antécédents du malade et les phénomènes concomitants, en particulier les phénomènes nerveux. Il serait donc oiseux d'insister sur le diagnostic différentiel après la longue description clinique faite plus haut, mais il me fallait indiquer la possibilité de cette confusion avec les affections précédentes, parce qu'elle est passée sous silence par les auteurs, même par ceux qui s'étendent avec le plus de complaisance sur des diagnostics différentiels beaucoup plus faciles à faire.

Le diagnostic différentiel des *taches pigmentaires* est en général plus facile. Ces taches en effet sont presque toujours dysesthésiques et, quand leur centre est de-

---

1. L'exemple suivant suffit à lui seul pour montrer combien le diagnostic de la lèpre à la période maculeuse peut être difficile dans certains cas. Un de nos plus expérimentés dermatologistes, mon savant maître Lailler, m'a dit avoir dans un cas pris pendant quelques jours l'érythème lépreux au début pour de l'érythème produit par l'abus des fraises.

venu achromique, elles s'accompagnent toujours d'une anesthésie absolue au niveau de ce centre. Toute erreur de diagnostic, toute confusion avec les *taches de rousseur*, certaines *pigmentations anormales* de la peau, et surtout le *vitiligo*, est absolument impossible (1).

La *morphée* et la *sclérodermie* en plaques se distingueront de la lèpre par l'absence d'anesthésie ou seulement une diminution minime de la sensibilité (les macules achromiques de la lèpre avec lesquelles elles pourraient être confondues sont toujours absolument anesthésiques), par l'anneau violacé (Lilac ring) qui entoure la plaque de la morphea alba plana. Il n'est pas possible pour un observateur attentif de confondre la lèpre avec la morphée ou la sclérodermie. (Voir pour l'étude de la sclérodermie et de la morphée les travaux de Vidal, de Besnier, de Horteloup, de Leroy, etc.) Je profite cependant de l'occasion pour remarquer que la meilleure preuve que le diagnostic de la lèpre peut présenter des difficultés pour le médecin (contrairement à ce qu'a écrit Kaposi) m'est fournie par Kaposi lui-même, puisque Kaposi et son illustre maître Hebra ont confondu la morphée et la sclérodermie avec la lèpre.

Le diagnostic du *pemphigus* lépreux, parfois difficile au début, se fera surtout en s'appuyant sur les antécédents du malade, sur le peu d'abondance des bulles, sur leur éruption en générale successive, leur siège particulier, les cicatrices caractéristiques qu'elles laissent à leur suite quand elles s'ulcèrent (cicatrices nacrées entourées d'un liseré sépia), sur l'anesthésie qui existe d'ordinaire au niveau des bulles ou des cicatrices consécutives, sur les phénomènes nerveux concomitants (douleurs névralgiques, hyperesthésie, anesthésie des extrémités, etc.). Nous avons vu que le diagnostic de l'érythème pemphigoïde lépreux escharotique (lèpre dite lazarine) peut être parfois très délicat.

Lorsqu'on a affaire à la *lèpre systématisée nerveuse* (Lèpre trophoneurotique ou anesthésique), le diagnostic peut être des plus difficiles, surtout si les exanthèmes lépreux pouvant venir en aide au diagnostic ont été minimes, éphémères, ou ont disparu. Ainsi, au début de l'éruption du côté des nerfs, à la période hyperesthésique (période irritative), les phénomènes de la névrite lépreuse pourront être pris pour ceux d'une névrite, d'une myélite quelconque, etc., ou même entièrement méconnus.

Mais un examen approfondi permettra en général d'arriver au diagnostic en s'appuyant sur les antécédents du malade, sur les phénomènes concomitants (troubles de la sueur, chute des poils, engorgements ganglionnaires, coryza lépreux, phénomènes généraux, etc.), sur le siège et l'évolution de l'hyperesthésie, le gonflement douloureux de certains nerfs, etc., etc.

Lorsque le nerf dégénère, *lorsque l'atrophie du tube nerveux succède à son irritation*, on pourra parfois hésiter entre les troubles trophiques cutanés, musculaires, articulaires, osseux, consécutifs à cette névrite dégénérative d'origine lépreuse et différentes affections que je me bornerai à énumérer : l'atrophie musculaire pro-

---

1. Et cependant (ce qui prouve combien l'instruction de la plûpart des médecins à l'égard de la lèpre est insuffisante) des malades atteints de vitiligo ont été parfois considérés, même par des médecins de pays lépreux, comme atteints de la lèpre.

gressive, ou les atrophies musculaires dues à différentes lésions du système nerveux central ou périphérique; la myopathie atrophique progressive récemment décrite par Déjérine et Landouzy ; le rhumatisme chronique et en particulier le rhumatisme chronique déformant ; le mal perforant; certaines variétés de sclérodermie mutilante (Voir les travaux de MM. Charcot, Ball, Vidal, Besnier, etc.); certaines trophonévroses mutilantes ou déformantes des extrémités qu'il serait nécessaire de décrire et d'étudier longuement dans un travail spécial (1) (d'une façon générale elles se distinguent de la lèpre à la période mutilante ou déformante par l'anesthésie beaucoup moins prononcée des extrémités, par l'absence fréquente de symétrie, par l'absence (en général) de paralysie des orbiculaires et d'anesthésie à la face, etc., etc.). Il n'est pas jusqu'à l'hystérie qui n'ait été confondue avec la lèpre systématisée nerveuse, et Poncet (de Cluny) m'a communiqué une Observation inédite d'hystérie prise pendant quelque temps pour une lèpre anesthésique. Hebra, Bergmann parlent de faits analogues où la paralysie hystérique a été confondue avec la lèpre.

En somme on conçoit très bien que la lèpre systématisée nerveuse n'étant autre chose qu'une névrite spécifique, bien des affections d'origine nerveuse puissent être confondues avec elle. Mais comme je l'ai dit plus haut (Voir page 151) cette spécificité même de la névrite lépreuse fait qu'elle présente dans son évolution, dans sa dissémination, dans sa localisation sur certains nerfs, etc., etc., des caractères tellement différents de ceux que l'on a coutume d'observer, un cachet tellement spécial que, en général, le diagnostic sera toujours facile pour le médecin qui connaît la lèpre systématisée nerveuse. La lecture attentive de mon chapitre : *Lèpre systématisée nerveuse* (Voir page 114 à 200) le montre suffisamment. Ce n'est que dans des cas très exceptionnels (comme dans l'Observation XXXVII, par exemple), la névrite lépreuse s'étant localisée à certains nerfs d'un membre, s'étant pour ainsi dire schématisée elle-même, que le diagnostic pourra devenir réellement très difficile.

1. J'ai communiqué à la *Société de biologie*, en juillet 1885, deux cas remarquables observés par moi à Lille, dont j'ai plusieurs fois parlé dans mes cliniques, et qui présentaient une analogie extraordinaire avec la lèpre à la période mutilante. Les malades, nés dans les régions du Nord, n'avaient jamais quitté cette région ; un de ces malades a été vu dans mon service par le docteur Thaon, de Nice, qui m'a même dit, quand je le lui ai montré : « Tiens, vous avez donc des lépreux ici. » J'ai déjà observé un certain nombre de cas analogues sur lesquels je me propose d'ailleurs de publier un travail en temps opportun. Quant à la question de savoir s'il s'agit, dans ces cas, de lèpre dégénérée, de vestiges de l'ancienne lèpre répandue dans toute l'Europe et la France en particulier au moyen âge et jusque pendant le 17e siècle, je réserve absolument mon opinion sur ce point. Le professeur Lang, d'Inspruk, a publié dans les *Wiener Medicinische Blatter* (1885) un cas très analogue à celui de mon malade de l'hôpital Saint-Sauveur; il en a fait un cas de lèpre nerveuse nostras. Le sujet de cette Observation n'avait jamais quitté l'Autriche.

CHAPITRE IX.

Histoire et géographie de la lèpre.

L'origine de la lèpre se perd dans la nuit des temps. On en trouve déjà des relations dans l'histoire du peuple juif et dans les livres de Moïse (Lévitique). Dès cette haute antiquité, les peuples et les gouvernements considéraient la lèpre comme contagieuse, et 1500 ans avant Jésus-Christ, le grand législateur qui a nom Moïse avait prescrit à l'égard des lépreux l'isolement le plus complet. La lèpre a-t-elle eu pour berceau l'Égypte, comme le pense Lucrèce, et l'Égypte elle-même aurait-elle été infectée par les nègres africains du Soudan et du Darfour? Il est difficile de le dire. Dans les Indes, la « kushta » ou lèpre, est déjà signalée par le sage Atreya dans le Rig Veda Sanhita (14 ou 1500 avant Jésus-Christ). La lèpre aurait-elle donc eu un foyer primitif dans l'Inde comme elle en avait eu un en Égypte? L'Égypte et l'Inde seraient-elles les deux berceaux de la lèpre comme le pensent plusieurs auteurs?

Quoi qu'il en soit, en 1500 avant Jésus-Christ, elle existait en Égypte et peut-être aux Indes. Dès 600 avant Jésus-Christ, les Perses prennent des mesures d'isolement et d'expulsion contre les lépreux (Susrutas, Archigène). La Grèce paraît avoir été le *premier pays européen* infecté (par l'Asie Mineure et peut-être l'Égypte). Le premier auteur grec, qui en parle avec précision est Aristotlès : Περι ζωων Γενεσεως, vers 345 avant Jésus-Christ. On peut supposer (vu la longue durée de l'incubation de la lèpre) : que les invasions de Darius et de Xerxès en Europe (480 ans avant Jésus-Christ) n'ont pas été sans influence sur la rapide propagation du mal. Les Romains connurent la lèpre après les Grecs. Celse, Lucrèce, Pline, tendent à la considérer comme ayant été rapportée en Italie par les troupes de Pompée. *Donc environ un siècle avant Jésus-Christ, la lèpre avait gagné l'Italie.*

A partir de ce moment, l'histoire nous la montre envahissant lentement, mais pro-

gressivement *l'Europe, sans doute en partie avec les armées romaines.* Galien, 180 après Jésus-Christ, montre qu'elle a déjà quitté ses deux premiers foyers européens (la Grèce et l'Italie), pour envahir la Lombardie, l'Espagne, la France, la Germanie, etc. Les belles recherches historiques de Virchow nous apprennent qu'en 636 il y avait déjà des léproseries en Italie, à Metz, à Verdun, à Maëstricht, en Suisse, etc. En 757, le roi français Pépin, puis Charlemagne (789), déclarent la lèpre un cas de nullité de mariage. Il est également probable que les invasions des Sarrazins (race infectée) et des Lombards (race infectée) en France n'ont pas pour peu contribué à répandre le mal dans notre pays. Vers 950, elle avait atteint le pays de Galles, en Angleterre.

Mais c'est surtout *à l'époque des Croisades, vers la fin du* xi*e, le* xii*e et le* xiii*e siècle* que la lèpre se propagea d'une façon épouvantable et devint la terreur de tous les pays. Hirsch (*Traité de pathologie historique et géographique*) dit avec raison que entre le xii*e* et le xv*e* siècle « la lèpre était une des maladies constitutionnelles chroniques les plus étendues, et ne jouait pas un rôle moins important que la syphilis à notre époque ». A la mort de Louis VIII (1229) on comptait *2,000 léproseries en France et 19,000 dans la chrétienté.* C'est alors que fut fondé l'ordre religieux de Saint-Lazare, pour soigner les lépreux, l'ordre de Saint-Lazare dont le Grand-Maître lui-même devait être lépreux. Heureuse influence de la religion à cette époque encore barbare !

Grâce aux mesures sévères d'isolement, prises au moyen âge par les gouvernements, la lèpre commença à décroître en Europe vers le xv*e siècle, dans les pays où ces mesures d'isolement furent le plus scrupuleusement et le plus rigoureusement exécutées,* c'est-à-dire : en France, en Allemagne, en Angleterre, dans les Pays-Bas, etc. Elle continua, au contraire, à régner avec son intensité primitive dans les pays où l'on n'eut pas recours aux mêmes précautions : telle la Norvège (selon l'opinion de Danielssen et Boeck eux-mêmes). La lèpre disparut d'Angleterre vers le xvi*e* siècle. Elle existait encore en France vers le xvii*e* siècle (Hirsch), bien que (fait très important selon moi au point de vue de la pathologie générale de la lèpre) la lèpre tuberculeuse ait semblé disparaître avant la lèpre systématisée nerveuse et plus vite que celle-ci) (1). Il en existe d'ailleurs encore des cas dans le midi de la France, sur les côtes de la Méditerranée; il en est de même en Italie, en Espagne, en Portugal.

Si la lèpre diminue en Europe vers 1500, grâce aux mesures prophylactiques prises et à l'amélioration progressive de l'hygiène, c'est vers la même date qu'elle commence à envahir l'Amérique et différentes colonies, à la suite des grands voyages. Les envahisseurs européens apportent en Amérique, aux Antilles, etc., non seulement leur cruauté, leur eau-de-vie, leurs vices, mais ils y apportent leur lèpre. C'est d'ail-

---

1. Il semblerait, en effet, résulter d'un certain nombre d'Observations et de documents que je possède que la « lèpre systématisée nerveuse » se montrerait de préférence chez les individus placés dans de meilleures conditions sociales. Je me borne à signaler l'hypothèse, sans l'affirmer d'ailleurs. N'observe-t-on pas dans la syphilis des choses analogues? Les syphilis tégumentaires graves, étendues, tenaces et localisées indéfiniment au tégument ne sont-elles pas surtout l'apanage des peuples et des classes misérables, et la syphilis nerveuse, précédée ou accompagnée de manifestations tégumentaires minimes, souvent presque inappréciables, ne semble-t-elle pas atteindre plutôt les riches, les privilégiés?

leurs surtout par le commerce des esclaves noirs (les nègres sont une race infectée de lèpre). par l'importation des nègres, que la lèpre envahit l'Amérique. (Les Chinois devaient plus tard également jouer le même rôle.) — Fait important, comme nous le verrons plus loin, les peuplades (Indiens de l'Amérique du Nord, Indiens sauvages du Brésil, etc. Voir page 298), qui évitèrent tout contact avec les envahisseurs, furent toujours et sont encore respectées par la lèpre. Là, au contraire, où la race indienne se mélangea, se rapprocha de l'étranger, comme au Mexique (Voir les Observations de ce livre et les travaux de Poncet sur la lèpre au Mexique), à Venezuela, à la Trinidad (Brassac), elle est atteinte par la lèpre (1).

Les Iles de l'Océan pacifique sont atteintes beaucoup plus tardivement par la lèpre. Mais en plein dix-neuvième siècle la terrible épidémie des îles Sandwich (Voir page 306) vient réveiller l'Europe endormie et lui rappeler qu'elle a tort d'oublier qu'un peuple ne se laisse pas envahir impunément par une race infectée de lèpre. Les habitants des îles Sandwich avaient échappé à la contagion jusqu'en plein dix-neuvième siècle, mais ils se laissent infecter par les émigrants chinois et, en moins de 50 ans, presque le quinzième des habitants de ce malheureux pays est frappé par la lèpre.

Enfin, depuis quelques années, les dermatologistes américains voient avec anxiété se produire des cas de lèpre dans les États-Unis et le Canada, indemnes jusque-là. L'envahissement se fait par l'Atlantique (émigration norvégienne aux États-Unis) et par le Pacifique (émigration chinoise). Fait important, il résulte des travaux des dermatologistes américains que la lèpre ne se limite pas seulement aux émigrants chinois et norvégiens, races infectées, mais qu'elle a aussi gagné des Américains sains, et nés de parents sains, qui ont eu des rapports avec ces lépreux d'importation. Mais les médecins anglais du Canada et les médecins des États-Unis n'ont pas traité par le mépris ces petites épidémies de lèpre. Ils ont pratiqué l'isolement des lépreux, et le mal ne s'est pas trop étendu.

Nous voyons donc qu'il résulte de l'histoire géographique précédente que la lèpre a toujours suivi *les grands courants humains* (commerciaux ou guerriers) et que, chaque fois qu'une race lépreuse a été mise en contact avec une autre race saine, elle a fini par l'infecter, quel que soit le climat habité par cette race ; réciproquement, nous venons de voir que les peuples qui se sont toujours tenus à l'écart des peuples infectés ont toujours été respectés par *la contagion* (quelle qu'ait été leur mauvaise hygiène). — *Les mesures prises par les gouvernements pour isoler les lépreux ont toujours fait décroître et disparaître la lèpre, et cela d'autant plus rapidement que ces mesures ont été plus rigoureuses.* Dans les pays où ces mesures d'isolement n'ont pas été prises, la lèpre s'est en général perpétuée ou étendue. J'ai déjà parlé

1. Dans la Guyane anglaise, la lèpre semble avoir été importée par les esclaves nègres. Il se produisit chez ces esclaves une épidémie de lèpre ; mais, comme tous ces malades furent rigoureusement isolés aux confins des plantations, tous ces cas de lèpre demeurèrent d'abord limités aux noirs. En 1831, on en compta 431, et on les envoya tous dans une léproserie sur les bords de la rivière Pomeroon. Là se trouvaient déjà établies plusieurs tribus indiennes, entre autres les Caraïbes, les Arrowack, les Warrow. Mécontentes de ce nouveau voisinage, toutes les tribus indiennes, sauf les Warrow, quittèrent la région. Les Warrow qui demeurèrent eurent avec les lépreux des rapports intimes et constants. Ils furent infectés par la lèpre. Les autres demeurèrent intacts. (Docteur Suzor, *Progrès Médical*, 1886.)

des mesures si sages prises par les gouvernements du moyen âge et montré leur influence heureuse sur l'extinction des épidémies de lèpre.

De nos jours, que voit-on dans les pays où la lèpre règne d'une façon endémique?
Quelle est l'influence de l'isolement ou de l'absence d'isolement dans ces pays ?
Aux Antilles, à la Trinidad, il existait :

En 1805.	3 lépreux sur	29,940 habitants
En 1813.	73 id.	sur 32,000	id.
En 1884. 450	id.	sur 180,000	id.

d'après ce que m'a écrit le docteur de Verteuille. Mais le docteur croit que le chiffre de 450 est insuffisant, il pense qu'il y en a *davantage*. Il me fait remarquer, en outre, que les familles blanches de la Trinidad sont fréquemment prises : « J'observerai, dit-il, que c'est à peine si, il y a 50 ans, on citait trois ou quatre familles blanches, où se rencontrait *un* lépreux ; je pourrais citer en ce moment au moins 15 familles présentant des sujets lépreux et je ne crois pas les connaître toutes. » Pourquoi cette augmentation formidable du chiffre des lépreux à la Trinidad dans le temps présent ? Voici ce que m'écrit le docteur de Verteuille : « Il existe bien un établissement pour les lépreux: mais ils n'y entrent qu'autant que cela leur convient. Il s'y trouve en ce moment 3 blancs dont 2 Européens ; 97 Africains et créoles descendants d'Africains ; 43 coolies... Le gouvernement de la colonie *n'a en aucun cas adopté l'isolement.* » Et plus loin : « Il y a environ 100 ans, au début de la colonisation, il se trouvait dans la population quelques cas. Aucune précaution n'ayant été prise, le nombre des malades s'est accru, et je puis affirmer que proportionnellement à la population le nombre des malades était moindre, il y a 50 ans, qu'il ne l'est actuellement. Et cette augmentation s'est surtout fait sentir depuis l'émancipation qui remonte à 1834. Il s'est établi alors un courant d'émigration des colonies voisines et de l'Inde, courant qui a dû emmener avec lui un certain nombre de lépreux. » Dans une autre île des Antilles, à Curaçao, le gouvernement hollandais a adopté depuis 40 ans des mesures prophylactiques sévères. Le nombre des lépreux s'est maintenu entre 10 et 12!

Aux Guyanes, nous avons vu, d'une part, la Guyane hollandaise, d'autre part, les Guyanes française et anglaise qui flanquent à droite et à gauche la Guyane hollandaise. Depuis les travaux de Schilling, le grand observateur, tout le monde, médecins et population, est contagionniste à Surinam. De même qu'à Curaçao, dans les Antilles, le gouvernement hollandais adopte de sévères mesures d'isolement à Surinam. Le nombre des lépreux de la Guyane hollandaise demeure de beaucoup inférieur à celui des Guyanes française et anglaise qui ne prennent pas les mêmes précautions. Donc, dans les Guyanes, dans les Antilles, nous voyons les sages mesures d'isolement prises par le gouvernement hollandais couronnées de succès; et les Antilles et Guyanes françaises et anglaises, où l'isolement est sans doute cousidéré par les gouvernements comme un acte de barbarie attentatoire à la liberté individuelle, sont infectées par la lèpre, et la lèpre y augmente dans ces dernières années mêmes.

Le docteur Davidson, à propos de la lèpre à *Madagascar*, dit : « Il est digne de remarque que, tant que les lois de Madagascar exclurent les lépreux de la société, la maladie était peu répandue. Mais, dès qu'on a laissé tomber cette loi en désuétude, la lèpre a pris une extension incroyable. Cela vient probablement de ce que l'on a laissé les lépreux se marier ; mais les naturels du pays sont convaincus qu'elle est inoculable. »

N'est-ce pas aux sages mesures prises par le *Nouveau-Brunswick* que l'on doit attribuer l'échec fait à l'épidémie de lèpre de 1815 ? On constate pour la première fois la lèpre en 1815 dans le Nouveau-Brunswick. En 1844 on y trouve 22 lépreux et l'on prend incontinent de sérieuses mesures. Dans le cours de ces 10 ou 12 dernières années, dit le docteur Gordon : « La maladie a diminué, ce que j'attribue au soin plus grand que l'on a pris de séquestrer les lépreux. En 1863, le nombre total ne dépassait pas vingt-deux. »

A *l'Ile Maurice*, absence d'isolement. Comme le disent le docteur de Segrais de l'Ile Maurice (communication du docteur Vidal à l'Académie, octobre 1885) et le docteur Suzor (*loc cit.*), la lèpre augmente d'une façon effrayante depuis plusieurs années dans l'Ile de France (Ile Maurice). Il en est de même à la Réunion.

Je suis persuadé que l'on pourrait multiplier ces exemples. Sans aller aux colonies, je fouille dans les notes que j'ai rapportées de Norvège, et grâce à l'obligeance de MM. les docteurs A. Hansen et Kaurin, j'y trouve une démonstration éclatante de l'heureuse influence de l'isolement sur la marche envahissante de la lèpre en Norvège, bien que l'isolement *complet* ne date que de 1885, comme je l'ai dit dans mon travail de 1885 intitulé : *Études comparatives sur la lèpre en Italie. (Annales de dermatologie. 1885.)*

Voici le **tableau** officiel qui m'a été obligeamment communiqué par M. le
D\u02b3 A. Hansen. Je le prends de préférence, car il est le plus récent et va jusqu'en
1882 (inclus). C'est donc le plus complet (1).

Mouvement des lépreux en Norvège de 1856 à 1882.

ANNÉE	TOTAL au commencement de L'ANNÉE	NOUVEAUX CAS	TERMINAISON PAR			DEMEURÉS DANS		TOTAL A LA FIN DE L'ANNÉE
			MORT	ÉMIGRATION	GUÉRISON	Les districts du PAYS	Hôpitaux	
1856						2636	235	2871
1857	2871	243	293	16	2	2376	427	2803
1858	2803	234	225	4	2	2331	475	2806
1859	2806	250	213	8	7	2305	523	2828
1860	2828	227	253	9	2	2232	539	2791
1861	2791	245	238	14	4	2069	711	2780
1862	2780	201	212	12	4	2035	698	2753
1863	2753	191	195	6	4	1990	749	2739
1864	2739	213	202	9	1	1959	781	2740
1865	2740	202	205	9	5	1951	772	2723
1866	2723	220	213	10	3	1922	795	2717
1867	2717	185	192	7	5	1911	787	2698
1868	2698	215	211	7	6	1901	788	2689
1869	2689	171	200	16	8	1849	787	2636
1870	2636	161	230	13	3	1787	764	2551
1871	2551	156	238	16	3	1703	747	2450
1872	2450	128	205	9	5	1651	708	2359
1873	2359	124	177	18	8	1608	672	2280
1874	2280	142	183	10	5	1581	643	2224
1875	2224	134	203	14	5	1513	623	2136
1876	2136	118	187	6	2	1446	613	2059
1877	2059	99	165	7	3	1354	629	1983
1878	1983	106	139	10	9	1313	618	1931
1879	1931	70	162	11	4	1222	602	1824
1880	1824	51	150	7	7	1094	617	1711
1881	1711	32	162	6	6	969	600	1569
1882	1569	21	136	7	14	880	553	1433
		4139	5189	127	261			

1. Grâce à son patriotisme éclairé, à son activité infatigable, Hansen est en 1885 arrivé à faire triompher dans son pays cette opinion : La lèpre est contagieuse ; pour l'éteindre, il faut isoler les lépreux.

Le Dr Danielssen m'a également communiqué le **tableau** suivant qui n'est pas moins intéressant.

Rapport du nombre des lépreux par rapport au nombre des habitants de la Norvège, *en prenant pour base la proportion de un pour mille* (1).

BAILLIAGES AMT.	NUMÉROS DE LA CARTE indiquant approximativement LE SIÈGE DE CES AMT (1)	RAPPORT EN	
		1836	**1880**
Finmarkes Amt.		1.85	0.37
Tromsö	119.142 et environs	1.69	0.83
Nordlands.	»	3.78	1.97
Nordre Trondhjems.	93.98.97 »	2.91	2.08
Söndre Trondhjems.	84.137.90	2.27	1.44
Romsdals	78.79.81	3.87	1.85
Nordre Bergens	70.60	11.38	5.02
Söndre Bergens	59.58	5.02	2.23
— ville de Bergen	61	2.04	0.86
Stavanger	51.52.53	2.49	0.81
Lister Mandals	46.45.44	0.18	0.13
Christians	30.26.25	0.76	0.17
Hedemarkens	20.22.23	0.60	0.20
Akershus	10. 2. 4	0.14	0.02
Yarisberg et Laurvicks . . .	15.16.17	»	0.12
Nedenäs	40.39.33.36	0.23	0.16

Donc *la diminution de la lèpre dans les pays lépreux est en rapport direct avec la rigueur de l'isolement.* Les faits précédents ne suffiraient-ils pas à eux seuls pour démontrer la nature contagieuse de la lèpre (2) ?

Je termine cette étude historique et géographique par l'énumération des pays où la lèpre se trouve actuellement répandue. L'étude de la planche XXII, qui représente la distribution de la lèpre dans l'univers, complétera cette description.

1. Je conseille de lire ce Tableau en étudiant en même temps la carte du déploiement de la lèpre en Norvège (PLANCHE XXI). Les numéros que j'ai placés en face du gouvernement politique (Amt. Bailliage) du tableau servent simplement à indiquer où se trouvent quelques-uns des districts médicaux norvégiens correspondants. Ce ne sont que de simples points de repère.

2. J'admets cependant, et cela va de soi d'ailleurs, que l'isolement empêche la propagation de la lèpre, non seulement en empêchant la contamination, mais encore en empêchant la production de nouveaux cas, par hérédité. Il faut aussi remarquer que, dans certains cas, lorsque le virus lépreux s'est atténué pour ainsi dire dans le pays où le mal s'est installé depuis longtemps, il semblerait que, même en l'absence de tout isolement suffisant, la lèpre puisse parfois finir par décroître. J'ai dit dans mon rapport sur la lèpre en Norwège (1884) que, par suite de certaines circonstances encore difficiles à déterminer : mortalité, célibat, émigration, peut-être mesures hygiéniques, etc., la lèpre finit par disparaître parfois dans certains endroits, sans que l'on puisse invoquer seulement l'isolement. Les familles lépreuses finissent par disparaître. La lèpre (dans certains cas) se tue elle-même. Dans une petite île voisine de l'Islande: Westman-Insel, il y avait (il y a une trentaine d'années) une trentaine de lépreux. Ces lépreux cohabitaient d'une façon absolument étroite avec les autres habitants sains, dans les petites huttes en pierres et en terre du pays. Quand Danielssen visita cette île en 1876, il n'y trouva plus cependant que 8 lépreux : 5 anesthésiques et 3 tuberculeux.

EUROPE

Norvège (Voir la carte; Planche XXI) (1). — En 1882, environ 1,500 lépreux
sur 1,900,000 habitants. Sur ce nombre il y a environ un pour cent d'émigration.
(Communication de M. Brock, ex-ministre norvégien, correspondant de l'Institut.)
Sur les 1,500 lépreux, il y avait, lors de mon voyage en 1884 :

Léproseries de Bergen (3)	Lungegaards hospitalet . .	66 lépreux	peut en contenir	85
	Pleiestiftelsen n° 1.	170	id.	250
	Hôpital Saint-Georges . . .	63	id.	70
Léproserie de Molde	(Recknoes Pleiestiftelsen) .	66	id.	106
Léproserie de Trondhjem.		166	id.	240

Total des lépreux contenus dans les léproseries. 531 en août 1884.

Comme il existait également quelques lépreux dans les hôpitaux généraux de
Christiania, etc., on peut évaluer à environ 600 le nombre des lépreux hospitalisés
en 1884, et par conséquent à environ 900 le nombre des lépreux non hospitalisés
en 1884. En 1884, les lépreux entraient quand ils voulaient dans les léproseries ; ils
en sortaient quand ils voulaient. Ils y faisaient des objets divers vendus au dehors,
et raccommodaient même de vieilles chaussures. J'ai vu à Bergen, etc., des lépreux
qui vendaient des objets de toilette, des friandises, etc., sur la place du marché.
Depuis juillet 1885, le gouvernement norvégien vient de décréter *l'isolement forcé
et absolu des lépreux*. La lèpre diminue notablement.

Suède. — Presque plus de lépreux. *Pas d'isolement.*

Islande. — Une centaine de lépreux. *Pas d'isolement.*

Russie. — Lépreux sur les côtes de la Baltique, en Esthonie, Livonie, Cour-
lande, en Finlande, Cherson, Crimée, Territoire des Cosaques de l'Oural. Lépreux
en assez grand nombre dans le Caucase, le Delta du Volga, la province d'Astrakhan.
Pas d'isolement.

Autriche. — Très rares lépreux en Hongrie et en Galicie. *Pas d'isolement.*

Roumanie. — ?

Turquie. — Lépreux en Macédoine, Thessalie, Roumélie, en Crète (environ
700 lépreux sur 250,000 habitants). Iles de l'Archipel. Nombreux lépreux à Constantinople, 200 (?) (Zambaco). *Pas d'isolement.*

Grèce. — Lépreux en Acarnanie, Etolie, Laconie, Messénie, Iles de l'Arch'pel
(environ 800 lépreux). *Pas d'isolement.* La lèpre paraît augmenter en Grèce et dans
l'Archipel.

Malte. — Quelques lépreux.

Italie. — Lépreux disséminés dans les hôpitaux. La léproserie de San Remo est
transformée en hôpital général. *Pas d'isolement.* Lépreux dans les environs de la
Riviera di Ponente, Comacchio, et peut-être ailleurs (2). En Sicile, environ une
centaine de lépreux.

1. Voir mon rapport sur la lèpre en Norvège, 1884 (loc. cit.).
2. Voir mon travail sur la lèpre en Italie. *Annales de dermatologie*, 1885.

Espagne. — Lépreux disséminés en Catalogne, Valence, Asturies, Galicie, Andalousie, Grenade. *Pas d'isolement*, néanmoins léproseries à Grenade et à Malaga.

Portugal. — Très nombreux lépreux (300?) dans le district montagneux de Lafoës. Nombreux lépreux dans le Bas-Beira, en Estramadure, Algarve. Léproserie à Lisbonne.

France. — Lépreux disséminés dans les environs du Delta du Rhône, sur les côtes méditerranéennes de la Provence, et surtout de la Riviera di Ponente et à Nice. Il se produit encore actuellement de nouveaux cas même chez des sujets nés de parents sains. La lèpre se perpétue en ces régions. *Pas d'isolement* (1).

ASIE

Arabie, Syrie, Palestine. — Nombreux lépreux. Lépreux dans le Liban. Léproserie à Jérusalem.

Perse. — La lèpre a pris une grande extension.

Asie Mineure. — Léproserie à Scutari.

Bouckhara. —

Hindoustan. — Plus de 100,000 lépreux. *Pas d'isolement*. La lèpre augmente.

Indes anglaises. — Léproseries à Madras, Bombay.

Indes françaises. — Léproserie à Pondichéry. *Pas d'isolement sérieux*.

Ceylan. — Nombreux lépreux. Léproserie à Colombo.

Bengale. — Nombreux lépreux.

Indo-Chine. — Les lépreux abondent en Birmanie, Siam, Malacca (très nombreux chez les Malais). Le gouvernement anglais a dû fonder une léproserie. Ils abondent également dans les colonies françaises de *Cochinchine, d'Annam, du Tonkin*. Ces pays en sont infectés d'une façon terrible. (Communication orale des docteurs Harmand et Neis.) *Pas d'isolement*.

Chine. — Il y a énormément de lépreux en Chine. C'est peut-être en Birmanie et en Chine qu'il y a le plus de lépreux au monde (et le plus de lépreux par rapport au nombre des habitants). Les léproseries y sont aussi communes qu'elles l'étaient au xve siècle en Angleterre (Wilson) ; elles sont toujours remplies de malades, mais insuffisantes. Rien qu'à Canton, il y a 900 malades dans la léproserie ; mais il y a dans cette ville 2,500 lépreux libres qui gagnent leur vie en mendiant, etc. *Pas d'isolement*.

Japon (2). — Assez nombreux lépreux. *Pas d'isolement*.

Iles de la côte indienne. — Elles renferment de nombreux lépreux.

Kamtschatka. — Quelques lépreux.

Iles Aléoutiennes. — Quelques lépreux.

1. Il existe à Paris environ 60 à 100 lépreux d'importation (Hardy, Besnier). Combien y en a-t-il dans le reste de la France ?

2. D'après le docteur Boelz de Tokio (Japon), la lèpre est rare dans les villes. C'est une nouvelle confirmation de la remarque que j'ai faite en 1884 : la lèpre prend difficilement dans les villes. J'ai dit plus loin comment ce fait assez général peut être interprété.

AFRIQUE

Algérie. — D'après ce que m'ont dit MM. Arnould et Poncet (de Cluny), elle semble ne pas y exister.

Tunisie. — Les lépreux y sont excessivement rares.

Tripoli. — Quelques lépreux.

Maroc. — Quelques lépreux.

Egypte. — Nombreux lépreux.

Abyssinie. — Nombreux lépreux.

Nubie. — Nombreux lépreux.

Darfour. — Nombreux lépreux.

Sénégambie. — Nombreux lépreux (surtout le long des côtes).

Sierra-Léone. — Nombreux lépreux (surtout le long des côtes).

Guinée. — Nombreux lépreux (surtout le long des côtes).

Gabon. — Nombreux lépreux (surtout le long des côtes).

Congo. — Nombreux lépreux (surtout le long des côtes).

Colonie du Cap. — Beaucoup de lépreux. L'isolement n'y existe pas d'une façon sérieuse. La lèpre augmente d'une façon alarmante. Deux léproseries près de Cap-Town.

Natal. — Quelques lépreux.

Mozambique. — Lépreux à Mozambique.

Zanzibar. — Lépreux à Zanzibar.

Iles africaines. — Les îles africaines sont infectées par la lèpre. Aux Açores, il y a des lépreux mais un peu moins qu'à Madère. A Madère la lèpre siège surtout dans les villages de la côte orientale de l'île, en particulier à *Ponta del Sol.* Il s'y trouve des lépreux jusqu'à 2,500 pieds de hauteur (villages). Presque pas de lépreux en ville. La lèpre augmente beaucoup dans les dix-neuf dernières années (d'après le rapport inédit que m'a envoyé sur la Lèpre à Madère, le docteur Goldschmidt). Sur une population de 134,000 habitants, il y a 500 à 600 lépreux au minimum. A la léproserie de Funchal, on ne trouve cependant guère plus de 6 à 12 lépreux à la fois. Les lépreux sont libres. L'isolement n'existe pas. — A Sainte-Hélène, quelques lépreux. — A Madagascar, nombreux lépreux. *Pas d'isolement.* La lèpre augmente. De même à l'île Bourbon et à l'île de France.

Il y a des lépreux aux Seychelles et dans les autres îles voisines.

OCÉANIE

Les îles de la Sonde, les Philippines. — Renferment des lépreux. D'après ce que m'a dit M. Marsh, explorateur des Philippines, il n'y a pas beaucoup de lépreux en ces pays (la forme systématisée nerveuse l'emporterait sur la forme tuberculeuse, dans ces régions).

Les îles Sandwich. — Viennent d'être infectées par la lèpre (près d'un quinzième de la population est lépreux) (3 à 4,000 lépreux). Colonie d'isolement à Molokaï.

Nouvelle-Zélande. — Lépreux en Nouvelle-Zélande.

Australie. — La lèpre commence à se montrer (à la suite de l'émigration chinoise et indienne) dans la Nouvelle-Galle du Sud et à Victoria.

AMÉRIQUE

Groënland. — Quelques lépreux.

Canada. — L'émigration norvégienne a déterminé un foyer d'infection dans le Nouveau-Brunswick et les régions voisines.

Etats-Unis. — Les Norvégiens ont importé la lèpre et créé des foyers lépreux dans le Minnesota, le Wisconsin, le Michigan. Les Indiens du Nord-Ouest jusquelà indemnes commencent à être atteints. Les Chinois ont apporté la lèpre et créé des foyers lépreux en Californie, à San Francisco, dans l'Orégon.

Il y a des lépreux dans la Caroline du Sud, la Louisiane, le Texas. La lèpre augmente par suite de l'immigration chinoise, norvégienne, etc. Le gouvernement, à l'instigation des médecins, prend depuis peu des mesures d'isolement sévères.

Mexique. — Nombreux lépreux. C'est dans les hauts-plateaux du Mexique qu'il y a le plus de lèpre. *Pas d'isolement.* En 1868, il n'y avait pas plus de 50 lépreux à l'hôpital Saint-Lazare, à Mexico.

Amérique centrale. — Nombreux lépreux.

Equateur. — Nombreux lépreux.

Nouvelle-Grenade. — Nombreux lépreux.

Vénézuela. — Nombreux lépreux.

Panama. — Nombreux lépreux.

Uruguay. — Nombreux lépreux.

Aux Guyanes. — Énormément de lépreux, dans les Guyanes française et anglaise. *Pas d'isolement.* — Peu de lépreux et plutôt état stationnaire de la lèpre dans la Guyane hollandaise. *Isolement.*

Brésil. — La lèpre y est surtout fréquente dans les provinces de : Maranhao, Para, Pernambuco, Bahia, Rio de Janeiro, Parana ; elle est très fréquente au sud de Minas et à San Paulo. Les Indiens *sauvages* du Brésil sont respectés par la lèpre. (Rapport inédit que m'ont envoyé MM. les docteurs Mayrinck et Laurenzo Magalhoës.) Il y a des léproseries à Bahia, Corte, Minas-Geraës, Pernambuco, Rio de Janeiro.

Antilles. — Toutes les Antilles (grandes et petites) sont infectées par la lèpre, surtout à la Trinidad où il se trouve bien une léproserie, mais où l'isolement n'existe, pas. A la Trinidad il y a plus de 480 lépreux sur 180,000 habitants. La lèpre y augmente. (Rapport inédit que m'a envoyé le docteur de Verteuille.) L'installation de la léproserie de la Désirade, à la Guadeloupe, est absolument insuffisante.

A Curaçao, où le gouvernement hollandais prescrit un sérieux isolement, il y a peu de lépreux.

On voit donc que la lèpre peut se développer dans les climats les plus opposés, au Groënland, en Islande, en Norwège d'une part; aux Antilles, au Bengale, à Madagascar d'autre part, etc. Elle se montre aussi bien dans les régions hyperboréennes que dans les régions tropicales, sur les bords de la mer que dans les hauts-plateaux de l'Hymalaya, du Caucase, du Mexique; elle existe aussi bien dans les pays de montagne, dans les endroits secs et aérés, que dans les endroits bas, marécageux et humides. Il est donc difficile de dire si les conditions climatériques ont une influence sur elle (je ne dis pas sur sa création, ce serait absurde; mais sur sa propagation plus ou moins rapide).

Nous voyons aussi que toutes les races humaines peuvent être et sont atteintes par la lèpre; et que les races infectées semblent pouvoir se classer dans l'ordre suivant, d'après leur degré d'infection : la race jaune et la race noire, la race blanche, la race rouge (race indienne rouge de l'Amérique qui en bien des endroits est encore vierge de la lèpre, là où elle a évité les lépreux et les races infectées). La forme tuberculeuse l'emporte en Norwège, à la Trinidad, en Espagne, à Madère, aux îles Sandwich. La forme systématisée nerveuse est la plus fréquente en Hindoustan, dans les îles de la Sonde et aux Philippines, en Guyane. La forme mixte (ou complète) paraît se rencontrer un peu partout avec la même fréquence.

L'étude géographique et historique précédente montre donc que : 1º La lèpre a eu un foyer primitif (peut-être deux), d'où elle s'est répandue dans l'univers. 2º La lèpre ne s'est jamais montrée dans un pays, sans y avoir été apportée par des hommes malades de la lèpre. Elle a suivi les grands courants humains (militaires et commerciaux). 3º Chaque fois qu'une nation souillée par la lèpre a été mise en contact avec un peuple vierge de lèpre jusque-là, ce peuple a été infecté, à quelque race qu'il appartînt. Et réciproquement, chaque fois qu'un peuple a évité le contact avec la nation envahissante ou immigrante infectée, il a échappé à la lèpre. 4º L'influence du climat, de l'hygiène, etc., semble être absolument nulle sur la production de la lèpre (je ne dis pas sa propagation). 5º Dans nombre de cas, l'envahissement d'un pays par la lèpre a été tellement rapide que l'hérédité seule est impuissante pour expliquer une pareille multiplication. Si la lèpre était héréditaire seulement, elle n'aurait pas si vite parcouru le monde. 6º La propagation et le développement de la lèpre semblent avoir été en raison inverse des mesures d'isolement prises par les peuples infectés. La maladie a disparu le plus vite des pays où les mesures d'isolement les plus rigoureuses ont été prises.

Les faits précédents suffiraient à eux seuls pour démontrer que la lèpre fut et est encore une *maladie contagieuse* (1). L'étude étiologique de la lèpre va nous le démontrer de nouveau.

---

1. Il est possible que, de même que pour la syphilis, le virus lépreux soit actuellement moins puissant qu'il ne l'a été.

CHAPITRE X.

**Étiologie de la lèpre. — Hérédité. — Age auquel elle débute.
Influence de l'isolement, etc.**

Les médecins, qui n'admettent pas la contagiosité de la lèpre, et qui cependant,
contraints par l'évidence des faits, sont obligés de reconnaître que l'hérédité seule
ne peut expliquer la propagation de la lèpre ; que, par conséquent, la lèpre a une
origine *extérieure et acquise*, ont de tout temps invoqué une infinité de causes hygiéniques et autres pour expliquer l'origine de la lèpre acquise.

Suivant les pays où ils ont étudié la lèpre, suivant la façon dont ils ont observé ou
selon la direction qu'ils ont imprimée à leur observation, ils ont invoqué une infinité de
causes plus ou moins bizarres. La lecture seule du chapitre « Etiologie de la lèpre »,
dans les traités et monographies anciens ou modernes écrits par les anticontagionnistes,
suffit pour montrer a priori, que l'étiologie invoquée est inexacte, parce qu'elle est
trop compliquée. Ce n'est plus une étiologie ; c'est un fouillis étrange, parfois er-
roné, d'opinions souvent contradictoires ; on se croirait reporté au temps où l'on
discutait sur l'étiologie de la gale (avant la découverte de l'acare), et au temps plus
rapproché où l'on discutait sur les causes de la tuberculose.

Comme exemple tout récent, je citerai *textuellement* l'opinion du D' Zambaco
sur l'étiologie de la lèpre (Voir sa communication sur la lèpre, au *Congrès international des sciences médicales.* Copenhague, 1884. Compte rendu des travaux de la
section de dermatologie et syphiligraphie, page 43). Son opinion est d'autant plus intéressante qu'il ne peut malheureusement (pour sa discussion) invoquer l'hérédité
de la lèpre. « Quant à l'hérédité, la lèpre, dans le plus grand nombre de cas que j'ai
observés jusqu'à présent, a été *spontanée, accidentelle, sans hérédité.* » Si nous de-
mandons alors à l'auteur quelles sont les causes de cette lèpre spontanée, accidentelle, sans hérédité, voici ce qu'il nous répond (page 43, loc. cit.) : « Les causes les
plus générales sont : la mauvaise nourriture : poissons salés, huile d'olive ou sésame,
fromages salés, boissons alcooliques ; les grandes oscillations de la température
ambiante. La malpropreté doit figurer dans l étiologie de la lèpre. Enfin les émotions
morales vives y jouent un grand rôle dans bien des cas. Ainsi, telle malade est de-

venue lépreuse peu de jours après avoir vu tomber la foudre à côté d'elle ; telle autre, après avoir assisté à un assassinat, etc. » (Le mémoire de M. Zambaco s'appuie sur six observations détaillées.)

Il n'est plus besoin d'insister longuement sur la question ; les différentes causes hygiéniques et autres signalées par les auteurs sont absolument insuffisantes isolément et simultanément même, pour produire la lèpre. Ces causes peuvent peut-être *préparer le terrain* et jouer dans certains cas (mais non toujours) le rôle de causes prédisposantes ; jamais elles ne peuvent jouer le rôle de causes efficientes et créer la lèpre de toutes pièces. J'énumère rapidement ces différentes causes, pour n'avoir plus à y revenir.

Refroidissements et changements brusques de la température. — Certes, et je l'ai bien souvent constaté en Norvège, les pauvres pêcheurs des fyords, les pâtres des montagnes et des fyelds sont exposés à de grands changements de la température. Mais j'ai vu, en Norvège même, une assez grande quantité de lépreux qui n'avaient pas été particulièrement exposés à ces brusques changements, et j'ai vu, en Norvège comme ailleurs, bien des sujets exposés à de grandes oscillations de la température qui n'avaient pas la lèpre pour cela. Parmi les lépreux que j'ai observés en Italie, ou parmi ceux qui avaient contracté leur affection aux colonies, etc., aucun, sauf une Italienne (Voir Observation I), n'invoquait auprès de moi les refroidissements, si fréquemment mis en avant par les lépreux Norvégiens, Mexicains ou autres. Comment d'ailleurs invoquer les refroidissements, pour expliquer la maladie des lépreux de la Riviera di Ponente, de San Remo en particulier ? On parle du froid humide du Val di Nervia que j'ai remonté vers Campo-Rosso, Pigna, etc. Eh bien ! ceci n'est vrai en partie que vers Castel-Franco. D'ailleurs, j'ai vu des familles de lépreux *nés* dans les régions sèches et ensoleillées des environs de San Remo, qu'ils n'ont jamais quittées, dans l'amphithéâtre de montagnes d'olivier qui entoure cette ville et empêche tout refroidissement, tout courant d'air. Voir les Observations LXXIII, LXXIV et suivantes. Comment accuser le froid, pour expliquer la lèpre de Madère, de Rhodes, des îles Sandwich, etc. ? Il est vrai que certains médecins reconnaissant l'insuffisance du froid ont invoqué l'excessive *chaleur* (Brésil-Antilles, etc.). Il y a de quoi contenter tout le monde.

On n'a pas non plus manqué d'invoquer *l'alimentation* défectueuse, mauvaise ou insuffisante. Les uns ont incriminé l'usage exclusif du poisson, de certains poissons, et surtout du poisson salé ou gâté ; d'autres ont aussi accusé l'usage exclusif de la viande de porc, qu'elle soit salée ou non (1). Certes, j'ai pu me convaincre de

1. Comme exemple de l'opinion de médecins instruits, habitant des pays lépreux, sur l'influence que peut avoir la nourriture dans la production de la lèpre, je citerai le passage suivant du rapport inédit que m'ont envoyé mon ami le docteur Mayzinck et le docteur Laurenzo-Magalhoës sur la lèpre au Brésil. On sera avec moi étonné de la contradiction qui existe dans ces quelques lignes : « Chez nous, il est hors de doute que la nourriture par la viande de porc et de poisson est une des causes les plus sûres du mal. Ainsi dans les provinces maritimes de l'Empire où existe la lèpre, on fait usage presque exclusif de poisson et de chair de baleine ; et à Minas et à San-Paulo (provinces du Sud), la nourriture étant presque exclusivement constituée par la viande de porc nourri par des pinhoës (fruit de l'Araucaria Brasiliensis, conifères), la lèpre règne dans ces régions. L'Observation montre aussi que, dans les localités des provinces où il est fait usage de la nourriture mixte, la lèpre est rare ; et encore qu'elle a diminué dans les localités où elle existait aussitôt qu'on a changé d'alimentation ; ce qu'on ne peut considérer comme une simple

visu que la nourriture des pêcheurs et paysans norvégiens laissait beaucoup à désirer
et était une cause puissante de gastrites chroniques, à tel point qu'il n'y a guère un
adulte qui soit indemne de gastrite chronique dans les campagnes norvégiennes.
Ce n'est pas impunément (pour le tube digestif) en effet que l'on se nourrit exclusivement de poissons et surtout de harengs à moitié pourris et conservés dans une
saumure infecte; de quelques autres poissons également peu frais, en général salés,
séchés et toujours incomplètement cuits; de lait caillé, aigre, qu'on laisse aigrir et
pourrir des semaines et parfois des mois; de quelques pommes de terre; d'un peu
de flat-brood (pain d'avoine); de soupes au gruau, de quelques très rares morceaux
de viande ou de lard salés; le tout souvent arrosé par de copieuses rasades d'a-
quavit. Mais tout cela, bien que donnant des gastrites chroniques, ne donne pas la
lèpre. Et ce qui m'a le plus frappé dans l'hygiène alimentaire des paysans norvégiens
au point de vue du rapport possible de l'alimentation avec la production de la
lèpre, c'est l'eau qu'ils boivent et la façon dont cette eau est conservée. Leur eau
est impotable, passe encore; mais ce qu'il y a de grave, c'est que cette eau est en
général conservée dans une sorte de tonneau, ou dans un trou creusé dans le sol,
au milieu des immondices et des mares d'eau sale qui se trouvent accumulées autour
de la maison. Ceci joue peut-être un certain rôle dans la propagation de la lèpre,
avec la promiscuité excessive et la saleté dont nous parlerons plus loin. Ce qui
suffirait d'ailleurs à prouver que cette alimentation déplorable n'est pas la cause de
la lèpre, c'est que les pêcheurs et paysans de la côte sud et de la côte nord de la
Norvège (Voir carte. Pl. XXI) se nourrissent aussi mal que ceux de la côte ouest,
et ne sont pas cependant infectés par la lèpre comme leurs compatriotes de la côte
ouest. Les pêcheurs de Terre-Neuve et d'autres populations presque exclusivement
ichthyophages n'ont pas la lèpre. « Par comparaison avec la lèpre norvégienne,
disais-je dans mon mémoire intitulé : *Etudes comparées sur la lèpre en Italie* (*Annales
de Dermatologie* 1885), je ferai remarquer que ces lépreux de la Riviera sont tous des
paysans habitant une contrée remarquablement saine. Ces sujets ne sont pas exposés
aux refroidissements. Ils sont propres, ils ont de l'air en abondance. Ils ne mangent
pas de poisson. Leur nourriture se compose presque exclusivement de végétaux, de
fruits, de pâtes, de polenta. Par conséquent, plusieurs des conditions hygiéniques
invoquées en certains pays et par certains médecins comme cause de développement
de la maladie nous font ici défaut. Tous ces sujets ne sont pas des pauvres, des misérables : l'un d'eux est une jeune fille déjà fiancée qui doit apporter à son mari 50.000
francs de dot. » Je pourrais multiplier ces exemples en prenant à droite et à gauche
dans les auteurs, mais je tiens autant que possible à m'appuyer sur des faits *nouveaux*
et *récents*. Aussi ai-je vu avec plaisir que dans le rapport inédit qu'il a bien voulu
m'envoyer sur la lèpre à Madère, en 1885, le Dr Golschmidt, qui étudie depuis de
longues années la lèpre dans cette île, était complètement de cet avis : « La nourri-

coïncidence. Je dirai alors, avec le docteur J. Laurenzo, que le régime alimentaire nocif de quelques
provinces de l'Empire est la seule cause du développement spontané de la lèpre au Brésil. » On le voit,
rien de plus facile que d'expliquer l'origine de la lèpre. C'est la cuisine. Dans les provinces nord de
l'Empire du Brésil, c'est la cuisine à la baleine. Dans les provinces sud du même Empire, c'est la cuisine
au cochon; cochon, il est vrai, nourri avec le fruit de l'Araucaria Brasiliensis.

ture ne peut être admise comme élément étiologique. Au contraire, à Lao-Goncado, village à l'est de Funchal, habité par une population excessivement pauvre, se nourrissant mal de batatas, choux, poissons (souvent pourris), il n'y a pas de lèpre. » Cependant, ajoute-t-il plus loin (ce qui à mon avis vient encore à l'appui du rôle que jouent la promiscuité avec le lépreux et l'absence de précautions dans la propagation de la lèpre) « la lèpre à Madère est surtout une maladie des classes pauvres. Parmi les gens des villes et surtout parmi les classes supérieures, je n'ai que rarement vu cette maladie. »

Pas plus que l'alimentation défectueuse, l'*alimentation insuffisante* ne peut être incriminée. Jamais l'on n'a vu la famine seule produire la lèpre. Les aborigènes de l'Australie, les pauvres Indiens de l'Amérique du Nord, etc., n'ont pas la lèpre. On ne peut guère cependant se figurer des populations plus mal nourries. On a également incriminé la *saleté*, la mauvaise hygiène de l'habitation, du coucher, l'encombrement, etc. Nous verrons tout à l'heure à propos des : Lèpres de famille, lèpres des maisons, que ces mauvaises conditions hygiéniques, cette promiscuité excessive dans la saleté, peuvent en effet favoriser la propagation de la maladie, *lorsque la lèpre existe déjà dans un pays.*

Mais il serait puéril d'admettre la génération spontanée de la lèpre, par suite des mauvaises conditions hygiéniques précitées. Il existe bien des pays où elles existent au même degré, et même à un degré plus élevé que sur les côtes de Norvège qu'en Palestine, etc. Les sauvages de l'Amérique du Sud, les Esquimaux, les paysans sibériens, polonais, etc., et sans chercher si loin, certaines familles de nos grands centres de Londres, Paris, Lille, etc., sont encore plus mal et plus étroitement logées, encore plus sales, encore moins soucieuses de leur hygiène que les paysans norvégiens, certaines peuplades nègres, etc., elles n'ont pas cependant la lèpre. Il ne faut pas aller jusqu'en Norvège ou en Syrie, pour trouver des gens qui n'ont jamais pris de bains leur vie durant.

Ces différentes causes, mauvaise hygiène, mauvaise nourriture, mauvais habitat, refroidissements, etc., *lorsqu'elles sont réunies, ne produisent pas davantage la lèpre.* On ne peut se figurer de misère plus horrible que celle des habitants de la Terre de Feu, où toutes les conditions incriminées se trouvent réunies : saleté horrible, habitat déplorable, variations de la température ; nourriture insuffisante, mauvaise, viciée (il suffit de dire que ces malheureux nourris de poissons plus ou moins frais et de vieilles femmes (1) attendent comme une véritable aubaine l'échouement d'une baleine plus ou moins pourrie). Les habitants de la Terre de Feu n'ont pas la lèpre. Je pourrais d'ailleurs multiplier ces exemples. Réciproquement, j'ai vu un grand nombre de lépreux qui avaient contracté la lèpre en Norvège. en Italie, en France (Nice), en Chine, aux Indes, dans l'Amérique du Sud, etc., et dont l'hygiène avait toujours été excellente, tant au point de vue de la nourriture que de l'habitat, des soins de propreté, etc. Tel est aussi l'avis du Dr de Verteuille sur la lèpre à la

---

1. Darwin (*Voyage autour du monde*), 1845. t. II : « Ces insulaires aiment mieux manger leurs vieilles femmes que leurs chiens, car les chiens leur attrapent du poisson, tandis que leurs vieilles femmes leur sont inutiles. »

Trinidad, dans le rapport qu'il m'a envoyé : « S'il est vrai, en thèse générale, que l'on rencontre plus de lépreux dans la classe pauvre (elle est la plus nombreuse), il n'en est pas moins certain que la maladie se montre chez des individus placés dans des conditions sociales comparativement bonnes. La condition sociale n'a qu'une influence peu marquée et, là où la lèpre est endémique, tous peuvent en redouter les cruelles atteintes. » (De Verteuille, 9 novembre 1885.)

Donc les mauvaises conditions hygiéniques précitées ne peuvent expliquer à elles seules le développement de la lèpre. Elles jouent simplement le rôle de causes prédisposantes, en affaiblissant l'économie et préparant ainsi le terrain (comme j'en ai vu un triste exemple il y a peu de temps chez un Européen dont la constitution avait été délabrée par de grands voyages en des pays lointains et dans des conditions hygiéniques déplorables, mais ces pays étaient infectés de lèpre) ; en produisant différentes dermatoses, véritables dermatoses de misère qui favorisent peut-être l'inoculation du virus (gale, phthiriase, favus, eczémas, prurigo, etc. (Voir page 223) ; et enfin en cultivant peut-être dans la crasse et la saleté (véritable bouillon de culture) le virus de la lèpre que disséminent les malades (1).

Les différentes *maladies antérieures*, dont sont parfois atteints les lépreux avant de tomber malades comme on en trouvera un certain nombre d'exemples dans ce livre, la syphilis, la tuberculose, l'impaludisme, le scorbut, l'alcoolisme n'agissent aussi qu'en affaiblissant l'économie et en préparant le terrain. Mais aucun observateur n'émettra actuellement l'opinion que la syphilis, la tuberculose, l'alcoolisme, l'impaludisme, etc., les émotions morales (2), peuvent provoquer la

1. C'est par l'atténuation de ces causes que s'expliquerait la diminution de la lèpre dans les pays infectés, avec les progrès de l'hygiène. C'est peut-être aussi par l'atténuation de ces causes que s'expliquerait la rareté relative de la lèpre dans les villes, même en Norvège, même à Bergen, en plein foyer lépreux, ou il n'y a que 23 lépreux de libres, ainsi que je l'ai signalé dans mes travaux sur la lèpre en Norvège de 1884-85. J'ai été en effet étonné du contraste qui existe en Norvège entre la bonne hygiène des villes et la mauvaise hygiène des campagnes. Ainsi s'expliquerait peut-être en partie la difficulté qu'éprouve la lèpre importée à Paris, en France, dans les pays non lépreux de l'Europe, à se multiplier (surtout selon moi, à cause de la plus grande propreté des villes, tant au point de vue de l'individu qu'au point de vue de l'habitat et du contact moins absolu). D'autre part, la réapparition de ces causes en certains pays expliquerait (en partie) l'augmentation rapide de la lèpre dans plusieurs régions. Le rapport inédit que m'a envoyé le docteur de Verteuille sur la lèpre à la Trinidad en novembre 1885 constitue un bel exemple actuel en faveur de cette opinion. A la question par moi posée : « La lèpre augmente-t-elle dans les pays que vous habitez ? Quelles vous paraissent être les causes de cette augmentation ou de cette diminution ? » il répond : « Je suis malheureusement obligé de reconnaître que dans ces dernières années la lèpre a augmenté et semble continuer à augmenter dans cette colonie. Je me hasarde même à émettre cette proposition. La lèpre ne se montre pas dans un pays, sans que le terrain y ait été préparé. Eh bien ! l'émancipation des esclaves a eu pour résultat la gêne extrême, sinon la ruine de beaucoup de familles, de familles blanches surtout, qui avant l'émancipation se trouvaient dans l'aisance. Les émancipés eux-mêmes n'ont pas échappé à ces conséquences ; ils étaient en général mieux logés, mieux nourris chez leurs maîtres. Beaucoup d'individus appartenant à la classe moyenne virent leurs ressources réduites au minimum, et par suite se trouvèrent occuper des habitations insalubres et obligés de se contenter d'une nourriture insuffisante. Un très grand nombre cherchèrent refuge dans les villes, où ils furent condamnés à une vie plus ou moins sédentaire. Une des conséquences a été l'augmentation des cas de phtisie pulmonaire surtout chez les femmes, et sans doute aussi de la lèpre. La population de la colonie peut monter à 183,000 individus, dont Asiatiques (Indous et Chinois) y compris les enfants nés dans le pays : 55,000. Or Indous et Chinois sont plus ou moins prédisposés à la maladie. »

2. Sur 180 lépreux dont je possède les Observations, je ne trouve les émotions morales incriminées d'une façon sérieuse par le malade qu'une seule fois (OBSERV. LV) ; il s'agissait de la vue d'un serpent (un petit serpent qui paraît n'avoir été qu'une couleuvre). Le tonnerre, la foudre et les éclairs, voire même la vue d'un horrible assassinat me paraissent insuffisants (malgré l'avis de quelques médecins), pour expliquer la production de la lèpre. Il est regrettable, pour la théorie anti-contagionniste, qu'il en soit ainsi, car les émotions morales constituent souvent un « refugium » utile pour les théories étiologiques douteuses.

lèpre. Il en est de même évidemment des excès de travail invoqués auprès de moi par plusieurs malades. En Norvège, la population est vigoureuse, et ceux qui deviennent lépreux n'étaient pas plus faibles que les autres, ni plus tarés en quoi que ce soit. En résumé, la mauvaise hygiène, si défectueuse soit-elle, ne peut produire la lèpre. La lèpre n'est pas un mal de misère. « La lèpre n'est pas seulement une maladie des classes malheureuses », a dit avec raison Hardy, en octobre 1885, à l'Académie de médecine.

Abordons maintenant la question de l'*hérédité* de la lèpre. Nous discuterons en même temps la contagion, et chercherons à voir si bien des cas prétendus héréditaires ne sont pas des cas de *contamination*.

La doctrine de l'hérédité, fortement défendue par les médecins du moyen âge, par Danielssen et Boeck, Brassac, etc., etc., *ne peut expliquer à elle seule la propagation de la lèpre.* Je suis complètement, à cet égard, de l'avis de A. Hansen, de Schilling, Drognat-Landré, Hebra, Kaposi, Bidenkap, Holmsen, E. Besnier, E. Vidal, Neisser, Hillis, etc. En effet : 1° *La lèpre s'observe fréquemment chez des sujets qui n'ont jamais eu de lépreux dans leur famille.* Il suffit de faire un tableau de tous les Européens (nés de parents sains, en des pays non lépreux, et qui ont contracté la lèpre après avoir séjourné plus ou moins longtemps en pays lépreux), pour montrer que l'hérédité n'est pas la seule cause de la lèpre. Ici les faits abondent. Je ne reproduis pas ceux qui se trouvent épars dans les différents travaux qui traitent de la lèpre, et me borne à ajouter quelques faits nouveaux à ceux qui existent déjà.

Je renvoie d'abord aux Observations contenues dans ce livre (voir les Tableaux des pages 285, 310) où la lèpre *a été contractée aux colonies par des Européens, nés de parents sains, dans des pays non lépreux et n'ayant jamais eu de lépreux dans leur famille.* Dans ces diverses Observations, l'absence d'hérédité est frappante. J'y ajoute un cas non moins intéressant qui m'a été communiqué par mon maître, M. le professeur Hardy : « J'ai vu, dit-il, à ma consultation il y a quinze ans, une jeune Anglaise de vingt-sept ans environ, n'ayant jamais habité d'autre pays que la France et l'Angleterre, qui après avoir passé deux hivers à Nice fut atteinte de la lèpre. A la fin du deuxième hiver, la lèpre qu'elle contracta se manifesta par des tubercules et des plaques anesthésiques sur la face et sur les membres. » Voici deux Observations inédites que je dois à l'obligeance de M. le Dʳ Dupuy.

OBSERVATION LXV.

« J'ai connu autrefois en 1864, au grand port de l'île Maurice, un pharmacien, natif de Bagnères-de-Bigorre, qui a commencé à devenir lépreux vers sa 45ᵉ année. Il y avait près de 20 ans qu'il était dans le pays. Je dois ajouter qu'à l'époque où je l'ai connu, un lépreux était chose rare dans cette région de l'île. Il avait la lèpre dite Lazarine. »

OBSERVATION LXVI.

(Inédite, communiquée par M. le docteur Dupuy.)

« En 1877, j'ai vu à San Francisco ¦de Californie un Anglais de sang et de naissance (pur Anglais de descendance), et aussi âgé d'environ 40 ans, qui était venu des îles Sandwich ou Hawaï, consulter les médecins à cause des taches qu'il avait au front, aux avant-bras, aux lobules des oreilles et sur une aile du nez.

« On le soignait pour une syphilis, lorsqu'il est venu me consulter, en voyant que son mal empirait.

« J'ai diagnostiqué la «spédalsked » à forme léonine, et 8 mois après, lorsque je l'ai revu, il n'y avait plus de doute possible même pour un inexpérimenté. Cet homme vivait depuis longtemps aux îles Hawaï (îles Sandwich) où les deux formes de la lèpre se rencontrent en grand nombre. »

Enfin le Dr Dupuy termine sa communication, en m'écrivant en juillet 1885 : « J'ai vu des lépreux qui venaient du Wisconsin, du Michigan et de l'Ontario (côtes de l'Union américaine et du Canada qui bordent les grands lacs). Ils étaient d'origine suivie de race anglaise, d'autres canadienne, aucun n'était de provenance norvégienne ou suédoise. »

L'Observation suivante (LXVII), qui m'a été communiquée en 1884 par le Dr Boeck, de Christiania, rentre dans le même ordre de faits. Elle explique en outre, selon moi, la marche envahissante (je ne dis pas l'augmentation) de la lèpre en Norvège depuis quelques années. On peut se demander si ce ne sont pas des cas semblables, qui ont importé la lèpre au delà des Alpes scandinaves, et produit les prétendus cas sporadiques que l'on observe depuis quelque temps autour de Christiania. (Voir la carte. Pl. n° XXI.) Mon ami le Dr C. Boeck me disait même, que l'on pouvait se demander (à titre de simple hypothèse d'ailleurs), si le prétendu cas de lèpre sporadique de Birthe Arnesdatter (Voir Observ. n° LXVIII), n'était autre chose qu'un cas de contagion, produit par des voyageurs qui avaient été en pays lépreux, et étaient devenus lépreux après leur retour à Christiania, comme Olaüs Evensen, par exemple. Voici d'ailleurs ces deux Observations (1).

1. Je profite de l'occasion, pour signaler une légère inexactitude qui s'est glissée dans le rapport à l'Académie de médecine par M. Constantin Paul, sur le travail de M. Zambaco, à propos de la lèpre à Constantinople. M. Constantin Paul dit (*Bulletin de l'Académie de médecine*, 28 juillet 1885, page 969) : « Enfin les docteurs Danielssen de Bergen, Boeck de Christiania, Sand de Trondhjem et Kaurin de Molde, se prononcent formellement contre la contagion. » Voici ce qui résulte au contraire de mes fréquentes conversations avec les médecins précités pendant le long séjour que j'ai fait à Christiania, Bergen, Trondhjem, Molde en 1884. *Seul*, le docteur Danielssen se prononce formellement contre la contagion. Mon ami le docteur C. Boeck, de Christiania, penche plutôt pour la contagion ; il en est de même du docteur Sand de Trondhjem. Ces deux médecins m'ont indiqué ou fourni des Observations favorables (selon eux) à l'idée de contagion, qui sont reproduites dans ce livre. Quant à mon ami le docteur Kaurin de Molde, voici ce qu'il m'a dit textuellement: « Je ne possède pas de cas bien nets de contagion. Je possède des cas suspects. Je ne suis pas sûr que la lèpre soit contagieuse ; je n'oserais l'affirmer. Je pense en revanche qu'elle est héréditaire. »

OBSERVATION LXVII.

Lèpre norvégienne.

Observation communiquée oralement en août 1884, par le docteur César Boeck, de Christiania.

Lèpre tuberculeuse développée chez un habitant de Christiania (pays non lépreux) et ayant habité Bergen (pays lépreux) pendant 3 mois — Contamination possible. — Mort au bout de 8 ans.

Olaüs Evensen, sergent dans l'armée norvégienne, *est né à Christiania de parents bien portants*. Il s'est toujours trouvé dans de bonnes conditions d'hygiène et de bien-être, comme tous les sous-officiers de l'armée norvégienne. Il possédait sa propre maison, bonne paye, bonne nourriture, etc.

Il ne s'était jamais trouvé en contact avec des lépreux, avant un séjour de 3 mois qu'il fit en 1861, dans le pays de Bergen pendant les manœuvres d'été. *Pendant son séjour à Bergen, dès l'été de 1861, il vit survenir sur son corps des macules rouges.* Effrayé, il retourne à Christiania où il demeure quelque temps chez lui, soigné par un médecin. Quelque temps après son retour à Christiania, apparaissent des tubercules. Il lui survint ainsi plusieurs poussées de tubercules, pendant les 2 ou 3 années qui suivirent son retour à Christiania. Puis les tubercules disparurent, et en 1866, il ne persistait plus que des taches. En 1867, néphrite, ascite, anasarque. Il entre à l'âge de 41 ans, le 1er mars 1869, à l'hôpital de Christiania. Depuis 1869, il lui était survenu de nouveaux tubercules. Il meurt le 3 avril 1869.

OBSERVATION LXVIII.

Lèpre norvégienne (environs de Christiania).

Observation communiquée oralement le 16 août 1884, par le docteur Hiorth.

Lèpre anesthésique, développée chez une femme des environs de Christiania (pays non lépreux). — Pemphigus lépreux. — Pas de contamination appréciable ni de la femme, ni de son entourage. — Mauvaises conditions hygiéniques. — Mort au bout de 8 ans.

Birthe Arnesdatter était une pauvre paysanne de Nietedal (village situé à 2 lieues de Christiania). Ses parents et ses grands-parents étaient bien portants ; elle a eu 6 frères et sœurs tous bien portants également. *Cette femme, qui s'est mariée il y a une trentaine d'années auparavant, a eu de son mari, qui vit encore et est bien portant, 5 enfants tous bien portants, dont l'aîné a 21 ans et le plus jeune 6 ans.*

En 1875, début chez elle des macules de lèpre anesthésique. Malgré cela, elle continue à habiter pêle mêle dans son étroite cabane avec son mari et ses enfants. En 1876, elle vient à Christiania se faire traiter au Rigs hospitalet ; elle y demeure 8 mois. A cette époque elle avait seulement de l'anesthésie des membres et du pemphigus lépreux. Pas de tubercules, elle n'en a d'ailleurs jamais eu. En décembre 1876, elle quitte l'hôpital pour retourner chez elle et cohabiter de nouveau de la façon la plus étroite avec sa famille jusqu'en novembre 1881. En novembre 1881, elle revient à l'hôpital de Christiania présentant à cette époque de l'anesthésie, du pemphigus lépreux et quelques taches. Elle quitte l'hôpital en mai 1883, et meurt chez elle en juillet 1883.

Jusqu'ici son mari et ses enfants sont demeurés absolument bien portants. D'autre part cette femme n'avait jamais quitté les environs de Christiania. Elle n'avait jamais été dans les pays où se trouvent des lépreux. Il est difficile de remonter à l'origine de la contamination chez cette femme, s'il y en a eu une. Aurait-elle été en contact par hasard avec les quelques lépreux importés à Christiania des pays lépreux (OBSERVATIONS XLV ; — LXVII). Nous n'en savons rien. Notons en terminant que c'était une femme pauvre et misérable, vivant dans les plus mauvaises conditions hygiéniques.

2° *On est loin de rencontrer l'hérédité chez tous les lépreux, nés en pays lépreux.* Même en Norvège, les recherches de Danielssen et Boeck sont loin d'être en faveur de l'hérédité, comme le montrera l'étude attentive de leurs tableaux statistiques. D'ailleurs en Norvège même, les travaux de Hjort, Holsmen, Eklund, Bidenkap, Hansen, etc., ont combattu l'hérédité de la lèpre, et ont montré que dans un grand nombre de cas (1/5 ; Hansen, communication orale) (1), il est presque impossible de trouver l'hérédité ; qu'au contraire cette affection se manifeste chez beaucoup de sujets dans les familles desquels on ne trouve que peu de cas de lèpre chez les ascendants. Bien des auteurs et dans les pays les plus différents sont arrivés à des conclusions analogues, entre autres, Kierulf, Oldekop (pour la lèpre du Caucase), Someren, Munro, Hillis, etc., pour la lèpre des Colonies. Je pourrais multiplier ces exemples, et me borne à renvoyer le lecteur pour plus de détails au travail de Munro (*loc. cit.*) (2).

On trouvera d'ailleurs en compulsant les Observations de ce livre, que l'hérédité (ascendants lépreux) était loin d'être la règle chez les malades, dont j'ai recueilli l'Observation et qui avaient contracté la lèpre en Norvège, en Italie, dans les Colonies, etc. Il en est de même pour les Observations de lèpre mexicaine, qui m'ont été communiqués par Poncet de Cluny. Ainsi par exemple les deux cas suivants, pour citer des Observations inédites de ce médecin (partisan de l'hérédité et n'admettant pas la contagion). Nous avons vu d'ailleurs que l'hérédité fait le plus souvent défaut dans les Observations de lèpre mexicaine que je publie dans ce livre.

OBSERVATION LXIX.

Le nommé José Cotarino, de San-Miguel el Grande, tisseur, 26 ans (en paraît 35 au moins). Pas d'hérédité dans sa famille ; frères et sœurs, père et mère très sains. Malade depuis 5 ans. — Absence de cils du côté externe, Barbe naissante rare. — Tubercules sur la figure, les bras, l'épaule et les jambes. — Par de tubercules dans la bouche. — Un peu de diarrhée.

1. Donc, même en Norvège, il est impossible de trouver le moindre vestige d'hérédité dans 1/5 des cas. Aussi, forcés par l'évidence, Danielssen et Boeck ont-ils considéré ces cas comme des cas *spontanés*, produits par la mauvaise hygiène. Aveu terrible pour la doctrine de l'hérédité.

2. Tout récemment, Zambaco, partisan convaincu de la doctrine de l'hérédité, a fait une enquête minutieuse sur les malades qu'il a observés en Orient. Ce n'est que sur un quatorzième d'entre eux, 1/14 que la lèpre lui a paru être *directement* ou *indirectement* héréditaire ! ! !

OBSERVATION LXX.

Santiago Estrada, de Queretaro, cultivateur, 33 ans. Atteint depuis 18 ans de la lèpre, ne présente pas d'antécédents héréditaires ou syphilitiques. Il n'est pas marié.

Tubercules sur la figure. Disparition des cils et des sourcils. Affaissement du nez. Encore quelques poils de barbe. Rien à la bouche. Voix un peu rauque. Quelques taches sur les bras et ulcères sur les jambes. Déformation du nez. Bon appétit. Pas de diarrhée, etc.

Voici un **tableau statistique** de la question, fait d'après les Observations que j'ai recueillies, dont une partie seulement est publiée dans ce livre. (J'ai publié une partie de ce tableau dans les *Annales de dermatologie* en 1885.) On voit, en somme que l'absence d'hérédité est plus fréquente dans mes Observations, que l'hérédité (ascendants lépreux) (1).

HÉRÉDITÉ DE LA LÈPRE

(EXISTENCE OU ABSENCE D'HÉRÉDITÉ, SUR UN TOTAL DE 107 OBSERVATIONS INÉDITES SUFFISAMMENT PRÉCISES).

	HÉRÉDITÉ Ascendants lépreux. (1)	PAS D'HÉRÉDITE Pas d'ascendants lépreux.
Observations de lèpre recueillies en Norvège. (Sur 57 Observations où les renseignements donnés étaient suffisamment précis.)	Signalée 33 fois.	Signalée 24 fois.
Observations de lèpre recueillies en Italie ou à Nice. (Sur 11 Observations.)	Signalée 8 fois.	Signalée 3 fois.
Observations de lèpre contractée par des sujets nés en pays lépreux extra-européens et y ayant habité ou y habitant (Colonies, Mexique, etc.) (Sur 28 Observations où les renseignements obtenus étaient suffisamment précis.)	Signalée 6 fois.	Signalée 22 fois.
Observations de lèpre contractée, en voyageant en pays lépreux, par des sujets européens nés de parents sains en pays non lépreux. (Sur 11 Observations.)	Signalée 0 fois.	Signalée 11 fois.
TOTAL.	Signalée 47 fois.	Signalée 60 fois.

1. Par ascendants j'entends le père et la mère, les grands-pères et les grand'mères. — Il est en général impossible en interrogeant les lépreux de remonter plus haut. — Je ne tiens pas compte des collatéraux dans cette statistique.

3° *La proposition peut être intervertie*. On ne considérera certainement pas, je pense, comme héréditaires, *les cas de lèpre où les parents sont devenus malades après leurs enfants*. Or, il existe un certain nombre d'exemples de ces faits. Je citerai, entre autres, le cas suivant de Féréol (Société médicale des hôpitaux, 14 mai 1875). « J'ai eu, dit-il, dans le courant de l'année dernière à la Maison municipale de santé, une jeune lépreuse venue des environs de Tunis. Cette malade âgée de 18 ans, souffrant depuis une douzaine d'années de sa terrible maladie, et ayant vu sa mère atteinte de la même affection quelques années après elle, nous est arrivée dans un état fort inquiétant ». Munro relate les cas analogues : d'une mère qui fut atteinte de la lèpre, après que son fils fût mort de la lèpre ; d'une tante atteinte ·après sa nièce ; d'un oncle après sa nièce.

Schilling avait d'ailleurs publié un cas où la mère fut atteinte un an après le deuxième de ses fils (les deux fils étaient lépreux). Durand-Fardel (Gazette médicale de Paris, 1877) a rapporté l'Observation de deux mères atteintes après leurs filles. Drognat-Landré, dans son très important mémoire (*loc. cit.*), a publié un cas semblable. On trouvera d'ailleurs des faits pareils disséminés à droite et à gauche.

4° *Enfin, dans nombre de cas considérés comme héréditaires, les parents étaient sains quand ils ont mis au monde leurs enfants plus tard infectés* et, je le répète, ces parents ne sont devenus lépreux qu'après la naissance de leurs enfants. (Holsmsen-Munro.)

5° *Or, fait étrange, il se trouve que les enfants d'un lépreux ou d'une lépreuse et même les enfants nés de l'union de deux lépreux, ne sont pas toujours atteints de la maladie*. Comme l'a remarqué, il y a longtemps, le grand observateur en fait de lèpre, qui a nom Schilling, ces enfants qui deviendront presque fatalement lépreux, s'ils demeurent avec leurs parents, ont de grandes chances d'échapper au mal, *si on les sépare tôt de leurs parents*. Le fait est surtout frappant, lorsque les enfants séparés de leurs parents lépreux sont envoyés en pays non lépreux. D'ailleurs, si l'on y fait bien attention, on constatera que : dans un pays lépreux, les enfants de lépreux ne deviennent pas lépreux beaucoup plus souvent que les autres. Hansen a relaté au congrès de Copenhague, des cas de grandes familles dont plusieurs . membres étaient lépreux, mais où, fait important, seuls étaient devenus lépreux, les membres de la famille qui s'étaient *rendus* dans les pays lépreux. Est-ce bien là de l'hérédité ? N'est-ce pas plutôt la contagion ?

6° *D'ailleurs, l'âge même auquel débute la lèpre, n'est guère en faveur de l'hérédité*, puisqu'il est tout à fait exceptionnel de voir la lèpre débuter dans les premières années de la vie, et que, d'après les renseignements que j'ai recueillis lors de mon voyage en Norvège, on n'a plus trouvé de fœtus ou de nouveaux nés atteints de la lèpre, depuis le travail de Danielssen et Boeck en 1848. Donc, on n'observe pas, (ou guère si l'on en a jamais observé) de nouveau-nés lépreux. La lèpre débute, en général, vers l'âge de 10 à 25 ans ; elle est excessivement rare avant l'âge de 3 à 5 ans. Elle peut débuter plus tôt. Ainsi Bidenkap, Hebra, ont vu débuter la lèpre a l'âge de 2 ans. Elle peut aussi débuter beaucoup plus tard ; j'ai vu la lèpre débuter à l'âge de 71 ans (OBSERV. XXXII). Voici d'ailleurs un *tableau statistique* de l'âge auquel a débuté la lèpre dans 160 cas, tableau fait d'après les observations inédites que j'ai recueillies.

Age auquel a débuté la lèpre sur un total de 160 observations inédites suffisamment précises.

AGE DU DÉBUT. (ANNÉES.)	MALADES NÉS EN PAYS LÉPREUX et y habitant.	MALADES NÉS EN PAYS NON LÉPREUX de parents sains et ayant contracté la lèpre en voyageant en pays lépreux.
De 0 à 2 ans.	»	»
De 2 à 3 ans.	»	»
De 3 à 4 ans.	»	»
De 4 à 6 ans.	4	»
De 6 à 8 ans.	6	»
De 8 à 10 ans.	8	»
De 10 à 12 ans.	18	»
De 12 à 14 ans.	12	1
De 14 à 16 ans.	15	1
De 16 à 18 ans.	6	»
De 18 à 20 ans.	18	»
De 20 à 22 ans.	4	»
De 22 à 24 ans.	2	1
De 24 à 26 ans.	9	»
De 26 à 28 ans.	6	»
De 28 à 30 ans.	8	»
De 30 à 32 ans.	8	»
De 32 à 34 ans.	6	1
De 34 à 36 ans.	4	»
De 36 à 38 ans.	2	»
De 38 à 40 ans.	2	3
De 40 à 42 ans.	2	1
De 42 à 44 ans.	»	»
De 44 à 46 ans.	6	1
De 46 à 48 ans.	»	»
De 48 à 50 ans.	2	»
De 50 à 52 ans.	»	1
De 52 à 54 ans.	2	»
De 54 à 56 ans.	2	»
De 56 à 58 ans.	»	»
De 58 à 60 ans.	»	»
De 60 à 62 ans.	»	»
De 62 à 64 ans.	2	»
De 64 à 66 ans.	»	»
De 66 à 68 ans.	»	»
De 68 à 70 ans.	»	»
De 70 à 72 ans.	»	1
De 72 à 75 ans.	»	»
De 75 à 80 ans.	»	»
TOTAL.	149	11

Nous voyons donc que l'hérédité de la lèpre est loin d'être démontrée comme l'hérédité de la syphilis par exemple, et que, si elle existe réellement ou sous forme
de *prédisposition* comme l'a écrit Virchow, cette hérédité ou cette prédisposition
sont loin de rendre compte de la production d'une grande partie des cas observés (1).
Enfin la propagation rapide de la lèpre en certains pays, tant au moyen âge que
de nos jours (voir épidémies et épidémie des Iles Sandwich en particulier) ne peut
en quoi que ce soit être expliquée par la « doctrine de l'hérédité ».

*On peut même se demander, si les lèpres de famille sont réellement des exemples
que l'on puisse invoquer en faveur de l'hérédité;* ou si, au contraire, elles ne constituent pas, comme le pensent bien des auteurs, entre autres Schilling, Drognat,
Landré, Hansen, Neisser, etc., *des exemples de contamination en famille, analogues
à la syphilis de famille par exemple,* etc.

Il faut, en effet, ne pas oublier que la lèpre est *une des maladies dont l'incubation
est très longue,* et même extrêmement longue (2). Danielssen et Boeck ont signalé un
cas où l'incubation eut une durée de 10 ans. J'ai vu des malades chez lesquels la
période d'incubation semble avoir été de 2 ans; de 3 ans (Obs. XXXII); de 5 ans
(Obs. LXII *bis*). Enfin, je viens de voir récemment, à l'hopital Tenon, dans le service
du Dr Landouzy un cas très important, où l'interrogatoire le plus minutieux ne
permet pas d'évaluer à moins de 14 ans, *quatorze ans,* la durée de la période d'incubation. Voici d'ailleurs brièvement résumée cette Observation très intéressante.

OBSERVATION LXX *bis.*

X..., 46 ans, hopital Tenon, salle Lelong, lit no 13; est entré il y a plusieurs mois dans le
service du Dr Landouzy.

Le malade m'apprend qu'il est né de parents français sains dans l'Eure-et-Loir. Il n'a jamais quitté la France avant 1862, époque à laquelle il partit au Mexique, comme soldat dans le
99e de ligne. Il séjourna au Mexique de 1862 à 1865. — En 1865 il retourna en France pour se
fixer définitivement dans l'Eure-et-Loir. Depuis lors il n'a jamais plus quitté la France, ni son
département.

Malgré un interrogatoire minutieux et répété, le malade est absolument affirmatif sur ce
point, *sa maladie n'aurait débuté qu'en* 1880. — Avant cette époque, malgré les questions dont
je le presse je ne trouve pas de signes de lèpre.

C'est en 1880 que le mal débuta chez lui par des démangeaisons sur les membres inférieurs
avec apparition de taches jaunes farineuses à ce niveau. En même temps troubles de la sudation,
phénomènes fébriles, coryza.

Quand je le vis en mai 1886 dans le service du Dr Landouzy, il était atteint de *Lèpre mixte*
des plus évidentes; et d'un léontiasis lépreux accentué.

---

1. On trouvera dans Munro (*loc. cit.*) un très grand nombre de cas, lesquels au premier abord auraient
pu être considérés en faveur de l'hérédité, et qui paraissent plutôt devoir se rattacher à la contamination.
J'en publierai plus loin quelques exemples.
2. Ou du moins où les premiers phénomènes ayant attiré l'attention du malade ou du médecin, chez
un Français ayant contracté la lèpre dans un pays lépreux par exemple, peuvent se montrer très tardivement.

Il ne suffit peut-être même pas pour démontrer l'hérédité de la lèpre de citer un grand nombre de familles dont plusieurs membres sont atteints de la lèpre, car le même raisonnement pourrait être fait pour bien des maladies évidemment contagieuses cependant, telles que la scarlatine, la petite vérole, etc. Hansen m'a, en 1884, raconté un exemple réellement remarquable en faveur de cette opinion par lui défendue : « Dans une île des côtes norvégiennes, il survint un cas de scarlatine dans une maison, le cas suivant se montra dans une autre habitation assez éloignée de la première, le troisième dans une habitation encore plus éloignée. Entre ces habitations, il en existait beaucoup d'autres qui demeurèrent indemnes. Or, il se trouva que les deux habitations qui furent prises en dernier étaient occupées par deux femmes mariées, filles des habitants de la première maison atteinte. Dans ce cas, la scarlatine, maladie bien contagieuse, je pense, éclata comme une maladie de famille. Or, supposez, dit Hansen, qu'il se fût agi de la lèpre, et qu'il se fût écoulé dix à quinze ans, entre chacun de ces différents cas successifs, on aurait incontestablement posé le diagnostic suivant : Lèpre de famille d'origine héréditaire. » Donc, comme me disait Hansen, « je pense que la lèpre est une maladie de famille, non parce qu'elle est héréditaire, mais parce qu'elle est contagieuse, et que c'est dans les familles que se fait le mieux la contagion. »

La façon de vivre du peuple et de bien des familles nous explique comment, même en l'absence de toute hérédité, une maladie même très peu contagieuse peut se développer et s'étendre. Pour ne parler que de ce que j'ai vu en Norvège par exemple, tout concorde à la contamination dans les familles. Le paysan norvégien est très sale. La plupart des paysans n'ont jamais pris de bain. Ils se lavent bien parfois (une fois par semaine), la figure et les mains, et les pieds une fois par an, mais le reste du corps demeure indemne de tout lavage depuis leur naissance jusqu'à leur mort. Leurs effets qu'ils ne quittent pas toujours, même pour se coucher, sont en général des effets de laine. On ne les lave jamais, on laisse la crasse s'y accumuler, et ces effets, lorsqu'ils ne sont pas trop pourris, se transmettent souvent de génération en génération.

Tout le monde habite pêle-mêle, entassé dans une petite maison ; et quelle maison ! La cabane du paysan des fyords est une hutte en sapin, dont le toit en bois est recouvert de terre sur laquelle on fait pousser un peu de gazon. La cheminée n'est souvent autre chose qu'un trou pratiqué au centre du toit ; et la pluie tombe par ce trou sur la terre battue qui constitue le parquet. Le fumier, les immondices sont accumulés autour de la maison, au milieu de mares d'eau sale. Au milieu de tout cela, se trouve le réservoir à eau (et quel réservoir !) dont j'ai parlé plus haut. Souvent des cochons, des poules, etc., habitent mélangés avec la famille.

Dans toute la côte ouest et sud de la Norvège, il y a beaucoup trop peu de lits, aussi presque toujours plusieurs personnes couchent-elles dans le même lit. S'il vient un étranger, quel qu'il soit, c'est un devoir d'hospitalité de lui donner ce lit ; quant au lit lui-même, ce n'est autre chose qu'une espèce de caisse en planches où se trouvent jetées quelques peaux de moutons ou de chèvres qu'on ne lave presque jamais. Il n'y a d'ordinaire qu'un seul lit. Tout le monde mange à la même table, au même plat, souvent avec une cuillère commune et boit dans le même vase.

L'indifférence du paysan norvégien à l'égard de la lèpre est quelque chose d'incroyable ; soit qu'il ne croie pas à la contagion ou qu'il ne veuille pas y croire, soit surtout par esprit de famille. La famille et l'entourage du lépreux continuent à vivre avec lui comme s'il était absolument sain (1.) On couche dans le même lit que le lépreux, on se sert des mêmes ustensiles de ménage que lui, et ces ustensiles de ménage ne sont pour ainsi dire jamais lavés, etc., etc.,

Il me paraît impossible de ne pas rattacher à la contamination résultant de l'inoculation par le virus des lépreux déposé sur les différents objets de ménage, de literie, voire même dans l'eau potable, etc., un certain nombre des cas de lèpre observés en différents pays. Voici d'ailleurs deux Observations de lèpre norvégienne qu'il est difficile d'expliquer autrement que par la contamination. L'une d'elles est très importante, car à un premier examen superficiel elle aurait pu être prise pour un cas de lèpre héréditaire. Ces deux Observations, comme différents autres cas contenus dans ce livre d'ailleurs, me semblent également montrer le rôle que jouent les *voyageurs* lépreux, dans la propagation, la dissémination de la lèpre. Je ne serais même pas éloigné de croire qu'un bon nombre de cas de lèpre dite sporadique, dite nostras, n'ont pas d'autre origine.

OBSERVATION LXXI.

Lèpre norvégienne (Molde).

Observation personnelle recueillie en août 1884, dans la léproserie de Molde.

Lèpre systématisée nerveuse datant de 16 ans. Ce cas à un examen superficiel pourrait faire croire à l'hérédité de la lèpre chez la malade, il n'en est rien. Et cette Observation plaide au contraire en faveur de la contagion de la lèpre.

Karen Klevenoes, âgée de 34 ans, est née de parents morts depuis quelques années, mais qui n'ont jamais été lépreux. Elle a eu 3 frères nés du mariage de son père avec une première femme. Or, cette première femme est morte lépreuse ainsi que son frère. Des 3 enfants nés de ce premier mariage de son père, l'un était lépreux et est mort à l'hôpital de Molde en 1869. La

1. Ainsi que je l'ai dit dans mon rapport sur la lèpre en Norvège, j'ai parfaitement observé que, pour différentes raisons faciles à comprendre, les pays norvégiens et surtout les lépreux sont absolument anticontagionnistes. Que de fois les lépreux norvégiens m'ont-ils demandé si je n'étais pas de leur avis, et ne dirais pas dans mon rapport au gouvernement français (rapport dont le gouvernement norvégien aurait naturellement connaissance), que la lèpre n'est pas contagieuse. Plusieurs fois même, des lépreux ont tout d'abord refusé de se faire examiner par moi, disant que je venais sans doute pour appuyer dans mon rapport les idées de A. Hansen sur la contagion. Je n'arrivais à les examiner qu'après leur avoir affirmé que j'étais anti-contagionniste. On ne peut avoir idée de l'animosité qu'ont les lépreux norvégiens contre les médecins qu'ils soupçonnent d'être contagionnistes, de la persistance qu'ils mettent à affirmer la non contagion et à cacher en général tout ce qu'ils pensent pouvoir être invoqué en faveur de celle-ci. Cela se conçoit du reste. A. Hansen lui-même, jusqu'en 1884, était obligé de dire aux lépreux (pour les examiner) que la lèpre n'est pas contagieuse. Malgré cela, il est presque impossible à Hansen (comme me le disait en 1884 le docteur Rogge) d'examiner aucun lépreux dans les hôpitaux de Bergen, depuis que les malades ont appris qu'il était le partisan acharné de la contagiosité de la lèpre et partant de l'isolement des malades.

malade raconte en outre que pendant son enfance, quand elle avait 10 ans, il venait souvent dans sa famille un lépreux, il couchait dans son lit, elle couchait ailleurs, mais les objets de literie n'étaient pas pour cela changés ou lavés après le départ du lépreux, et l'enfant couchait de nouveau dans ce lit si fréquemment souillé par le lépreux, ami de sa famille. — A l'âge de 19 ans, cette femme devint lépreuse ; elle fut prise de douleurs névralgiques dans le membre supérieur droit, d'anesthésie des extrémités et, le 15 janvier 1883, alors agée de 34 ans, elle entrait à l'hôpital de Molde pour une lèpre anesthésique maculeuse ordinaire.

OBSERVATION LXXII.

Le docteur Kaurin a publié en 1878, dans le : *Norges officille statistik* 1879 (page 14), un cas en faveur de la contagion de la lèpre, arrivé à Snaassen, au nord de Trondhjem. A Snaassen, il n'y avait pas antérieurement de lépreux. Il s'agit d'une femme de 56 ans, atteinte de lépre anesthésique maculeuse ; quand elle s'aperçut de sa maladie, elle était servante et avait beaucoup à travailler. Elle dit n'avoir jamais eu de rapports avec aucun lépreux. A cette maison où elle était, elle devait coucher dans des peaux de mouton (ce qui constitue la literie des campagnes du nord de la Norvège), lesquelles servaient de literie à tous les étrangers de passage, et comme il n'y avait que 4 peaux de mouton chez eux parce qu'ils étaient pauvres, c'étaient ses peaux de mouton à elle que l'on employait afin que l'on puisse savoir ensuite, en examinant les peaux de mouton, si ces étrangers avaient des pous ou non. Elle dut faire ce métier pendant plusieurs années. Elle devint lépreuse et dut quitter la maison.

Il n'est d'ailleurs pas besoin d'aller en Norvège, pour voir des sujets sains habiter dans un espace restreint, dans la même chambre que le lépreux et même coucher dans le même lit que lui. Dans plusieurs familles de lépreux italiens de la Riviera di Ponente, j'ai constaté cette même dangereuse promiscuité. Et, bien que ces sujets soient propres et loin de croupir dans la saleté, comme les paysans norvégiens, ils couchaient dans le même lit que le lépreux, mangeaient à la même table, se servaient des mêmes ustensiles ; j'ai même vu un père coucher dans le même lit que ses deux fils lépreux, fumer dans la même pipe que son fils lépreux. (Voir obs. LXXIII ; LXXIV et suivantes.)

N'est-ce pas au contact intime avec des objets souillés par un lépreux qu'il faut attribuer la production de la lèpre dans le cas suivant qui m'a été rapporté par mon maître le professeur Cornil? « Un employé de l'administration gouvernementale à l'île Maurice meurt de la lèpre. Il est remplacé par un autre employé également Français qui loue la chambre meublée qu'occupait son collègue défunt. Il n'y change absolument rien, ne la fait pas désinfecter ni nettoyer, se met pour ainsi dire dans les meubles du mort. Quelque temps après il devient lépreux à son tour. Il fut obligé de rentrer à Paris pour se faire soigner de sa lèpre tuberculeuse par le professeur Cornil. »

Je me souviens avoir vu ce malade ; car il demeurait non loin de chez moi, quand je pratiquais à Paris.

Autre exemple que je copie textuellement dans un travail important, et malheureusement passé inaperçu, qui fut publié en mai 1858, par le Dr Onetti père, de

San-Remo, dans la : *Gazetta dell'associazione medica degli stati sardi*. Voici reproduite in extenso cette belle Observation de lèpre de famille observée dans la Riviera di Ponente. On verra qu'il ne s'agit pas ici de lèpre de famille par hérédité, mais de contamination par cohabitation.

« Un certo Carlo Patrone di Voltri, di professione marinario, originato sano da parentisani, il quale d'ordinario si nutriva di vitto sano ed abitava una casa piccola si ma arreggiata e salubre, e quista l'uso indossava abiti grossolani auzicheno, ma sempre mediocremente mondi e puliti, ripporto la lebbra perché era solito né suci viaggi cui faceva col suo batelluccio alla riviera ligure occidentale, e in particulare a Nizza ed a Varazze, trovarsi con alcuni lebbrosi, ed in ispecie à Varazze con un certo Antonio Bruzzone, che gia deva indizio di essere da lebbra tocco e con esso lui ma qualche fiata per ore erasi intrattenuto. Ci fa prelodato autore consapelovi comme la figlia del sopranonimato Bruzzone, di nome Nicoletta, in età d'anni dodici all' interno, aveva presa affezione ed attacamento tale alla consorte del suddetto Carlo Patrone che non lasciava passare quasi giorno che in sua casa non si recasse e vi si fermasse per ore ed anche per intiere giornate, e sovratutto quando il lei marito Carlo Patrone si appressava alla sua fine, che non mancava di porgerli cibi e bevande, senza unquemai darsi pensiere della terribile e pericolosa malattia da cui ammorbato il vedeva. Ma che ne avenne! Valicato non guari tempo acco che l'amorevole giovane Nicoletta viene colpita dalla medesima malattia, e per non essere pui da nessuno vista, si condanna da per se à menare i suoi giorni in una solitaria stanza con in carcere remito. L'appassionata madre di lei onde farle sentire il meu possibile l'amarezra della solitari reclusione, molcirle le doglie del suo male, e prestarle la piu assidua assistenza, sfidando ogni pericolo, volle dar prova di vero materno amore e convivere con la sua dilettissima figlia. Ma che vuoi ? dopo un quattro d'annui all' incira, dacché alla affezionata cura attendeva, eccoti che tutta la periferia del suo corpo si cuorpo si cuopre di pruriginosa espulsione, che in sulle prime alle forme che presenta la battezzeresti, per iscabbie, ma che in realta non é che vera lebbra tubercolase, la quale pervenuta al terzo stadia eslava dalla bocca della sgraziata tanto in grato puzzo, che la stanza ammorbava a signo che un pittore incaricato di formarne il ritratto, appena guintovi si senti aggredito da nausea e da sifatta cefalalgia che non potea, da quanto diceva, per alcune oze di seguito piu soffermarvini in nessunissino conto. »

A la Trinidad, d'après ce que m'écrit le Dr de Verteuille, les conditions hygiéniques ne sont guère meilleures, et l'on y retrouve encore l'agglomération, le mauvais coucher, le linge malpropre servant à plusieurs individus, l'accumulation des débris autour des maisons... Le Chinois, ajoute-t-il, vit ordinairement bien, mais il est *sale et mal logé*... La population est peu stable, se déplace avec une grande facilité et vient volontiers demander aux villes les secours qu'elle ne rencontre pas facilement dans les districts ruraux.

Je pouvais multiplier ces exemples en puisant dans les nombreux travaux parus sur la lèpre. Mais je ne voulais apporter que des faits nouveaux. Je crois avoir néanmoins suffisamment démontré le rôle majeur que joue le contact avec des objets animés ou inanimés, souillés de virus, dans la propagation de la lèpre. Je crois avoir également montré que certains cas de lèpre de famille ne sont autre chose que des cas de lèpre par contamination de lèpre dans la famille, comme cela s'observe pour la syphilis par exemple. (Voir entre autres mes *Leçons sur la Syphilis*, professées à l'hôpital Saint-Sauveur. *Progrès médical*. 1885.) Si l'on voulait encore d'autres comparaisons, bien qu'en science comparaison ne soit pas toujours raison, je dirais : Quand le favus ou la gale (il y a 15 ans, en Norvège, tous les lépreux étaient galeux) entrent dans une famille et se propagent des parents aux enfants (ce qui est souvent le cas pour la gale), ira -t-on dire que la gale ou le favus sont héréditaires ?

Tous les auteurs sont d'accord pour reconnaître que la lèpre est moins fréquente chez la femme que chez l'homme. Cela ne tiendrait-il pas à ce que chez la femme la promiscuité est moins grande à cause de la retenue imposée à son sexe, parce qu'elle voyage moins, etc ?

La moins grande abondance de lèpre chez les Européens qui habitent les colonies, les Indes par exemple, que chez les indigènes, ne dépendrait-elle pas également de ce que les Européens par suite de leur beaucoup plus grande propreté, de leurs rapports moins fréquents et moins constants avec les lépreux, ont par cela même beaucoup plus de chances d'échapper à la contamination? N'est-ce p as par des raisons analogues que l'on pourrait expliquer la fréquence relativement moindre de la lèpre dans les villes?

Que l'on ne se méprenne pas d'ailleurs sur mon opinion : je suis loin de nier l'influence de l'hérédité, bien qu'elle ne soit pas encore démontrée d'une façon absolue, bien que sa démonstration reste même encore à faire, comme l'a dit Ernest Besnier. *Mais j'affirme que l'hérédité seule est absolument insuffisante, pour expliquer la production de nombre de cas de lèpre, voire même de lèpre de famille.*

Ceci dit, je termine cette question de l'hérédité et de la contamination par la relation des deux Observations suivantes. Il me paraît difficile de ne pas les considérer comme de beaux exemples de lèpre de famille par hérédité. Toutefois si l'on compare l'Observation de la famille de Ranzo Merlo à une Observation de lèpre italienne également publiée par Schilling d'une famille atteinte de la lèpre, qu'il observa dans les environs de Turin, on peut se demander si Schilling n'aurait pas considéré la lèpre de la famille Ranzo Merlo comme résultant de la contamination ainsi qu'il la fait pour son Observation.

OBSERVATIONS LXXIII, LXXIV, LXXV, LXXVI.

Lèpre italienne.

Observations personnelles recueillies en octobre 1885, à San Remo.

Lèpre de famille. Grand'mère maternelle morte de la lèpre systématisée nerveuse. Mère et deux sœurs de celle-ci mortes de la lèpre tuberculeuse. Le père qui est resté sain a eu de cette femme 4 enfants que j'ai également tous vus et qui tous sont lépreux.

Famille Ranzo Merlo, habitant sur la route de San-Remolo, à une lieue de San Remo, sur le flanc des magnifiques montagnes couvertes d'oliviers qui englobent San Remo et que l'on voit parfaitement de la Madona della Costa. (Cet amphithéâtre de monts qui regarde du côté de la mer est remarquablement sec, aéré, ensoleillé; on ne peut lui reprocher que trop de chaleur. Cette famille m'est indiquée par le fils du malade de l'Observation n° LV (Michel Puppo). L'existence de ces lépreux était ig norée par le médecin de la léproserie de San Remo. Après bien des pourparlers, je fi nis le 4 octobre par leur donner rendez-vous pour le lendemain, dans un réduit écarté de San Remo, près d'une vieille église, non loin de la Madona della Costa.

Le matin, à 7 heures et demie, j'étais fidèle au rendez-vous dans cet endroit écarté et fus pris sans doute par les quelques bonnes vieilles qui passaient pour un amoureux en peine, vu mon allure agitée. Enfin le père vint me trouver, et accompagné du docteur Onetti, nous nous rendîmes après mille détours dans une maison cachée dans une ruelle de San-Remo où s'étaient réfugiés ces lépreux (4, Vicolo Ciapella). Car ils se cachent le plus possible, ne veulent se montrer à personne, sont honteux. Ils n'ont consulté que quelques charlatans et n'ont jamais voulu entrer à l'hôpital de San Remo ; on conçoit qu'avec l'absence de statistiques et l'insouciance des médecins à l'égard de la lèpre, leur existence puisse échapper aux médecins. Il faut chercher la lèpre en Italie, la traquer pour la trouver.

Ces pauvres gens donc, vinrent à moi avec confiance, car on leur avait dit que je guérissais la lèpre ! Et dans la maison que leur prêtait pour la circonstance un parent, ils se laissèrent examiner le plus docilement du monde. Le docteur Onetti voulut bien, avec son obligeance habituelle, m'aider dans mon interrogatoire. Je fus de suite chercher le photographe M. Scotto ; car les malades voulaient bien se laisser photographier, mais ne voulaient pas sortir de la maison. Nous les avons donc photographiés sur la terrasse, sous le ciel bleu ensoleillé de l'Italie, en face des belles montagnes d'oliviers de leur pays.

Ces pauvres gens, qui sont d'une grande honnêteté, me demandent si la lèpre est contagieuse ; car le père couche avec ses deux fils, ils mangent au même plat, boivent dans le même vase. Le père fume souvent dans la même pipe que son fils aîné. Il n'a d'ailleurs rien. Je leur ai dit l'absolue vérité : contagiosité probable, guérison *possible*, mais loin d'être sûre. Le fils aîné, laboureur, veut même venir à Lille. Tous d'ailleurs acceptent leur sort avec une grande résignation, et s'inquiètent beaucoup de la contagion. J'explique le traitement par le chaulmoogras au docteur Onetti, qui le leur donne sur mon conseil. Ils ont en moi la plus grande confiance.

Voici l'histoire de cette famille.

A. Du côté du père (Ranzo) rien. S'est marié à 29 ans.

B. La grand'mère maternelle est morte de lèpre systématisée nerveuse (doigts en griffes, paralysie faciale.) La mère (Merlo) est morte de la lèpre à 33 ans. Elle s'est mariée à 19 ans. Elle était lépreuse depuis 13 ans. (Tubercules des membres supérieurs, face, tubercules ulcérés des membres inférieurs. Chute des sourcils, etc.) 2 sœurs de la mère (Merlo) sont mortes de lèpre tuberculeuse, l'une à l'hôpital de San Remo, l'autre en ville à San Remo. Le frère de cette mère s'est marié avec une femme que j'ai vue. Il était bien portant et est mort d'accident. Ce couple collatéral a mis au monde deux filles également bien portantes, actuellement âgées de 23 et 25 ans, et qui ont à leur tour, mis au monde, l'une cinq enfants, dont 3 vivants, l'autre 3 enfants dont 1 vivant. Pas de lépreux du côté de ce couple collatéral.

Revenons au couple Ranzo Merlo. Il a mis au monde quatre enfants que j'ai tous vus également et qui tous sont lépreux. Voici comment on les classe d'après leur âge et d'après le début du mal.

1er atteint. — Angela. — Fille 24 ans, toujours en rapport avec sa mère (malade depuis 5 ans).

2e atteint. — Giovanni. — Garçon 23 ans, pas de rapports avec la mère (malade depuis 3 ans).

3e atteint. — Maria. — Fille 19 ans, fort en rapport avec ses frères et sœurs, couche avec sa sœur (malade depuis 2 ans).

4e atteint. — Giuseppe. — Garçon 15 ans, couche avec son père et son frère. Malade depuis quelques mois.

On voit la *série*. Est-ce de l'hérédité ? Est-ce de la contagion ? En tous cas le père n'est pas pris.

(Voir PLANCHE VII, *Figures* 1 et 2).

1° Angela, 21 ans, fille grande, fortement constituée. Non affaiblie. Malade depuis 5 ans.

Début — Prodromes rapides. D'emblée, après quelques douleurs légères des jambes, sécheresse du nez, jetage, épistaxis, puis tubercules des bras et des jambes ; sourcils et cils tombèrent. Pas de changement du côté de la sueur. Réglée depuis 16 ans, très peu : 2 fois seulement la première année, puis 4 ou 5 fois à 20 ans, puis plus rien (règles très peu abondantes).

Léontiasis lépreux accentué (Voir Pl. VII, *Fig.* 1). On dirait la tête de certains animaux fantastiques des gargouilles des vieilles cathédrales. Ces tubercules siègent seulement sur le masque facial à leur siège ordinaire. Ce sont des tubercules rouges en nappe, luisants, sans desquamation, hémisphériques, non acuminés, rappelant au front, aux pommettes, absolument de grosses nodosités d'érythème noueux. Bien que durs et de consistance élastique, leur couleur rouge congestive disparaît en partie par la pression forte. Les lèvres, le nez sont infiltrés de tubercules semblables. Quelques tubercules exulcérés sur le bord libre des lèvres. Tous ces tubercules sont indolores. La sensibilité est conservée à leur niveau. Il n'y a qu'une légère diminution de la sensibilité à la piqûre d'aiguille.

Cuir chevelu sain. Magnifique chevelure. Sourcils et cils tombés. Rien aux bulbes oculaires. Tubercules ulcérés, saillants, obstruant l'orifice des narines à l'intérieur. Jetage. — Salivation. Cicatrice plate de tubercule ulcéré sur le bout du nez, grande comme une pièce de 2 francs, lisse, d'un blanc violet, un peu variqueuse. Toute la voûte et le voile du palais, depuis la gencive des incisives supérieures jusqu'à la luette, sont couverts de tubercules lenticulaires et miliaires d'un rose blafard, assez saillants et végétants, parsemés de granulations grises, miliaires, nombreuses. Ainsi altérée, la muqueuse buccale entourée de ses lèvres épaissies donne tout à fait, quand on dit à la malade d'ouvrir la bouche, l'idée de la gueule de certains chiens à lèvres épaisses, à palais mamelonné. Le voile du palais et la luette ainsi infiltrés, rappellent ceux atteints de « lupus non excedens» de la gorge. La luette est infiltrée, élargie par une masse de tubercules. La voix est nasonnée à cause de cette angine lépreuse et les liquides reviennent parfois par le nez. Tubercules de la base de la langue. Voix rauque (laryngite lépreuse) depuis 1 an.

Membres supérieurs. — Quelques tubercules hypodermiques sur les avant-bras, et placard étalé, large comme 2 pièces de 5 francs, de tubercules sur le dos des poignets. Teinte vineuse de la peau à leur niveau. Les mains sont indemnes de tubercules, mais elles présentent un aspect remarquable. (Voir Pl. VII, *Fig.* 2.) dû à la stase sanguine et lymphatique au niveau de la peau de leur face dorsale. Le derme et l'hypoderme de la face dorsale des mains sont fortement bombés, saillants par œdème dur (pseudo-éléphantiasis). On dirait, sauf la consistance, les mains d'un sujet atteint d'anasarque. Les doigts effilés et bien formés (véritables doigts de duchesse) contrastent avec la face dorsale si gonflée. La paume de la main est intacte, tendance à la cyanose des extrémités. (Ce phénomène se rencontre plus ou moins accentué chez beaucoup de lépreux).

Membres inférieurs. — Quelques tubercules exulcérés, gros comme des demi-noix, sur les genoux. Sur les jambes nombreuses cicatrices brunes ou blanches, irrégulières, de tubercules ulcérés et cicatrisés. Le derme et l'hypoderme de la face dorsale des pieds sont atteints d'œdème dur, ce qui leur donne un aspect un peu analogue à celui des mains. Gonflement notable de de tous les orteils avec exagération des plis, teinte livide de la peau et tendance à la cyanose. Au niveau des doigts de pieds, le derme et l'hypoderme sont notablement épaissis et durs comme dans certaines engelures chroniques ou certaines syphilides gommeuses en nappe des orteils. Onyxis du deuxième orteil gauche, ayant détruit l'ongle comme dans certaines engelures. (Voir (Pl. VII, *Fig.* 2.) — Ganglions inguinaux et cervicaux engorgés. — Douleurs, l'hiver, dans les membres. — Appétit, sommeil, gaîté, intelligence intacts. — La malade a en outre un léger goître. (Voir Pl. VII, *Fig.* 1.) — Léger prurit au niveau des tubercules, mais Angela a du prurigo produit par les piqûres de moustiques et un peu d'eczéma sudoral.

2° Giovanni. Paysan, 23 ans, a été à Marseille, Nice, Campo-Rosso. Garçon fort bien constitué, nullement affaibli. A conservé tous ses cheveux et toute sa barbe, sourcils et cils.

Début du mal il y a 3 ans. Pas de fièvre, ni de maux de tête, mais douleurs dans les jambes, courbature, exagération de la sueur, qui durèrent quelques semaines. Puis tubercules des jambes, du corps, puis de la face, jetage, épistaxis. *Actuellement*, tubercules uniquement dermiques disséminés. Rien aux muqueuses, sauf une rhinite légère et douleur et élargissement de la base du nez. — Ces tubercules dermiques sont disséminés :

A la face sur tout le masque. La plupart d'entre eux sont gros comme de fortes têtes d'épingles, miliaires, blancs ; beaucoup simulent l'acné comédon, sauf le point noir central, ou le strophilus prurigineux, ou des papules coniques dures et petites d'urticaire chronique. Quelques-uns siègent à la base des poils. D'autres tubercules sont lenticulaires, d'autres gros comme des demi-haricots. Tous ces tubercules sont pâles, plus blancs que la peau, non vasculaires. On dirait du milium colloïde. Un peu de prurit à leur niveau. Pas ou à peine de troubles de la sensibilité. Pas de séborrhée. En outre, il existe sur le front, les lèvres supérieures, les pommettes, cinq tubercules gros comme des haricots, brun rouge, un peu vasculaires. Légère diminution de la sensibilité à leur niveau.

Sur le tronc, en particulier sur le ventre, les lombes, et aussi sur les fesses une grande quantité de tubercules lenticulaires, de volume variable, un peu saillants, d'un brun rouge cuivré, durs, sans desquamation. On dirait des syphilides papulo-lenticulaires, saillantes et sèches. Quelques-uns sont un peu vasculaires, ce qui leur donne leur cachet. (De loin, la face et le corps de ce sujet rappellent ceux d'un malade atteint de molluscum contagiosum confluent). Aux cuisses mêmes lésions. Tous ces tubercules sont disséminés comme une variole peu cohérente. Aucun n'est « excedens ».

Sur les cuisses nombreuses papules simulant les syphilides papuleuses. Les cuisses, surtout dans la région antéro-interne, sont couvertes de petits tubercules lenticulaires et miliaires plats, brun rouge, sans squames, luisants, un peu polygonaux ; on dirait absolument certaines syphilides lichénoïdes ou le lichen plan. Sur le scrotum, tubercules plats et squameux simulant l'eczéma lichénoïde. De même sur le prépuce et la peau de la verge. Mais ce sont des tubercules. Démangeaisons au niveau de ces tubercules. Sur les jambes, au niveau de leur région inférieure, les tubercules sont plus gros, surtout à la région interne des genoux (tubercules exulcérés bruns, gros comme des demi-noix).

Un peu d'hyperémie passive des extrémités, mais pas de tubercules aux mains ni aux pieds. Poils du corps conservés. Ganglions pris. Chute spontanée des incisives supérieures. Un petit tubercule sec, sur la paupière supérieure gauche. Un peu d'épididymite lépreuse à gauche. Je conseille au malade le chaulmoogras, le changement de climat. Il veut venir à Lille.

3° Maria. 19 ans. Non réglée. (On l'est entre 12 et 14 ans en Italie.) La malade paraît avoir 14 ans.

Début du mal, il y a 2 ans, par quelques douleurs dans les jambes (genoux), courbature faiblesse, augmentation de la sueur ; chez elle la lèpre est peu accentuée. A la face uniquement 5 à 6 tubercules blancs situés sur le menton. Ce sont des tubercules dermiques, gros comme des têtes d'épingle, blancs, un peu acuminés, plus blancs que la peau ambiante et rappelant plutôt, soit de l'acné comédon sans le point noir, soit du strophulus prurigineux, (lichen) ; mais ils sont durs, résistants, élastiques. Un peu d'anesthésie à leur niveau. Ces tubercules rappellent ceux du menton de la Planche I, figure 4. Sourcils et cils fort dégarnis. Belle chevelure.

Membres inférieurs. On n'y voit rien. Mais on sent dans l'hypoderme, aux avant-bras, à leur partie postérieure, 4 ou 5 plaques grandes comme 2 ou 3 francs, dures, rappelant des nodosités rhumatismales sous-cutanées ou des gommes hypodermiques en nappe.

Cyanose et gonflement des mains, comme dans la scrofule (rappelle les mains d'un moulage de strumeux de Saint-Louis). Tendance à l'œdème dur de la face dorsale. Sur les jambes, face antérieure, 5 à 6 tubercules grands comme des pièces de 2 francs à 0 fr. 50, rouges, luisants, lisses, peu saillants et rappelant absolument, sauf la dureté élastique, l'érythème noueux. Depuis 1 an jetage. Epistaxis. Nez bien conformé encore. Ganglions pris. Etat général bon. Le malade a en outre depuis plus de 8 ans un peu de prurigo de Hebra, pris pour une gale par un médecin.

4° Giuseppe. Paysan, âgé de 15 ans, couche avec son père et son frère. Sa maladie est de date toute récente. *Et si l'on fait de la lèpre une maladie parasitaire locale, comme un lupus* je ne puis m'empêcher de croire que cet enfant, offrant un bon terrain de culture, a été contaminé par son frère aux deux endroits suivants, constituant peut-être deux foyers locaux primaires d'infection. Aussi je propose l'excision et la destruction sur place des tubercules suivants. Il a *uniquement*, outre de nombreuses piqûres de moustiques :

1° Un tubercule gros comme une petite lentille sur la face postérieure de l'avant-bras gauche. C'est un tubercule dermique, mais non saillant, blanc. Pas de vascularisation. On dirait une petite gomme dermique profonde. Anesthésie cutanée à son niveau. — 2° Un tubercule dermique, brun rouge, gros comme une forte lentille, avec la vascularisation caractéristique et de l'anesthésie sur la fesse droite.

Rien d'autre, absolument rien, sauf des cicatrices de brûlure sur la face antérieure du genou droit, un peu de prurigo, de l'alopécie sourcilière et un minime engorgement ganglionnaire inguinal. Je propose donc la destruction des tubercules. Si jamais on a le droit d'opérer la guérison de la lèpre au début. c'est dans un cas pareil où le foyer est peut-être seulement local. Il doit venir demain 6 octobre à la Pharmacie internationale de San Remo avec son frère. J'ai exposé nettement le *pour* et le *contre*, et tous acceptent avec enthousiasme.

Le 6 octobre, j'enlève avec le Dr Onetti, *largement*, jusqu'au tissu cellulaire sous-cutané, le tubercule de l'avant-bras et celui de la fesse, en prenant des lambeaux de peau larges comme une pièce de 2 francs.

Le malade n'éprouve aucun mal, quand on enlève ces tubercules (par conséquent disparition absolue de la sensibilité à la douleur). Il sent le couteau, mais n'éprouve aucun mal quand on le taille.

Ces deux tubercules excisés et conservés dans l'alcool sont les deux seuls tubercules que porte le malade.

Je les ai examinés à mon retour à Lille ; ils étaient remplis de bacilles.

OBSERVATION LXXVII.

Lèpre de famille.

Inédite, communiquée par le docteur Poncet (de Cluny).

Albino Rodriguez, 26 ans, de Queretaro, cultivateur. Malade depuis 12 ans. Les doigts sont rétractés depuis 6 ou 7 ans, la 3e phalange manque. Les jambes et les bras sont anesthésiés.

Il a 9 frères qui furent tous antoninos et tous moururent. Quatre il y a 3 ans moururent de fièvre qui aurait succédé à la maladie. Deux étaient morts avant. Ils avaient tous plus de 25 ans quand ils moururent. *Sa mère était antonina* ; morte il y a 9 ans. Elle avait plus de 45 ans. Sa grand'mère maternelle n'était pas malade. Son père n'était pas malade. *Mais un frère de leur père l'était.* La figure commence à se paralyser.

Nous avons vu que la *mauvaise hygiène* ne peut produire la lèpre. *La lèpre n'étant pas une maladie tellurique* (1) *il est donc évident que les foyers lépreux produisent la lèpre parce qu'ils contiennent des lépreux.*

1. L'histoire et la géographie de la lèpre depuis l'époque ancienne jusqu'à la période contemporaine actuelle nous ont en effet montré que, s'il existe des pays où l'on a de grandes chances d'attraper la

Or, l'hérédité étant insuffisante pour expliquer l'apparition d'un grand nombre des cas observés, force nous est d'admettre que les cas où l'hérédité ne peut être invoquée (ils sont nombreux) sont le résultat de la contamination directe ou indirecte (1). Donc *fatalement, logiquement,* l'étude précédente appuyée sur des faits cliniques (je laisse de côté l'anatomie pathologique et le bacille) *nous conduit à admettre qu'un certain nombre de cas de lèpre ne peuvent être expliqués que par la contamination.* La lèpre est donc une maladie contagieuse.

J'ai déjà plus haut relaté un certain nombre de faits qui ne peuvent s'expliquer que par la contagion. *Je veux poursuivre encore plus loin la démonstration et accumuler les preuves. Mais auparavant, je commencerai par énumérer les objections qui ont été émises par nombre d'auteurs pour affirmer que la lèpre n'est pas contagieuse ; j'en discuterai la valeur en apportant un certain nombre de faits personnels qui, au premier abord, pourraient être considérés comme des preuves de la nature non contagieuse du mal. En répondant à ces objections, en opposant à ces prétendus faits négatifs des faits positifs, je poursuivrai la démonstration de cette proposition déjà évidente : La lèpre est une maladie contagieuse.*

1º On a dit que les médecins des pays lépreux ne croient pas à la contagion. Cette opinion est absolument inexacte. Sans revenir aux temps anciens, ni même au moyen âge où pour les médecins la lèpre était évidemment contagieuse ; sans parler même de Schilling, le grand observateur, qui de ses longues études à Surinam a conclu d'une façon absolue que la lèpre est contagieuse, j'arrive aux temps modernes.

En Norvège, les Drs A. Hansen, Eklund, Sand, C. Boeck, Rogge (2) pensent que la lèpre est contagieuse. J'ai montré plus haut, page 282, qu'il y avait eu sans doute malentendu entre M. Constantin Paul, d'une part, et MM. Boeck, Sand et même Kaurin d'autre part. Le Dr Kaurin n'ose affirmer la contagiosité de la lèpre, mais il n'ose pas non plus la nier. Enfin ce qui prouve d'une façon certaine que l'idée de la nature contagieuse de la lèpre est l'opinion dominante du monde médical en Norvège, c'est que le gouvernement norvégien vient de décréter une mesure importante comme je l'ai annoncé dans mon travail sur la lèpre en Italie. (*Annales de*

lèpre, des milieux lépreux en un mot, ces pays sont devenus des foyers de lèpre, non pas à cause de leur climat, de leur nature tellurique, etc., mais bien parce que la lèpre a été importée dans ces pays par des hommes atteints de la lèpre. La lèpre, nous l'avons vu (pages 264, etc.) n'est pas une maladie tellurique, un produit du sol, d'une région, comme la malaria par exemple. *La lèpre est un produit de l'homme. L'homme transporte la lèpre avec lui.* Il la dissémine dans les populations et races saines jusque-là, au milieu desquelles il vient s'établir en contaminant ces races vierges par l'hérédité, par le contact direct (inoculation), par le contact indirect (en souillant de son virus les objets, et peut-être le sol et les eaux). Par suite du long séjour de la lèpre dans un pays, il peut donc y avoir prédisposition de certaines races, et dissémination du virus dans le sol et les eaux constituant un danger d'un certain temps (et encore ne sont-ce là que des hypothèses). Mais en somme, tout en admettant le rôle que peuvent jouer les climats extrêmes comme cause prédisposante, il est impossible (et tel est l'avis de la majorité des auteurs) de faire entrer les conditions du climat en ligne de compte relativement à l'étiologie de cette affection. S'il y a des régions lépreuses, elles le sont parce que leurs habitants sont lépreux. Que les lépreux disparaissent de ces régions, leur sol ne reproduira plus la lèpre (morte la bête, mort le venin.)

1. Cette Contamination directe ou indirecte serait analogue (au point de vue du transport du virus) à celle de la syphilis par exemple. (Voir mes *Lecons sur la syphilis. — Progrès médical,* 1885.) Elle en diffère parce que jusqu'ici on n'a pas encore trouvé d'accident initial, de chancre, de *léprome primaire* analogue au chancre ou *syphilôme primaire.* Il est d'ailleurs bien des affections, incontestablement contagieuses et inoculables (la tuberculose par exemple), où le foyer initial, la porte d'entrée du virus passent le plus souvent inaperçus.

2. Je crois pouvoir ajouter à cette liste le nom du savant inspecteur général du service de santé norvégien, le docteur Dahl. Je saisis cette occasion pour remercier ce médecin de sa grande obligeance.

dermatotogie, 1885.) « Contrairement à ce que pensent certains médecins, disais-je, l'isolement absolu des lépreux n'existait pas en Norvège jusqu'en juillet 1885 ; je me permets de renvoyer, pour plus de détails sur ce sujet, à mon rapport sur la lèpre en Norvège, dont le résumé a été publié le 13 juin 1885, à la Société de biologie et le 18 juin dans la *Semaine médicale*. Or j'ai appris il y a quelque temps, que par un décret du 6 juin 1885, le gouvernement norvègien a décidé que les lépreux doivent être rigoureusement isolés. Des médecins inspecteurs sont chargés de veiller à ce que cet isolement soit absolu. Si le lépreux refuse de s'isoler, on le forcera à entrer dans les hôpitaux de lépreux. La séparation du mari d'avec sa femme ne sera pas prescrite, à moins de circonstances spéciales. J'ai cru important de parler ici de de ce décret récent dont la promulgation est encore inconnue chez nous et qui montre combien les idées contagionnistes ont gagné de terrain en Norvège depuis quelques années. Comme je l'ai montré dans mon rapport, on peut dire que l'isolement absolu des lépreux en Norvège ne date que du 6 juin 1885. A partir de cette date on peut considérer la Norvège comme ayant installé une organisation médicale destinée non seulement à *soigner* la lèpre, comme elle le faisait avant, mais aussi à l'*isoler*. »

Aux Indes, même dans la fameuse enquête de 1867 et de 1872, dirigée par Tilbury-Fox et Farquhar, on trouvera que quelques médecins, surtout ceux, qui habitaient les districts les plus lépreux des Indes, se prononcent en faveur de la contagion. Quant à Tilbury-Fox lui-même, dans son ouvrage sur les *maladies de la peau*, Édition 1873, il dit page 321 : « Les causes de la propagation sont au nombre de trois principales : le mariage entre des lépreux ou avec des lépreux, l'hérédité, l'inoculation et la cohabitation. » Erasmus Wilson, anticontagionniste en 1856 (Lancet-Mars) devient contagionniste en février 1873, dans le même journal. Carter qui a si long-temps et si bien observé la lèpre aux Indes et qui était anticontagionniste dans la fameuse enquête des Indes de 1867, n'ose plus affirmer en 1876 que la lèpre n'est pas contagieuse et semble même dans son rapport de 1876, pencher vers la contagion. La plupart des médecins de la Guyane hollandaise et le docteur Lyons entre autres sont contagionnistes. Il en est de même des médecins de l'île Maurice. Munro, qui a étudié la lèpre à Saint-Kitt (West Indies), est absolument partisan de la contagion. Tel est également l'avis de Mac-Namara pour le Bengale, de la plupart des médecins des iles Sandwich, et d'une infinité de médecins de différents pays qu'il serait trop long d'énumérer ici. Le docteur de Verteuille dans le rapport inédit qu'il m'a envoyé sur la lèpre à la Trinidad, hésite à se prononcer. « A cette question si intéressante à tous égards, je voudrais pouvoir donner une réponse catégorique, mais j'hésite. Je tiens néanmoins à déclarer, que pour moi la lèpre n'est pas contagieuse d'individu à individu. » Et plus loin, il a soin d'ajouter avec une prudence qu'on ne saurait trop louer : « Il me semble que, dans nos recherches sur les causes de la lèpre, nous devons faire la part de la propagation par les mariages, la trans-mission héréditaire *et les rapports avec les malades, ce qui nous conduirait à admettre que la maladie peut se propager d'individu à individu. Donc la prudence conseille l'adoption de mesures restrictives. Je n'hésite donc pas à recommander l'isolement* que je crois utile dans l'intérêt des malheureux lépreux eux-mêmes aussi bien que de la société. Je ne veux pas que l'on croie pour cela que je suis en faveur de la contagion; trop de faits militent contre; et cependant je ne prétends pas déclarer la lèpre absolument incommunicable. Dans l'état où sont les choses, je n'hésite pas à dire qu'il vaut mieux isoler, etc.. » (1).

Dans leur intéressant rapport inédit qu'ils m'ont envoyé sur la lèpre au Brésil, les docteurs Laurenzo Magalhoës et Mayrinck n'admettent pas la contagiosité de la lèpre. Cependant ils nous apprennent que la lèpre n'existe pas chez les Indiens sauvages du Brésil : « On voit disent-ils qu'elle a été importée au Brésil par les Portugais et les Africains, parceque chez les sauvages du Brésil elle n'a jamais existé avant la découverte du pays, *ni après chez les individus qui ne se sont pas mélangés avec les étrangers.* Ainsi, on accepte comme vrai que la lèpre a été importée, *en admettant aussi la possibilité du développement spontané de quelques faits, dont en tous cas les sauvages ne donnent pas d'exemples.* » *Ces distingués médecins recommandent d'ailleurs l'isolement des lépreux.*

Nous avons vu plus haut que l'évidence des faits *force la plupart des médecins, quelle que soit leur opinion sur les causes de la lèpre, à reconnaître que l'augmentation et la propagation du mal sont en raison inverse de l'isolement.* Cet argument tiré de l'influence heureuse de l'isolement sur la marche envahissante de la lèpre est d'une grande importance au point de vue de la théorie contagionniste.

2º Les faits publiés en faveur de la contagion sont inexacts a-t-on dit. Comme je l'ai fait observer dans mon travail intitulé : *Études comparatives sur la lèpre en Italie,* il est certain que les renseignements donnés ne peuvent être trop précis ni trop détaillés et que le vague, les on-dit, doivent être absolument rejetés par le médecin désireux de ne pas se payer seulement de phrases et d'anecdotes plus ou moins romantiques. Je ne veux pour preuve que le fait suivant que j'ai rapporté de Norvège en 1884.

OBSERVATION LXXVIII.

Lèpre norvégienne (Molde).

Observation communiquée oralement, en août 1884, par le docteur Kaurin de Molde.

Lèpre systématisée nerveuse.— *Prétendue contamination par le port du vêtement d'un lépreux mort. Un examen moins superficiel montre que le malade était déjà lépreux avant d'avoir porté le fameux vêtement. Absence de contamination de la femme et des 8 enfants que le malade a eus de cette femme malgré une cohabitation assez prolongée. Mort au bout de 7 ans environ.*

Jens Andal, paysan, né en 1824, à Nordmer près de Molde, entre le 2 février 1883 à l'hôpital de Molde (Reknoes Pleiestiftelse) pour une lèpre anesthésique assez avancée dont il meurt à l'hôpital en février 1884. Son histoire est intéressante au point de vue suivant : le

---

1. Mon ami le docteur Vogt, de Paris, me disait dernièrement que d'après sa tante Madame Urich, qui habite, depuis longtemps la Trinidad, le peuple et une bonne partie des médecins considèrent la contagion de la lèpre comme probable.

malade prétendait s'être aperçu de sa maladie seulement 2 ou 3 ans avant son entrée à l'hôpital. Il avait eu à cette époque des douleurs névralgiques dans les bras et les jambes. Pour
expliquer sa lèpre, il raconte que il y a 7 ans, il se vêtit des effets d'un lépreux mort. Il porta
pendant 3 ans ce vêtement qui déjà avait été porté pendant longtemps par son premier propriétaire, le lépreux. En dehors de ce fait, il prétend n'avoir jamais eu de rapports avec un autre
lépreux.

Telle est l'histoire racontée par le malade. Mais ce qui montre que la contagion par le
fameux paletot n'est probablement qu'une fable, c'est que le Dr Thessen (Kreisphysicus à Christiansond) dit que ce malade était atteint depuis 7 ans, par conséquent avant d'avoir porté le
paletot incriminé. Il y a sept ans, le Dr Thessen a constaté chez lui une ulcération caractéristique (mal perforant du gros orteil droit). Donc l'histoire de la contagion par le paletot paraît
n'être qu'un roman. Le Dr Kaurin, nous faisait remarquer qu'il arrive très souvent que les malades, honteux d'avoir gardé leur maladie si longtemps avant d'entrer à l'hôpital, inventent
des fables pour s'excuser. Il n'y avait pas d'antécédents lépreux dans la famille du malade. Il a
eu 12 frères et sœurs, tous bien portants. *Marié pendant 27 ans avec une femme qui était encore
bien portante en 1884, il a eu de cette femme 8 enfants bien portants ; l'aîné a 27 ans, le plus jeune
a 7 ans.*

Mais cela prouve seulement qu'il faut apporter la plus grande circonspection
dans le choix des Observations, que celles-ci soient positives et négatives. Cela n'infirme en rien la valeur des faits positifs sérieux rapportés par les auteurs.

3° *La lèpre jusqu'ici n'a été inoculée ni à l'homme ni aux animaux.* Jusqu'ici personne n'a réussi à inoculer la syphilis aux animaux. Dira-t-on pour cela que la
syphilis n'est pas transmissible de l'homme à l'homme par les inoculations ? Rien
n'est d'ailleurs plus difficile que l'inoculation de certaines maladies humaines aux
animaux. Je n'en veux pour preuve que les difficultés et les longs tâtonnements par
lesquels je suis passé avant d'arriver à inoculer le lupus aux animaux. (Voir entre
autres ma communication sur la nature du lupus vulgaire au Congrès international
des sciences médicales de Copenhague. *Progrès médical*, 1884.)

Jusqu'ici en effet, on n'a pas réussi à inoculer la lèpre à l'homme (Voir plus haut,
page 235). « Mais comme l'a bien dit le docteur Vidal le 13 octobre 1885, à l'Académie de médecine, il faut remarquer que beaucoup de maladies dont la transmission
par voie d'inoculation n'est plus niée aujourd'hui présentent souvent des inoculations difficiles, irrégulières, telles la varicelle, la diphthérie, telle la tuberculose,
etc. » On pourrait ajouter à la liste des affections que vient d'énumérer le docteur
Vidal, le lupus, l'érysipèle lui-même. D'ailleurs est-on sûr que la lèpre n'ait
jamais été inoculée par la vaccination. Bien que cette question ne soit pas encore
jugée, je rappellerai que le docteur Onetti en a publié un cas dans la *Gazetta Medica
di Milano*, 1846.

4° *Des gens habitant en contact intime avec les lépreux, en particulier des époux
lépreux qui cohabitent ensemble, et même mettent au monde des enfants, peuvent
ainsi cohabiter pendant des années sans que l'époux lépreux infecte l'autre.* Tout en tenant compte de la tendance parfaitement explicable des lépreux à cacher autant
que possible les contaminations dont ils auraient pu être la cause, tout en tenant
compte de la longue durée de l'incubation de la lèpre, et de ce fait que ce sont sur

tout les jeunes sujets au–dessous de 20 ans qui présentent la plus grande réceptivité (la réceptivité paraît en effet diminuée avec l'âge), il n'en est pas moins vrai que les cas précités abondent.

Voici d'ailleurs un *Tableau* résumant les observations de ce travail où un époux lépreux a pu cohabiter des années avec l'autre sans l'infecter. Je crois nécessaire dans ce tableau de diviser en trois groupes les faits que j'ai observés; suivant que l'époux infecté était atteint de lèpre tuberculeuse (systématisée tégumentaire), de lèpre trophoneurotique (systématisée nerveuse), de lèpre mixte ou complète. Je ferai en outre remarquer que les auteurs ont beaucoup trop négligé cette distinction à mon avis très importante.

Observations où, malgré une cohabitation prolongée, *un des conjoints affecté n'a pas contaminé l'autre.* (Sur un total de 109 Observations inédites où les renseignements recueillis étaient suffisamment précis.)

	DURÉE de LA COHABITATION — ANNÉES	NUMÉRO de l'Observation DANS CE LIVRE	NOMBRE de CAS
L'un des conjoints était atteint de lèpre tuberculeuse (systématisée tégumentaire).	8 — ? — 10-18 13-17	1-18-20-37 73-87	6
L'un des conjoints était atteint de lèpre trophoneurotique ou anesthésique (systématisée nerveuse).	? — ? — 14-35 17-22 — ? — ? —	31-34-36-44 45-48-68-78	8
L'un des conjoints était atteint de lèpre mixte (ou complète).	8-34-20	55-57-58	3
		TOTAL.	17

Mais Tilbury Fox, Planck, Erasmus Wilson; Vanholst, Manget, Hebra et Kaposi, Carter, Vidal, etc., etc., *ont relaté un grand nombre d'exemples de maris infectés après leurs femmes ou de femmes infectées après leurs maris* (1). Je conseille vivement de lire à cet égard la très importante bibliographie de Munro. D'ailleurs Schilling avait déjà publié de nombreux exemples de contamination conjugale. On voit donc que, à tous ces cas dits négatifs, on peut en opposer une bonne quantité de positifs. Si d'ailleurs on faisait le tableau de la tuberculose par contamination maritale, on verrait, comme l'a montré, en 1884, M. Leudet, que cette tuberculose dite maritale est relativement rare. En conclura-t-on que la tuberculose n'est pas contagieuse ?

---

1. Le docteur Goldschmidt de Madère (*loc. cit.*), anticontagionniste cependant, a publié un cas d'enfant né de parents sains, contaminé par une nourrice lépreuse. Ce fait, dit-il, l'a vivement frappé.

Voici d'ailleurs 3 Observations que les médecins invoquant les faits qu'ils appellent négatifs seront bien forcés de considérer comme des *faits positifs*, je pense (1).

OBSERVATION LXXIX.

Lèpre norvégienne (Molde).

Observation recueillie en août 1884, dans le service du docteur Kaurin, à la léproserie de Molde.

Lèpre systématisée nerveuse ayant débuté à l'âge de 56 ans chez un sujet dont la femme, morte de la lèpre tuberculeuse, était lépreuse avant lui. La mère de cette femme est morte également de la lèpre. Contamination possible du mari par la femme. De ce mariage de lépreux sont nés cependant 2 filles parfaitement bien portantes, mais les parents n'étaient pas lépreux à leur naissance. Paralysie des orbiculaires des paupières ayant nécessité la tarsoraphie. (Voir Fig. 42 ci-jointe.)

Severin Aagensen Honblen, paysan, âgé de 64 ans, est né à Sondmor, s'est aperçu il y a 8 ans seulement qu'il était atteint de la lèpre anesthésique. Il est marié depuis l'âge de 19 ans; *sa femme est morte de la lèpre, il y a 3 ans; elle était lépreuse longtemps avant son mari; chez elle la lèpre aurait débuté avant l'âge de 50 ans;* il est à noter que *la mère de cette femme était également lépreuse.*

Cet homme a eu de sa femme *plusieurs enfants (filles) qui sont bien portantes.* L'une d'elles a actuellement 30 ans, l'autre 40 ans. Il faut remarquer que les parents n'étaient pas encore lépreux à la naissance de ces filles, qui ensuite n'ont plus cohabité avec eux ; *chez cet homme, il n'y avait aucun lépreux dans sa propre famille* (ascendants et collatéraux). Il pense qu'il a attrapé la lèpre en cohabitant avec sa femme atteinte de lèpre tuberculeuse; il ne peut pas en expliquer autrement l'origine. Il est entré à la léproserie de Molde le 8 avril 1883. Il avait alors une lèpre anesthésique ordinaire avec paralysie faciale double pour laquelle le docteur Kaurin

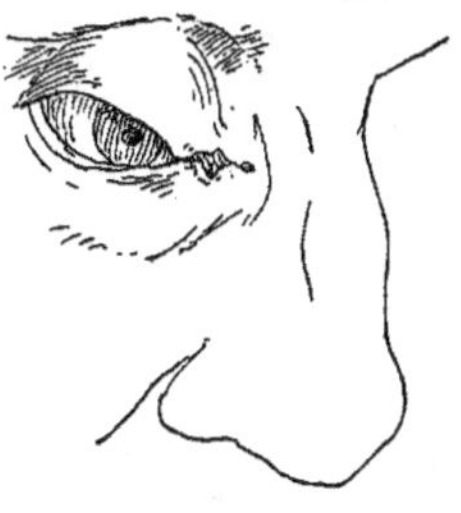

Figure 42.

a pratiqué la *tarsoraphie* (Voir *Fig.* 42) pour éviter l'écoulement des larmes et les altérations de la cornée consécutives d'ordinaire à la paralysie des orbiculaires.

1. Le docteur Sand, de Trondhjem, m'a dit en 1884 qu'il ne croyait pas à l'hérédité de la forme tuberculeuse ; qu'il pensait que la lèpre tuberculeuse est une maladie spécifique contagieuse (on voit donc qu'il est loin d'être anticontagionniste). Il se réserve au point de vue de la forme anesthésique. *Il possède 5 Observations de lèpre chez des époux où l'un des époux semble avoir infecté l'autre, et où il n'y avait d'antécédents héréditaires que chez l'un des conjoints* (et pas toujours encore).

OBSERVATION LXXX

Lèpre norvégienne (Trondhjem).

Observation personnelle recueillie en août 1884, à la léproserie de Tronhdjem, dans le service
du docteur Sand.

*Lèpre tuberculeuse de la femme datant de 11 ans (actuellement lèpre tuberculeuse ancienne cachecti-
sante). Trois ans après le débuté de la lèpre chez la femme, son mari est atteint de la lèpre systématisée nerveuse et il en meurt au bout de 8 ans.*

Guerina Pedersdatter, 64 ans, né à Sparba dans le fyord de Trondhjem, est née d'un père
mort probablement de la lèpre, il y a 50 ans. Il n'y avait pas d'autres lépreux dans la famille. La
lèpre a débuté chez cette femme à l'âge de 53 ans, par une poussée de tubercules à la face et
sur les membres; malgré cela la malade s'est mariée à 38 ans. Son mari est mort à la léproserie
de Trondhjem en avril 1884; il était malade depuis 8 ans, quand il est mort de sa lèpre anesthésique ulcéreuse qui aurait débuté par la jambe gauche.

Cet homme avait été traité à l'âge de 8 ans à l'hôpital ordinaire de Trondhjem pour une
syphilis contractée dans l'enfance. — Fait important: *il n'y avait pas de lépreux dans la famille
du mari et il n'avait jamais été en rapport avec aucun lépreux, si ce n'est avec sa femme.*

Cette femme a eu de son mari 2 enfants actuellement âgés, l'un de 23 ans, l'autre de 25 ans,
qui sont absolument bien portants. Actuellement cette femme est couverte de tubercules lépreux
ulcérés et non ulcérés. Elle a de l'anesthésie des extrémités et une paralysie de l'orbiculaire des
paupières gauches. Elle est fortement cachectique. Elle a de la laryngite lépreuse.

OBSERVATION LXXXI.

Lèpre norvégienne.

(Environs de Christiania-Brandwall, fronlière de Suède, pays où il ne semble pas exister de foyer lépreux.
Observation communiquée en août 1884, par le docteur Hiorth, assistant du professeur Biedenkap.

*Père atteint depuis 10 ans de la lèpre d'abord anesthésique maculeuse, puis tuberculeuse (variété
mixte). Contamination possible de la femme et de la fille, qui sont atteintes de lèpre anesthésique maculeuse, Lèpre de famille.*

Olle Andersen, 43 ans, bûcheron, est né de parents sains. Avant lui, il n'y avait jamais eu
de lèpre dans sa famille. On ne sait pas s'il a jamais été dans des régions où il y a de la lèpre.
Cela paraît peu probable, d'après ses réponses. Il faut noter cependant qu'il habite non loin
d'Elverum, localité située sur le fleuve Glommen (Voir carte, Planche XXI). Cet homme
a toujours vécu dans les conditions hygiéniques les plus misérables : saleté (ne se lave presque
jamais), habitation misérable, humidité, nourriture insuffisante composée surtout de poisson et
de mauvais pain, jamais de viande, lait aigre, exposition aux variations brusques de la température.

A la suite de prodromes (faiblesse générale, dépression nerveuse, douleurs névralgiques), il
lui est survenu vers 1874 des macules de lèpre anesthésique. En 1882, sa lèpre a pris la forme
tuberculeuse (tubercules de la face, etc., de la paroi postérieure du pharynx, de la face interne

des joues ; chute des sourcils). Il est venu à l'hôpital de Christiania en 1884, avec sa femme et sa fille (enfant unique). Sa femme âgée de 33 ans est lépreuse depuis janvier 1884. Il y a eu chez elle au début des douleurs névralgiques prodromiques ; elle a de l'anesthésie des extrémités, anesthésie qui a été cause de brûlures profondes à ce niveau. Actuellement elle est couverte de macules de lèpre anesthésique et présente de l'atrophie des muscles des paumes des deux mains. La fille âgée de 6 ans est devenue lépreuse comme sa mère, en janvier 1884 ; elle est atteinte de lèpre maculeuse anesthésique. L'attention du côté de la lèpre aurait été attirée chez elle par suite de l'absence de douleurs, lorsqu'elle se fit des brûlures profondes aux extrémités.

5° *Les personnes en contact intime avec les lépreux; les médecins, les sœurs, les infirmiers et les autres malades non lépreux, n'attrapent pas la lèpre, a-t-on dit.* J'ai vu, en effet, dans les léproseries de Norvège, à Bergen en particulier, un certain nombre de malades, atteints d'affections ordinaires de la peau (lupus, eczéma, favus). J'ai vu dans la léproserie de San Remo les quelques lépreux que contenait cet hôpital mélangés dans une même salle avec les malades atteints d'affections de la peau. Il en est de même pour les lépreux que renferme presque constamment l'hôpital Saint-Louis à Paris. Dans le temps, à l'hôpital Saint-Georges à Bergen des individus indemnes de lèpre payaient environs 200 kroner pour vivre dans l'hôpital.

Jamais ces malades, jamais ceux qui les soignent, n'ont été atteints de la lèpre. Donc, ajoute-t-on, la lèpre n'est pas contagieuse. Mais Schilling, Macnamara, Landré, Hillebrand, Robertson, Livingstone, Carter, Pasquier (Thèse de Cavase, Paris 1881, page 64) et bien d'autres, *ont publié des cas où des personnes soignant des lépreux, des médecins même* (Robinson. *Lancet* 1867), *ont été ultérieurement atteints de la lèpre.* Tout récemment encore, le 13 octobre 1885, le docteur Vidal publiait à l'Académie de médecine l'Observation d'un médecin brésilien qui soignait des lépreux, lequel fut à son tour atteint de la lèpre. D'ailleurs combien de médecins, de sœurs, d'infirmiers, etc, pansent et soignent continuellement les syphilitiques, les teigneux, les tuberculeux ; sans devenir pour cela ni tuberculeux, ni teigneux, ni syphilitiques. Ce sont là cependant des maladies bien plus contagieuses que la lèpre (1).

6° *Les lépreux qui habitent dans les pays non lépreux ne transmettent jamais la lèpre autour d'eux, a-t-on dit.* Il existe en ce moment, à Paris, une soixantaine de lépreux, d'après ce que me disait mon maître le professeur Hardy; une centaine, d'après ce que me disait E. Besnier. Ces lépreux, disent les anticontagionnistes, ne répandent jamais la lèpre autour d'eux. A ceci, je répondrai avec Erasmus Wilson, qui considérait l'importation des lépreux comme très dangereuse même pour Londres, qu'il faut attendre. J'ajouterai même que cette opinion n'est pas exacte dans le sens absolu. Je prouverai plus loin que la lèpre a, dans plusieurs cas, été transmise, en pays non lépreux, à des sujets sains, nés de parents sains, par des lépreux qui avaient contracté leur maladie dans des foyers lépreux. Quelques-uns des prétendus cas sporadiques en sont de magnifiques exemples.

---

1. Leudet vient d'ailleurs de montrer, à l'Académie des sciences, combien sont rares dans les hôpitaux les cas de transmission de la tuberculose. Dira-t-on pour cela que la tuberculose n'est pas contagieuse ?

Aux différentes preuves que je viens d'apporter en faveur de la contamination de la lèpre, J'EN VEUX APPORTER ENCORE DE PLUS ABSOLUES.

Le virus lépreux, a-t-on dit, ne se répand jamais, quand il est importé dans des pays non lépreux. Mais c'est là la négation absolue de tout ce qui a été observé et peut s'observer encore. Car, si les médecins qui émettent cette objection ont évidemment en vue les pays européens, nous leur demanderons pourquoi il n'en est pas de même pour les pays où, jusqu'à son *importation* par des lépreux, la lèpre n'existait pas encore. Il est en effet prouvé, et eux-mêmes l'admettent, que de tous temps l'invasion d'un pays par la lèpre a coïncidé avec l'introduction de lépreux dans ce pays. Il est prouvé que les races qui ont su se tenir à l'écart des races lépreuses sont demeurées intactes. (Voir pages 264-300.) L'hérédité étant insuffisante pour expliquer la rapidité de propagation de la lèpre dans bien des cas, nous n'aurions qu'à renvoyer ces médecins anticontagionnistes à l'histoire de la lèpre que quelques-uns d'entre eux ont si bien écrite. Mais reprenons des faits récents, contemporains. Leur étude suffit à montrer que la lèpre est contagieuse.

A. *Épidémie des Sandwich.* Les travaux de Hillebrand, Enders, Saxe, Woods, White, Knéeland, Tryon, Arning, etc., semblent avoir bien établi l'histoire de cette très importante épidémie de lèpre dans les temps modernes. Malgré les assertions contraires de M. Le Roy de Méricourt à l'Académie, M. Vidal à l'Académie de médecine, mon ami le Dʳ Brocq dans les *Annales de dermatologie (loc. cit.),* ont suffisamment montré l'importance de cette épidémie au point de vue de la transmissibilité de la lèpre du malade à l'homme sain, sa valeur au point de vue de la doctrine de la contagion. Peu importe d'ailleurs si la lèpre a existé aux Sandwich avant 1848, si M. Quoy l'y a vue en 1819. Il demeure acquis qu'elle y était en tous cas excessivement rare et inconnue des habitants avant 1848. (Hillebrand). Hillebrand s'aperçut pour la première fois du mal en 1853, chez le Chinois Ahia qui demeurait à Honolulu (1). Huit ans plus tard, ses voisins et quelques-uns de ses amis étaient devenus lépreux. (En 1861, il y avait 6 lépreux dans le voisinage immédiat d'Ahia.)

Dès lors, dans cette population que l'on pouvait jusque-là considérer comme *vierge* de lèpre, le mal se répand avec une rapidité terrible. Les individus contaminés s'étant dispersés, on peut en quelque sorte les suivre à la trace, chacun créant de nouveaux foyers d'infection aux endroits où il s'établissait. Cette diffusion rapide du mal fut favorisée (Wood, White) par ce fait qu'il apparaissait dans une population nouvelle, possédant donc toute sa réceptivité ; par l'affaiblissement de la race par la syphilis importée depuis l'expédition de Cook ; par les vaccinations obligatoires et en masse ; par les habitudes licencieuses de la population ; par l'absence de toute crainte et de toute répulsion pour la lèpre ; par le fait que l'on cache les lépreux pour empêcher leur internement ; par les habitudes très sociables des indigènes et l'entassement de nombreuses familles dans de petites huttes, où elles se servent des mêmes nattes, mêmes couvertures, mangent avec les doigts dans la même calebasse, boivent

1. C'est vers 1848 qu'avait commencé l'immigration chinoise (race infectée de lèpre,) aux îles Sandwich.

l'eau dans les mêmes vases, se passent la pipe de bouche en bouche, etc. (1). Quoi qu'il en soit, sur une population d'environ 45.000 habitants, il y avait environ 230 lépreux en 1865. En 1866 le gouvernement commença à prendre des mesures pour isoler les lépreux dans une petite île voisine, l'île de Molokaï (2). Malgré les 400 lépreux qu'il y place en 1866, le mal continue à faire ses ravages. En 1881, il en entre 800 à Molokaï. Mais la dernière statistique de Board of Health (*loc. cit.* Neisser) dit que environ 4.000 habitants ont la lèpre en 1881-82. Donc $\frac{4000}{45000} = 1/12$ environ. Près de un douzième de la population est frappé en l'espace de 35 ans environ ! Et il faut y ajouter que, dans les 15 dernières années, environ 2.000 lépreux sont morts de la lèpre à Molokaï. (Neisser, Vidal.) Il serait impossible devant ce grand fait pathologique moderne de nier la contagiosité et de refuser l'isolement dès le début.

PETITES ÉPIDÉMIES ISOLÉES.

Quand une maladie est très contagieuse, un individu qui en est atteint, placé dans un milieu indemne, crée autour de lui un foyer d'infection ; c'est même l'étude de ces petites épidémies partielles, quand on peut en observer d'assez localisées, qui permet le mieux de préciser le mode de propagation de la maladie et son degré de transmissibilité. La possibilité pour un sujet contaminé de développer ainsi un foyer d'infection au milieu d'une population primitivement saine constitue la caractéristique même de l'affection contagieuse. Sachant combien la question de la contagion de la lèpre est encore discutée, nous n'espérions pas en rencontrer des exemples. Aussi notre étonnement a-t-il été assez grand quand, en relisant avec soin le mémoire original de Withe, nous y avons trouvé relatées les deux petites épidémies suivantes :

1o *Epidémie du Cap Breton.* — Recueillie par Fletcher et publiée par le Dr A. M. Phédran (de Toronto) (3) (communiquée par le Dr Duhring à l'Association dermatologique américaine, 1881).

1° — Betty Mac Carthy, de l'Ile du Prince-Edouard, native du Lincolnshire (Angleterre), se maria en 1836. En 1852, elle devint malade, et elle mourut en 1804, d'une affection que l'on désigna à Tracadie sous le nom de lèpre. Elle eut cinq enfants.

a — Richard, qui mourut de la lèpre après 20 ans de maladie.

b — John, qui mourut de la lèpre après 12 ans de maladie. Il épousa la sœur de James Cameron.

c — Mike, qui mourut de la lèpre après 10 ans de maladie. James Cameron avait l'habitude de coucher avec lui.

d   William, qui mourut de la lèpre à 12   . Il fut lavé et enseveli par Joseph Brown.

e — Mary, qui mourut de la lèpre après 20 ans de maladie. Elle se maria avec John Doyle.

2° — John Doyle meurt de la lèpre après 6 ans de maladie.

3° et 4° — Deux filles de John Doyle et de Mary moururent de la lèpre.

1. Cependant les conditions matérielles de la vie se sont plutôt améliorées chez les indigènes depuis que leurs souverains ont tenté de les civiliser.
2. Voir à ce sujet un article de Marcel Monnier sur les îles Hawaï, dans la *Nouvelle Revue*, de 1885.
3. *Canadian Journal of medical sciences* (septembre 1841).

5°—John Brown qui soigna William Mac-Carthy, pendant sa maladie, qui le lava et l'ensevelit après sa mort, devint peu après lépreux et mourut de cette affection.

6° — James Cameron, d'origine écossaise, se maria en 1866 avec Susanna Mac Carthy, l'une des filles de Betsy, et en eut deux enfants qui sont bien portants ainsi que leur mère. Il avait l'habitude de coucher avec Mike Mac Carthy, Dès 1870, il présenta des symptômes incontestables de lèpre, et il est actuellement (1881) très malade.

Cette simple nomenclature, malgré toute sa sécheresse, n'est-elle pas un document des plus instructifs? On pourrait l'invoquer comme un argument en faveur de l'hérédité de la lèpre; mais ne prouve-t-elle pas surtout, jusqu'à l'évidence, la transmissibilité de cette affection en dehors de toute hérédité de l'homme malade à l'homme sain? Elle nous montre, en effet, trois personnes n'ayant aucun antécédent héréditaire, étrangères à la famille Mac Carthy, devenues lépreuses pour avoir eu des relations intimes avec des lépreux de cette famille.

2° *Epidémie de la Louisiane.* — Autrefois, dit le Dr White (loc. cit.), la Louisiane avait des lépreux; on fonda un hôpital pour les recevoir et, dès lors, ils disparurent à peu près complètement. Dans ce siècle, on ne retrouve dans cette province aucune trace de cette affection jusqu'en 1866, époque à laquelle elle se manifesta chez une femme.

Madame Ourblanc, dont le père était originaire du Midi de la France. Elle mourut en 1870, laissant 6 enfants, 4 fils et 2 filles. Chez le 1er et le 4° fils, la lèpre apparut en 1872 ; chez le 2°, elle se montra en 1871 ; la 1re fille mourut d'une maladie aiguë ; la 2° devint, paraît-il, lépreuse. Tous ces enfants habitaient à Abbeville, lieu de résidence de leur mère. En 1875, un neveu de Madame Ourblanc, qui vivait à huit milles de là, devint lépreux. En 1873, la lèpre se montra également chez une jeune femme n'ayant aucune parenté avec la famille Ourblanc, mais qui avait constamment soigné Madame Ourblanc mère pendant les dernières périodes de sa maladie. Enfin, elle se développa aussi chez un jeune homme qui demeurait à quelques milles d'Abbeville, qui n'avait aucun lien de parenté avec les Ourblanc, mais qui avait souvent couché avec le 4° fils Ourblanc, en 1875, alors que celui-ci était manifestement lépreux depuis 3 ans ; d'autres cas de lèpre se sont encore manifestés dans le voisinage. (Dr Jones.)

Tous ces faits sont trop éloquents par eux-mêmes, pour qu'il soit nécessaire d'en faire ressortir l'importance et la valeur. (Brocq, *Annales de dermatologie.* 25 novembre 1885.)

Il existe des cas où des individus habitant des pays non lépreux, n'ayant jamais habité de pays infecté par la lèpre, sujets nés d'ailleurs de parents sains, ont été contaminés après avoir eu des rapports avec des malades revenus des colonies atteints de la lèpre. Ces cas sont absolument démonstratifs, ils ne sont passibles d'aucune objection et suffiraient à eux seuls pour démontrer que la lèpre est contagieuse. Telle est l'Observation suivante publiée par Hawtrey Benson, en juin 1877, dans le *Dublin medical journal of medical sciences* (1).

1. Ce cas répond au desideratum posé dans leurs annotations à la traduction de Kaposi par MM. Besnier et Doyon : « L'argument véritable qu'il faudrait produire pour la démonstration

En 1872, cet auteur présenta à la Société médicale de Dublin un homme atteint de la lèpre, qui lui avait été envoyé par le Dr Stirling, de Thomastown. Ce malade avait habité les Indes pendant 22 ans, y avait pris la lèpre et était revenu en Irlande avec tous les attributs extérieurs de cette affection

Il fut soigné à l'hôpital de la ville de Dublin, et ce fut pendant son séjour dans son service que le Dr J. Hawtrey-Benson le présenta à la Société. Il rentra ensuite chez lui, et il mourut au bout d'un an et demi. Or, pendant cette dernière période, son frère coucha dans le même lit que lui et porta ses vêtements ; ce frère n'avait jamais quitté l'Irlande, si ce n'est 46 ans auparavant, époque à laquelle il alla passer quelque temps en Angleterre. Or tout le monde sait que la lèpre n'est plus à l'état endémique dans les îles Britanniques depuis plusieurs siècles ; il ne pouvait donc y avoir pris le germe de l'affection. Cependant, il avait bien réellement la lèpre et, pour plus de sûreté, le Dr J. Hawtrey-Benson le montra (2 mai 1877) à la Société médicale de Dublin. D'après l'auteur, on ne saurait douter qu'il n'ait été contagionné par son frère. Il n'y avait aucun autre antécédent de lèpre dans sa famille.

Le cas suivant rapporté en juin 1882, dans les archives de Médecine américaines, bien que ne tranchant pas la question d'une façon définitive, comme le fait précédent, n'en présente pas moins une très grande importance, et il me semble difficile de l'interpréter autrement que par la contamination.

Le Dr Edmundson Atkinson rapporte le cas d'une femme mariée, âgée de 40 ans environ, qui vint, le 10 octobre 1880, se faire soigner à l'University Hospital dispensary. Elle était d'origine allemande, mais elle avait toujours vécu dans le Maryland, et n'en était jamais sortie. Elle avait eu neuf enfants, dont cinq vivaient encore et paraissaient être en parfait état de santé. Son mari était très bien portant. Les premières manifestations cutanées se montrèrent en mai 1878. Depuis lors, l'affection a suivi une marche lente et progressive. D'après le Dr E. Atkinson, la cause de la maladie dans ce cas aurait été les relations que cette femme aurait eues avec un homme nommé Brown, qui avait vécu dans la même rue qu'elle à Baltimore pendant deux ans ; il avait été même son voisin de porte pendant toute une année. L'Observation de ce Brown a été citée par le Dr Rohé (*Maryland med. Journal for. July.* 1878) comme un des trois seuls cas de lèpre tuberculeuse qui existaient à cette époque dans le Maryland. Les deux familles devinrent intimes ; mais, d'après le dire de la femme, elle n'aurait jamais eu de relations suivies avec Brown ; elle ne lui aurait même jamais donné une poignée de main. A cette époque, Brown avait des éruptions et des nodules lépreux sur le visage, et il était en très mauvais état de santé. Le Dr E. Atkinson fait remarquer que la lèpre s'est développée chez sa malade quelques années après qu'elle a été la voisine et l'amie d'un des trois seuls lépreux du Maryland. Il est bien difficile de ne pas voir dans cette coïncidence une relation de cause à effet.

Certes ces cas me paraissent constituer des exemples indiscutables de contamination (inoculation) directe. Voici une Observation relatée par Munro (Leprosy, 1879, page 46) qui, pour cet auteur, constitue un exemple de contamination directe ou peut-être, selon moi, de contamination indirecte par des intermédiaires inanimés.

Il s'agit d'une Irlandaise habitant Stepneey depuis 30 ans qui, bien que n'ayant jamais quitté l'Angleterre, fut atteinte en 1866 d'une lèpre mixte des plus caractéristiques dont elle mourut en 1874. Cette femme n'avait jamais quitté l'Angleterre, mais elle habitait près des Docks (West Indies and East Indies Docks), par conséquent en communication constante avec des hommes et des objets provenant de ces colonies.

de l'hérédité, ce serait un cas de lèpre développé chez un enfant né à Paris, par exemple, d'une mère lépreuse, immédiatement séparé d'elle et définitivement. Si cet enfant, restant à Paris et à l'abri de tout contact lépreux devient plus tard lépreux l'hérédité de la maladie sera démontrée. Un semblable fait a-t-il été produit ? »

Il résulte donc, de toute la discussion précédente, qu'un grand nombre de cas de lèpre, *ne peuvent être expliqués autrement que par la contamination directe ou indirecte du sujet sain par le virus des lépreux*, et sont analogues vraisemblablement aux cas de syphilis communiquée directement ou indirectement. *Il se pourrait peut-être aussi* que les lépreux en disséminant leur virus (bacilles et spores) dans le sol, les eaux, infectent une région pour un temps plus ou moins long. La contagiosité du sol, ainsi infecté par le virus des lépreux, durerait ainsi plus ou moins longtemps, et serait en relation directe avec la quantité *de virus semé, je le répète, par les lépreux.*

C'est de cette façon que (*bien que seule la lèpre reproduise la lèpre*) s'expliqueraient en partie les influences climatériques auxquelles différents auteurs, entre autres Hardy, font jouer un si grand rôle. C'est de cette façon aussi (et en outre en tenant compte de la bonne hygiène) que l'on pourrait interpréter, en partie tout au moins, la difficulté qu'éprouve la lèpre à prendre dans certaines régions. Il y aurait donc ici quelque chose d'analogue à ce qui se passe pour le choléra, la fièvre typhoïde, le charbon (comme l'ont montré d'une façon si précise pour cette dernière affection les magnifiques expériences de notre grand Pasteur). Dira-t-on que ces maladies ne sont pas contagieuses (1)?

C'est ici le moment, je pense, de faire un tableau des observations que j'ai recueillies où la *possibilité* de la contagion comme pouvant expliquer l'origine du mal (contamination possible mais non certaine) peut être émise. Parmi les 180 Observations inédites de lèpre que j'ai recueillies, je n'en prends que 85 où les renseignements donnés par les malades paraissent présenter une garantie suffisante d'exactitude.

Cas où la contamination peut être invoquée comme possible

(*mais non comme certaine*). (Sur un total de 85 Observations inédites où les renseignements étaient suffisamment précis.)

	NUMÉROS DES OBSERVATIONS d'après leur classement DANS CE LIVRE	NOMBRE de CAS
Observations de lèpre norvégienne.	23-31-44-67-68 71-72-79-80-81	10
Observations de lèpre italienne ou de Nice.	42-53-55	3
Observations de lèpre des pays extra-européens.	7-27-30-32 35-62 *bis*. 64-65-66 70 *bis*.	10
	TOTAL	

1. Sans me demander avec M. Constantin Faul (anticontagionniste cependant) le bacille de la lèpre n'a pas besoin pour se transmettre de passer par un autre organisme, je puis émettre l'hypothèse que le virus recueilli sur l'homme lui-même n'est pas toujours inoculable à toutes les périodes de l'évolution de la lèpre. N'est-il pas démontré que, chez le même individu, la syphilis n'a pas le même degré de virulence à toutes les périodes de son évolution? De ce que l'on n'a pas réussi (jusqu'ici) à inoculer les gommes, concluera-t-on que les plaques muqueuses ne sont pas contagieuses? Peu m'importe d'ailleurs ; ce qu'il y a de certain, c'est que le virus lépreux vient de l'homme et qu'il retourne à l'homme.

CHAPITRE XI.

Traitement.

La *lèpre* est dans l'immense majorité des cas, avons-nous vu, une affection incurable. Toutefois, il semble exister des cas, très rares d'ailleurs, mais j'en ai vu, où les malades ont guéri (mais à quel prix le plus souvent! paralysés, mutilés, aveugles, etc.). Daus ces cas heureux, le médecin n'a pu encore s'attribuer le mérite de la guérison du mal; car jusqu'ici le traitement spécifique de la lèpre n'existe pas et aucun médecin sérieux n'oserait actuellement se vanter de guérir cette affection. Et cependant, ce fait que le mal semble guérir dans certains cas (très exceptionnels, je le répète), par les seules forces de la nature, doit nous porter à espérer que nous trouverons un jour un remède contre un pareil fléau. Je suis d'autant plus porté à l'espérer que la lèpre est une affection causée, selon toute vraisemblance, par un parasite, qui déjà nous est connu. Nos efforts doivent donc se diriger dans ce sens; et sans illusions, mais aussi sans découragement, nous devons *chercher* le moyen de guérir la lèpre.

Les résultats obtenus jusqu'à ce jour ne sont guère faits cependant pour nous encourager. Comme le dit si justement Hardy : « dans le prétendu traitement curatif de la lèpre, nous voyons intervenir toute la longue série des médicaments internes, et tous les essais plus ou moins inconscients, plus ou moins hasardeux ont été tentés. » Nous sommes en plein empirisme. Le mercure, l'iodure de potassium, l'arsenic, l'antimoine, le phosphore, le bromure de potassium, le bismuth, l'alun, etc., etc., ont tour à tour été employés sans résultat aucun d'ailleurs. On a essayé l'acide phénique, la créosote, le hoang-nan, le baume de gurjum, l'huile de chaulmoogras, etc. Les résultats n'ont pas été beaucoup plus satisfaisants. M. Ernest Besnier a cependant obtenu une certaine amélioration dans quelque cas, en administrant l'acide phénique à l'intérieur.

Carter, Hillairet, E. Vidal ont obtenu des résultats assez satisfaisants pendant quelque temps, en employant l'huile de chaulmoogras (oleum gynocardiæ). J'ai suivi pendant plusieurs années à l'hôpital Saint-Louis, dans le service de E. Vidal, deux malades que ce médecin traitait par l'huile de chaulmoogras à hautes doses. Voici d'ailleurs leurs Observations, intéressantes à d'autres points de vue. Je remercie le Dʳ Vidal de l'extrême obligeance avec laquelle il a bien voulu me les communiquer et me permettre en outre d'examiner, d'observer ces malades, et de me livrer sur eux à diverses recherches.

OBSERVATION LXXXII.

(Voir Planche I, *Figure* 1.)

D..., 16 ans 1/2, enfant de troupe. Entré le 8 août 1882 à Saint-Louis. —Parents. — Le père de l'enfant, lieutenant du génie, est mort il y a 13 ans, à l'âge de 48 ans, d'insolation au passage de la mer Rouge. Pas de renseignements ; il était bien plus âgé que sa femme qui a 37 ans aujourd'hui. Famille paternelle inconnue. Mère vit, bien portante, à part quelques accès intermittents paludéens depuis 15 mois qu'elle est revenue en France pour revoir son fils. *Elle est née dans les Indes anglaises (côte de Malabar), de créoles sujets, paraît-il, à quelques accidents semblables à ceux de notre malade.* C'est ainsi qu'un de ses frères (oncle maternel du sujet), aurait eu, des plaies spéciales aux jambes dont il est bien cependant guéri actuellement. De même le grand-père, d'après les dires du pays, était atteint de lèpre, qu'il cherchait à cacher avec soin. Cette accusation était telle qu'on menaça de faire fermer une boutique de coiffeur où il avait l'habitude d'être reçu, s'il continuait à la fréquenter. C'est le premier parent affecté de la famille.

La grand'mère maternelle vit encore, âgée de 54 ans. Une sœur de la mère, un deuxième frère bien portants. L'enfant a un frère et 2 sœurs plus jeunes indemnes. L'enfant est né à l'île Bourbon (Saint-Denis de la Réunion) ; il fut des 4 enfants le plus délicat et le plus difficile à élever. Rougeole dans l'enfance ; à l'âge de 13 ans, fièvre typhoïde grave pendant 40 jours avec convalescence longue entrecoupée d'accès paludéens qui la firent durer 18 mois et suivie également de rhumatisme articulaire, pendant 2 mois environ ; ce qui le mène à l'âge de 15 ans. Elevé d'abord dans sa famille, puis au collège, il fut admis à l'âge de 12 ans comme enfant de troupe d'infanterie de marine. Vers 13 ans 1/2, il fut pour des raisons administratives ramené en France, à Toulon, où il séjourna.

Ce fut à Toulon que son affection débuta, 3 ou 4 mois après son arrivée en France. Débarqué en juin 1879, les 3 mois qui suivent se passent assez bien ; c'est en novembre qu'il accuse de l'abattement, de la fatigue, des envies de dormir très fréquentes ; rien de plus, comme phénomènes généraux. Il eut alors au bout d'un mois, sur le thorax, le dos, l'abdomen et les cuisses, des taches marron, café au lait « pas du tout saillantes, perdant leur teinte graduellement sur les bords, de dimensions de dix à vingt sous au plus, comme le creux de la main, de forme semblable à une carte géographique ». Elles ont duré jusqu'à il y a 10 ou 12 mois et, pendant le premier semestre de leur existence, les phénomènes locaux ou généraux furent si légers, raconte l'enfant, qu'il resta avec les autres enfants de troupe et ne se plaignit jamais au médecin du régiment. Des tubercules, des enflures, des plaques violacées, semblables, dit-il, à ce que l'on peut constater aujourd'hui, parurent disséminés sur les mains et la face. Ce fut en mars 1880 seulement qu'il entra à l'hôpital principal de Toulon (service du docteur Ollivier), pour des douleurs de la jambe gauche exclusivement, avec tuméfaction du genou, impotence du membre, accidents qu'il attribue aux refroidissements. Ces accidents s'amendèrent rapidement, mais la maladie constitutionnelle fut reconnue, dénommée « éléphantiasis des Grecs », et traitée sans amélioration, dit-il, de mars à juillet 1880, par du sirop de Raifort et des pilules d'hydrocotyle.

Jusqu'en Juillet 1881, il fut traité dans le même sens. Le 25 novembre 1881, il entre au Val-de-Grâce, chez M.Mathieu ; dès son entrée, il prend de l'iodure de potassium, de l'huile de foie de morue, sans amélioration ; une pilule d'acide phénique sans aucun résultat (1 gramme environ).

On excisa au coude droit deux tubercules, on fit des scarifications et des pansements phéniqués. Les plaies consécutives à la biopsie sont restées longtemps ouvertes. Il en sort au début d'août 1882, sans aucune amélioration.

A l'entrée dans la salle Saint-Jean, à l'hôpital Saint-Louis, on constate une éruption tuberculeuse sur la face, le tronc, les membres supérieurs et inférieurs qui présentent un aspect éléphantiasique. Fait intéressant; il existait en outre chez ce malade des tubercules plantaires. Tubercules sur la conjonctive gauche. Taches sur la verge.

La voûte palatine est rouge et tuméfiée de chaque côté de la ligne médiane ; la luette volumineuse, mamelonnée et ulcérée; l'appétit bon. Pas de toux. Pouls régulier. *Traitement.* Frictions à l'huile de chaulmoogras 1/15. Vin créosoté 12 pour 1000. (2 cuillerées.) Tisane de houblon, vin de Bagnols. (Renvoyé par le directeur le 31 décembre 1882.) A été très amélioré par l'huile de chaulmoogras portée jusqu'à 100 gouttes par jour. Les tubercules sont affaissés, couleur gris violacé, flétris, ridés.

8 *avril.* Autre poussée fébrile ; il y a angine et un peu de tuméfaction de la luette dont l'aspect framboisé date de plusieurs mois. Mais après la poussée fébrile actuelle, il y a comme une tuméfaction de tous les tubercules déjà existants, surtout des tubercules de la figure. Les tubercules qui font le tour de la lèvre, outre leur tuméfaction, se recouvrent de croûtes jaunes et molles, défigurées par le grattage du malade qui éprouve à ce niveau des démangeaisons légères. D'autres tubercules qui se conglomèrent en formant une masse sur le menton, entre leurs croûtes, saignent facilement.

27 *avril. Examen de l'œil gauche.* La pupille lépreuse qui occupait la portion de la conjonctive oculaire dans l'angle externe (œil gauche) est enflammée. Elle a déterminé autour d'elle une éruption notable des vaisseaux de la conjonctive et produit en même temps du gonflement des paupières.

2 *mai.* M. Kirmisson examine l'œil. La cornée est poussée en avant, elle est le siège d'une vascularisation totale et peu sensible. C'est en somme une kératite vasculaire consécutive à un gros tubercule qui empiète sur la cornée. L'iris paraît sain, bien que la pupille soit légèrement déformée. Le cul-de-sac conjonctival est très rouge.

9 *mai.* Depuis 4 jours, le malade se plaint de malaise, de fièvre, etc. Pas de douleur des reins.

11 *mai.* Eruption de varioloïde. Le malade avait été vacciné deux fois depuis son entrée à l'hôpital, on le transporte aux varioleux.

3 *juin.* Il revient guéri de sa variole. Les tubercules de la face se sont affaissés en partie et ont pris une coloration brunâtre. Il s'est produit des tubercules à la peau des mains et à la région hypothénar.

OBSERVATION LXXXIII.

(Voir PLANCHE II, *Fig.* 6.)

A. X..., 19 ans, né à (Nice). Dentiste. Entré à Saint-Louis, le 15 mai 1883. — Parents. Père mort de la dysenterie. Mère bien portante ; un frère et deux sœurs qui n'ont jamais été malades. Maux d'yeux dans l'enfance. Pas de maux d'oreille. Adénopathie suppurée dont on trouve actuellement la trace dans l'angle de la mâchoire droite. Très sujet aux saignements de nez. Pas de migraine. Pas de rhumatisme. Pas d'antécédents syphilitiques. Bonne nourriture. Pas d'excès alcooliques.

Maladies antérieures. Pas de fièvre typhoïde, pas de variole. Il y a 7 ans, a eu une maladie de peau consistant en macules rouges, noirâtres, siégeant surtout aux membres inférieurs. L'affection dura 2 mois, sans phénomènes généraux, et disparut sous l'influence de quelques bains de barège.

L'affection actuelle fit son apparition il y a environ 15 ou 16 mois. Le malade s'aperçut à ce moment de quelques boutons légèrement saillants, à contours arrondis, d'une coloration peu distincte de la coloration normale de la peau et siégeant à la partie supérieure et externe du bras gauche. Aucune démangeaison. Peu à peu, les mêmes lésions se virent aux jambes. Un médecin appelé crut à des lésions syphilitiques, et institua un traitement au sirop de Gibert. Ceci se passait au mois de mai 1882. Le malade suivit ce traitement pendant un mois. Aucune amélioration. Le malade quitta Nice et vint à Paris où il resta jusqu'au mois de septembre sans se soigner. A son départ de Nice, le malade portait 2 tubercules à la face, un sur la face externe de la joue droite, l'autre au front. L'affection s'accentua sur le visage. Quelques fins tubercules peu visibles, sensibles surtout au toucher, se développèrent à Nice. Nouveau traitement par l'iodure de potassium et la liqueur de Vanswicten, du mois de septembre au mois de février. Le malade consulta un nouveau médecin, le Dr Grandvilier qui ordonna de l'iodure de potassium, traitement suivi pendant 1 mois, puis sirop de Gibert jusqu'à la fin d'avril. A ce moment on conseilla au malade de venir à Paris. Pendant tout ce temps, l'affection avait pris une extension assez rapide, et présente maintenant les caractères suivants :

Etat actuel. A la face. Tubercules durs, arrondis plutôt que plats, ayant une coloration mixte entre le violet et le jaune fauve. Ces tubercules offrent des dimensions, qui varient d'un gros pois à une tête d'épingle. Les cheveux, les ongles sont absolument intacts. Engorgement ganglionnaire inguinal déjà ancien, ganglions de la grosseur d'une aveline et roulant sous les doigts. Rien au gland. *Quelques tubercules de la face interne du prépuce.* Nulle part d'ulcérations. (Il n'y a nulle part sur le corps de plaques pigmentaires ni anesthésiques. La lèpre semble avoir été d'emblée tuberculeuse.) Ces tubercules sont indolents, sauf quelques-uns à la paume des mains ou aux cuisses, qui sont irrités par une pression continue et qui sont sensibles au moindre des attouchements.

Rien aux conjonctives. — Etat framboisé, mamelonné, de la racine de la luette et des piliers antérieurs. Aucune douleur à la déglutition ; pas de ganglions sous-maxillaires. Santé bonne. Pas d'amaigrissement. Ne tousse pas. Rien au cœur.

5 *septembre.* A la suite d'une vaccination, poussée d'érythème papuleux sur les bras et les cuisses. Fièvre intense, malaise. Suppuration d'un ganglion axillaire gauche.

5 *septembre.* L'érythème papuleux renaît. La fièvre tend à s'apaiser.

5 *septembre.* Le malade est entièrement remis de son érythème, qui n'a en rien modifié la lèpre.

Ce malade fut mis par le Dr Vidal *en traitement* par le chaulmoogras à hautes doses. Il se produisit une amélioration réellement très notable. Mais, malgré ce traitement intense et prolongé, le sujet est obligé de prendre presque constamment du chaulmoogras ; car les tubercules ont une tendance continuelle à reparaître. J'ai encore revu le malade en 1885 ; il était très amélioré, mais non guéri.

La lecture des Observations précédentes montre en somme que si, dans l'Observation LXXXIII il y a eu une grande amélioration par l'usage prolongé et à hautes doses de l'huile de chaulmoogras, les résultats obtenus par ce médicament, dans l'Observation LXXXII, sont loin d'avoir été satisfaisants. D'ailleurs, il ne faut pas oublier que la lèpre peut présenter pendant ses premières périodes des rémissions assez longues pour simuler des guérisons momentanées. Vers la même époque, il existait dans le service de Lailler, dans le même hôpital, un petit lépreux (Observation V) que j'ai eu également bien des fois l'occasion d'observer. On essaya chez lui pendant quelque temps l'huile de chaulmoogras, mais on fut obligé de l'interrompre, car le tube digestif de l'enfant ne pouvait supporter ce médicament irritant. Sous la *seule influence* du traitement hygiénique et du changement de climat, l'état général de ce lépreux s'est notablement amélioré. Je l'ai revu encore, il y a peu de temps, et il allait réellement beaucoup mieux. On peut donc se demander si les améliorations que l'on a cru obtenir par l'huile de chaulmoogras, le hoang-nan, etc., etc., ne sont autre chose que le résultat du traitement hygiénique, du changement de climat, etc.

Il en est de même des prétendues guérisons de lèpre par l'acide chryso-phanique, etc. (Campana, Unna) dont on a fait tant de bruit dans ces derniers temps. Avant de déclarer guéri un malade atteint de la lèpre, il faut l'avoir suivi non pas des mois mais des années. Et même, si la guérison survenait, ce n'est pas sur *un* seul cas que l'on pourrait conclure à l'heureuse influence du traitement employé. Il ne faut pas se hâter dans une question aussi grave, de crainte de voir bientôt des faits malheureusement contraires enlever toute illusion au médecin et toute confiance aux malades.

Sans parler des innombrables « guérisseurs » de lèpre qui de tout temps ont existé dans les pays lépreux, et qui tous croyaient et disaient posséder le véritable traitement spécifique de la lèpre, rappelons-nous ce qu'il est advenu de la méthode de Beauperthuy. Rappelons-nous aussi que « le Dr Lépine, dont on a cité la prétendue guérison par l'hydrocotyle asiatica, mourut de la lèpre 2 ou 3 ans après le moment où on l'avait déclaré guéri ». (Hardy.)

Comme me le disait Danielssen à mon dernier voyage en Norvège. « J'ai employé dans mes services tous les médicaments qui ont été tant vantés dans le traitement de la lèpre, tous, depuis l'iodure jusqu'au chaulmoogras, au gurjum, à la créosote, etc., etc. On m'en envoie de *tous* pays. J'ai bien des fois eu des moments d'espoir, mais je ne tardais pas à me convaincre qu'il fallait encore me répéter : « Je ne connais pas de médicament qui guérisse la lèpre (1). »

Le traitement réellement curatif n'existant donc pas, on a essayé si un microbe puissant ne pourrait pas agir comme « microbe gendarme » et détruire le bacille de la lèpre. Le professeur Cornil essaya de traiter, en 1881, un malade d'abord soigné par M. Charcot, puis par M. Vidal, en lui injectant sous la peau du jéquirity. « M. Charcot, dit M. Cornil, dans la lettre qu'il envoya au Dr Vidal, m'a adressé ce malade parce qu'il lui était venu une plaque à l'avant-bras gauche pour que j'examine le tissu de cette plaque au microscope. L'examen a montré beaucoup de bacilles. J'ai essayé de combattre ces bacilles par ceux du jéquirity, et j'ai fait deux injections de jéquirity dans la plaque. J'ai introduit une goutte environ à chaque fois dans la plaque; il y a eu de la fièvre et un flegmon œdémateux qui a suppuré un peu. Les ouvertures se sont refermées très bien et l'œdème qui avait gagné tout le bras à la 2me inoculation a disparu en 3 à 4 jours. Mais la plaque n'a pas été modifiée. » Quelque temps après la lèpre mixte de ce malade évolua avec une grande rapidité. Il eut une poussée

---

1. Je ne puis cependant passer sous silence les très importantes recherches thérapeutiques relatées par Unna dans les Monatshefte für Dermatologie 1885. Par un traitement dont on trouvera les détails dans le travail de ce savant dermatologiste, Unna semble avoir grandement amélioré l'état de deux lépreux tuberculeux. Obtiendra-t-il la guérison absolue? L'avenir très éloigné seul nous l'apprendra.

de tuberculos à la face et au cou, et, me disait le Dr Vidal, ce Mexicain retourna dans son pays. La marche de sa lèpre semblait aiguë.

Lors de mon dernier voyage en Italie, M. le Dr Cagnoli, assistant à l'hôpital des chroniques à Gênes, m'a appris qu'en 1882 le professeur Campana, dans le service duquel il se trouvait alors, avait inoculé 2 lépreux tuberculeux avec des produits d'érysipèle, espérant ainsi obtenir la guérison. Les lépreux ne guérirent pas, mais le résultat le plus clair de la tentative de Campana fut de donner l'érysipèle à presque tous les malades de sa salle. Il fut obligé de fermer sa salle.

Jusqu'ici le *traitement palliatif* seul a donné de réels résultats.

Comme le montrent les statistiques suivantes qui m'ont été communiquées par le Dr Kaurin, de Molde, *les lésions oculaires* constituent une des complications les plus fréquentes et les plus redoutables de la lèpre.

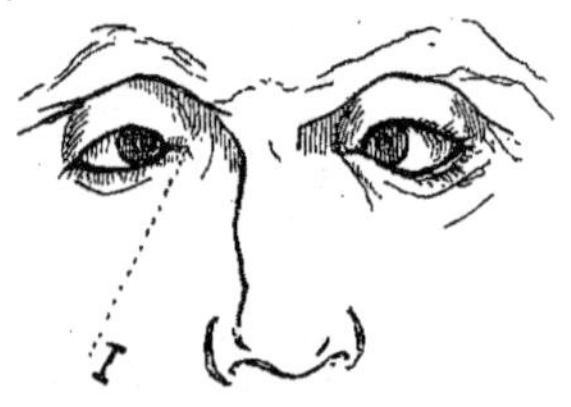

Figure 43.

Sur 64 lépreux qui se trouvaient à Molde lors de mon voyage en Norvège, 41, soit 64 sur 100, avaient des lésions oculaires, 37 avaient les deux yeux malades, 6 étaient absolument aveugles.

Or Kaurin est arrivé à diminuer notablement le nombre des lépreux aveugles en pratiquant les deux opérations suivantes : pour les lésions oculaires de la lèpre tuberculeuse, il limite et arrête l'envahissement des tubercules par la kératotomie. Danielssen et Hansen arrivent à des résultats analogues en cautérisant la conjonctive ou la cornée autour du tubercule. Pour empêcher l'épiphora, et remédier à l'inocclusion des paupières provenant de la paralysie du muscle orbiculaire dans la lèpre systématisée nerveuse, Kaurin pratique la tarsoraphie du 1/3 interne des paupières, relève la paupière inférieure qui maintient les larmes et permet l'occlusion des paupières. Les résultats sont également excellents. (Voir les *Fig.* 42 et 43, pages 304 et 316, et l'Observation suivante.)

OBSERVATION LXXXIV.

Lèpre norvégienne (Molde).

Observation recueillie en août 1884, dans le service du docteur Kaurin (léproserie de Molde).

Ole Olsen, paysan, âgé de 46 ans, est né à Gudbrandsalen. Sa lèpre systématisée nerveuse a débuté il y a 12 ans. *Il n'y a pas de lépreux parmi ses ascendants.* Il est marié depuis 17 ans. Sa femme qui vit encore est bien portante, il en a eu 2 enfants bien portants : l'aîné a 10 ans, le second 6 ans. La paralysie double des orbiculaires dont il est atteint menace d'amener l'altération des cornées; le Dr Kaurin a pratiqué pour y remédier la tarsoraphie des 2 yeux. (Voir la figure 43 ci-jointe.)

La lèpre tuberculeuse du larynx nécessitera parfois la *trachéotomie*.

Contre les douleurs névralgiques qui viennent souvent tourmenter les pauvres lépreux trophoneurotiques, on a essayé bien des choses. On arrive souvent en Norvège à les calmer par les bains de vapeur, le salicylate de soude à l'intérieur, et des ventouses scarifiées le long du trajet des nerfs douloureux, comme dans l'Observation suivante, par exemple.

OBSERVATION LXXXV.

Lèpre norvégienne (Bergen).

Observation personnelle recueillie en août 1884, dans le service du docteur Danielssen, suppléé par le docteur Rogge.

Type de lèpre systématisée nerveuse. Pemphigus lépreux. Névralgies violentes notablement calmées par les bains de vapeur, les ventouses scarifiées et le salicylate de soude. Un frère lépreux.

Ludwig, salle n° 6, lit n° 4, célibataire, né dans les environs de Bergen, a eu un frère lépreux qui est mort. Sa maladie a débuté, quelques années avant d'entrer à l'hôpital, par des taches rouges (érythème lépreux) sur les membres supérieurs et inférieurs. Un ou deux ans après survint l'anesthésie des mains et des pieds, suivie d'une paralysie des deux orbiculaires. Enfin, quelque temps avant son entrée à l'hôpital, il lui survint sur le membre inférieur droit des bulles de pemphigus ayant laissé à leur suite des cicatrices superficielles, rondes, d'une blancheur nacrée, et entourées par un liseré bistre de quelques millimètres de large. Le malade entra à l'hôpital en 1878, et pendant ses premiers mois de séjour à l'hôpital, on vit disparaître complètement les macules d'érythème lépreux. En 1879, nécrose des phalanges de plusieurs doigts ayant amené la mutilation des mains. Depuis 1882, le malade éprouve des douleurs névralgiques violentes dans les membres supérieurs et inférieurs. Quand je le vis, ces névralgies avaient presque complètement disparu. Dans ce cas des bains de vapeur répétés, des ventouses scarifiées le long du trajet des nerfs douloureux, du salicylate de soude à l'intérieur semblaient avoir apaisé notablement les douleurs névralgiques du malade.

Mais il est des cas où elles résistent à ce traitement. On ne peut se figurer l'angoisse des malheureux tourmentés par ces horribles douleurs névralgiques. Leurs douleurs sont peut-être plus affreuses que celles de certains ataxiques. C'est dans ces cas que l'on a essayé l'élongation des nerfs, opération qui a été souvent employée en Norvège. Voici mon opinion sur cette opération. Je reproduirai ici textuellement une lettre que j'ai écrite, en septembre 1885, à M. le Dr Lagrange, agrégé à la Faculté de Bordeaux, qui me consultait sur la valeur de cette opération dans la lèpre systématisée nerveuse, à propos d'un travail qu'il a présenté à la Société de chirurgie, sur l'élongation des nerfs.

Mon cher Monsieur Lagrange,

Voici, brièvement résumée, mon opinion sur l'élongation des nerfs dans la lèpre ,anesthésique (mauvais mot d'ailleurs qu'il vaudrait peut-être mieux remplacer par celui de lèpre systématisée nerveuse ou de lèpre trophoneurotique).

L'élongation des nerts dans la lèpre dite anesthésique ne peut être considérée comme une opération curative en aucun cas. Les seuls bienfaits que le malade puisse tirer de cette opération sont, dans certaines circonstances, la disparition plus ou moins complète et plus ou moins durable des affreuses douleurs névralgiques qui font de quelques lépreux anesthésiques de véritables martyrs.

Mais cette opération ne fera jamais disparaître que les douleurs dépendant de la névrite « du seul nerf élongé ». Elle ne me semble pas (et c'est là un fait d'observation) pouvoir faire disparaître les douleurs névralgiques suivant le trajet des *autres* nerfs. Car les phénomènes nerveux de la lèpre dite anesthésique dépendent uniquement selon moi de lésions des troncs et des nerfs périphériques, et nullement de lésions des centres nerveux (moelle, cerveau, etc.).

L'existence de lésions du système nerveux central dans la lèpre trophoneurotique est loin d'être démontrée, et tout me porte à croire qu'elle ne le sera jamais. On ne peut donc espérer en pratiquant l'élongation d'un nerf produire ainsi une action sur des centres nerveux malades.

Quoi qu'il en soit, l'élongation des nerfs ne m'a paru produire de résultat que sur le phénomène douleur. Cette opération tend à être abandonnée par les médecins norvégiens qui, pour combattre ces douleurs névralgiques, emploient avec un certain succès les ventouses scarifiées appliquées le long du trajet des nerfs malades, et le salicylate de soude à l'intérieur. Je pense que l'emploi de l'aconitine (administrée soit par le tube digestif, soit sous forme d'injection sous-cutanée), de l'éther, du chlorure de méthyle, ne doit pas être non plus négligé. Mais pour en revenir à l'élongation des nerfs, je me résume en disant qu'elle doit être considérée comme une opération uniquement palliative, mais en aucun cas curative et que l'on ne devra la pratiquer que lorsque tous les moyens médicaux auront échoué.

Chez le lépreux anesthésique qui est venu me consulter à Lille il y a quelque temps (Voir Cbservation XXVII) et qui éprouvait de violentes douleurs névralgiques au creux épigastrique, lesquelles rappelaient les crises gastriques de l'ataxie, et de vives douleurs névralgiques dans les jambes, j'ai employé avec succès les applications de compresses trempées dans le chloroforme (d'après la méthode employée par mon maître Vulpian, pour calmer les douleurs des ataxiques) et l'aconitine à la dose de 2 milligrammes à l'intérieur. Chez ce sujet le salicylate de soude, les ventouses scarifiées ou les pointes de feu le long du trajet des nerfs douloureux, ne m'avaient donné aucun résultat.

Il est des cas où, en présence de ces affreuses douleurs névralgiques résistant à tout traitement, on a dû se décider à amputer le membre. Tel est le cas suivant où l'opération était d'autant plus légitime que le malade avait un mal perforant au niveau du membre douloureux. Le résultat obtenu fut excellent et, à mon avis, de pareils faits prouvent d'une façon absolue que la lèpre trophoneurotique *n'est pas* une affection des centres nerveux, mais bien des nerfs périphériques.

OBSERVATION LXXXVI.

Lèpre norvégienne (Molde).

Observation inédite communiquée en août 1884, par le docteur Kaurin, de Molde.

Lèpre systématisée nerveuse ayant débuté en 1858. — Atrophie des muscles des mains et des pieds, avec déformation de ces régions. — En 1865, érysipèle. — En 1868, poussée d'érythème lépreux. — En 1881, mal perforant au niveau du pied gauche. — Amputation de jambe pour ces affreuses douleurs. — Disparition des névralgies. — La mère et un des frères de la malade sont morts de la lèpre.

Beret Aas, paysanne âgée de 59 ans, née à Westnoes (village situé en face de Molde), entre à la léproserie de Molde le 20 janvier 1865. Sa mère est morte de la lèpre à la léproserie de Molde. Il en est de même d'un de ses frères. Sa maladie avait débuté en 1858. A son entrée on constate de l'anesthésie, ou plutôt une diminution de la sensibilité sur toute la surface cutanée, anesthésie absolue des mains et des pieds. Atrophie des muscles des éminences thénar et hypothénar, déformation en griffe avec main plate. Les muscles des plantes des pieds sont atrophiés (pieds plats) et il y a un léger degré de luxation des pieds en dehors. Plus de sourcils ni de cils. Lagophtalmie des deux yeux. Leucôme de la cornée droite.

L'année de son entrée à l'hôpital, érysipèle de la jambe droite. En 1868, poussée d'érythème lépreux précédé de fièvre. En 1869, douleurs violentes dans les hanches et le genou à droite. En 1872, diarrhée de longue durée. En janvier 1881, douleurs atroces, paroxystiques, effrayantes dans le pied gauche. Vers cette époque, était apparue à la face externe du pied gauche une vaste ulcération, qui avait pénétré jusque dans les articulations du tarse. Les affreuses douleurs névralgiques qui existaient dans le pied et la partie inférieure de la jambe gauche devinrent permanentes, intolérables; le 10 janvier 1881, le Dr Kaurin pratiqua l'amputation de la jambe. Il y eut sphacèle du lambeau antérieur. Malgré cela, le 10 février, la plaie était en bonne voie de cicatrisation, bourgeonnante; les douleurs avaient complètement disparu et ne revinrent plus. La plaie se cicatrisa complètement.

Dans certains cas, on sera légitimement conduit à détruire les tubercules au moyen de caustiques ou mieux du feu. Cette méthode qui date des médecins arabes, reprise par Beauperthuy, a été employée par les médecins norvégiens, et préconisée il y a peu de temps par M. Zambaco, qui ont remplacé avec raison les caustiques par le thermo-cautère. Je pense que cette méthode est appelée à donner parfois de bons résultats. Il ne serait peut-être pas impossible que, la lèpre tuberculeuse n'étant autre chose parfois qu'une lèpre locale, la destruction absolue des léprômes au *début,* quand ils sont peu nombreux, puisse empêcher l'envahissement général de l'économie, de même que la destruction des tuberculoses localisées, du lupus en particulier, d'après le procédé de Besnier, empêche l'infection générale de l'économie par le bacille de la tuberculose.

Cette idée m'a conduit à exciser largement les deux seuls léprômes que présentait un jeune malade que j'ai observé en 1885 en Italie. (Voir OBSERVATION LXXVI.) Je ne sais quel a été le résultat obtenu, mais le Dr Onetti doit me tenir au courant de l'état de ce sujet. Je serais assez d'avis d'essayer dans certains cas les injections interstitielles de liquides antiseptiques (acide phéniqué, sublimé., etc., etc.), non seulement dans les léprômes tégumentaires, mais même (quand on peut) dans les léprômes des nerfs.

On pourrait adjoindre à ce traitement local un traitement parasiticide interne. Il est des cas où les résultats obtenus par la destruction d'une masse volumineuse de léprômes doivent nous porter à réfléchir et à nous demander si, en effet, la lèpre, de même que la tuberculose, n'est pas réellement parfois une maladie parasitaire localisée.

Telle l'Observation suivante.

OBSERVATION LXXXVII.

Lèpre norvégienne (Molde).

Observation inédite communiquée en août 1884, par le docteur Kaurin, de Molde

Lèpre tuberculeuse localisée à la jambe et au pied gauche ; tubercules ulcéro-gangreneux ayant amené un état de cachexie profonde. Amputation de la cuisse gauche, et à partir de ce moment amélioration considérable de la santé générale, absence de nouvelles manifestations lépreuses, le malade étant suivi pendant 1 an. Pas de contamination de la femme, malgré une vie conjugale de 17 ans. Le malade a eu de cette femme 3 enfants indemnes de lèpre.

Kristien Hollen, paysan, âgé de 55 ans, né à Sondenÿor, près Molde, entré à l'hôpital de Molde le 28 juin 1883. Sa maladie remonte à plusieurs années (peut-être plus de 10 ans). Un cousin de sa mère était lépreux. On ne trouve pas d'autres lépreux dans sa famille. Il a 4 frères et sœurs très bien portants. Il est marié depuis 17 ans. Sa femme est bien portante. Il a eu 3 enfans dont 2 sont morts en bas âge, mais pas de la lèpre ; un 3· vit encore, il a 16 ans et il est bien portant. Il y a 5 ans, le malade a eu une poussée de tubercules lépreux sur l'avant-bras gauche. Mais cette éruption disparut spontanément.

L'éruption tuberculeuse de la jambe gauche a débuté il y a 1 an, et c'est la seule qu'il présente à son entrée à l'hôpital. A son entrée, on constate que le pied gauche et le tiers inférieur de la jambe gauche sont couverts d'une masse énorme de tubercules lépreux suppurés et ulcérés sentant horriblement mauvais. Sur cette masse, on voyait grouiller une quantité considérable de larves d'insectes. Au niveau du tiers moyen et du tiers supérieur de la jambe, gros tubercules lépreux saignant facilement. Pas la moindre éruption sur les autres parties du corps. État d'anémie et de cachexie accentué. Douleurs horribles dans le pied gauche.

Le 5 juillet 1883, le docteur Kaurin fait l'amputation de la cuisse gauche. Cicatrisation du moignon le 15 août 1883. A partir de ce moment il se produit une amélioration notable dans l'état général du malade. Sa santé redevient bonne. On ne vit plus survenir aucune manifestation lépreuse et, quand il quitta l'hôpital le 18 avril 1884, on ne pouvait constater sur lui aucune trace de lèpre.

Je n'ai pas à parler longuement de ce qu'il faut faire pour soigner les ulcères lépreux. Je ne crois pas que leur cicatrisation hâtive puisse amener les graves phénomènes signalés par Danielssen et Bœck, quand l'antisepsie est bien faite. Le traitement de ces ulcères variera d'ailleurs suivant les cas.

L'électricité n'a jusqu'ici donné que des résultats fort peu satisfaisants.

Avant d'aborder les indications générales du traitement de la lèpre, je dois signaler les traitements qu'il faut éviter. Eh bien, il faut éviter d'affaiblir les malades, et il ne faut pas leur donner certains médicaments qui fatiguent le tube digestif. Il faut en outre éviter certains médicaments que quelques auteurs ont cru utiles : le mercure, l'iodure. Ces substances produisent souvent des effets déplorables et, en ce qui concerne le mercure, il faut ne pas oublier que ce métal produit avec la plus grande facilité la salivation chez les lépreux.

Mais, dira-t-on, si le lépreux a en outre la syphilis, que faire ? Cela dépend.

J'hésiterais moins à donner du mercure à un lépreux trophoneurotique qu'à un tuberculeux. Il est moins exposé à la stomatite. Peut-être en l'administrant avec précaution pourrait-on parfois (en cas de nécessité) le donner même à des lépreux tuberculeux qui ont la syphilis. L'Observation suivante montre qu'on peut le faire parfois sans trop de danger. Mais en somme, je le répète, il n'y a pas de règle absolue à établir ; cela dépend des circonstances.

OBSERVATION LXXXVIII.

Observation inédite communiquée par M. le docteur Poncet (de Cluny).

Camillo Garcio, 35 ans, de Pantoca (Guanovato). Malade depuis 3 ans. A eu la vérole, il y a 2 ans. Au début, pas de perte de sueur, seulement de fortes démangeaisons aux pieds et accès de fièvre. Depuis paralysie externe aux jambes, mais non au côté interne ; *mais la sueur n'existe qu'au côté interne.* Même état des bras pour le sentiment et la sueur. Le nez n'est pas déformé, quoique bouché depuis 2 ans. Pas de chute des cils, ni de la barbe. Cependant tubercules très prononcés aux oreilles, pas aux sourcils ; petits tubercules sur le dos du nez. Le dos, les bras et les jambes ont quelques tubercules très bien distincts.

Plaques indurées ayant débuté par *démangeaisons ;* mais au milieu de tout cela *des pustules et des croûtes* indiquant une éruption. Quelques plaques muqueuses aux bourses et sur le gland mélanges de tubercules simples ; un mélange de syphilis pustuleuse et de tubercules. Guéri de sa vérole. État d'amélioration considérable des tubercules par le H. G.

En résumé, le traitement de la lèpre variable suivant les cas comprendra les points suivants. Tout d'abord le lépreux (s'il le peut) quittera le pays infecté pour venir en pays non lépreux. Il viendra habiter un climat tempéré. Très souvent cette seule mesure hygiénique produira déjà d'heureux effets. Alors, sans illusions mais aussi sans découragement, le médecin compétent prescrira un traitement variable suivant les circonstances. Il n'y a pas un traitement de la lèpre, il y a surtout des indications.

L'hygiène jouera un rôle majeur. La nourriture sera tonique sans être échauffante. Le lait, la viande, les légumes frais, les œufs, joueront un grand rôle dans l'alimentation des malades. Certains aliments leur seront absolument défendus, en particulier les salaisons, les aliments forts, les crustacés, l'alcool, etc. ; en un mot une partie de la série des aliments considérés comme poussant à la peau. On relèvera le moral du lépreux.

On recommandera au malade de tenir sa surface cutanée en état de propreté absolue au moyen de bains courts, mais fréquents, contenant une minime quantité d'acide phénique ou de thymol, etc. Le malade lotionnera fréquemment sa surface cutanée et en particulier les régions tégumentaires malades avec des solutions étendues d'acide phéniqué, suivant les préceptes de Besnier, de Hardy. Il pourra d'ailleurs employer d'autres lotions désinfectantes et même des pulvérisations. Si la bouche et la gorge du malade sont envahies, je conseillerais volontiers l'usage de gargarismes, de pulvérisations, de fumigations faites au moyen d'un liquide contenant une certaine quantité d'acide phéniqué, de thymol ou de résorcine.

Les malades prendront également des médicaments toniques, variables suivant les cas : arséniate de fer, iodure de fer, quinquina, amers, etc., Hardy a employé avec un certain bénéfice les eaux sulfureuses intus et extra. Ce seul traitement hygiénique lorsqu'il est bien dirigé donne souvent des résultats très satisfaisants, et j'ai vu en Norvège et ailleurs un assez grand nombre de malades que, je le répète, le seul traitement hygiénique avait améliorés d'une façon très notable. Les phénomènes intercurrents : ulcérations, douleurs névralgiques, nécroses, lésions oculaires, laryngées, etc., seront combattus par les moyens appropriés. Les bains de vapeur, les ventouses scarifiées sur le trajet des nerfs douloureux, le salicylate de soude à l'intérieur m'ont paru donner un résultat satisfaisant, entre les mains des médecins norvégiens, dans le traitement de la lèpre systématisée nerveuse à la période d'éruption du côté de la peau et des nerfs. On essaiera légitimement, suivant les indications du moment, l'administration de la créosote, de l'acide phéniqué, du gurjum et enfin de l'huile de chaulmoogras, lequel dernier médicament a été employé par E. Vidal en particulier avec des résultats satisfaisants. On aura recours au traitement employé par Unna (acide chrysophanique, résorcine, ichthyol).

D'une façon générale, le traitement actif, je n'ose pas dire curatif, me paraît consister dans l'emploi des parasiticides (destruction des léprômes au moyen d'un traitement local approprié) et des parasiticides à l'intérieur, combiné au traitement hygiénique.

Quant au traitement *prophylactique*, je n'ai guère à y insister après tout ce que j'ai dit de l'étiologie de la lèpre. Certes, et il est d'ailleurs banal de le dire dans un livre écrit pour les médecins, le lépreux ne doit pas être un objet d'horreur ; il doit inspirer la pitié et le dévouement. Mais, la lèpre étant une maladie contagieuse et héréditaire, il faut empêcher (tout au moins dans les pays où la lèpre est endémique) les lépreux de répandre leur mal par la contagion, par l'hérédité. C'est ce que l'on a fait en Norvège. C'est à cela que devront arriver les gouvernements chez lesquels ou dans les colonies desquels la lèpre tue en ce moment, tous les ans, des centaines de malheureux (1).

1. Dans les pays où la lèpre n'est pas endémique, les lépreux seront moins rigoureusement isolés. Mais eux et leur entourage n'en seront pas moins soumis à des règles hygiéniques sévères. Si peu contagieuse que soit la lèpre, en présence d'une affection aussi grave, aussi horrible, le devoir du médecin est de prévenir. Car jusqu'ici il ne peut être sûr de guérir.

BIBLIOGRAPHIE DE LA LÈPRE

Cette bibliographie est faite d'après l'ordre chronologique. Le numéro qui précède le nom d'auteur est un numéro d'ordre. Le chiffre qui suit l'indication bibliographique indique la date. Pour éviter une accumulation fastidieuse, les travaux les plus importants seuls sont indiqués.

1. LA BIBLE. Exode, iv, 6. — Lévitique, xii et xiv. — Nombres, v, 1 et 4. — Deutéronome, xii et xxiv. — Chroniques, xxvi.

2. MANETHO (1200 après Moïse). Flavius Josephus, de Antiquitate Judæorum, in Friedreich « zur Bibel ». *Nuremberg*, 1848.

3. HERODOTE. Lib. i. c.

4. ARISTOTLÈS. Περι ζωων Τενεσεως. (345 av. J.-C.)

5. HIPPOCRATE. OEuvres. Traduction de Littré. (400 av. J.-C.)

6. CELSE. Lib. i i l. c. 25.

7. ARETŒUS CAPPADOX. De causis et signis morborum. Lib. i i i (1 siècle ap. J.-C.)

8. GALENUS. De causis morborum. — De tumoribus. (130 ap. J.-C.)

9. AETIUS. Tetrabilos.

10. RHAZÈS. Liber medicinæ Mansuricus. (10ᵉ siècle.)

11. HALY-ABBAS. Liber regius (10ᵉ siècle).

12. AVICENNE. Liber Canonis in medicina. (10ᵉ siècle.)

13. CONSTANTINUS AFRICANUS. De morborum cognitione. (11ᵉ siècle.)

14. BERNHARD GORDON (*Montpellier*, 1303). Librum medicinæ inscriptum, etc. Opera medica. *Lugduni*. 1574.

15. THEDORICUS. Chirurgia. *Venetiæ*, 1546.

16. LANFRANCUS. Ars completa chirurgiæ. *Venetiæ*, 1546.

17. HOLTZACH (Cosmus). Lepræ experimentum et examen. *Tiguri*, 1558.

18. GUY DE CHAULIAC (*Avignon*, 1363). Chirurgia magna, édition Jouberti. *Lugduni*, 1585.

19. PARACELSE (1493). OEuvres. Genève, 1685.

20. MONTAGNANA. Consil. *Lugduni*, 1525.

21. FRACASTOR. De morbis contagiosis. *Lugduni*, 1554.

22. RUPITZ. Dissertatio de Elephantiasi. *Basileæ*, 1591.

23. HOFFMANN (Chilian). De morbo illo maximo, Lepra Græcorum quæ est Elephantiasis. *Basileæ*, 1607.

24. STOLTE. Diss. de Elephantiasi Græcorum. *Basileæ*, 1618.

25. VARANDŒUS. Tractatus de Elephantiasi seu Lepra. *Genevæ*. 1620.

26. MEZERAY. Histoire de France, tome II.

27. LUJA. Dissertatio de Elephantiasi Græcorum. *Leid*. 1662.

28. SIEBOLD. Dissertatio de Elephantiasi. *Altd*., 1662.

29. STEINFELS. Dissertatio de Elephantiasi Græcorum. 1662.

30. THOMAS BARTHOLIN. De morbis biblicis. *Frankofurti*, 1672.

31. Helvetius. Dissertatio de Græcorum Lepra. *Lugduni Batav.*, 1678.

32. De Spina. Dissertatio de Elephantiasi. *Leid.*, 1685.

33. Paatt. Dissertatio de lepra. *Lugduni Batav.* 1692.

34. Thomasius. Dissertatio de Lepra Græcorum et Judæorum. *Basileæ*, 1708.

35. Wedel. Progr. de lepra in sacris. *Ienæ*, 1715.

36. Kalmet. Abhandlung Von der Natur. Ursache und Wirkûng des Aussatres. *Glogau*, 8.

37. Schmiedel. Dissertatio de lepra. *Erlangen*, 1750.

38. Voigt. De lepra. *Erlangen*, 1750.

39. Pontoppidam. Norges naturlige Historie, Kjobenhavn. 1753. — Afhandling om de Bergens Stift paa Landet herskende svagheder. *Bergen*, 1778.

40. Linnæus. Dissertatio de lepra. *Upsal*, 1760.

41. Raymond. Histoire de l'Éléphantiasis. *Lausanne*, 1767.

42. Krog. Om den i Norge…,grasserende Spedalskhed *Bergen*, 1776.

43. Schilling. De lepra commentationes. *Lugduni Batavorum*, 1778.

44. Vidal. Mémoires sur la lèpre de Martignes. — Mémoires de la Société royale de médecine. *Paris*, 1767-1776, 1782-1787.

45. De la Borde. Rapports sur le mal rouge de Cayenne. *Paris*, 1785.

46. Hensler. Vom Aussatze im Mittelalter, etc. *Hambourg*, 1790.

47. Ruette. Essai sur l'Éléphantiasis et les Maladies lépreuses. *Paris*, 1802.

48. Joseph Adams. Observations on morbid poisons chronic and acute. *Londres*, 1807.

49. Larrey. Mémoires de médecine et de chirurgie militaires et Campagnes. *Paris*, 1812.

50. Alibert. Article Lèpre (Dictionnaire des sciences médicales. *Paris*, 1818) et Traité des maladies de la peau.

51. Robinson. On Elephantiasis as it appears'in Hindoustan. — Medico-chirurgical transactions. *Londres*, 1819.

52. Bergeron. Dissertation sur le mal rouge observé à Cayenne. 1823.

53. Ainsly. Observations on the Lepra Arabum or Elephantiasis of the Greeks (Transactions of the royal asiatic Society of Great Britain). *Londres*, 1826.

54. Chr. Heiberg. Om de norske Spedalskheld. *Christiania*, 1828.

55. Cazenave et Schedel. Traité des maladies de la peau. *Paris*, 1828.

56. Raisin. Essai sur l'Éléphantiasis des Grecs. *Paris*, 1829.

57. Fuchs. Dissert. academ. de Lepra Arabum. *Viceburgi*, 1831.

58. Rayer. Traité des maladies de la peau. *Paris*, 1835.

59. Mauricio. La Lebbra di Varazze. *Savona*. 1839.

60. Hjort. Norsk Magazin for Lœgevidenskaben. 1840.

61. Simpson. Edimburgh medical journal. 1841-1842.

62. Tor Beek. De Elephantiasi surinamensi. *Lugduni Batavorum*, 1841.

63. Gibert. Bulletin de l'Académie de médecine, 1840-1841, 1848-1849, 1851-1852, 1862-1863.

64. — Traité des maladies de la peau. *Paris*, 1840.

65. Peacock. Edimburgh medical Journal. 1842.

66. Boeck. Om den Spedalskesygdom. *Christiania*, 1842.

67. Kinnis. Edimburgh medical Journal. 1842.

68. Plachoff. Von dem Tuberculosen Aussatz der donichen Kosaken. *Moscou*, 1842.

69. Sigaut. Climat et maladies du Brésil. *Paris*, 1844.

70. De Rossi. Della lebbra in Liguria e nel contado di Nizza. 1846.

71. Verga. Sulla lebbra. *Milan*, 1846.

72. Pruner. Die Krankheiten des Orients. *Erlangen*, 1847.

73. Danielssen et Boeck. Traité de la Spedalskhed ou Eléphantiasis des Grecs. *Paris*, 1848. Avec Atlas.

74. Danielssen. Beretning om Lungegaard's Hospitalet Virksomhed *Christiania*, 1868-1871, 1874-1876, 1880-1883.

75. Danielssen. Chapitre : Lèpre anaisthétique, dans le Grand recueil d'Observations sur les maladies de la peau, par Boeck et Danielssen. Texte norvégien et français. Avec Atlas. (Ne pas confondre cet ouvrage, beaucoup trop peu connu et devenu très rare, avec le Traité de la Spedalskhed, de Danielssen et Boeck,1848.) *Christiania*, Tonssbergs-Verlag, 1862.

76. Guyon. Gazette des hôpitaux. 1852.

77. Lucio et Alvarado. Opusculo sobre el mal de San Lazaro o Elefanciasis de losGriegos.*Mexico*,1852.

78. Kierulf. Archives de Virchow. 1853.

79. Griesinger. Archiv. für Physiologishe Heilkunde. 1853. — Archives de Wirchow. 1853.

80. Hebra. Zeitsch. der Ges. der Aeztre zu Wien. 1853.

81. Lépine. De l'hydrocotyle asiatica (Revue maritime et coloniale.) 1854.

82. Baumès. Union médicale. 1854.

83. Thomson. Lepra gangrenosa (British and Foreign medical review). 1854.

84. Duchassaing. Archives de médecine. 1855.

85. Erasmus Wilson. Lancet. 1856.

86. F. Simon. Kritische Geschichte der Syphilis . Tochter und Widerum mütter des Aussatzes. *Hambourg*, 1857.

87. Devergie. Traité des maladies de la peau. *Paris*, 1857.

88. Delioux de Savignac. Archives de Médecine. 1857.

89. Hebra. Allg. Wiener médicinische Zeitûng. 1858.

90. Onetti. Cenni sulla lebbra. Gazzetta dell Associazione medica degli stati sardi. *Torino*, mai 1858. — *Ibidem*, février 1859 : Sulla contagiosita della lebbra. (Travail intéressant et malheureusement totalement oublié.)

91. Derigalla. Lèpre : Rapport de Littré (Bulletin de l'Académie de médecine). 1859-1860.

92. Ludwig Dahl. Bidrag til Kundskab om de Sindssyge i norge. *Christiania*, 1859.

93. Hirsch. Handbuch der historisch-geographischen Pathologie. *Erlangen*, 1859-1864.

94. Bidenkap. Archives de Virchow, 1860. Tome XIV.

95. Argilagos. Thèse de Paris, 1860.

96. Kobner. Mémoires de la Société de biologie, 1861.

97. Jules Arnould. La lèpre kabyle. *Paris*, 1862. (L'auteur montre dans cet excellent travail que la lèpre kabyle n'est autre chose que la syphilis. Il distingue donc avec raison cette prétendue lèpre kabyle de la vraie lèpre, comme les médecins norvégiens ont distingué la Radesyge (syphilis) de la vraie lèpre.)

98. Bazin. Leçons sur les affections cutanées artificielles et sur la lèpre, etc. *Paris*, 1862.

99. Hillairet. Mémoires de la Société de biologie, 1862.

100. H. V. Carter. Transactions of the medical and physical Society of Bombay. 1862.

101. — Transactions of the path. Society of London. 1862.

102. — Mem. on leprous nerve disease : Path. Society transactions. 1876-1877.

103. — Report on lepra in Norway.

104. — Report 1876. (Travail très intéressant où l'auteur n'ose plus se prononcer, comme avant, contre la contagion de la lèpre.)

105. Polack. Lepra in Persien : Archives de Virchow. 26e volume, 2e série. 1862.

106. Oldekop. Lepra Capsica : Archives de Virchow. 1863.

107. Poncet (de Cluny). La lèpre au Mexique : Mémoires de médecine et de pharmacie militaires. 1864.

108. Poncet (de Cluny). La lèpre au Mexique : Gazette hebdomadaire. 187.

109. Francisco Mendez Alvaro. La lepra en España, etc. Mem. acad. real. *Madrid*, 1865.

110. Brassac. Essai sur les Éléphantiasis : Archive de médecine navale. 1866.

111. — Une mission à Cumana : Archives de médecine navale. 1869.

112. Tilbury Fox. Edimburgh medical Journal. 1886.

113. Macnamara. On Leprosy. *Calcutta*, 1886. (On trouvera comme appendice, dans ce travail, la lettre du Dr Hillebrand sur la lèpre aux Iles Sandwich.)

114. Godard. Egypte et Palestine. *Paris*, 1867. (G. Masson, éditeur.)

115. Steudner. Lepra mutilans. *Erlangen*, 1867.

116. Pollard. Lancet, février 1867.

117. Erasmus Wilson. On diseases of the skin. *Londres*, 1867.

118. — Journal of cutaneous diseases. 1868.

119. — Lancet. 1873.

120. Report on leprosy by the College of physicians prepared for the secretary of state (avec appendice). *Londres*, 1867.

121. Virchow. Pathologie des tumeurs, traduite par Aronssohn. *Paris*, 1867.

122. Virchow. Archives de Virchow. Tomes XVIII, XX, XXII, XXVI, XXVII, XXXII, XXXIII, etc., où se trouvent les travaux des médecins qui ont répondu à l'enquête demandée par Virchow, et une série de travaux importants.

123. Hardy. Revue photographique des hôpitaux de Paris.

124. — Article Lèpre, du Dictionnaire de Jaccoud.

125. Profeta. Sulla Elephantiasi. *Palerme*, 1868.

126. Rees. Guys hospital reports. *Londres*, 1868.

127. Drognat-Landre. De la contagion de la lèpre. *Paris*, 1869.

128. Bechtinger. Ein yahr auf den Sandwichinseln. *Vienne*, 1869.

129. Charcot. Des lésions trophiques consécutives aux maladies du système nerveux : Mouvement médical. 1870.

130. Charcot. Lèpre anesthésique : Progrès médical. 1880.

101. Derømann. Die Lepra in Livland. *Saint-Pétersbourg*, 1870.

132. Neumann. Lehrbuch der Haut Krankheiten. *Vienne*, 1870.

133. P. Langerhans. Archives de Virchow, 1870.

134. A. Hansén. Archiv. für. Dermatologie und Syphilis. 1871.

135. — Norsk magazin for Lœgevidenskaben. 1874. (Travail très important et peu connu.)]

136. A. Hansen. Arch ives de Virchow. 1880.

137. — Archives de Virchow. 1882.

138. — Viertelyahresschrift für Dermatologie 1883.

139. — Communication au Congrès international des sciences médicales de Copenhague. 1884. — Viertelyahresschrift für Dermatologie und Syphilis. 1884.

140. Lamblin. Étude sur la lèpre tuberculeuse. Thèse de Paris, 1871.

141. Correspondence relating to the discovery of an alleged cure of leprosy. Presented to both houses of Parliament. Londres, mai 1874. (Ce travail s'occupe de la méthode du Dr Beauperthuy. On y trouvera quelques utiles indications.)

142. Bull et Hansen. The leprous diseases of the eye. Christiania, Londres,1873.

143. Gaskoin. Medical Times and Gazette. 1873.

144. Gavin Milroy. Report on leprosy and yaws in West Indies, adressed to her majestys, secretary of State, 1873.

145. Kneeland, Boston medical and surgical Journal. Londres. Mars 1873.

146. Milroy. Is leprosy contagiouse. Medical Times. 1874.

147. Langhans. Archives de Virchow. 1875.

148. Tilbury-Fox and T. Farquhar. On certain endemic skin and other diseases of India and hot climates. Londres, Churchill, 1875.

149. Kobner. Lepra in Riviera : Viertelyahresschri für Dermatologie und Syphilis. 1876

150. — Archives de Virchow. 1882.

151. — Uber lepra : Berliner Klimsche Wochenschr. 1885.

152. Lancereaux. Traité d'anatomie pathologique. 1877.

153. Liveing. Medical Times. Vol. ii. 1877.

154. Durand-Fardel. Gazette médicale. Paris, 1877.

155. E. Vidal. Lèpre nostras : Mémoires de la Société médicale des hôpitaux. Paris, 1875.

156. Planck. British medical Journal. 1877.

157. J. Hawtrey-Benson. Dublin Journal of medical science. Juin 1877.

158. Hillairet. La lèpre : Progrès médical. 1877.

159. Thaon. Deux cas de lèpre mutilante : Progrès médical. 1877.

160. Munro. Etiology and Pathology of leprosy. Édimburgh, Medical Journal, 1878.

161. Hebra et Kaposi. Traité des maladies de la peau traduit par Doyon. Paris, 1878.

162. Gayraud et Domec. La lèpre à Quito : Montpellier médical. Août 1878.

163. Eklund. Om spetelska. Stockholm, 1879.

164. Behrend. Haut Krankheiten für artzie und studierende. Braunschweig, 1879.

165. Un Missionnaire. La lèpre est contagieuse. Paris, 1879.

166. Tschiriew. Archives de physiologis. 1879.

167. A. Neisser. Zur aetiologie der lepra : Bresl. chir. zeitschr. 1879.

168. A. Neisser. Archives de Virchow. 1881.

169. — Article : Lèpre, de l'Encyclopédie de Ziemssen. 1883.

170. — Viertelyahresschrift für Dermatologie. 1883.

171. — Communication au Congrès des sciences médicales de Copenhague. 1884.

172. Wood. Rapport d'hygiène et de médecine des officiers du corps de la santé de la marine aux Etats-Unis. 1879.

173. Schwimmer. Uber das Vorkommen der Lepra in Ungarn : Pester med. chir. Presse. 1880.

174. Hillairet et Gaucher. Société de biologie. 1880.

175. Liveing. Handbook of diseases of the skin. 1880.

176. E. Besnier. La lèpre est-elle contagieuse ? Gazette hebdomadaire. 1880.

177. Cornil et Suchard. Note sur le siège des parasites de la lèpre : Annales de dermatologie. 1881

178. Cornil. 2e note sur le siège des parasites de la lèpre : Union médicale, 1881.

179. Cornil et Ranvier. Manuel d'histologie pathologique.

180. Cornil et Babès. Les bactéries. Paris, 1884.

181. John Hillis. Leprosy in British Guiana. Londres, 1881.

182. Benito Hernando. De la lepra en Granada. Granada, 1881.

183. Rosenthal. Zur charakteristik der lepra anesthesica : Viertelyahresshrift für Dermatologie und Syphiligraphie. 1881.

184. Mott Smith. Lepros y in the Hawaien Islands : Western Lancet. San-Francisco, avril 1881.

185. Henri Leloir. Recherches an atomo-pathologiques et cliniques sur les altérations nerveuses : 1° Dans certains cas de gangrène; 2° dans la lèpre : Archives de physiologie. 1881. (En collaboration avec le Dr Déjérine.)

186. Henri Leloir. Recherches cliniques et anatomo-pathologiques sur les affections cutanées d'origine nerveuse Chapitre Lepre. *Paris*, 1881.

187. — Lèpre in article : Trophonévroses du Dictionnaire de Jaccoud. 1883

188. — Résumé de mon rapport sur la lèpre en Norvège (mission scient fique du ministère de l'Instruction publique), déposé en octobre 1884 au ministère de l'instruction publique.

189. — La lèpre en Norvège (mission scientifique de l'Etat) : Société de biologie. 13 juin 1885. — Journa des connaissances médicales. 18 juin 1885.

190. — La lèpre en Norvège : Semaine médicale. 94 juin 1885.

191. — Études comparées sur la lèpre (ana tomie pathologique) : Société de biologie. 18 juillet 1885.

192. — De la lèpre : Académie des sciences 6 juillet et 3 août 1885 (M. Pau Bert, rapporteur).

193. — Études comparatives sur la lèpre en Italie : Annales de dermatologie. 6 novembre 1885.

194. — Mon Traité de la lèpre avec Atlas, planches, etc., a été déposé par M. Vulpian, le 2 février 1886, à l'Académie de médecine et soumis à une commission composée de MM. Hardy, Cornil, Besnier (M. Besnier, rapporteur).

195. Julius Goldschmidt. Lepra auf Madeira : Berliner Kliniche Wochenschr. 1881.

196. Campana Roberto . Note cliniche et anatomice sulla Lepra. *Milano*, 1881.

197. Kaposi. Traduction et annotations par MM. Besnier et Doyon. *Paris*, 1881.

198. Phedran et Fletcher. Canadian journal of medical science. Septembre 1881.

199. Duhring. Traité des maladies de la peau, traduit par Barthélemy et Colson. *Paris*, 1883.

200. Borius. Les maladies du Sénégal. *Paris*, 1882.

201. Royer. Les léproïdes à type lazarin : Thèse de Lyon. 1882.

202. Edmundson Atkinson. Archives de médecine américaines. Juin 1882.

203. James C. White. The question of contagion of leprosy : American Journal of medical science. 1882.

204. Laurenço de Magalhaes. A morfea no Brazil. *Rio de Janeiro*, 1882.

205. Majocchi et Pellizari. *Firence*, 1882.

206. Poupinel. La spedalsked à l'Ile Maurice : Rapport au gouvernement. *Maurice*, 1882.

207. G. Thin. Med. chir. Transactions. 1883.

208. — Lancet. 1883.

209. — British medical Journal. 1884.

210. Lortet. Lèpre en Syrie : Lyon médical. 1883.

211. Minich. Lepra im Süden Russland : Wratsch.1883. — Centralblatt fur Chirurgie : 1884.

212. Profeta. Giornale Ital. delle mal. ven, e dolla pelle. 1884.

213. Piffard. La lèpre dans les Etats-Unis : American Journal of medical science. 1883.

214. Fox et Graham. La lèpre dans le Nouveau-Brunswick : American Journal of medical science. 1883.

215. Babès. Archives de physiologie. 1883.

216. Damsch. Archives de Virchow. 1883.

217. Tyson. La lèpre aux îles Hawaï : American Journal of medical science. Avril 1883.

218. Arning. Archives de Virchow. Tome 97.

219. — Report to the president of the Board of health. 1884.

220. Gibson. Report of the president of the Board of health in the legislative Assembly of 1884

221. E. Vidal. La lèpre et son traitement : France médicale. 1884.

222. Vossius. Ubertragungs versûche von lepra. Bericht der XVI. vers. der ophtalmol. Gesellsh. *Heidelberg*. 1884.

223. Zambaco. Communication au Congrès international des sciences médicales. *Copenhague*. 1884.

224. Sudakewitsch. Wratsch, 1884, et Centralblatt für Chirurgie. 1885.

225. Melcher et Ortmann. Berliner Klinische Wochenschrift. 1885.

226. Lang. Lepra in Norwegen : Wiener med. Blatter. 1885.

227. Unna. Leprastudien : Monatshefte fur praktische Dermatologie. Juillet 1885.

228. Kaurin. On oienlidelser hos de spedalske Tidskrif für praktisk medicin. *Christiania*, 1885.

229. Bulletin de l'Académie de médecine. Discussion sur la lèpre à laquelle ont pris part MM. Hardy, Le Roy de Méricourt, Vidal, Constantin Paul, Dujardin-Beaumetz, Rochard, Ricord, Larrey.

230. Brocq. — Annales de dermatologie, 1885.

Voir en outre : Annales de dermatologie françaises — Archiv et Viertelyahresschrift für Dermatologie. — Annales de dermatologie italiennes, américaines. — Archives de Virchow. — Le Centralblatt. — Le Norsk magazin f. Lœgevidenskap, de Christiania, etc. (1).

1. Si l'on veut compléter cette bibliographie déjà longue, je conseille de se méfier de certaines indications faites par plusieurs auteurs, lesquelles sont inexactes, et de puiser aux sources mêmes dans tous les cas. On évitera ainsi de nombreuses erreurs de date, de bibliographie, d'interprétation, etc.

L'étendue et la complexité de cet important sujet l'exigent, quelle que soit la difficulté que l'on ait à se procurer certains livres.

TABLE DES MATIÈRES

SECONDE PARTIE

TABLEAU

DES

91 OBSERVATIONS INÉDITES PUBLIÉES DANS CE LIVRE

AVEC LE NUMÉRO DE PAGE CORRESPONDANT

(Le nom du pays placé à la suite du diagnostic indique seulement la région du globe où la lèpre a été *contractée*. Le diagnostic qui suit le numéro de l'observation n'indique pas le titre de l'observation ni ce qu'elle a présenté de particulier. *Il faut en tous cas se reporter à l'observation elle-même et aux planches et figures correspondantes.* Ce tableau n'a pas d'autre but que de faciliter la *lecture* des observations).

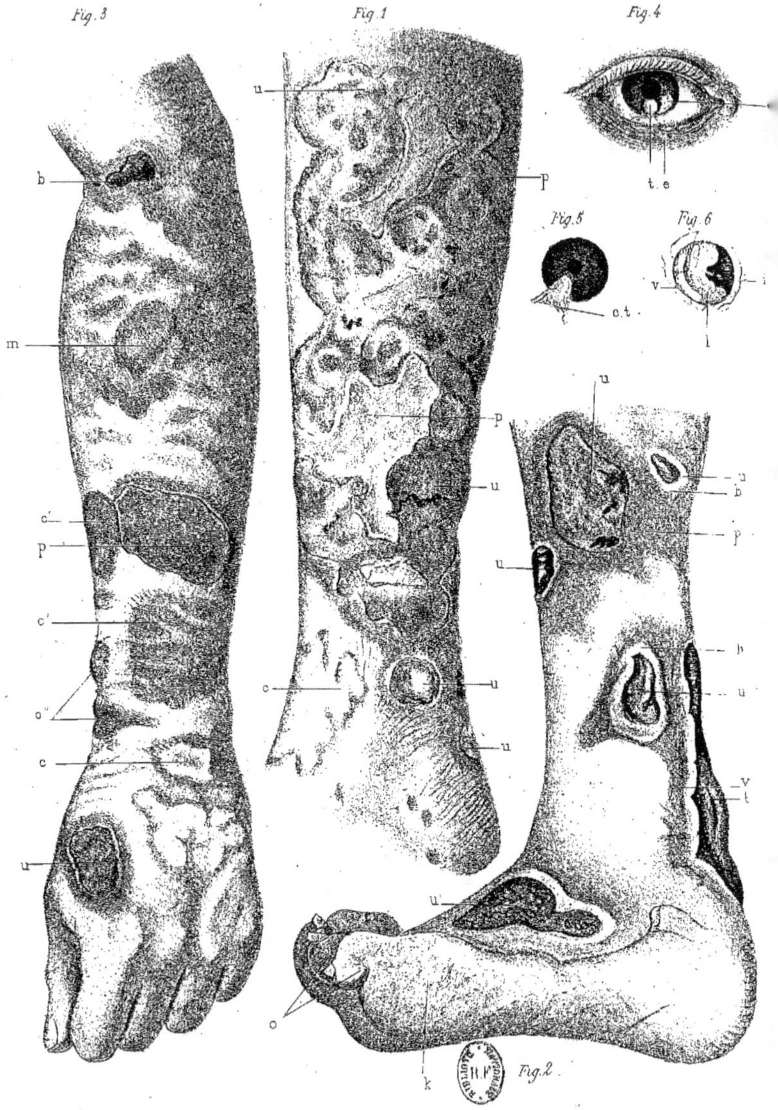

Fig. 3
Fig. 1
Fig. 4
Fig. 5
Fig. 6
Fig. 2
P.
b
m
c'
P
c'
o''
c
u
u
u
c
u
u
u
P
u
u
o
k
t. e
c. t.
v
i
l
u
u
b
p
b
u
v
t
o
u

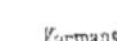

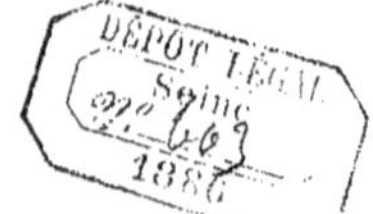
DÉPÔT LÉGAL
Seine
No 663
1886

PLANCHE IV

LÈPRE SYSTÉMATISÉE NERVEUSE (*trophoneurotique*) AVEC ULCÉRATIONS CONSÉCUTIVES A DES BULLES DE PEMPHIGUS LEPROSUS ET A DES LÉSIONS ÉLÉMENTAIRES D'ÉRYTHÈME LÉPREUX ESCHARO-TIQUE OU NON. (Variétés décrites par certains auteurs sous le nom de *Lèpre lazarine*, ou *lèpre bulleuse*, etc.) (Voir l'appendice à la *Lèpre anesthésique* ou *systématisée nerveuse.*) — LÉSIONS OCULAIRES DE LA LÈPRE TUBERCULEUSE. (*Fig. 4, 5, 6.*)

Figure 1. — *Ulcérations de pemphigus lépreux. Lèpre de l'Amérique du Sud.* (Obs. LX, page 214.)

> *u. u*, Ulcérations rondes ou à contours polycycliques par suite de leur confluence.
> *p*, Espaces et languettes de peau saine qui se trouvent entre ces ulcérations.
> *c*, Cicatrices.

Figure 2. — *Ulcérations consécutives à un pemphigus lépreux. Lèpre systématisée nerveuse norvé-gienne datant de 15 années.* (Voir Observation XXXVI, page 147.)

> *u. u*, Ulcérations.
> *b*, Bords calleux entourant quelques-unes de ces ulcérations.
> *p. v*, Aspect violacé, livide de la peau, entourant quelques-unes des ulcérations.
> *t*, Tendon d'Achille dénudé par une ulcération.
> *k*, Hyperkératisation accentuée de l'épiderme plantaire.
> *o*, Orteils déformés en griffes.

Figure 3. — *Plaques de gangrène sèche, survenues chez une Parisienne, âgée de dix-huit ans, n'ayant jamais quitté Paris et née de parents parisiens. Les lésions observées chez cette jeune fille ressemblent absolument à celles de la lèpre dite Lazarine (Ery-thème polymorphe lépreux escharotique).* (Voir Observation page 192.)

> *p*, Eschare d'aspect parcheminé dans laquelle on remarque de fines arborisations vas-culaires.
> *u*, Ulcération consécutive à la chute d'un eschare.
> *m*, Cicatrices rougeâtres.
> *c*, Cicatrices kéloïdiennes un peu anciennes.
> *c'. c''*, Cicatrices kéloïdiennes plus récentes.

Figure 4. — *Tubercules lépreux de la cornée; lèpre norvégienne. Lésions de l'œil dans la lèpre tuberculeuse.* (Voir Observation. LVII, page 209.)

> *t*, Tubercule situé à la périphérie de la cornée et légèrement vascularisé.
> *c*, Tache blanche de la cornée consécutive à l'évolution d'un léprôme.
> *e*, Ectropion de la paupière inférieure.

Figure 5. — *Tubercule lépreux parti de la conjonctive, envahissant la cornée et pénétrant par la pupille dans la chambre antérieure de l'œil. (Lèpre norvégienne.)* (Voir Observa-tion XXII, page 108.)

Figure 6. — *Envahissement presque complet de la cornée par le léprôme. (Lèpre norvégienne).* (Voir Observation XIII, page 83.)

> *l*, Infiltrat lépreux.
> *i*, Cornée encore saine.
> *v*, Vaisseau de la conjonctive venant vasculariser le léprôme

PLANCHE V

LÈPRE SYSTÉMATISÉE NERVEUSE.

Figure 1. — Ulcérations consécutives à des bulles de pemphigus lépreux, siégeant au niveau des saillies articulaires et en train de pénétrer dans les articulations. Lèpre norvégienne. (Voir Observation LIII, page 210.)

    c, Ulcération siégeant au niveau de l'extrémité inférieure du cubitus.
    e, Ulcération.
    u, Ulcération siégeant au niveau de l'articulation de la 1re et de la 2e phalange. (Les doigts sont dans la flexion forcée.)
    d, Ulcération en train de pénétrer dans l'articulation de la 1re et de la 2e phalange et ayant déjà dénudé leurs extrémités osseuses.
    o. Ulcération d'apparence livide violacée. (Il est à noter que chez ce malade, comme chez beaucoup de lépreux d'ailleurs, les extrémités étaient livides.)

Figure 2. — Pemphigus léprosus. Lèpre norvégienne. (Voir Observation LIII, page 210.)

    c, Croûte verdâtre et un peu ostracée consécutive à une bulle de pemphigus.
    p, Cicatrices blanches, nacrées, consécutives à des bulles de pemphigus et entourées d'un liseré sépia.
    m, Macules brunes hyperchromiques consécutives à des bulles de pemphigus non ulcérées.

Figure 3. — Mal perforant lépreux. Lèpre norvégienne. (Voir Observation XXXI, page 131.)

    c, Épiderme corné et très épais qui entoure l'ulcère.
    u, Ulcère.
    g, n., Orteils déformés en griffes. Le 1er orteil ainsi que le métatarsien correspondant ont été amputés. Le pied est plat, déformé. Hyperkératinisation plantaire.

Figure 4. — Mal perforant lépreux. Lèpre norvégienne. (Voir Observation XLVIII, page 187.)

    u, Epiderme corné très épais qui entoure l'ulcère.
    o, Ulcère au fond duquel on aperçoit les os dénudés.
    g, Orteils déformés en griffes.
    p, 2e phalange du gros orteil luxée et ayant chevauché sur la première.
    a, Plis d'affaissement de la peau produits par l'élimination d'une partie des os du tarse.

Figure 5. — Maux perforants palmaires. Mal perforant en crevasse. Petits maux perforants au début. Lèpre norvégienne. (Voir Observation XLVII, page 186.)

    k, Epiderme corné très épaissi qui entoure un mal perforant palmaire disposé en crevasse.
    n, Ulcération de ce mal perforant.
    m, Doigt en partie mutilé.
    o, Doigt fléchi en griffe, mutilé, et ayant encore conservé à son extrémité un ongle rudimentaire.
    a, Petit mal perforant siégeant à la face palmaire d'un doigt mutilé.
    c, o, Petits maux perforants au début.
    p, Pouce fléchi en griffe.

Fig. 1.

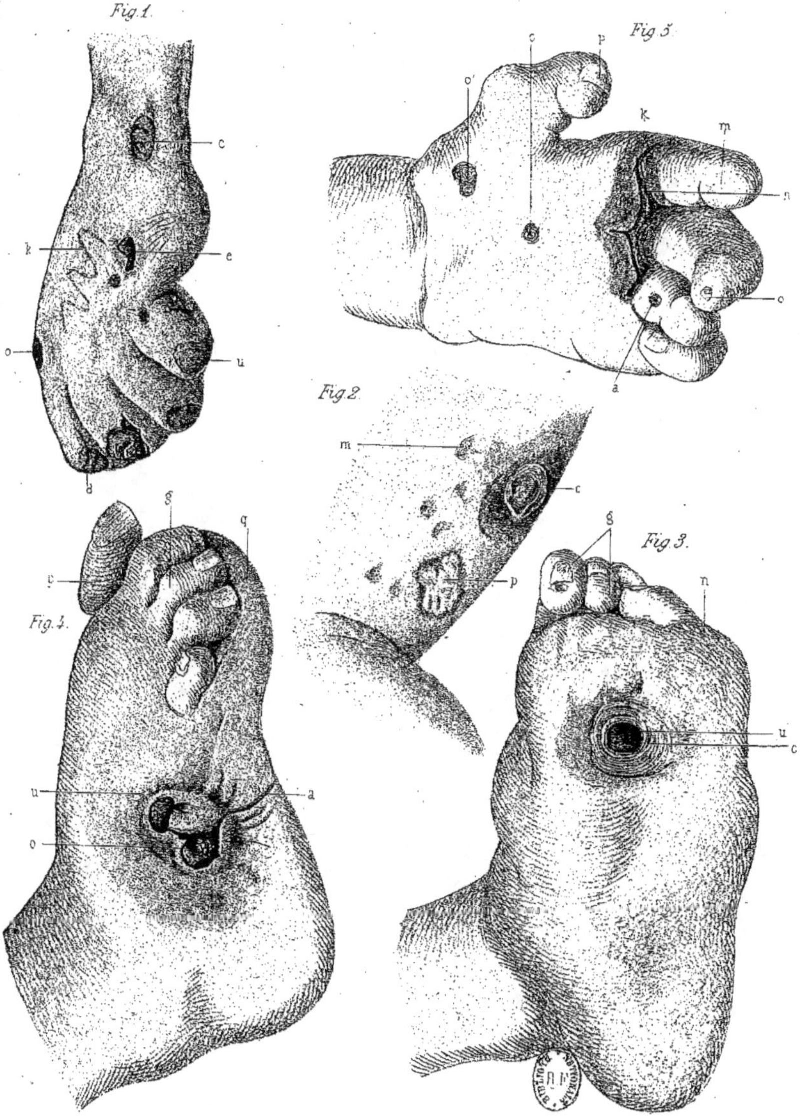

Fig. 2.

Fig. 3.

Fig. 4.

Fig. 5.

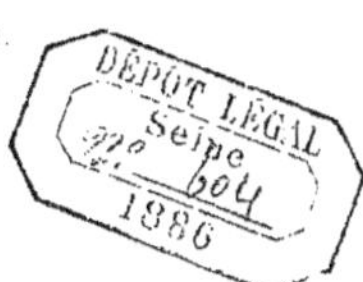

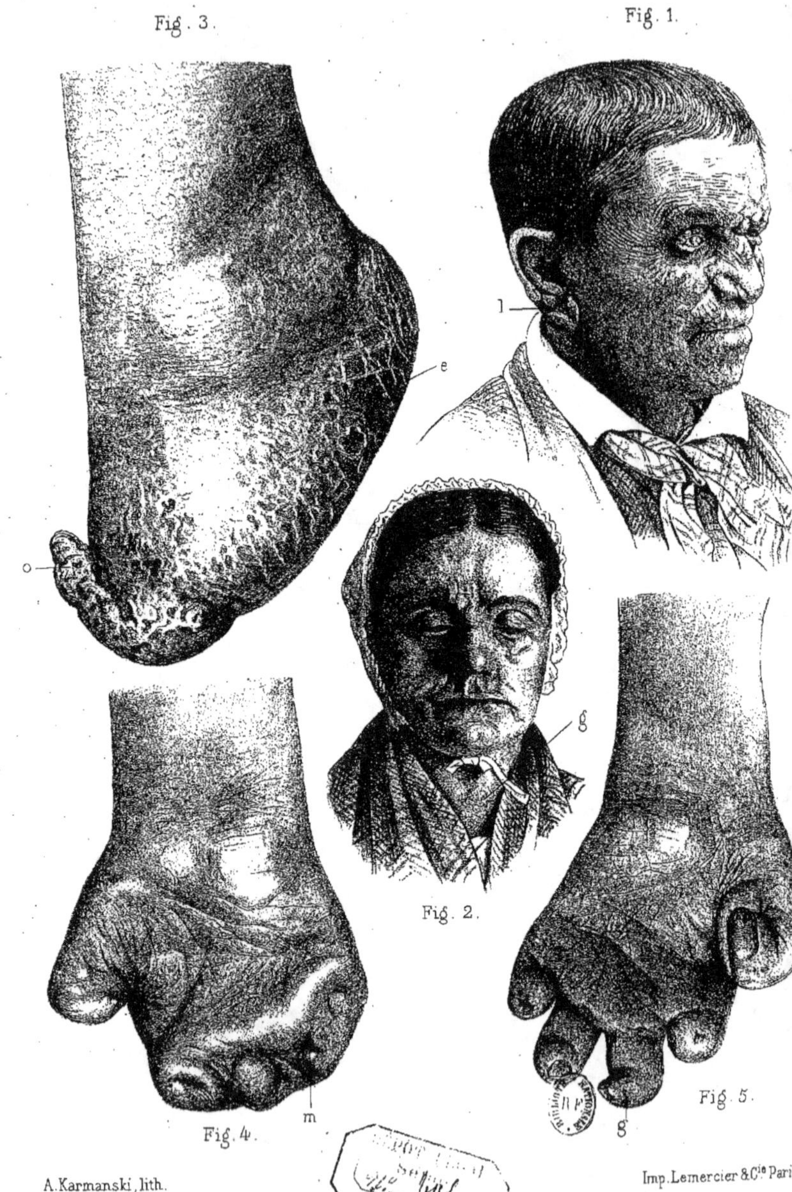

PL.
Fig. 3.
Fig. 1.
Fig. 2.
Fig. 4.
Fig. 5.
l
e
o
g
m
g
A.Karmanski,lith.
Imp.Lemercier &C.ie Paris
1886

PLANCHE. VI

Figure 1. — Lèpre mixte ou complète. Tuberculeuse anesthésique italienne. (Voir Observation LV, page 207.)

> *l*, Lobule de l'oreille infiltré de tubercules. Le malade, en outre, est atteint d'un goitre.

Figure 2. — Paralysie faciale double. Lèpre systématisée nerveuse italienne. (Voir Observation XLII, page 169.)

> Cette femme était en même temps atteinte d'un goitre, G.

Figure 3. — Un des pieds de la malade précédente.

> On remarquera les altérations prononcées des orteils : O, et l'hyperkératinisation accentuée de ce pied déformé en pilon. Cette hyperkératinisation est d'origine purement trophique, la malade gardant constamment le lit depuis longtemgs.

Figure 4. — Main droite mutilée de la malade précédente.

Figure 5. — Main gauche mutilée de la malade précédente.

PLANCHE VII

Figure 1. — Lèpre tuberculeuse Italienne. Type de léontiasis lépreux par léprômes infiltrés en nappe, ou léontiasis variété pachydermique. Le sujet est âgé de 24 ans. Sa lèpre date de 5 années. (Voir Observation. LXXIII, page 294.)

> *o*, Gonflement du dos des mains et des poignets par une sorte d'œdème dur spécifique.
> *g*, Goître.

Figure 2. — Lésions des pieds et des orteils (onyxis lépreux), chez la malade précédente. On remarquera en outre que toute la face dorsale du pied est hyperkératinisée.

> *o*, Onyxis lépreux.
> *e*, Epiderme soulevé comme si l'orteil avait été atteint de tournio'e.
> *i*, Onyxis et périonyxis lépreux. On remarquera le gonflement des orteils et du pied par une sorte d'œdème dur spécifique contribuant à donner aux extrémités un aspect pachydermique.
> *u*, Tubercule lépréux ulcéré entouré d'une cicatrice C.

Figure 3. — Lèpre mixte ou complète italienne. (Voir Observation LV, page 207.)

> *u*, Ulcérations consécutives à la fonte des tubercules lépreux.
> *c*, Cicatrices.
> *o*, Orteils altérés et dans l'extension forcée.
> *r*, Cicatrices et brides cicatricielles de la peau de la face dorsale du pied et des orteils.

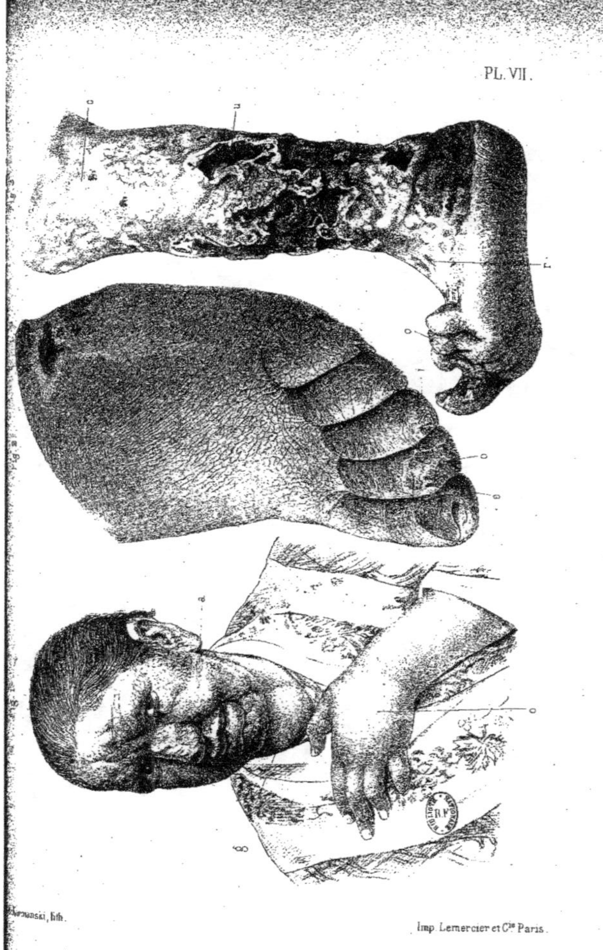

Rmanski, lith.

Imp. Lemercier et Cie Paris.

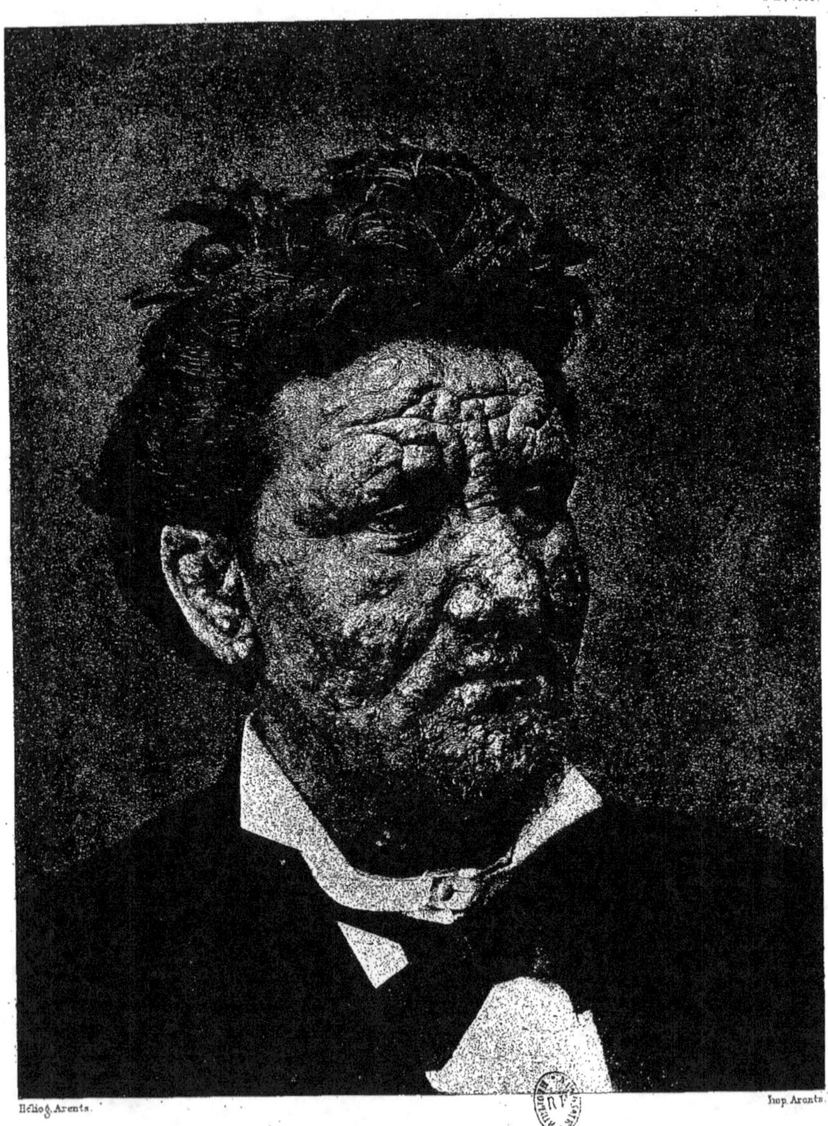
Héliog. Arents.
Imp. Arents.

PLANCHE VIII

LÈPRE TUBERCULEUSE NORVÉGIENNE. (Voir Observation VI, page 46.)

PLANCHE IX

LÈPRE TUBERCULEUSE NORVÉGIENNE. (Voir Observation XI, page 80.)

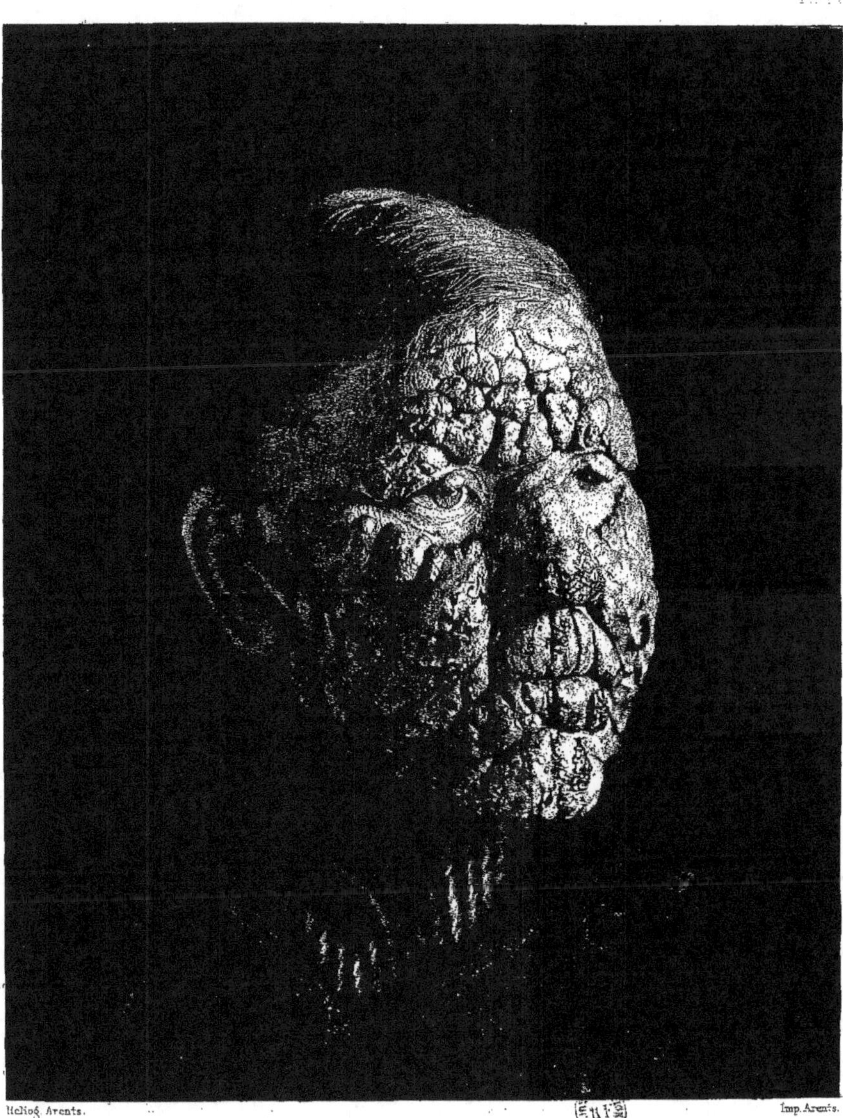

Héliog. Arents.

Imp. Arents.

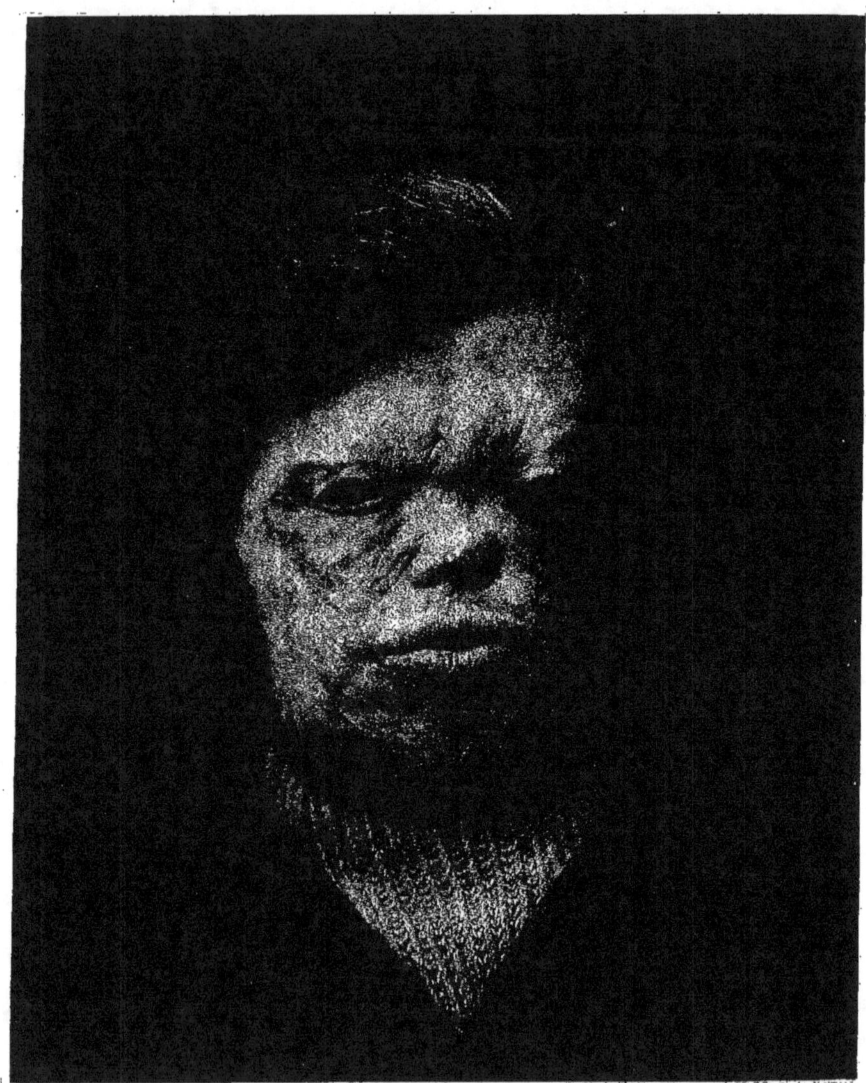

Hélio & Arents.
Imp. Arents.

PLANCHE X

LÈPRE TUBERCULEUSE DEVENUE TROPHONEUROTIQUE. LÈPRE MIXTE. VARIÉTÉ : TUBERCULEUSE.
SYSTÉMATISÉE NERVEUSE). LÈPRE NORVÉGIENNE. (Voir Observation XIX,
page 106.)

PLANCHE XI

LÈPRE TUBERCULEUSE DEVENU TROPHONEUROTIQUE. LÈPRE MIXTE. VARIÉTÉ : TUBERCULEUSE SYS-
TÉMATISÉE NERVEUSE. LÈPRE NORVÉGIENNE. (Voir Observation LIV, page 205.)

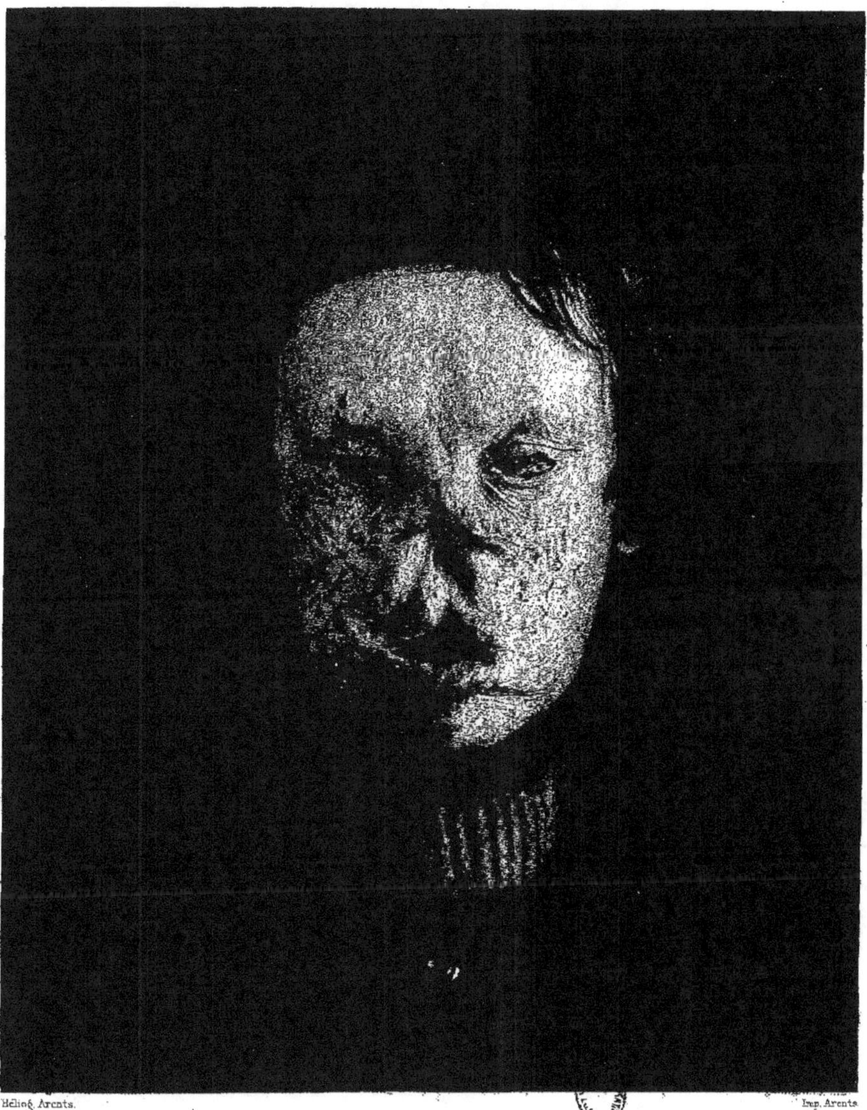

Héliog. Arents.

Imp. Arents.

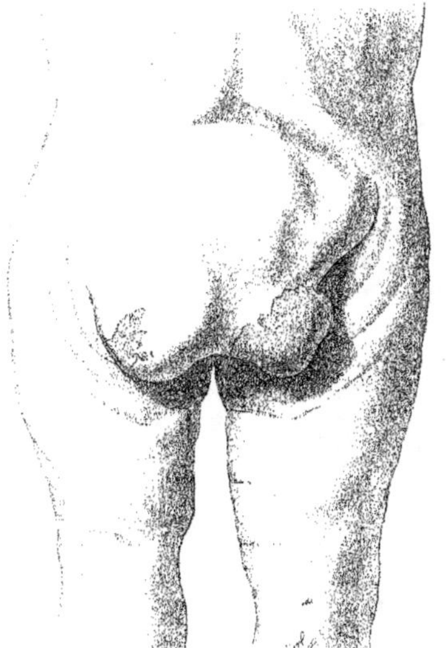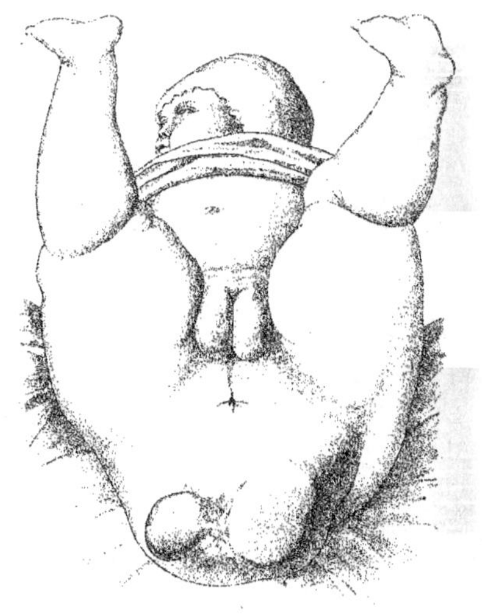

Pl. XI   et XII

...de la région sacro-coccygienne présentant des nævi...

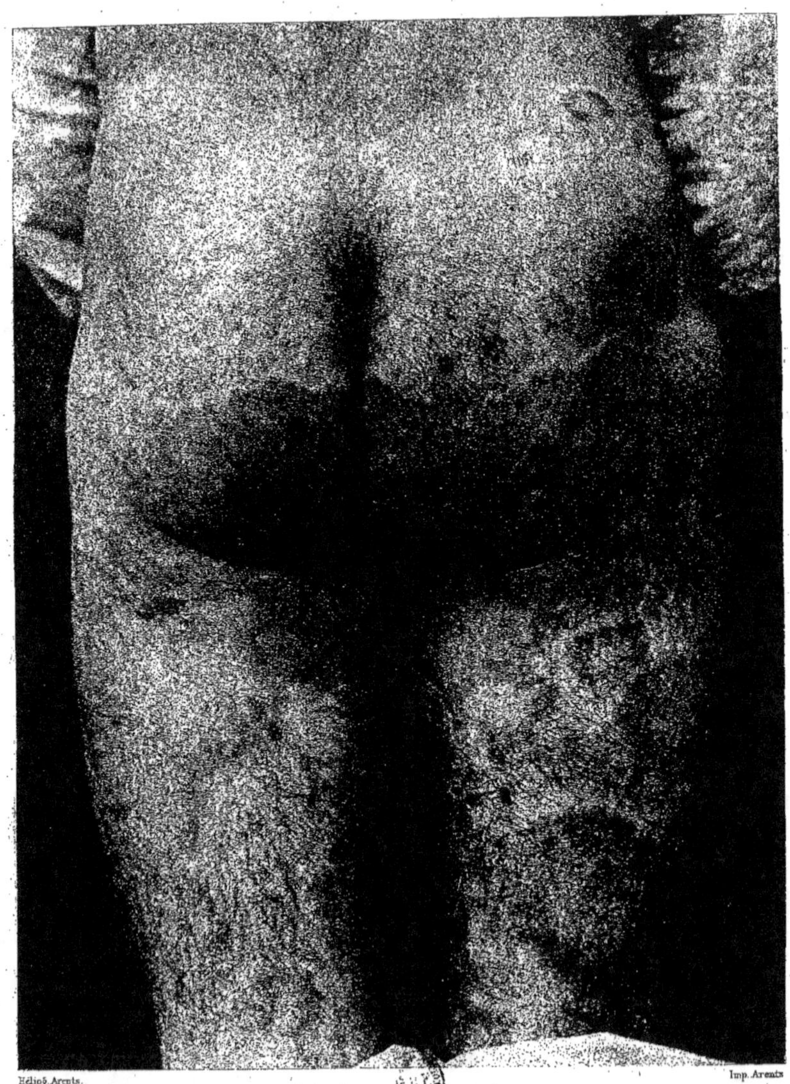
Helio& Arents.
Imp. Arents.

PLANCHE XII

LÈPRE SYSTÉMATISÉE NERVEUSE. ASPECT ET DISPOSITION DES MACULES ERYTHÉMATEUSES. LÈPRE NORVÉGIENNE. (Voir Observation XXIX, page 126.)

PLANCHE XIII

LÈPRE SYSTÉMATISÉE NERVEUSE. PARALYSIE FACIALE DOUBLE. LÈPRE NORVÉGIENNE. (Voir Observation XLI, page 166.)

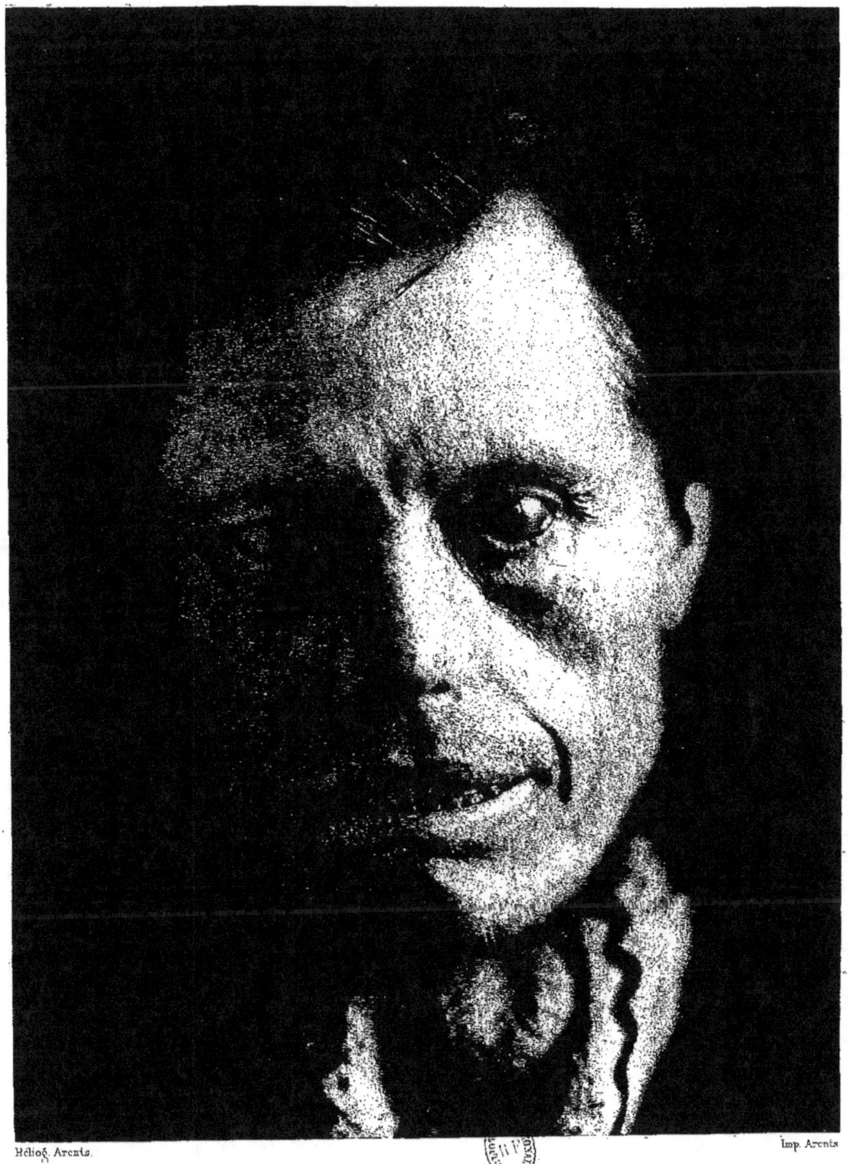

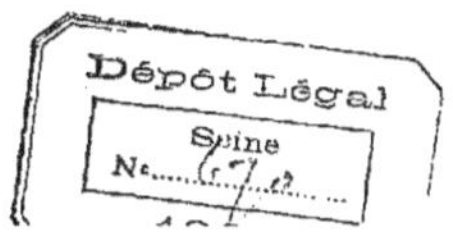

Héliog. Arents.

Imp. Arents

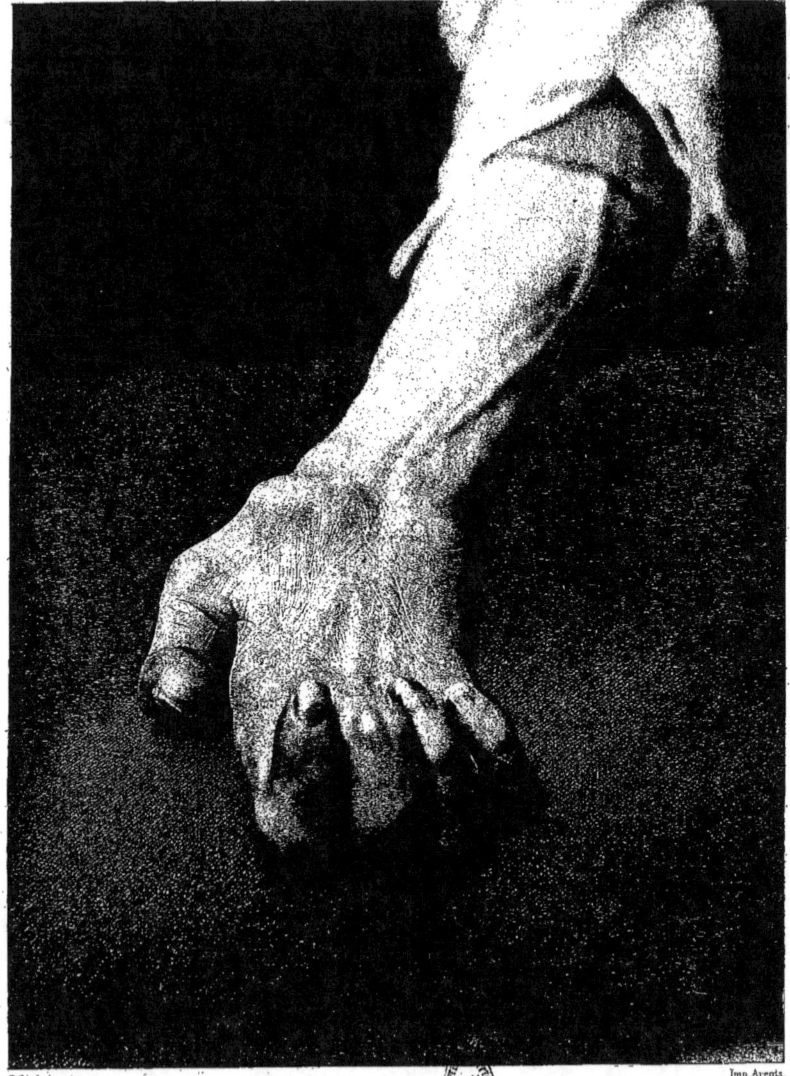

PLANCHE XIV

LÈPRE SYSTÉMATISÉE NERVEUSE. ATROPHIES MUSCULAIRES, DÉFORMATIONS EN GRIFFES. (Voir Observation XL, page 162.)

PLANCHE XV

LÈPRE SYSTÉMATISÉE NERVEUSE. ATROPHIES MUSCULAIRES. DÉFORMATIONS DES EXTRÉMITÉS. — PARALYSIE FACIALE DOUBLE. (Voir Observation XL, page 162.)

PL. XV.

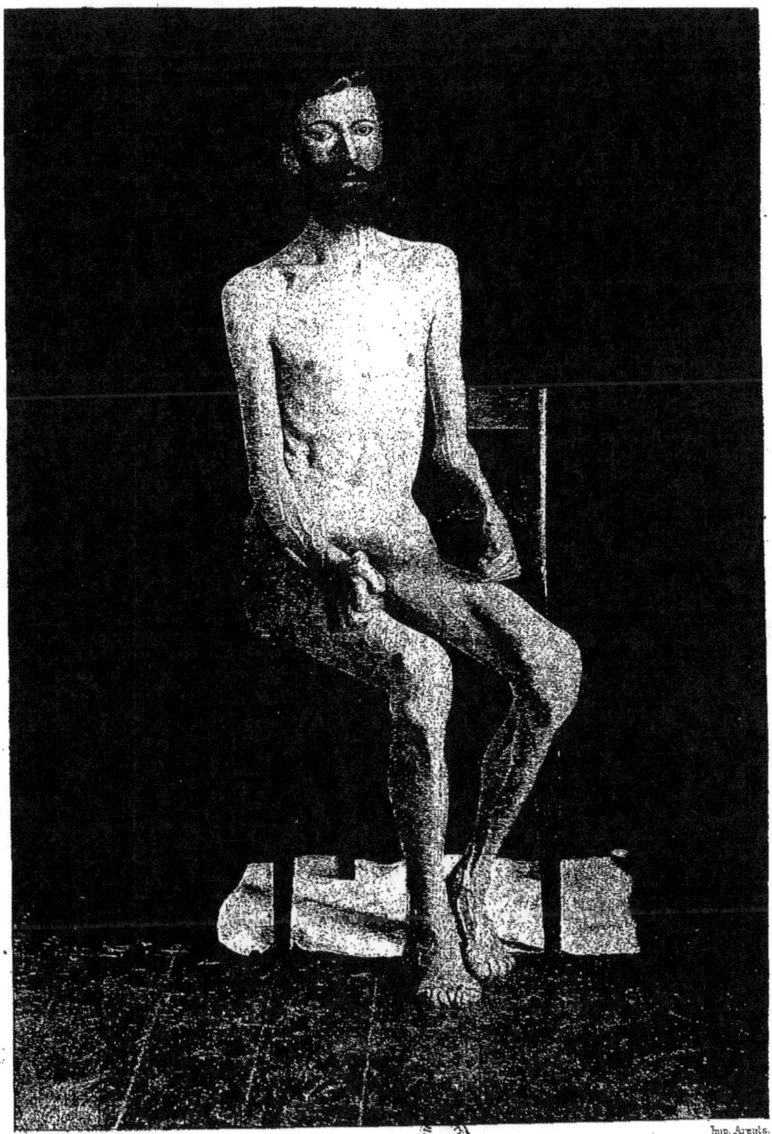

Phélog. Arents. Imp. Arents.

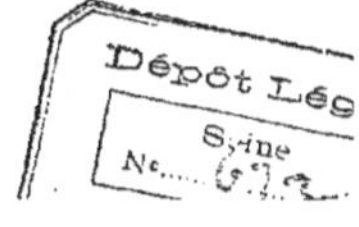

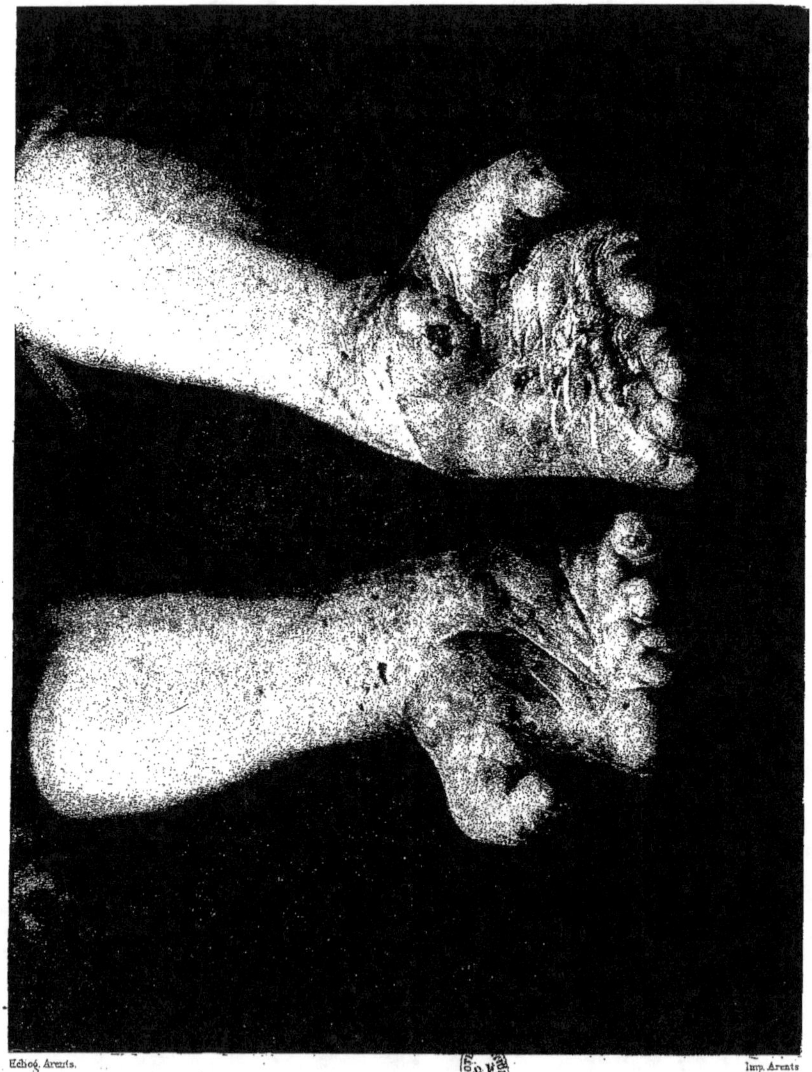

Héliog. Arents.

Imp. Arents

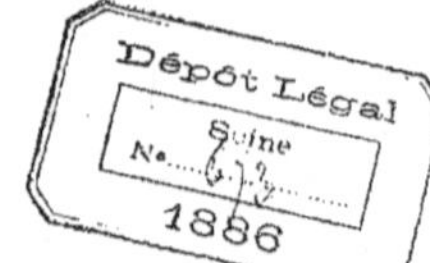

PLANCHE XVI

LÈPRE SYSTÉMATISÉE NERVEUSE. MUTILATION DES MAINS. ATROPHIES MUSCULAIRES ET DÉFORMATION. MAUX PERFORANTS. (Voir Observation XLVII, page 186.)

PLANCHE XVII

LÈPRE SYSTÉMATISÉE NERVEUSE. (Voir Observation XLIX, page 188.)

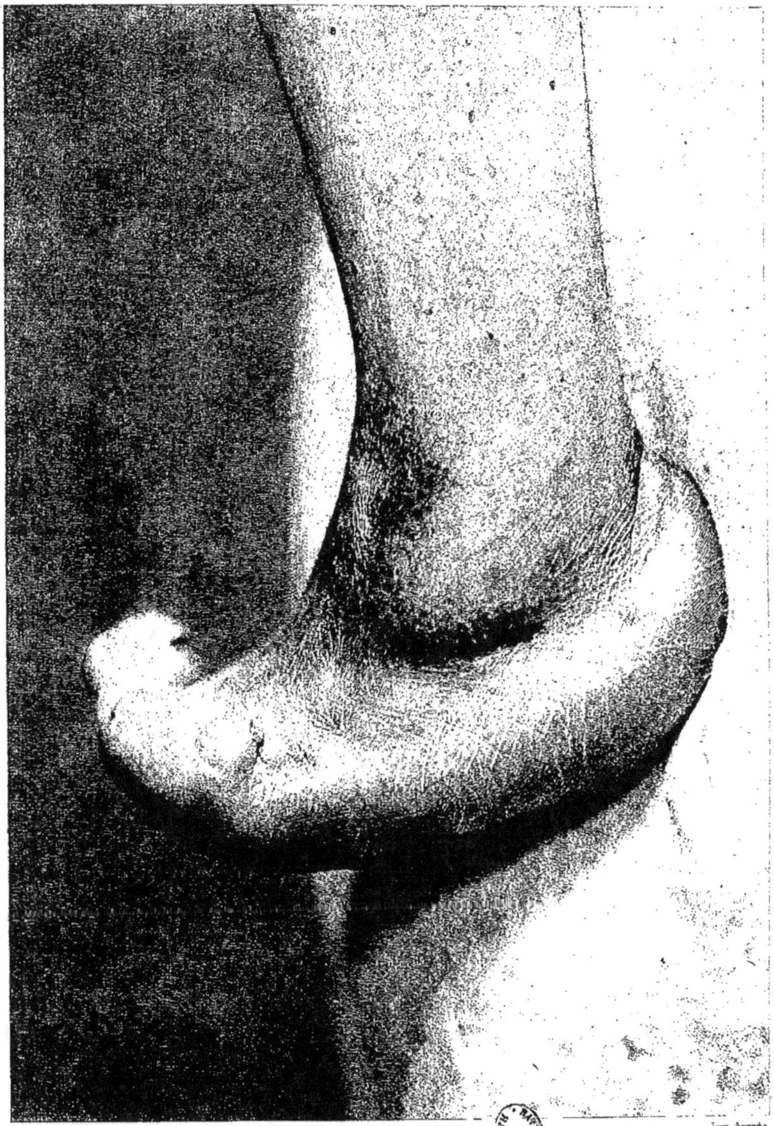

Héliog. Arents.

Imp. Arents.

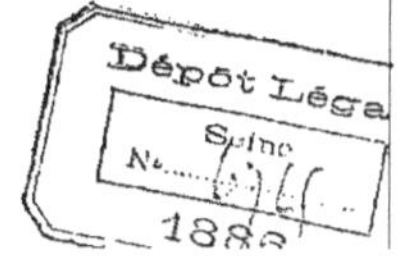

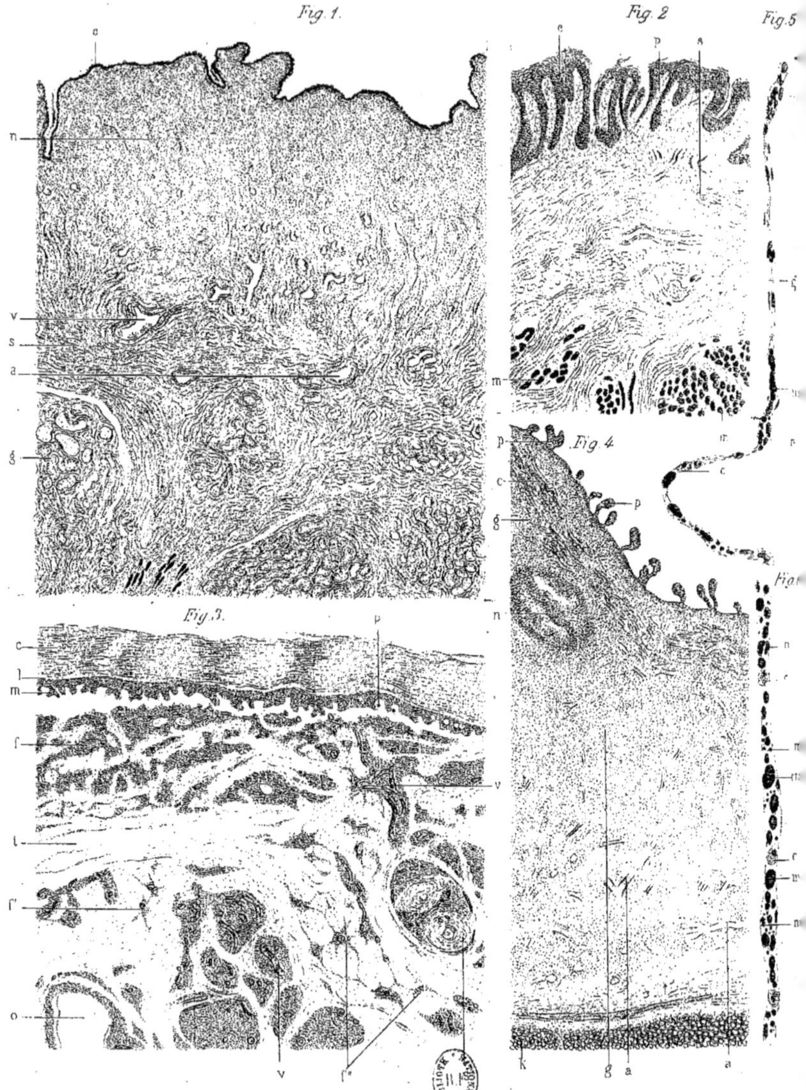

Fig. 1.
Fig. 2.
Fig. 5.
Fig. 3.
Fig. 4.
PL.XVII
H. Leloir et A. Karmanski ad nat. Camera lucida del.
Imp. Lemercier et Cie Paris.
A. Karmanski Chromolith.

PLANCHE XVIII

Figure 1. — Lésions histologiques de la lèpre tuberculeuse de la langue. (Variété scléro-gommeuse.)
Grossissement : $\frac{35}{1}$

c, Epiderme atrophié.
n, Léprôme dont la coupe, la structure, la disposition rappellent absolument une coupe-
de langue atteinte de glossite scléro-gommeuse.
v, Vaisseau.
s, Tissu fibreux (scléreux) dans lequel se trouvent encore (bas de figure) quelques
fibres musculaires.
a, Artère.
g, Glandes.

Figure 2. — Lésions histologiques de la lèpre tuberculeuse de la langue (variété végétante).
Grossissement : $\frac{30}{1}$

e, Epithelium lingual.
p, Papilles un peu hypertrophiées.
s, Derme muqueux épaissi et un peu sclérosé.

Figure 3. — Lésions histologiques de la peau dans la lèpre tuberculeuse. Gross. : $\frac{60}{1}$

c, Epiderme corné.
l, Stratum lucidum.
m, Corps de Malpighi.
p, Papilles dont les vaisseaux sont injectés au bleu de Prusse.
f, Infiltration léprômateuse.
v. v, Vaisseaux injectés au bleu de Prusse, entourés d'un infiltrat léprômateux.
t, Tissus scléreux.
f. f, f f'' Espaces lymphatiques du derme, étoilés et autres, en quelque sorte injectés par
le léprôme.
s, Artères complètement oblitérées, à parois fortement épaissies.

Figure 4. — Lésions du larynx dans la lèpre tuberculeuse. Coupe de l'épiglotte. Gross. : $\frac{25}{1}$

p. p. Végétations pédiculisées.
c, Vestiges du tissu conjonctif sous-muqueux.
g, Infiltrat léprômateux.
a. a, Vaisseaux oblitérés par des bouchons colloïdes.
k, Cartilage.

Figure 5. — Lésions nerveuses de la lèpre (lèpre trophoneurotique). Névrite parenchymateuse.
Gross. : $\frac{350}{1}$

Figure 6. — Nerf périphérique atteint de névrite parenchymateuse. Gross. : $\frac{450}{1}$

PLANCHE XIX

Figure 1. — Disposition des bacilles dans l'hypoderme. Gross. : $\frac{300}{1}$

> *g*, Globes adipeux.
> *b*, Bacilles réunis en amas, en groupes, en boules buissonneuses.
> *n*, Noyaux.

Figure 2. — Disposition des bacilles dans le derme. Gross. : $\frac{300}{1}$

> *c*, Couche cornée de l'épiderme.
> *m*. Corps de Malpighi.
> *i.*, Intervalle linéaire mince sans bacilles qui sépare presque constamment l'épiderme
> (dépourvu de bacilles), du derme qui en est bourré.
> *b. b.*, Bacilles réunis en groupes, en boules buissonneuses.
> *d*, Tissu conjonctif du derme.
> *v*, Vaisseaux.
> *n*, Noyaux.

Figure 3. — Coupe longitudinale d'un nerf périphérique (Lèpre mixte). Gross. : $\frac{400}{1}$

> *t. t.*, Tubes nerveux complètement dégénérés.
> *m. m.*, Quelques vestiges de leur myéline, sous forme de Gouttelettes.
> *b. b.*, Bacilles réunis en groupes, en amas.

Figure 4. — Coupe de langue atteinte de lèpre tuberculeuse. Gross. : $\frac{60}{1}$

> *e.*, Epithelium lingual.
> *d.*, Fissure située entre deux saillies léprômateuses.
> *b. b.*, Bacilles réunis en groupes.
> *z.*, Bacilles réunis en grosses boules. Ces sortes d'amas zoogloéiques de bacilles, ces
> boules bacillaires ont été prises par beaucoup d'auteurs, entre autres par Virchow,
> pour des cellules.

Figure 5. — Un point de la préparation précédente examiné à un très fort grossissement. Gross. : $\frac{600}{1}$
Les microorganismes ne sont renfermés dans aucun élément cellulaire.

> *b.*, Bacilles en groupes.
> *z. z.*, Amas zoogloéiques, grosses boules de bacilles.
> *c.*, Bacilles disposés en chaînettes.

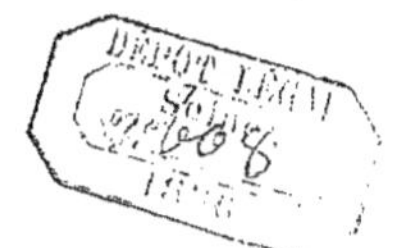

Pl. XIX.

Fig. 4.

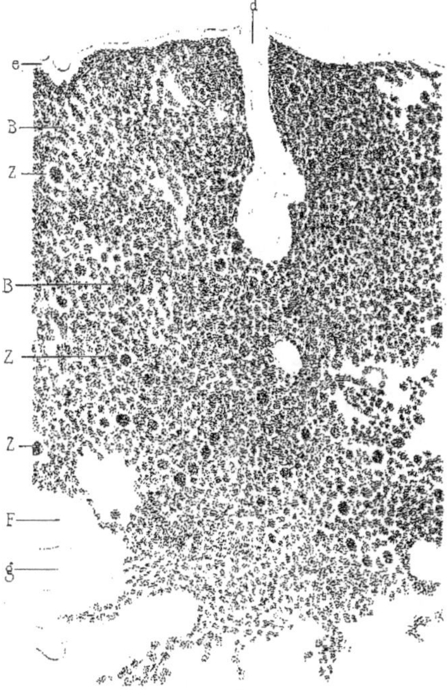

Fig. 1.

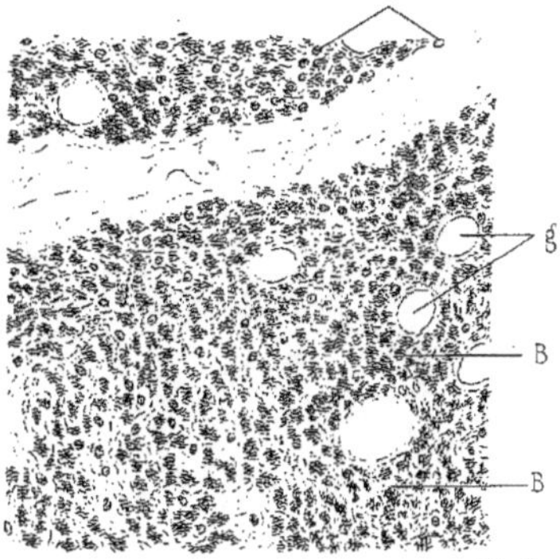

Fig. 6.

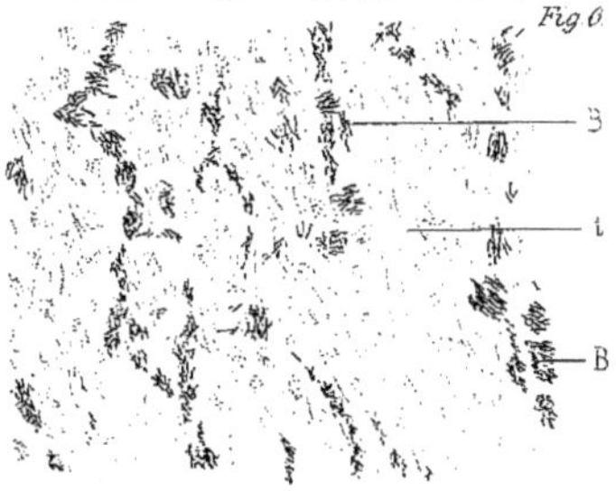

Fig. 5.

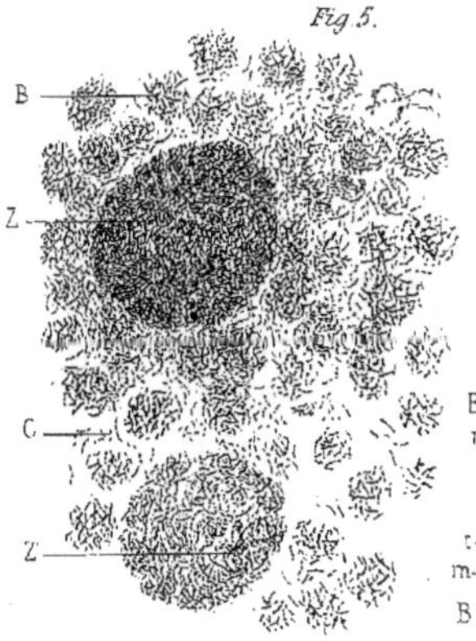

Fig. 3.

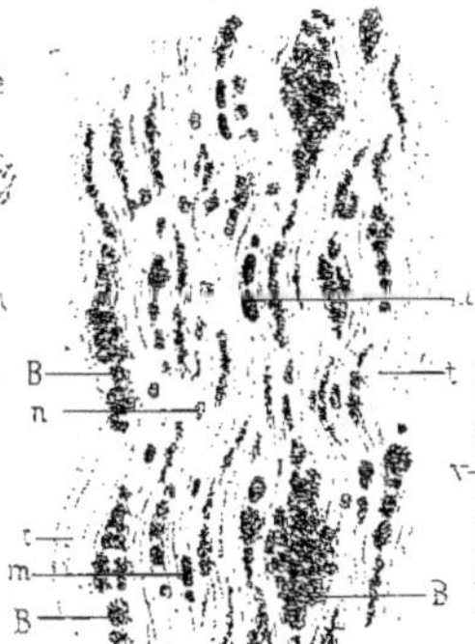

Fig. 2.

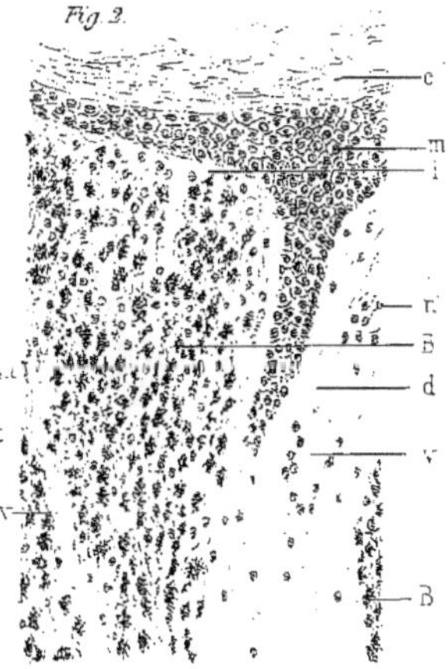

A. Karmanski ad. nat. Camera lucida del.   Imp. Lemercier et C.ie Paris.   A. Karmanski lith.

EXPLICATION DES PLANCHES

PLANCHE I

LÈPRE TUBERCULEUSE (*Systématisée tégumentaire*).

Figure 1. — *Lèpre tuberculeuse de l'île de la Réunion, datant de 3 ans. Sujet âgé de 16 ans.* (Voir Observation LXXXII, page 312.) *Type de léontiasis par leprôme nodulaire.*

  t, Tubercules volumineux.
  t, m, Tubercules miliaires.
  t, u, Tubercule ulcéré.
  p, Nez écrasé.

Figure 2. — *Lèpre tuberculeuse norvégienne, datant de 8 ans. Sujet âgé de 17 ans.* (Voir Observation X, page 78.)

  t, Tubercules.
  C, K, c, k, Cicatrices kéloïdiennes (vasculaires ou non).
  c, r, Cicatrice kéloïdienne vasculaire et radiée.
  r, Os propres du nez écrasés.
  l, Lobule du nez déformé (nez en lorgnette de théâtre).

Figure 3. — *Lèpre tuberculeuse norvégienne, datant de 8 années, sujet âgé de 19 ans.* (Voir Observation XVI, page 88.)

  t, Tubercule non excedens.
  p, Tubercule dont le sommet est couvert d'une pustule.
  a, a, Tubercules exulcérés ou ulcérés et couverts de croûtes.
  d, Tubercule ulcéré, en partie éliminé et couvert d'une croûte.
  c, Croûte recouvrant des tubercules ulcérés de la lèvre supérieure.
  b, Brides cicatricielles s'étendant des narines au bord libre de la lèvre supérieure.
  o, Tubercules exulcérés infiltrant la face muqueuse de la lèvre inférieure qui se trouve en ectropion et est bourrée de tubercules.
  i, Saillie de menton qui se trouve complètement infiltré de tubercules.

Figure 4. — *Lèpre tuberculeuse de Cayenne, datant de 6 ans. Sujet âgé de 12 ans.* (Voir Observation IV, page 27.)

  t, t, Tubercules miliaires et pisiformes remarquables par leur couleur blanche et rappelant au premier abord certaines variétés d'acné ou de milium.
  t, u, Tubercules ulcérés au niveau des commissures buccales.

Figure 5. — *Lèpre tuberculeuse de la langue. Lèpre norvégienne.* (Voir Observation XVI, page 88.)

  f, Fissures longitudinales et transversales qui lobulent la langue et lui donnent un aspect rappelant certaines glossites syphilitiques.
  g, Nombreux tubercules miliaires qui infiltrent la muqueuse linguale et lui donnent un aspect granuleux rappelant celui d'une figue fraîche déchirée.

Figure 6. — *Tuberculeuse de l'œil. Lèpre norvégienne.* (Voir Oservation X, page 78.)

  t, Tubercule miliaire blanc.
  v, Vaisseaux qui partant de l'angle interne de l'œil viennent vasculariser le tubercule et la conjonctive bulbaire ambiante.
  e, Paupière inférieure légèrement en ectropion.

Fig 1. 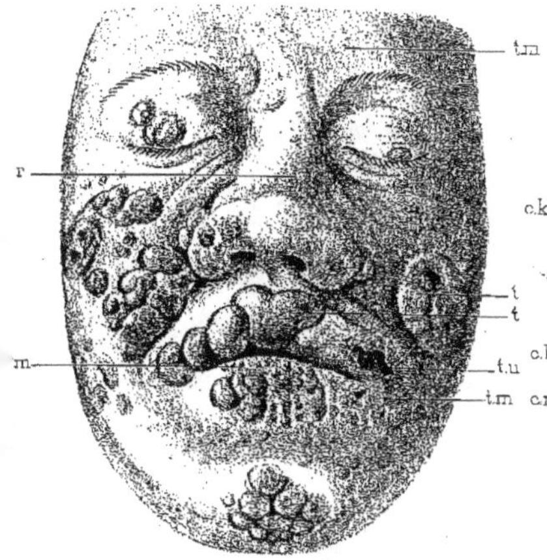
Fig. 2. 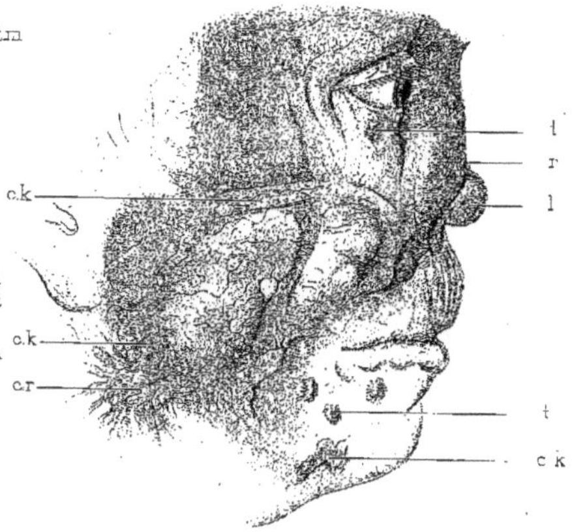
PL. I.
t.m
r
c.k
t
r
l
t
t
c.k
t.u
m
c.k
t.m c.r
t
c.k
Fig. 6. 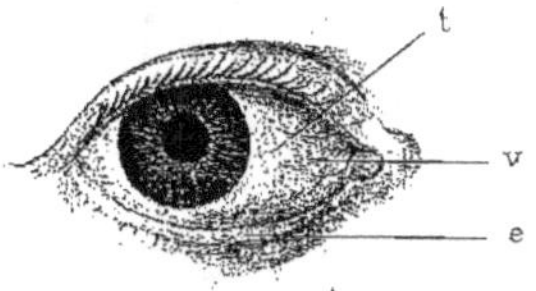 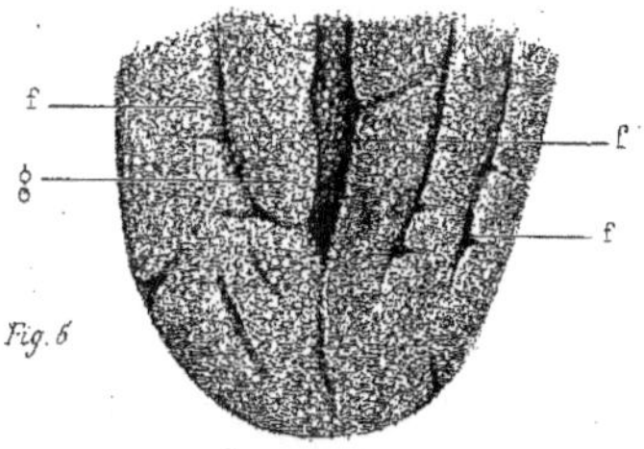
t
v
e
f
f
f
Fig. 6.
t 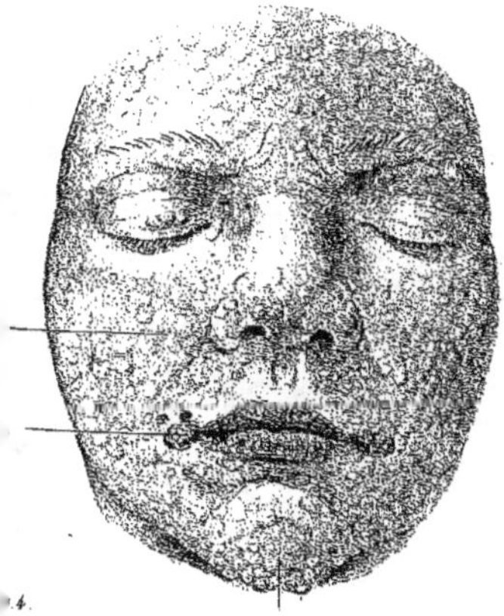
d
t
p
b
c
o
a
Fig. 3.
Fig. 4.
t
a
Bar et Karmanski del. ad. nat.
Imp. Lemercier & Cie Paris
Karmanski lith.

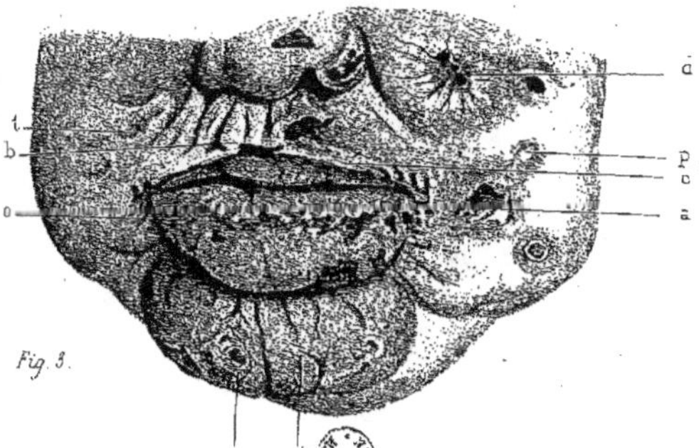

DÉPÔT LÉGAL
Seine
N° 600
1886

Pl. II.

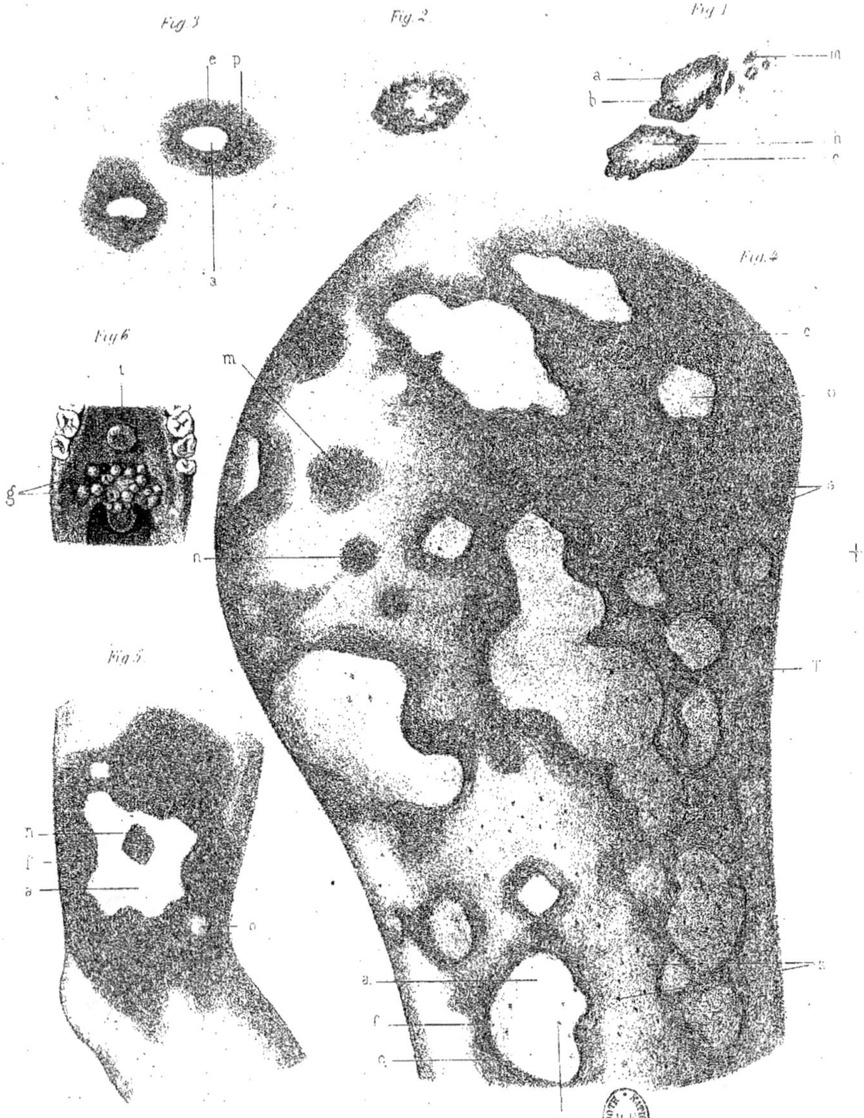

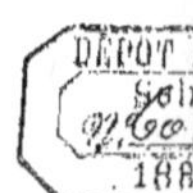

C. Dubar et Karmanski ad nat. del.

Imp. Lemercier et Cie Paris

A. Karmanski Chromolith.

PLANCHE II

LÈPRE SYSTÉMATISÉE NERVEUSE *(trophoneurotique).* — LÈPRE TUBERCULEUSE.

Figure 1. — Taches achromiques et hyperchromiques de la lèpre systématisée nerveuse ou tropho-neurotique. Lèpre norvégienne. (Voir Observation XXVIII, page 125.)

> *m,* Petites macules pigmentaires simulant des éphélides.
> *b,* Centre achromique d'une macule qui, d'érythémateuse pure d'abord, est devenue hyperchromique et achromique. Ce centre achromique est encore entouré d'un anneau hyperémique légèrement hortensia, lequel est lui-même bordé par un anneau hyperchromique *a.* Sur la tache voisine, en *e,* même anneau hortensia, entouré lui-même d'un anneau hyperchromique ; en *h* centre achromique.

Figure 2. — Tache érythémateuse de la lèpre systématisée nerveuse (trophoneurotique) en train de devenir hyperchromique et achromique. Lèpre norvégienne. (Voir Observation XXIX, page 126.)

> On remarquera le mélange de la teinte érythémateuse (teinte hortensia) de l'hyper-chromie, de l'achromie. Ici la teinte érythémateuse hortensia entoure sous forme d'anneau le centre qui, d'une façon inégale, devient achromique et hyperchromique et présente un aspect moucheté.

Figure 3. — Lèpre systématisée nerveuse (trophoneurotique) de Norvège. (Voir Observation XXXIII, page 138.)

> Ici les taches sont remarquables par leur centre achromique et un peu atrophique *a,* entouré par une zone hyperchromique un peu saillante *p,* zone entourée elle-même par un anneau légèrement érythémateux *e.*

Figure 4. — Lèpre systématisée nerveuse (trophoneurotique) contractée en Chine ou dans l'Amérique du Sud, et ayant débuté à l'âge de 71 ans. (Voir Observation XXXII, page 135.)

> *n,* Macule érythémateuse et un peu pigmentaire.
> *m,* Macule éythémateuse et un peu pigmentaire plus grande et entourée par une sorte de halo couleur foncée.
> *o,* Macule dont le centre est devenu achromique, et qui se trouve entouré par un anneau couleur chamois, devenant un peu érythémateux à la périphérie, anneau bordé lui-même par une zone *e,* couleur un peu fumée.
> En *a,* macule plus grande dont le centre est achromique ; il est entouré d'un anneau chamois *f,* lequel est entouré lui-même par une zone érythémateuse et en même temps de couleur un peu fumée *e.*
> En *T,* tache plus grande provenant de la fusion de plusieurs taches plus petites, ce qui donne à ses contours une apparence polycyclique.
> En *S,* petites macules pigmentaires disséminées au hasard, sur les taches ou à côté de celles-ci, et présentant l'aspect de taches de rousseur.

Figure 5. — Lèpre systématisée nerveuse (trophoneurotique) du Brésil. (Voir Observation XXXV, page 140.)

> Cette tache est remarquable par son centre achromique et un peu atrophique *a,* entouré par une zone hyperchromique un peu saillante *f,* au niveau de la partie achromique. il existe encore un petit îlot hyperchromique et saillant *n.* En *o,* tache achromique au début.
> Il s'agit ici d'une belle variété de macules hyperchromiques et achromiques d'emblée.

Fig. 6. — Lèpre tuberculeuse française (Nice). (Voir Observation LXXXIII, page 313.)

> Tubercules de la voûte palatine et du voile du palais ; en *t,* gros tubercule situé sur la voûte palatine; en *g,* tubercules lenticulaires et pisiformes situés dans la muqueuse du voile du palais et la luette.

PLANCHE III

LÈPRE SYSTÉMATISÉE NERVEUSE *(trophoneurotique)* CONTRACTÉE DANS LES INDES ANGLAISES, OU DANS L'AMÉRIQUE DU SUD. (Voir observation XXVII, page 124.)

Taches érythémateuses circinées, rappelant certaines variétés d'érythème marginé (Lepra gyrata).

d, Zone couleur jambon, légèrement saillante et hyperesthésique.

c, Centre légèrement déprimé, un peu achromique et absolument anesthésique.

c, Grands anneaux d'érythème lépreux marginé, suivant une marche excentrique et entourant d'énormes espaces cutanés p, au niveau desquels la peau est absolument anesthésique, dépourvue de poils et ne sue plus.

b, Anneau d'érythème marginé lépreux en train de pâlir et de disparaître.

Pl III.

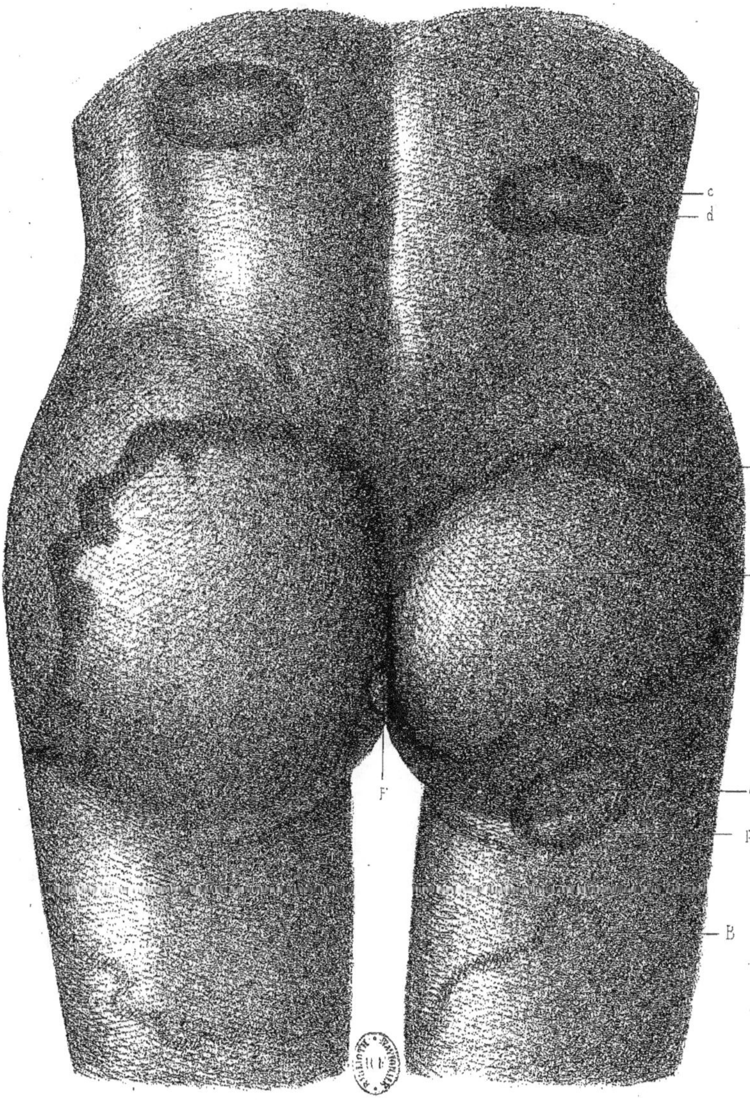

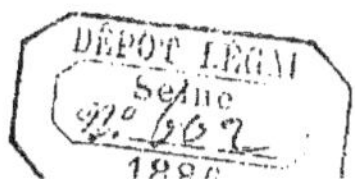

H. Leloir et A. Karmanski ad nat. del. Imp. Lemercier et Cie Paris. A. Karmanski Chromolith.

Pl. XX.

Fig. 1.

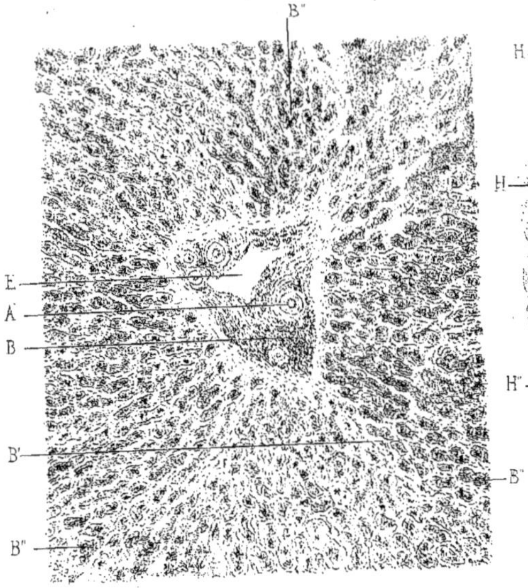

Fig. 2.

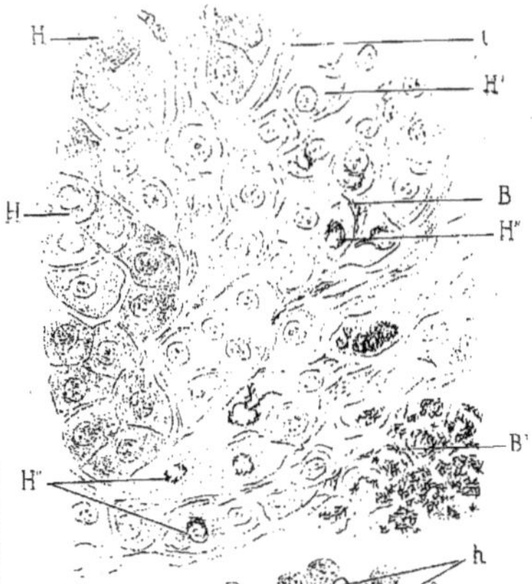

Fig. 3.

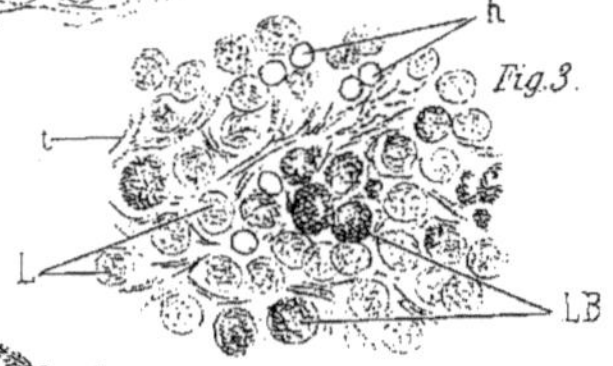

Fig. 4.

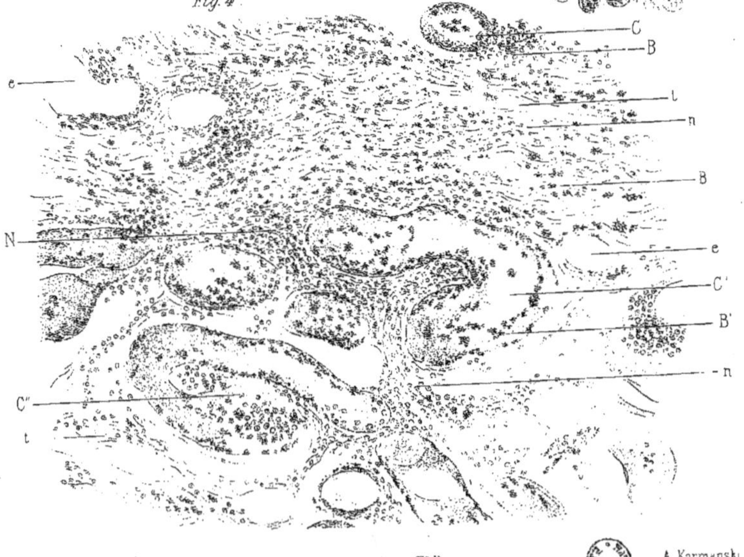

A. Karmanski ad nat. Camera lucida del. Imp. Lemercier et Cie Paris. A. Karmanski lith.

PLANCHE XX

DISPOSITION DES MICROORGANISMES DE LA LÈPRE DANS LES TISSUS.

Figure 1. — Coupe de foie infiltré de léprôme à l'état diffus. (Lèpre tuberculeuse.) Gross. : $\frac{100}{1}$

    c, Veine.
    a, Artère.
    b, Bacilles disséminés en groupes.
    b', Bacilles disséminés entre les cellules hépatiques.
    b'', Bacilles situés dans les cellules hépatiques.

Figure 2. — Un point du lobule hépatique précédent examiné à un fort grossissement. Gross. : $\frac{500}{1}$

    h h., Cellules hépatiques.
    h', Cellules hépatiques ayant subi en partie la nécrose de coagulation.
    h'' h''., Cellules hépatiques dont la zone hyaline centrale périnucléaire est en quelque
        sorte injectée par des bacilles et des spores.
    b, Bacilles situés entre les cellules hépatiques.
    b', Bacilles groupés dans et à côté des cellules hépatiques.
    t, Tissu conjonctif.

Figure 3. — Coupe d'une rate infiltrée de léprôme à l'état diffus. (Lèpre tuberculeuse.) Gross. : $\frac{600}{1}$

    l, Cellules lymphatiques de la rate.
    h, Globules rouges.
    t, Tissu conjonctif splénique.
    l. b, Cellules lymphatiques infiltrées de spores et de bacilles.

Figure 4. — Coupe d'un testicule atteint d'orchite lépreuse. (Lèpre tuberculeuse.) Gross. : $\frac{600}{1}$

    c, Coupe d'un tube séminifère renfermant des bacilles isolés ou groupés dans son inté-
        rieur.
    b. b., Bacilles isolés ou groupés situés dans l'infiltrat léprômateux, t. n.
    e, Lacune produite par la chute de l'épithélium d'un tube séminifère (atteint ou non
        de nécrose de coagulation comme C. C.), etc.
    c', Tube séminifère.
    b', Bacilles qui remplissent ce conduit.
    c'', Tube séminifère avec bacilles.
    n, infiltrat léprômateux avec bacilles.

PLANCHE XXI (CARTE)

Distribution de la Lèpre dans les Districts médicaux de la Norvège (d'après une carte inédite que m'a communiquée M. le Dr Kaurin de Molde).

(Cette carte est dessinée d'après une carte de M. le Dr Dahl, directeur du service de santé en Norvège, intitulée : « *Distribution de la phthisie pulmonaire en Norvège*, 1875.) — Le chiffre placé après le nom du district médical indique le numéro du district médical sur la carte.

Districts où les Lépreux font plus que $\frac{4}{1.000}$ de la population.

Ytre-Sogn (68). — Nordre Fosen (93).

Districts où les Lépreux font de $\frac{4 \text{ à } 3}{1.000}$ de la population.

Ytre Namdal (101). — Stegen (109). — Indre Sondfyord (70). — Indre Sogn (63). — Hiteren (133). — Kinn (71). — Nordfyordridst (72).

Districts où les Lépreux font de $\frac{3 \text{ à } 2}{1.000}$ de la population.

Buksnœs (111). — Ytre Sondfyord (59). — Toakstad (140). — Luro (106). — Lodingen (139). — Ytre Nordhordland (64). — Midtre Sogn (67). — Tysnœs (131). — Hevne (137). — Nordre Nordmor (84). — Indre Fosen (92)

Districts où les Lépreux font de $\frac{2 \text{ à } 1}{1.000}$ de la population.

Sonder Midthorland (61). — Ytre Sondhoraland (57). — Indre Romsdal (80). — Gloppen (74). — Indre Sondhoraland (56). — Lardal (65). — Ytre Romsdal (79). — Brono (102). — Finno (52). — Indre Hardanger (59). — Namsos (100). — Vos (60). — Nordre Midthordland (62). — Ytre Nordfyord (72). — Bodo (107). — Sonder Nordmor (81). — Lyster (131). — Orskang (135). — Visir Sondmor (75). — Hassel (113). — Trano (141). — Karmoën (51). — Sortland (114) — Gildeskinl (138). — Ytre Fosen (91). — Inderoen (97). — Ytre Hardanger (59). Sondal (82). — Frosten (93). — Ofoten (110). — Skjœroo (121).

Districts où les Lépreux font de $\frac{1 \text{ à } 0.5}{1.000}$ de la population.

Stenkjœr (98). — Karloo (142). — Ostre Sondmor (77). — Stavanger (51). — Sand (53). — Haugesund (55). — Indre Nordhordland (63). — Surendal (83). — Alstakong (103). — Trondenes (115). — Loppen (123). — Nordre Sondmor (78). — Ranen (105). — In Iriken (13 -133). — Indre Sondmor (76). — Levanger (96). — Grong (99). — Tromso (119).

Districts où les Lépreux font de $\frac{0.5 \text{ à } 0.2}{1.000}$ de la population.

Sandnœs (50). — Orkedalen (90). — Ostlofoten (112). — Sonder Osterdalen (20). — Soggendal (48). — Folden (108). — Malanger (118). — Hammerfest (124). — Lyngdal (46). — Ekersund (49). — Strinden (85). — Ibestad (116). — Lenvig (117).

Districts où les Lépreux font au-dessous de $\frac{0.2}{1.000}$ de la population.

Nordre Valders (26). — Lesje (31). — 3. Aker (1). — 2. Hadeland Land (24). — 1. Sonder Valders (25). — 1. Lom (30). — 1. Skjordalen (94).

PLANCHE XXII

Carte représentant la distribution géographique de la lèpre dans le monde (par le professeur Henri Leloir).

Voir l'étude géographique de la distribution de la lèpre dans le monde. Page 271 à 275.
Les traits rouges parallèles indiquent les foyers lépreux les moins intenses.
Les traits rouges quadrillés indiquent les foyers lépreux les plus intenses.

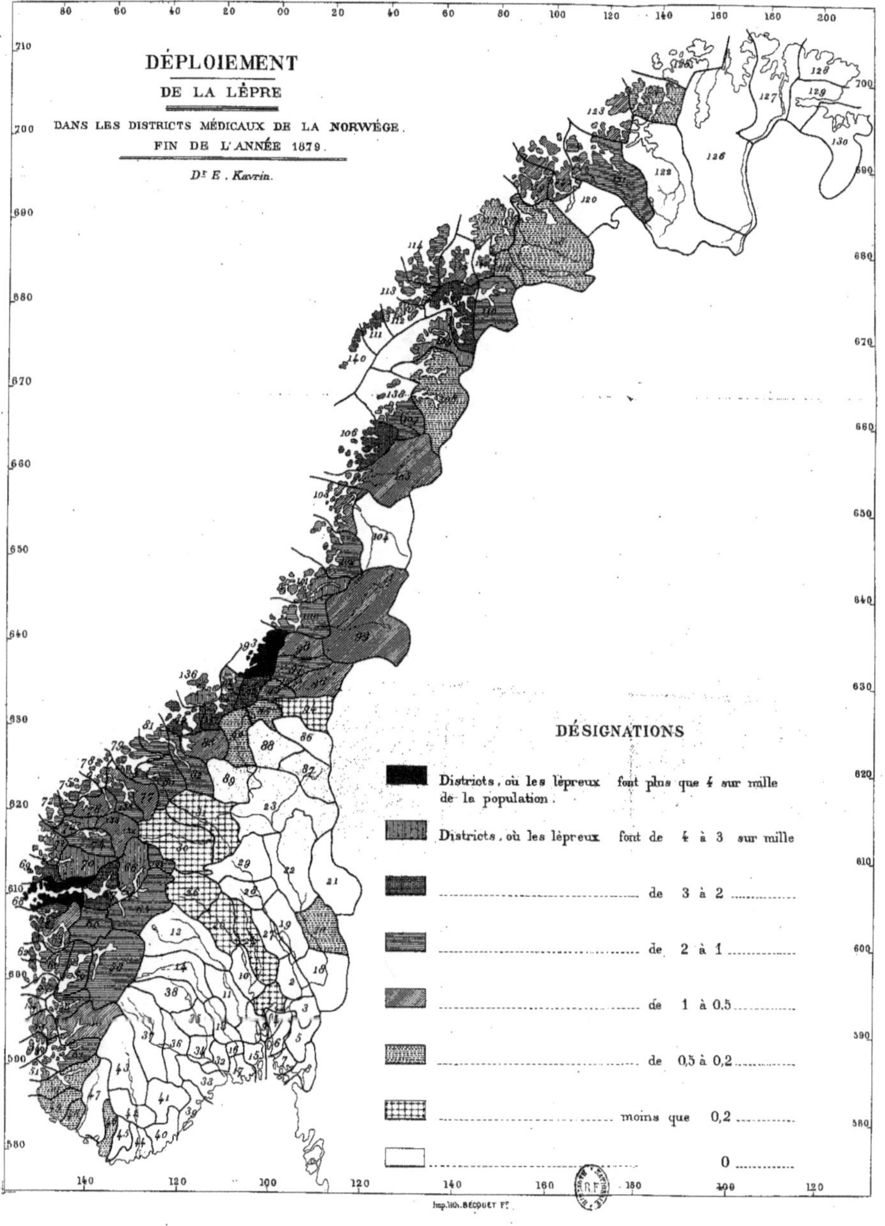

DÉPLOIEMENT
DE LA LÈPRE
DANS LES DISTRICTS MÉDICAUX DE LA NORWÉGE.
FIN DE L'ANNÉE 1879.
Dr E. Kavrin.
DÉSIGNATIONS
Districts, où les lépreux font plus que 4 sur mille de la population.
Districts, où les lépreux font de 4 à 3 sur mille
de 3 à 2
de 2 à 1
de 1 à 0,5
de 0,5 à 0,2
moins que 0,2
0
Imp.lith.BÉCQUET F.

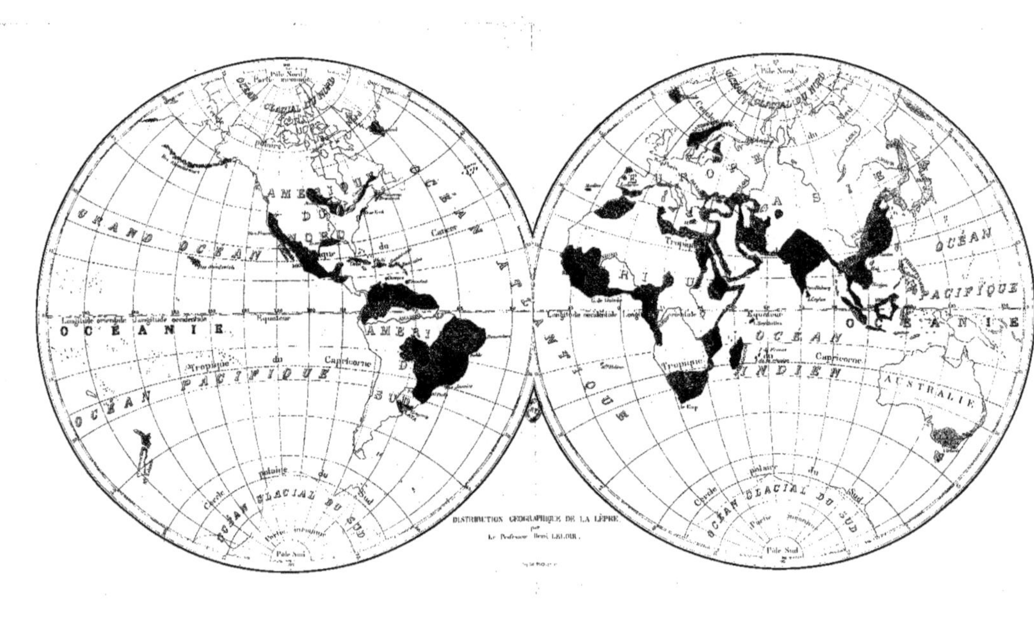

DISTRIBUTION GÉOGRAPHIQUE DE LA LÈPRE
par
Le Professeur Henri LELOIR.